Christine Norton

Praxishandbuch
Pflege bei Inkontinenz

Christine Norton

Praxishandbuch
Pflege bei Inkontinenz

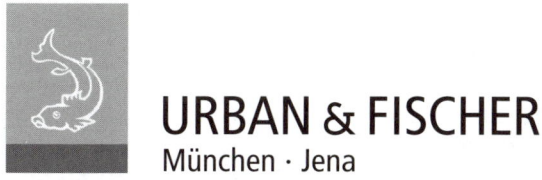

URBAN & FISCHER
München · Jena

Zuschriften und Kritiken an:

Urban & Fischer Verlag
Lektorat Pflege, z. Hd. Frank Koch
Karlstraße 45
80333 München

Die CIP ist erhältlich bei der British Library

Christine Norton: Nursing for Continence; 2nd ed. 1996 Beaconsfield Publishers LTD, England
© 1996 Beaconsfield Publishers LTD, Beaconsfield, Bucks, UK

Übersetzung: Michael Herrmann, Berlin
Lektorat: Frank Koch, München
Satz und Gestaltung: Hartmut Czauderna, Gräfelfing
Graphiken: Barbara Hyams, Jenny Valentine
Druck und Bindung: Franz Spiegel Buch GmbH, Ulm
Umschlaggestaltung: prepress|ulm GmbH, Ulm
Titelfotographie: Ray Massey, MEV Verlag GmbH, Augsburg

ISBN 3-437-26350-1

Gedruckt auf chlorfrei gebleichtem Papier

Aktuelle Informationen finden Sie im Internet unter der Adresse:
http://www.urbanfischer.de

Geleitwort

Es freut mich außerordentlich, daß dieses Buch von Christine Norton, welches das Standardwerk in England zum Thema Inkontinenz darstellt, nun auf dem deutschen Fachliteraturmarkt Einzug nimmt. Ein solch umfassendes Werk, das alle Inkontinenzformen sowohl von der medizinischen, wie auch von der physiotherapeutischen, psychologischen und pflegerischen Seite beleuchtet, lag in Deutschland so nie vor.

Besonders bereichernd für den Leser und Anwender ist es, daß die englische Autorin in diesem Buch auf Erfahrungen zurückblicken kann, die in einem Gesundheitssystem gemacht wurden, welches sich in vielen Punkten von Deutschland unterscheidet.

Am englischen Beispiel wird bezüglich der Inkontinenztherapie eines sehr deutlich – daß es möglich ist, den Begriff der ganzheitlichen und individuellen Pflege nicht nur als „Werbeträger" zu verstehen, sondern ihn einfließen zu lassen in moderne therapeutische und pflegerische Konzepte zur Bekämpfung der Inkontinenzproblematik. Desweiteren wird an diesem Beispiel deutlich, daß es auch möglich ist, eine interdisziplinäre Verknüpfung zu erreichen, welche sich in einem Betreuungsnetzwerk zeigt, in dem die unterschiedlichen Berufsgruppen miteinander kommunizieren. Professionelle, die sich um inkontinente Menschen bemühen, werden von diesen Erfahrungen nur profitieren können.

Wenn ich zurückblicke auf meine Anfänge in der speziellen Pflege von inkontinenten Menschen, die geprägt waren von viel Unklarheiten, Unwissenheiten und ungenauen Vorstellungen davon, wie sich die pflegerische Intervention gestalten sollen, muß ich heute feststellen, daß sehr konkrete Konzepte vorliegen, die es nur noch intensiver und detaillierter umzusetzen gilt. So verfügen wir heute zum Beispiel über Forschungsergebnisse und daraus resultierenden Therapiekonzepten bei der Beckenbodenwiederherstellung, im Umgang (oder der Vermeidung) von transurethralen Kathetern, bei neurologischen Blasenfunktionsstörungen etc..

Die Pflegenden erkennen die Problematik, sind sensibel geworden und begreifen die Linderung oder Beseitigung der Inkontinenz als pflegerische Herausforderung. Möge Ihnen dieses Buch bei der Bewältigung Ihrer täglichen Arbeit, bei der Entfaltung Ihrer eigenen Kreativität in der Pflege und bei der Umsetzung von Pflegekonzepten ein Ratgeber sein.

Ich wünsche diesem Buch von ganzem Herzen, daß es den Stellenwert erlangt, der im zusteht und weite Verbreitung findet bei allen, die sich professionell mit inkontinenten Menschen beschäftigen.

Brigitte Sachsenmaier

Vorwort

Kontinenz ist eine für das Leben im komplexen sozialen Umfeld grundlegende Fertigkeit. Menschen beim Erlangen von Kontinenz oder im Umgang mit Inkontinenz zu helfen, ist eine zentrale Fertigkeit der Pflege, die alle Pflegenden zu einem gewissen Zeitpunkt benötigen werden und die viele Tag für Tag einsetzen. Den Begriff „Fertigkeit" verwende ich bewußt, denn es handelt sich nicht um eine Angelegenheit des gesunden Menschenverstandes und sanfter, liebender Fürsorge. Es gibt heutzutage immer mehr Material aus der Forschung und einen zunehmenden Konsens der Spezialisten, auf dem die klinische Praxis aufsetzen kann. Und es handelt sich um einen Bereich der Fürsorge, in dem eine in ihren Fertigkeiten hochwertige Pflege immense Auswirkungen auf jeden einzelnen Patienten haben kann. Eine gescheite und fachlich gute Pflegeperson verfügt über viele Möglichkeiten und Techniken, mit denen sich Kontinenz fördern läßt.

Dieses Buch wurde vor allem für ausgebildete Pflegepersonen geschrieben, die in klinischer Umgebung mit Patienten arbeiten, die inkontinent sind oder bei denen ein entsprechendes Risiko besteht. Dazu gehören Gemeindeschwestern, MitarbeiterInnen ambulanter Pflegedienste, Hebammen, Pflegende im Berufsalltag sowie Pflegepersonen mit Schwerpunkt auf der Fürsorge für Alte oder Behinderte und für Menschen in der Psychiatrie oder für Personen mit Lernbehinderungen. Ferner gehören dazu Pflegende in Pflegeheimen oder in der Akutpflege, ja beinahe in jedem denkbaren Umfeld der Akutversorgung oder in der Gemeinde. Das Buch sollte auch für Unterrichtspflegepersonen während und nach der Grundausbildung sowie für Pflegende in Ausbildung von Interesse sein, die das Thema vertiefend weiterverfolgen möchten. Auch für das Pflege-Management, das die Kollegen in der Klinik bei der Verbesserung dieses Fürsorgeaspektes unterstützen möchte, kann das Buch interessant sein. KontinenzberaterInnen finden darin vielleicht einen guten Ausgangspunkt zum Erwerb des für klinische Pflegespezialisten notwendigen tieferen Wissens. Auch für andere Berufsgruppen, die mit Inkontinenten arbeiten, sollte es von Interesse sein, z. B. für Ärzte und Ärztinnen in der Gemeinde oder im Krankenhaus, für Physiotherapeuten und -therpeutinnen, für Beschäftigungstherapeuten und -therpeutinnen sowie für SozialarbeiterInnen und ApothekerInnen.

Vieles hat sich seit dem Erscheinen der ersten Auflage des Buches vor 10 Jahren verändert, sowohl im Nationalen Gesundheitsdienst als auch in der Einstellung des Gesundheitsministeriums zum Thema Inkontinenz. Größere Initiativen im Lichte der Öffentlichkeit haben dazu geführt, daß mehr Menschen mit Kontinenzproblemen Hilfe suchen.

Die zweite Auflage baut auf dem Erfolg der ersten auf, indem sie Format und Stil im wesentlichen beibehält und darauf abzielt, mehr ein zugängliches und praxisbezogenes Buch als eine akademische Literaturübersicht zu sein. Der Inhalt beruht auf Forschungen, soweit unterstützendes Material verfügbar war, was längst nicht immer der Fall ist. Wo es kein aussagefähiges Forschungsmaterial gibt, werden die Ansichten erfahrener PraktikerInnen angeführt. Dies wurde erreicht, indem führende britische PflegespezialistInnen gebeten wurden, einzelne Kapitel der ersten Auflage durchzusehen und dem neuesten Stand anzupassen.

Wir haben nicht versucht, dieses Buch thematisch allumfassend zu machen, sondern konzentrieren uns darauf, Pflegeinterventionen in gewissem Umfang zu beschreiben. Soweit der Beitrag anderer Team-Mitglieder erwähnt wird, sind interessierte LeserInnen gehalten, in den Quellenangaben und in der weiterführenden Literatur am Schluß eines jeden Kapitels sowie im Anhang nachzuschauen, um Genaueres zu erfahren.

Der Einfachheit halber sprechen wir von „der Pflegeperson" bzw. von „Pflegepersonen", und Patienten erscheinen als „der Patient", soweit es sich nicht um spezielle Probleme der Frau handelt. Soweit Kontinenzprodukte erwähnt werden, haben wir im allgemeinen eher ein Prinzip statt eines speziellen Warenzeichens bzw. Produktes beschrieben, es sei denn, ein Produkt ist alleinstehend oder schwer zuzuordnen.

Vielen Menschen gebührt Dank. Zuerst und vor allem den BearbeiterInnen der einzelnen Kapitel, die die schwierige Aufgabe hatten, einem ihnen nicht eigenen Stil zu folgen, und die mehr als geduldig auf das bearbeitete Endergebnis gewartet haben. Dank geht auch an Lesley Irvine und Val Bayliss, die im frühen Planungs-stadium der zweiten Auflage eine konstruktive Analyse der ersten Auflage lieferten, sowie an Angela Shepherd, Ros Waldron und Dwan Wilson, die die Abzüge des Manuskripts durchgesehen haben. Dank geht an Jo Laycock, die ihre Beckenboden-Erfahrung beisteuerte, an Barbara Hyams und Jenny Valentine für ihre schönen und ansprechenden Zeichnungen, an Barbara Haydon für ihre Unterstützung bei Schreibarbeiten und, wie immer, an John Churchill für seinen Einfallsreichtum und seine Unterstützung als Verleger. Für die deutsche Ausgabe sei auch der Paul Hartmann AG gedankt, die die Veröffentlichung unterstützt hat. Es war ein großes Vergnügen und Privileg, mit so vielen begeisterten und einsatzfreudigen Menschen dieses Buch hervorzubringen, das hoffentlich alle LeserInnen im Sinne einer echten „Kontinenzpflege" informiert und inspiriert.

Christine Norton

Inhaltsverzeichnis

Inhaltsverzeichnis

Erratum

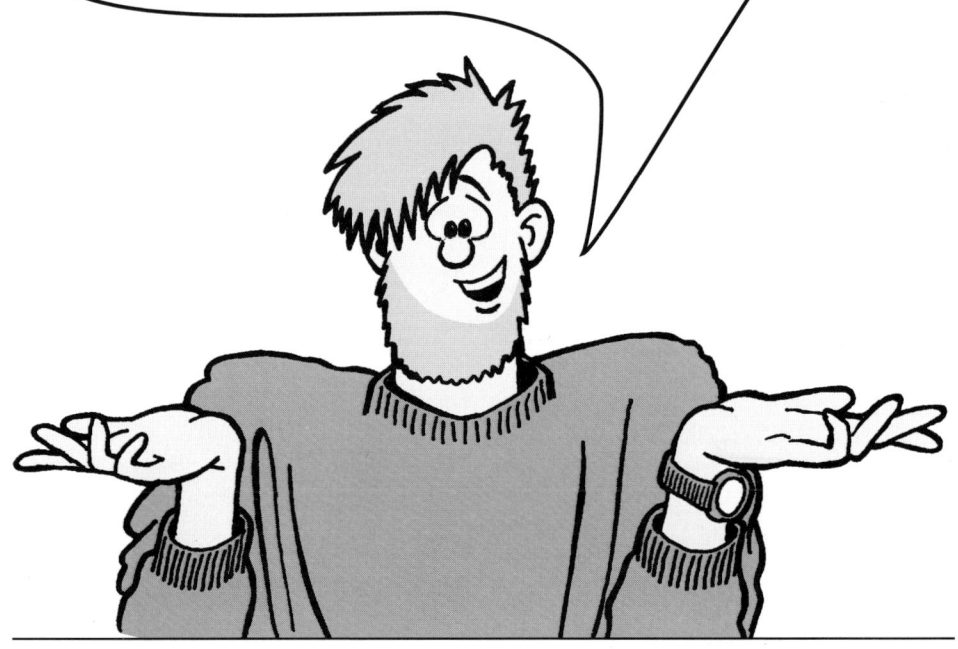

Sorry, aber auch nach der neuen Rechtschreibung wird Obstipation weiterhin mit „b" geschrieben. Bitte korrigieren Sie den Kolumnentitel auf den Seiten 169, 171 und 173.

C. Norton: Praxishandbuch – Pflege bei Inkontinenz
Urban & Fischer Verlag München · Jena
ISBN 3-437-26350-1

9 Die Katheterisierung ... 137
Brenda Roe

Die Autoren dieses Werkes

Valerie Bayliss, MSc, DipSoc, RN
Continence Adviser, Loddon NHS Trust,
Basingstoke

Jill Beadle, DMS, RM, RN, NDNC, RT
Operational Manager, Services for Physically
Disabled People, Southampton Community
Health NHS Trust

Jan Denning, RGN, NDNCert
Continence Adviser, Southern Birmingham
Community Health NHS Trust

Penny Dobson, MSc, CQSW, RGN
Director, Enuresis Resource and Information
Centre, Bristol

Mary Dolman, BSc, RGN, ET
Continence Adviser, East Berkshire
Community Health NHS Trust

Lesley Irvine, RGN, HEd Cert
Continence Adviser, Swansea NHS Trust

Christine Norton, MA, RGN
Clinical Nurse Specialist (Continence),
St. Mark's Hospital, Harrow, Middlesex

Maria O'Hagan, MPhil, RN, RNI,
DipResMethods
Clinical Nurse Specialist, Uro-Neurology,
recently at The National Hospital for
Neurology and Neurosurgery, London

Ian J. Pomfret, RGN, NDN Cert, PWT
Continence Adviser, Chorley & South Ribble
NHS Trust

Brenda Roe, PhD, RN
Senior Research Fellow, Health Services
Research Unit, Department of Public Health
and Primary Care, Oxford University

David Sines, PhD, BSc, RMN, RNMH, RNT,
PGCTHE, FRCN
Co-ordinator of Nursing/Professor of
Community Health Nursing, Ulster University

Jean Swaffield, MSc, RGN, RSCN, DN, DNT,
FETC, PWT
Senior Lecturer, Department of Nursing &
Midwifery, Glasgow University

Mandy Wells, RGN, SCM, DipN, FETC
Clinical Services Manager/Lead Nurse,
Continence and Stoma Services, St. Pancras
Hospital, London

Helen White, RGN, RHV
Director, Continence Project, Prom-o-Con,
Manchester

Ann Winder, RGN
Continence Adviser, Southmead Health
Services NHS Trust, Bristol

1 Einführung in die Inkontinenz

CHRISTINE NORTON

Inkontinenz ist ein unangenehmes und belastendes Symptom. Die Betroffenen sind oft in Verlegenheit und fühlen sich beschämt und allein. Viele Inkontinente verbergen ihr Problem vor der Gesellschaft, vor ihrer Familie und Freunden, vor Angehörigen der Gesundheitsberufe und sogar vor sich selbst. Vom Spielplatz bis zur Dauerpflegeeinrichtung: Inkontinenz zieht Lächerlichkeit und Vorwürfe an, Inkontinente werden oft sozial gebrandmarkt und gemieden. Angehörige der Gesundheitsberufe sehen wahrscheinlich nur einen kleinen Teil des Elends und der Belastung, die mit Inkontinenz einhergehen.

Vielen Angehörigen der Gesundheitsberufe fehlt tieferes Wissen um die Ursachen und die Betreuung der Inkontinenz, und passiv akzeptieren sie das Symptom bei Menschen, die unter ihre Fürsorge kommen. Oft gilt Inkontinenz eher als unvermeidlicher Zustand, statt als Symptom einer Grunderkrankung. Bis vor kurzem blieb sie als Forschungsgegenstand weitgehend unbeachtet, und es gibt noch immer nicht genügend Kliniken und Ressourcen, um Inkontinenten zu helfen. Da sie nur widerwillig Beistand suchen, versuchen viele Inkontinente, mit ihrer Situation allein oder mit Hilfe lang leidender Angehöriger zurecht zu kommen.

In den vergangenen Jahren hat es viele positive Vorstöße gegeben. Sowohl die Öffentlichkeit als auch Fachleute sprechen vermehrt über das Thema. Inzwischen wird es in den Medien, in Artikeln von Frauenzeitschriften sowie gelegentlich in Fernseh- und Radiosendungen diskutiert. In Apotheken gelangen Produkte in Zusammenhang mit Inkontinenz ins Schaufenster, statt unter dem Ladentisch versteckt zu werden. Die meisten Bezirke Großbritanniens haben mindestens einen Inkontinenzberater angestellt. Studientage, Seminare und Kurse werden immer häufiger. Inkontinenz wird allmählich als „ordentliches" Symptom angesehen, und trotz eines Gefühls der Scham suchen mehr Menschen um Hilfe nach. Es ist klar ersichtlich, daß Inkontinenz in vielen Fällen auf eine geeignete Behandlung anspricht und oft vollständig geheilt werden kann. Auch wenn keine Heilung erreicht wird, kann eine gute Betreuung der inkontinenten Person ein „normales" Leben ermöglichen. Inkontinent zu sein sollte keine unvermeidlichen und nicht mehr rückgängig zu machenden Beschwerden und Schwierigkeiten bedeuten.

Früher galt Inkontinenz weitgehend als ein pflegerisches Problem, bei dem die Pflegepersonen eine Art „Aufsicht" führten, um den Patienten so sauber und beschwerdefrei wie möglich zu halten und ein Wundliegen zu verhindern. Jetzt können Pflegepersonen mit einer viel positiveren Einstellung an eine Inkontinenz herangehen, als früher, wo die einzige verfügbare Ausrüstung in einem Feudel und einer Unterlage bestand und der regelmäßige Gang zur Toilette als einzige geeignete Vorgehensweise galt. Inzwischen gibt es ein breites Spektrum an Pflegeinterventionen und verfügbarer Ausrüstung, obwohl beides noch nicht allgemein bekannt ist oder eingesetzt wird. Obwohl noch ein langer Weg zu gehen ist, befinden sich Pflegende jetzt in einer Position, um Inkontinenz eher als eine pflegerische Herausforderung denn als ein Problem zu erkennen, das man hinnehmen muß. Oft befinden sie sich außerdem in der idealen Lage, um Patienten die Kraft zu geben, angemessene Hilfe bei Angehörigen der Gesundheits- oder Sozialfürsorge zu suchen.

Pflegende sind nicht allein in der Erkenntnis, daß die Inkontinenz ein Symptom ist, welches Untersuchung und Behandlung erfordert. Viele andere Berufe entwickeln ihre eigenen speziellen Fertigkeiten zur Hilfe. Dieses Buch zielt darauf ab, die Rolle der Pflegeperson im Kontext einer multidisziplinären, team-orientierten Vorgehensweise bei Inkontinenz hervorzuheben.

1.1 Was ist Inkontinenz?

Irgendwann in ihrer beruflichen Laufbahn hat jede Pflegeperson einmal mit Inkontinenz zu tun und erkennt nur zu gut das nasse Bett, die Lache auf dem Boden und den verräterischen Geruch. Manche Pflegenden beschäftigen sich viele Male am Tag mit Inkontinenz, aber wie viele könnten den Ausdruck klar definieren? „Kontinenz" ist kein absoluter Begriff. Wir alle müssen Urin und Stuhl lassen. Inkontinenz hat nichts mit der Tatsache der Ausscheidung zu tun, sondern mit deren Ort und Zeitpunkt. Kontinenz hängt sehr stark von den Regeln der Gesellschaft für ein akzeptables Ausscheidungsverhalten ab. Wer sich nicht nach diesen Regeln richten kann oder will, wird demnach als „inkontinent" definiert. Dies variiert natürlich mit der jeweiligen Kultur und im Laufe der Zeit.

Auf der einfachsten Ebene besteht Kontinenz darin, Urin und Stuhl nur an einem gesellschaftlich akzeptierten Ort von sich zu geben, und Inkontinenz bedeutet, dies an einem „falschen" Ort zu tun. Die Regeln sind oft recht willkürlich. Wer sein Auto nachts auf einem Parkplatz abstellt und sich hinter einem Baum erleichtert, wird normalerweise nicht als inkontinent eingestuft, weil dies ein akzeptiertes Verhalten ist. Das gleiche am hellichten Tag auf einer belebten Straße an einem Laternenpfahl zu tun führt bestenfalls zu öffentlichem Tadel, schlimmstenfalls zur Verhaftung und einem Strafverfahren. Werden Urin oder Stuhl am falschen Ort abgesetzt, ob in die Kleidung, ins Bett, auf den Boden oder in das falsche Gefäß, so wird dies im allgemeinen als „Inkontinenz" bezeichnet.

Definition der Harninkontinenz

Manche Definitionen stellen fest, daß Inkontinenz „unfreiwillig" ist: Das Individuum kann nichts dafür. Die Unterscheidung zwischen freiwilliger und unfreiwilliger Ausscheidung am falschen Ort ist weitgehend akademisch, und die Ergebnisse sind es auch. Die International Continence Society führt die Definition einen Schritt weiter und beschreibt Harninkontinenz als *„unfreiwilligen Abgang von Urin, der objektiv darstellbar und ein soziales oder hygienisches Problem ist"* (Anderson et al., 1988). Dies betont, daß die Ergebnisse des Vorgangs betrachtet werden sollten. Inkontinenz ist der Zustand, bei dem der Abgang von Urin am „falschen" Ort zum Problem geworden ist – ob für das Individuum oder für seine Umgebung. Dies mag je nach Menschen und Umständen variieren.

Was für den einen zum Problem wird, mag von einem anderen ignoriert werden. Für den Umfang oder die Häufigkeit eines Abgangs, die für ein bestimmtes Individuum „Inkontinenz" bedeuten, lassen sich keine absoluten Werte angeben, obwohl für Forschungszwecke eine schlüssige Definition erforderlich ist, die zu Beginn einer jeden Studie ausdrücklich angegeben werden sollte.

Die in der breiten Öffentlichkeit übliche Interpretation des Ausdrucks „Inkontinenz" unterscheidet sich oft von dessen medizinisch akzeptiertem Gebrauch, wenn der Begriff überhaupt verstanden wird. Viele würden diesen Begriff nur zur Beschreibung eines vollständigen Kontrollverlustes benutzen. Oft wird er in herabsetzender Weise verwendet, um auf den Charakter oder die Selbstkontrolle der inkontinenten Person anzuspielen, wodurch es oft zu Mißverständnissen zwischen professionell Tätigen und Patienten kommen kann. Wer leugnet, inkontinent zu sein, läßt sich vielleicht auf ein „Einnässen", „Schmieren" oder „Undichtsein" ein.

Inkontinenz ist ein Symptom

Wichtig ist die Erkenntnis, daß Inkontinenz ein Symptom und keine Diagnose ist. Es weist darauf hin, daß etwas die Fähigkeit des Individuums beeinträchtigt hat, gesellschaftliche Normen zu erfüllen, bildet jedoch für sich genommen weder eine Erklärung, noch gibt es einen klaren Hinweis auf die Ursache oder was dagegen getan werden kann. Spätere Kapitel dieses Buches untersuchen im einzelnen die Ursachen, das Assessment sowie die Behandlung der Harn- und Stuhlinkontinenz.

Inkontinenz kann für das Individuum, die Familie und Freunde sowie für die Gesellschaft weitreichende indirekte Folgen haben. Manche kommen einigermaßen gut und ohne erkennbaren Bruch in der Lebensführung damit zurecht. Andere erfahren Angst, Verlegenheit, sexuelle Schwierigkeiten sowie Beeinträchtigungen des sozialen und geistigen Wohlbefindens und lehnen Unternehmungen auf einem breiten Spektrum von Aktivitäten ab (Norton, 1982; Wyman, 1987; Norton et al., 1988). Das Ausmaß wahrgenommener Probleme korreliert nicht notwendigerweise mit dem aktuellen Maß der Inkontinenz. Hunskar und Vinsnes (1991) fanden, daß Inkontinenz zwar eine nachteilige Auswirkung auf die Lebensqualität hat, deren Ausmaß jedoch von der Art der Inkontinenz und vom Alter abhängt. Für diejenigen, die weniger gut damit zurechtkommen, kann sie zum beherrschenden Faktor ihres Lebens werden. Und für einige wenige kann sie den Ausschlag zwischen einem unabhängigen Leben und Pflegebedürftigkeit geben. Auch die einer inkontinenten Person Nahestehenden – Angehörige, Freunde oder professionelle Helfer – sind gewöhnlich betroffen. Gelegentlich ist die Beziehung vielleicht auf einen endlosen Kreislauf von Waschen und Wechseln reduziert, der zur unerträglichen Last werden kann.

Inkontinenz muß finanziert werden

Die Kosten der Inkontinenz für das Land als Ganzes sind immens. Gesundheits- und Sozialdienste geben ungeheure Summen dafür aus. Schätzungen zufolge haben Inkontinenzprodukte den Nationalen Gesundheitsdienst in Großbritannien 1991 65 Millionen Pfund gekostet (CEST, 1991), und darin sind Dienstleistungen (Hauspflege, Wäscherei und Heimpflege), verlängerte Liegezeiten im Krankenhaus sowie der möglicherweise am stärksten vernachlässig-

te Punkt, die Pflegezeit und -moral, nicht berücksichtigt. Sowohl in der Klinik als auch in der Gemeinde verbringen bei weitem zu viele Pflegende viel von ihrer Zeit und Energie im Umgang mit den Ergebnissen einer Inkontinenz, statt mit deren aktiver Behandlung. Schätzungen aus den USA lassen vermuten, daß Harninkontinenz etwa 2 % des Budgets der Gesundheitsversorgung ausmacht (Hu, 1990).

In Deutschland wenden die gesetzlichen Krankenversicherungen zur Versorgung Inkontinenter jährlich mehr als 2 Milliarden Mark und für die Versorgung in Pflegeheimen mindestens noch einmal den gleichen Betrag auf (Füsgen, 1995).

1.2   Wer ist inkontinent?

Es wird allgemein angenommen, daß Inkontinenz ausschließlich ein Problem älterer Menschen sei. Ein häufiges Bild ist das einer verwirrten, abhängigen, älteren Frau, gewöhnlich in Langzeitpflege. Vielleicht fallen manchen auch noch Menschen mit körperlichen oder geistigen Behinderungen und möglicherweise ein bettnässendes Kind ein. Erst seit kurzem haben die Öffentlichkeit und Fachleute zu erkennen begonnen, daß Inkontinenz beinahe jede(n) treffen kann. Weit entfernt davon, nur ein auf ältere Menschen oder Behinderte beschränktes Problem zu sein, ist sie allen Altersgruppen gemein. Die Häufigkeit nimmt mit dem Alter oder mit einer Behinderung zu, die Mehrzahl der Inkontinenten ist jedoch weder älter noch behindert. Die meisten leben zu Hause und führen ein ansonsten „normales" Leben, bei dem die Inkontinenz das wichtigste oder einzige gesundheitsfürsorgerische Problem darstellt.

Häufigkeit der Inkontinenz

Erkenntnisse darüber, wer an Inkontinenz leidet, sind noch immer bruchstückhaft und nicht schlüssig. Tabelle 1-1 zeigt die Ergebnisse einer umfangreichen Prävalenzstudie auf der Grundlage von 18 000 Antworten einer multizentrischen Fragebogenaktion aus Gemeinden wie

Geschlecht	Alter (Jahre)	
	15–64	65 und älter
Männer	1,6 %	6,9 %
Frauen	8,5 %	11,6 %

Tab. 1-1: Prävalenz der „regelmäßigen" Harninkontinenz. „Regelmäßig" bedeutet 2- oder mehrmals im Monat. (Thomas et al., 1980)

auch aus Einrichtungen Großbritanniens (Thomas et al., 1980). Die Definition der „regelmäßigen" Inkontinenz lautete *„unfreiwilliges Ausscheiden oder Abgehen von Urin an unpassenden Orten oder zu unpassenden Zeiten, zweimal oder mehrmals im Monat, unabhängig von der abgegangenen Urinmenge"*. Die Tabelle zeigt, daß Harninkontinenz bei den unter 65jährigen weitaus häufiger bei Frauen auftrat, daß sich dieser Unterschied jedoch in den höheren Altersgruppen allmählich ausglich. Außerdem berichteten nahezu doppelt so viele TeilnehmerInnen über „gelegentliche" Harninkontinenz, die weniger als 2mal im Monat auftrat.

Insgesamt fand Thomas, daß 72,4 % der Frauen und 89,2 % der Männer angaben, niemals harninkontinent zu sein, das heißt, bei einer von 4 Frauen und bei einem von 10 Männern lag eine gewisse Inkontinenz vor. Für etwa 5 % der Gesamtbevölkerung war dies „regelmäßig".

In der selben Studie wurde ein Wert für „bekannte" Inkontinenz gewonnen, indem Gesundheitsdienste, Sozialdienste und Freiwillige Hilfsorganisationen in den selben Gebieten gebeten wurden, Personen zu nennen, die ihnen als inkontinent bekannt waren. Tabelle 1-2 zeigt die Ergebnisse. Durch Vergleich mit Tabelle 1-1 wird deutlich, daß sich nur ein sehr geringer Anteil der Inkontinenten um professionelle Hilfe bemühte. Von allen Personen mit einer „bekannten" Inkontinenz befand sich die Hälfte in Langzeiteinrichtungen, so daß die überwiegende Mehrheit Inkontinenter den Gesundheits- und Sozialdiensten unbekannt war. Insgesamt standen 10 % der Personen mit einer Harninkontinenz in Kontakt mit öffentlichen Einrichtungen und Diensten.

Von allen TeilnehmerInnen der Fragebogenaktion, die über Inkontinenz berichteten, wurden 22 % so eingeschätzt, daß sie ein mäßiggradiges bis schweres Problem haben, welches zusätzliches Waschen der Kleidung oder Zusatzausgaben, den Gebrauch von Vorlagen, eine gewisse Einschränkung der Aktivitäten sowie unter Umständen die Notwendigkeit der Hilfe anderer beinhaltet. Von denjenigen mit mäßiggradiger oder schwerer Beeinträchtigung erhielt weniger als ein Drittel wegen Inkontinenz Unterstützung durch Gesundheits- oder Sozialdienste.

Hochrechnungen aus diesen Ergebnissen legen nahe, daß zwischen 2 und 3 Millionen Menschen in Großbritannien mindestens 2mal im Monat unter Harninkontinenz leiden. Aber Vorsicht: Man sollte nicht annehmen, daß all diese Menschen ihre Inkontinenz als Problem sehen. Bei über 75 % dieser Personen bestand nur eine minimale bis leichte Inkontinenz, die je nach den individuellen Merkmalen einer jeden Person als Problem angesehen werden kann oder auch nicht.

Schwierigkeiten bei der Interpretation der Untersuchungsergebnisse

Obwohl inzwischen recht alt, ist diese Studie noch immer die umfassendste in Großbritannien. Andere Untersuchungen kamen zu unterschiedlichen Ergebnissen. Wolin (1969) beispielsweise fragte junge Pflegerinnen, die noch kein Kind bekommen hatten, ob sie *jemals* einen unfreiwilligen Abgang von Urin wahrgenommen hatten, und fand, daß dies bei 51 % zu irgendeinem Zeitpunkt ihres Lebens der Fall gewesen war. Jolleys (1988) fand, daß bei 41 % der Frauen eine gewisse Inkontinenz besteht, obwohl dies für 70 % von ihnen lediglich eine

Geschlecht	Alter (Jahre)	
	15–64	65 und älter
Männer	0,1 %	1,3 %
Frauen	0,2 %	2,5 %

Tab. 1-2: Prävalenz der „bekannten" Harninkontinenz. „Bekannt" bedeutet: den Gesundheitsdiensten, Sozialdiensten und Freiwilligen Hilfsorganisationen als inkontinent bekannt. (Thomas et al., 1980)

feuchte Unterhose bedeutet. Ein Viertel verzögert die Suche nach Hilfe um mehr als 5 Jahre, nachdem die Symptome störend geworden sind (Norton et al., 1988). Mohide (1992) und Williams et al. (1995) lieferten Übersichtsarbeiten von Prävalenzuntersuchungen. Sie hoben die Schwierigkeit eines Vergleichs von Studien hervor, in denen verschiedene Definitionen von Inkontinenz verwendet werden.

Brocklehurst (1993) fand in einer Untersuchung an 4007 Erwachsenen über 30 Jahre, die zu Hause lebten, daß 14 % der Frauen und 6,6 % der Männer zugaben, hin und wieder „Blasenprobleme" wie leichten Urinabgang und feuchte Unterwäsche gehabt zu haben, und bei 7,5 % der Frauen und 2,8 % der Männer war dies in den vergangenen 2 Monaten der Fall gewesen. Bei mehr als der Hälfte (61 %) bestand dieses Problem seit über 4 Jahren. Verglichen mit den von Thomas 10 Jahre zuvor festgestellten 10 % war mehr als die Hälfte wegen des Blasenproblems zum Arzt gegangen. Dies spricht für eine erhebliche Veränderung in der Reaktion auf Inkontinenz. Außerdem betonen die Ergebnisse die Gefahr der Annahme, daß jede Person mit einem Urinabgang dies als ein Problem ansieht. Nur 60 % sagten, sie seien wegen ihrer Inkontinenz besorgt, und 34 % waren der Ansicht, daß die Inkontinenz ihren Lebensstil erheblich beeinträchtige.

Vorkommen von Harn- und Stuhlinkontinenz

In der Bundesrepublik liegt die Zahl der von Harninkontinenz Betroffenen bei ca. 3,7 Millionen, darunter etwa 2,8 Millionen Frauen und 880 000 Männer (GIH, 1994). Abgestuft nach Altersgruppen ergab sich, daß rund 5 % der Bevölkerung über 6 Jahre, etwa 17 % der Bevölkerung über 65 Jahre und rund 30 % der Bevölkerung über 80 Jahre harninkontinent sind (GIH: Harninkontinenz, München, MMV, 1994). Die Altersabhängigkeit der Inkontinenz gewinnt bei der aktuellen Bevölkerungsentwicklung in Zukunft enorme Bedeutung. Nach Beske (1994) wird sich die Zahl Inkontinenter in Deutschland auf 4,4 Mio. im Jahre 2030 erhöhen.

Geschlecht	Alter (Jahre)	
	15–64	65 und älter
Männer	0,42 %	1,09 %
Frauen	0,17 %	1,33 %
Gesamtprozentsatz der Erwachsenen 0,43 %		

Tab. 1-3: Prävalenz der Stuhlinkontinenz und der kombinierten Stuhl- und Harninkontinenz. Definition: 2- oder mehrmaliges Auftreten im vergangenen Monat (Thomas et al., 1984).

Zahlen zur Inkontinenz bei Kindern werden in Kapitel 5 genannt. Nächtliches Einnässen trifft 1–2 % der Erwachsenen über 15 Jahre (Pierce, 1980; Rutter, 1973).

Stuhlinkontinenz ist seltener als Harninkontinenz. Etwa einer von 200 Erwachsenen in einer Gemeinde leidet unter regelmäßiger Stuhlinkontinenz. Tabelle 1-3 zeigt Einzelheiten (Thomas et al., 1984). Es ist wohl ein Symptom, über das viel zu selten berichtet wird, und das ältere oder behinderte Menschen und Personen mit Erkrankungen im Anorektalbereich und des Kolons aus Scham und Verlegenheit akzeptieren und verbergen, ohne ärztliche Hilfe zu suchen (Leigh und Turnberg, 1982). Die meisten Menschen mit Stuhlinkontinenz erhalten keine medizinische Hilfe (Tab. 1-4). Wie bei der Harninkontinenz gibt es auch hier Definitionsprobleme. Sollte ein leichtes Verschmutzen der Unterwäsche als Stuhlinkontinenz bezeichnet werden? Die Unfähigkeit, den Abgang von Winden zu kontrollieren, kann genauso belastend sein, wie der tatsächliche Abgang von Stuhl.

Geschlecht	Alter (Jahre)	
	15–64	65 und älter
Männer	0,05 %	0,49 %
Frauen	0,04 %	0,88 %
Gesamtprozentsatz der Erwachsenen 0,19 %		

Tab. 1-4: Prävalenz der „bekannten" Stuhlinkontinenz und der kombinierten Stuhl- und Harninkontinenz. Man beachte: Über zwei Drittel der Personen mit bekannter Stuhlinkontinenz waren BewohnerInnen von Einrichtungen (Thomas et al., 1984).

Inkontinenz in Pflegeeinrichtungen

Die Prävalenz der Inkontinenz sollte sich unter Menschen in Fürsorgeeinrichtungen leichter feststellen lassen als in der Allgemeinbevölkerung, und dennoch weichen Berichte so weit voneinander ab, daß sich schwer verallgemeinern läßt. Untersuchungen verwenden sehr unterschiedliche und oft unbelegte Definitionen von Inkontinenz. In Kliniken befinden sich wahrscheinlich 80 % aller Inkontinenten auf Stationen für akute Fälle oder auf Allgemeinstationen, während sich nur 20 % der Gesamtzahl auf Stationen der Langzeit- oder Dauerpflege befinden (Egan et al., 1983). Allerdings ist der der Anteil an Inkontinenten auf Stationen der Langzeitpflege viel höher als auf Stationen der Akutpflege. Zwischen 32 % und 55 % der Menschen in Langzeitpflege sind harninkontinent oder haben einen Katheter (Mohide, 1992).

Einige Studien zeigten, daß nur 10 % geistesschwacher Langzeitpatienten vollkommen inkontinent sind (McLaren, 1981). In Altenwohnheimen gilt ein Drittel der Bewohner als harninkontinent (Tobin und Brocklehurst, 1986).

Es muß angemerkt werden, daß sich hinter diesen umfassenden Prozentsätzen enorme lokale Abweichungen verbergen. Obwohl hilfreich bei der Planung, helfen diese Angaben wenig bei der Vorhersage, wieviele Inkontinente es in einem bestimmten Heim oder in einer speziellen Klinik gibt. In manchen gibt es nur wenige Inkontinente, in anderen ist tatsächlich jede(r) inkontinent. Die Gründe für diese Abweichungen sind vielfältig und komplex.

Für die Bundesrepublik Deutschland wurde 1996 (Füsgen, a, b) eine statistisch relevante Stichprobe in 347 Arztpraxen im gesamten Bundesgebiet mit insgesamt 6607 über 50 Jahre alten Patienten untersucht. Beim Allgemeinmediziner waren 56,1 % und beim Urologen 64,2 % der über 50jährigen Patienten von Inkontinenz betroffen. Dabei waren Frauen mit 61,8 % der in der Allgemeinpraxis und 77,3 % in der urologischen Praxis deutlich häufiger betroffen als Männer mit 40,5 % in der Allgemeinpraxis und 37,5 % beim Urologen. Ferner fand sich eine deutliche Altersabhängigkeit: Während bei den 50- bis 59jährigen in der Allgemeinpraxis etwa 27 % inkontinent waren, waren es bei den 80- bis 84jährigen 73 %.

Ist all diese Inkontinenz unvermeidbar oder unausweichlich? Vielleicht nicht. Viele Arten von Inkontinenz sind heilbar. Die Forschung legt beispielsweise nahe, daß sich Kontinenz bei 80–90 % ausgewählter Frauen mit Streßinkontinenz und bei 70–80 % mit Dranginkontinenz erreichen läßt, wenn vor der Behandlung eine exakte Diagnose gestellt wird. Wahrscheinlich könnten davon viel mehr Menschen profitieren, als gegenwärtig behandelt werden. Das Potential präventiver Maßnahmen ist noch weitgehend unerforscht.

1.3   Innere Einstellungen und Inkontinenz

Innere Einstellungen in Bezug auf Inkontinenz sind auch weiterhin ein größeres Problem. Als Pflegende beginnen wir am besten damit, unsere eigene Einstellung zu betrachten. Passives Akzeptieren von Inkontinenz als unvermeidlichem Bestandteil der Arbeit in gewissen Situationen oder bei gewissen Patientengruppen ist allgemein verbreitet. Mit zunehmendem Wissen und steigender Bewußtheit verändert sich dies allmählich in Richtung auf einen mehr positiven, auf das jeweilige Individuum gerichteten Problemlösungsansatz. Indem wir uns auf eine individualisierte, patientenzentrierte Pflege zubewegen, läßt sich Inkontinenz als Symptom bei einem Patienten mit einer jeweils einzigartigen Kombination von Problemen, Bedürfnissen und Potentialen darstellen.

Falscher Umgang mit dem Problem Inkontinenz

Bei einer Pflegeperson kann Inkontinenz ebenso wie bei jeder anderen Person eine negative Reaktion hervorrufen. Nur wenige Menschen beschäftigen sich gerne mit den Ausscheidungen eines anderen, ja nicht einmal mit den eigenen. Und dennoch wird von Pflegenden von Beginn der Ausbildung an erwartet, ihre eigenen automatischen Reaktionen zu ignorieren. Das Leeren von Bettpfannen und das Säubern Inkontinenter muß einer der unangenehmsten Aspekte der Pflege sein und ist das, was Menschen in der Öffentlichkeit gewöhnlich meinen, wenn sie sagen, daß sie niemals eine Pflegeperson sein könnten, oder daß Pflegende wunderbar sind, weil sie sich mit den Dingen, die sie für Menschen tun müssen, abfinden. Pflegende werden nicht ermutigt, ihre Gefühle bezüglich dieses Aspektes ihrer Arbeit zu diskutieren oder ihnen Ausdruck zu verleihen. Eine Pflegeperson hat Inkontinenz als Teil ihrer Arbeit zu erwarten und zu akzeptieren, weiterzumachen und damit zurecht zu kommen. Gefühle des Widerwillens gelten als unwürdig und werden am besten ignoriert: „Daran gewöhnen Sie sich bald." Eben dieses „Sich-daran-Gewöhnen" führt zu einer Tendenz, mit Inkontinenz so rasch wie möglich umzugehen – gewöhnlich in einer Art, die die einzelne Pflegeperson von der persönlichen Realität der Situation ablöst. Die Inkontinenz wird beseitigt und vergessen, so daß die Pflegeperson zu einem angenehmeren Aspekt der Pflege übergehen kann – bis zum nächsten Mal. Zusammen mit der Verlegenheit des Patienten kann dies zu einer Situation des gegenseitigen „So-tun-als-ob" zwischen Patient und Pflegeperson (Schwartz, 1977) dahingehend führen, daß nichts Unnormales passiert ist. Weder die Pflegeperson noch der Patient sprechen über die Inkontinenz, selbst wenn deren Folgen soeben beseitigt werden. Die Pflegeperson möchte die Gefühle des Patienten schonen, und der Patient schämt sich und nimmt an, daß sich nichts dagegen tun läßt. Selten wird offen und frei diskutiert. Alternativ nimmt die Pflegeperson vielleicht eine behütend-bevormundende Rolle ein, indem sie dem Patienten versichert, daß es nichts ausmacht und daß das immer mal passiert: „Machen Sie sich keine Sorgen, wir haben eine Menge Laken im Schrank." Weder So-tun-als-ob noch leere Floskeln helfen, die Ursache der Inkontinenz herauszufinden, und es gibt eine Menge verpaßter Gelegenheiten.

Gefühle zulassen und aussprechen

Pflegende müssen in der Lage sein, ihre eigenen Gefühle offener und ohne Furcht vor Beschränkungen zu besprechen. Vielleicht sind sie verlegen, sowohl was sie selbst betrifft, als auch gegenüber dem Patienten. Vielleicht haben sie Schuldgefühle, weil Inkontinenz bisweilen als ein Zeichen „schlechter" Pflege ausgelegt wird. Ärger über einen Patienten ist besonders schwer zuzugeben. Er kann aus der zusätzlichen, unangenehmen Arbeit resultieren, die durch die Inkontinenz hervorgerufen wurde, oder weil man der Ansicht ist, der Patient sei faul oder würde absichtlich einnässen, um Aufmerksamkeit zu bekommen oder das Personal zu ärgern. Viele dieser Gefühle – Ekel, Schuld, Verlegenheit und Ärger – sind verständlich. Sie sollten zugelassen und offen untersucht werden, statt sie als für eine professionelle Pflegekraft unwürdig zu unterdrücken, wenn die Pflegeperson in der Lage sein will, die Inkontinenz des Patienten objektiv zu betrachten und ein vernünftiges Pflegeprogramm zu planen. Ein konstruktives Assessment beginnt damit, sich der eigenen Einstellungen gegenüber diesem Problem bewußt zu werden.

Falsche Vorstellungen

Auch wenn Pflegende eine überwiegend therapeutische und rehabilitative Einstellung gegenüber Inkontinenz haben, bleibt noch eine Anzahl falscher Vorstellungen bestehen, fand Cheater (1991). So waren 21 % der Pflegepersonen, die ihren Fragebogen beantworteten, der Ansicht, ihre primäre Rolle in der Versorgung Inkontinenter bestünde darin, Hilfsmittel zu liefern. Elf Prozent dachten, Inkontinenz sei unvermeidlicher Bestandteil des Alterns, und 16 % der Befragten hielten sie für eine Folge von Faulheit.

O'Brien et al. (1991) stellten in einer kontrollierten Studie fest, daß eine nichtspezialisierte Pflegeperson mit einem Standardrepertoire für das Assessment und die Behandlung von Inkontinenz über zwei Drittel (68 %) der Erwachsenen heilen oder ihren Zustand bessern kann. Es ist kaum zu bezweifeln, daß Pflegeinterventionen für die Mehrheit der Inkontinenten eine effektive Hilfe sein können.

Fazit

Unter Pflegenden herrscht – ganz gleich in welcher Situation – eine Tradition, Probleme auf sich zu nehmen und mit ihnen fertigzuwerden, wie groß oder unangenehm sie auch sein mögen, und das beste daraus zu machen. Für das Wohl inkontinenter Patienten ebenso wie für die Pflegenden selbst ist es Zeit, einmal zu betrachten, wie sich die Situation ändern ließe. Der Pflegeberuf ist gegenüber den Patienten und ihren Angehörigen dafür verantwortlich, das beste verfügbare Fachwissen zum Verabreichen von Pflege zu nutzen, sowohl zur Förderung der Kontinenz als auch für das Management der Inkontinenz, und eine positive Herangehensweise unter den Pflegenden zu fördern.

2 Entwicklung und Ursachen der Harninkontinenz

MANDY WELLS

Niemand wird kontinent geboren. Kontinenz ist eine erworbene Fertigkeit, die in unterschiedlichem Alter erlangt und oft nur unter Schwierigkeiten gewahrt wird. Dieses Kapitel möchte in vereinfachter Form einen Rahmen für das Verständnis des Kontinenzmechanismus und die häufigsten Ursachen der Harninkontinenz schaffen. Viele der hier genannten Arten der Inkontinenz werden in den folgenden Kapiteln ausführlicher erörtert.

Wer als Pflegeperson inkontinenten Patienten helfen möchte, braucht gründliche Kenntnisse der normalen Blasenfunktion und der Weisen, in denen sie gestört werden kann. Dadurch wird es möglich, die Ursachen einer Inkontinenz individuell einzuschätzen (s. Kap. 3) und in der Pflegeplanung angemessene und realistische Ziele zu setzen.

2.1 Die Blase bei Babys und Kleinkindern

Die Blase eines Neugeborenen wird über einen sakralen Reflexbogen kontrolliert (Abb. 2-1). Indem sich die Blase mit Urin füllt, der über die Ureteren aus den Nieren abgeleitet wird, senden Dehnungs- und Schmerzrezeptoren in der Blasenwand über afferente Fasern sensorische Impulse an das im Sakralmark in den Segmenten S_2 bis S_4 gelegene Blasenzentrum. Wenn diese Impulse stark und anhaltend genug werden, schließt sich ein sakraler Reflexbogen, und über efferente Fasern verursachen motorische Impulse in Koordination mit einer Entspannung des Harnröhrensphinkters die Kontraktion der Blase. Die Blase entleert sich vollständig, und der gesamte Füllungs- und Entleerungszyklus wie-

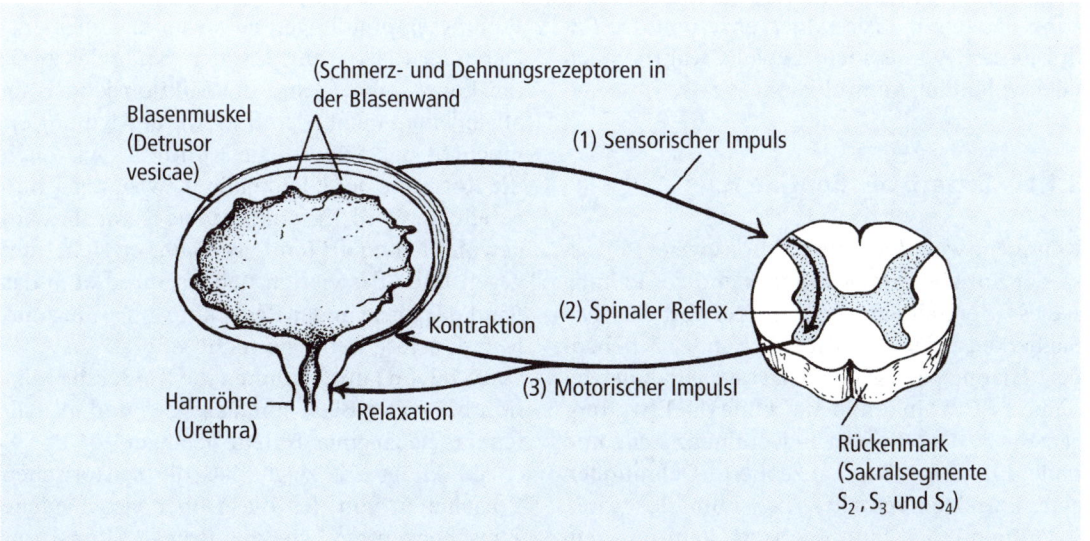

Abb. 2-1: Sakraler Reflexbogen

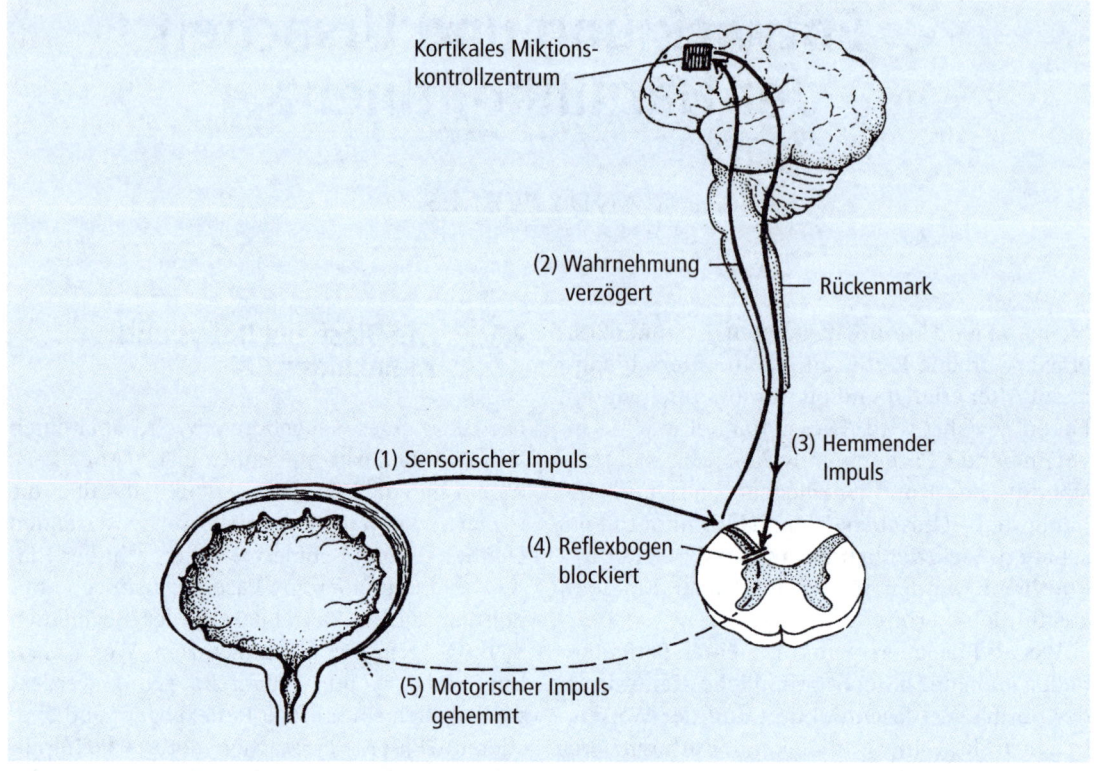

Abb. 2-2: Hemmung des sakralen Reflexbogens

derholt sich. Babys sind daher nicht ständig naß, sondern entleeren die Blase im Verlauf von 24 Stunden phasenweise. In diesem Stadium kann das unreife Zentralnervensystem des Babys diesen Zyklus nicht bewußt wahrnehmen oder willentlich kontrollieren.

2.1.1 Erwerb der Kontinenz

Kontinenz wird durch Interaktion zweier Prozesse, der Sozialisation des Kindes und der Reifung seines Zentralnervensystems, erworben. Die Sauberkeitserziehung wird in Kapitel 5 behandelt. Hier möge es genügen zu sagen, daß der gesamte Begriff "Inkontinenz" ohne die Erwartungen, die die Gesellschaft an Kontinenz stellt, und ohne auf breiter Basis akzeptierte Definitionen eines korrekten Verhaltens bedeutungslos wäre.

Während das Zentralnervensystem mit dem Alter reift, wird sich das Baby zunehmend seiner verschiedenen Körperfunktionen einschließlich der Blasenentleerung bewußt. Im Alter zwischen einem und 2 Jahren nimmt es allmählich Füllungsempfindungen bei voller bzw. sich entleerender Blase wahr. Vor dem Ende des zweiten Lebensjahres kann die Miktion jedoch im allgemeinen nicht beeinflußt werden. Übung ermöglicht die willkürliche Kontrolle, wie auch die Kontrolle der Gliedmaßenbewegungen zielgerichteter wird. Eine akzeptable Kontrolle wird gewöhnlich im dritten Lebensjahr erreicht, und gegen Ende des vierten Lebensjahres kann das Kind die Blase in der Regel auf Anweisung entleeren, selbst wenn sie nicht voll ist. Im Alter von 5 oder 6 Jahren können die Kinder die Miktion bei voller Blase hinauszögern und aushalten, bis sie zu einer Toilette gelangen.

Abbildung 2-2 zeigt, daß die sensorischen Botschaften von der Blase über verschiedene Zwischenzentren wie die Brücke (Pons) zur Hirnrinde geleitet werden, wo das Kontrollzen-

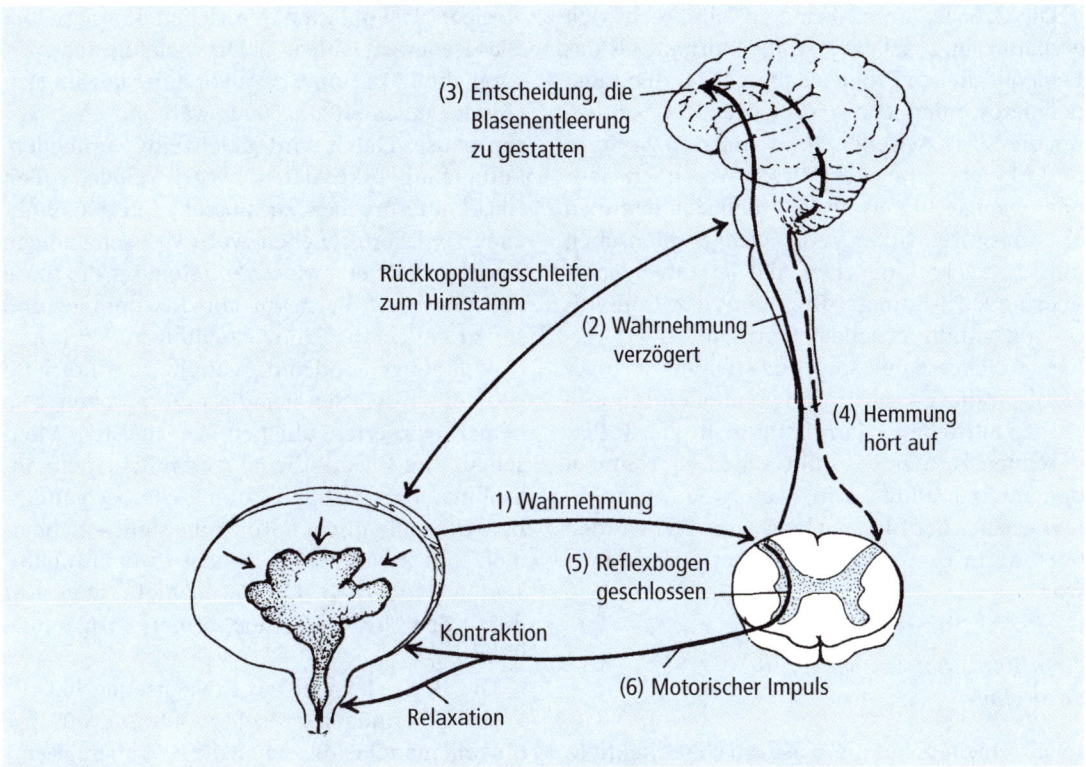

Abb. 2-3: Miktion

trum für die willkürliche Miktion im Frontallappen liegt. Mit fortschreitender Reife ist das Kind in der Lage, diese Signale im Sinne eines Hinweises auf eine volle Blase zu interpretieren und – mit Übung – einen hemmenden motorischen Impuls auszulösen, um den vollen Ablauf des sakralen Reflexbogens zu blockieren und so die Miktion zu verhindern (Abb. 2-2).

Kontinenz beinhaltet eine aktive Hemmung von Nervenimpulsen und nicht bloß das passive Fehlen einer Miktion. Nach und nach lernt das Kind, die Miktion zuverlässig zu unterdrücken, bis der richtige Zeitpunkt und Ort erreicht sind. Dann wird die zerebrale Hemmung zurückgenommen, der Beckenboden wird entspannt und der sakrale Reflexbogen geschlossen, und die Blase kontrahiert und entleert sich (Abb. 2-3). Die Miktion wird durch sehr komplexe neurologische Verbindungen zwischen Blase, Rückenmark und pontinem Miktionszentrum im Hirnstamm koordiniert. Sie stellen sicher, daß die

Blasenkontraktion simultan und in Koordination mit der Relaxation des Sphinkters – mit anderen Worten: synergistisch – abläuft und daß der Entleerungsvorgang aufrechterhalten wird, bis die Blase vollständig leer ist.

Mit der Zeit beinhaltet diese Kontrolle nicht mehr die kontinuierliche, bewußte Anstrengung zwischen der ersten Wahrnehmung der Blasenfüllung und der Miktion. In den meisten Fällen wird Kontinenz unterbewußt und automatisch.

2.2 Die „normale" Blase bei Erwachsenen

Funktion und Kontrolle der Blase werden von den meisten Menschen ab einem frühen Alter als gegeben hingenommen, und wenige Erwachsene widmen ihnen irgendwelche Aufmerksamkeit.

Die Grenzen des „Normalen" sind recht weit gespannt, und vielleicht sollte „normal" als das Fehlen jeglichen Problems für jedes Individuum definiert werden. Die meisten Menschen entleeren die Blase zwischen 3- und 6mal in 24 Stunden. Manche gehen über diesen Wert noch mehr oder weniger hinaus und würden sich dennoch als normal einstufen. Nur wenige Menschen müssen nachts aufstehen, da der Organismus über einen 24-Stunden-Rhythmus der Produktion von antidiuretischem Hormon (ADH) verfügt, welches dafür sorgt, daß nachts weniger Harn produziert wird. Wenige müssen hin und wieder aufstehen. Harndrang, d. h. zur Toilette rennen zu müssen, sollte selten vorkommen und nur zu spüren sein, wenn die Wahrnehmungen aus der Blase zu lange ignoriert wurden oder wenn exzessiv Flüssigkeit aufgenommen wurde.

Gefühl informiert über gefüllte Harnblase

Im allgemeinen hat die Blase ein sehr effektives Frühwarnsystem. Bei den meisten Menschen liegen noch 1–2 Stunden Frist zwischen der ersten bewußten Wahrnehmung einer Füllungsempfindung und dem Erreichen der Grenze der Blasenkapazität. Während dieses Zeitraums sollte es möglich sein, die Zeit und einen geeigneten Ort zu finden, um die Blase zu entleeren. Die Empfindung wird gewöhnlich bei etwa der Hälfte des gesamten Fassungsvermögens der Blase verspürt. Sie wird in der Regel bewußt registriert als das Bedürfnis, die nächste passende Gelegenheit zum Wasserlassen zu nutzen. Die Empfindung sollte dann allmählich aus dem Bewußtsein verschwinden. Sie kehrt mit zunehmender Intensität und in immer kürzeren Abständen zurück, bis die Blase schließlich entleert wird. Zwischen diesen periodisch wiederkehrenden Mahnungen kann die Empfindung gewöhnlich vergessen werden, bis die Blase nahezu voll ist.

Eine hilfreiche Fertigkeit besteht darin, die Blase willentlich zu entleeren, selbst wenn eine entsprechende Empfindung, dies zu tun, fehlt und auch wenn nur eine geringe Menge Harn

vorliegt. Die meisten Menschen können ihre Blase jederzeit entleeren. Dies befähigt zur „vorsorglichen Miktion", etwa vor einer langen Reise oder einer Sitzung oder während einer Essenspause. Dabei wird gleichzeitig vermieden, kommende Aktivitäten wegen einer vollen Blase unterbrechen zu müssen. Ein gewöhnliches zivilisiertes Leben wäre viel schwieriger, wenn wir alle erst warten müßten, bis die Blase vollständig gefüllt ist, um dann loszurennen und sie zu entleeren. Kinovorstellungen, Vorlesungen, Sitzungen und andere ähnlich strukturierte Aktivitäten würden ständig unterbrochen. Die bemerkenswerte Fähigkeit der meisten Menschen, ihre Blase – die im wesentlichen ein autonomes Organ ist und damit theoretisch außerhalb der willentlichen Kontrolle steht – zu hemmen und zu aktivieren, macht es dem organisierten modernen Leben möglich, ungestört durch den „Ruf der Natur" seinen Fortgang zu nehmen.

Die Blase der meisten Erwachsenen hat ein Fassungsvermögen zwischen 400 und 600 ml, obwohl manche Menschen die Blase bereits entleeren, bevor diese Menge erreicht wird. Eine Inkontinenz sollte zu keinem Zeitpunkt auftreten, selbst wenn die Miktion verzögert wurde und starker Harndrang besteht. Auch bei anstrengenden Tätigkeiten und im Schlaf sollte Inkontinenz nicht vorkommen.

2.3   Ursachen der Harninkontinenz

Es gibt viele Gründe dafür, daß manche Menschen die oben beschriebene Kontrolle niemals erlangen oder daß sie zu einem bestimmten Zeitpunkt im Leben zusammenbricht, und jede Einteilung der Ursachen ist notwendigerweise willkürlich. Zur Betrachtung der Ursachen ist jedoch ein Schema erforderlich, und in diesem Buch werden sie in drei große Kategorien unterteilt:
- physiologische Blasenfunktionsstörungen,
- Faktoren mit unmittelbarem Einfluß auf die Blasenfunktion und
- Faktoren, die die Fähigkeit des Individuums zum Umgang mit der Blasenfunktion beeinträchtigen.

Ursache Übliche	Symptome
Physiologische Blasenfunktionsstörungen	
Inkontinenz	Häufiges Wasserlassen, Harndrang, Harninkontinenz
Streßinkontinenz	Inkontinenz bei körperlicher Belastung
Abflußbehinderungen	Überlaufinkontinenz mit Harnträufeln, Nykturie, Pollakisurie, Harndrang
Hypoaktive Blase	Überlaufinkontinenz mit Harnträufeln, Nykturie, rezidivierende Harnwegsinfekte, Gefühl der unvollständigen Entleerung, häufiges Wasserlassen
Faktoren mit Einfluß auf die Blasenfunktion	
Harnwegsinfekt	Häufiges Wasserlassen, Dysurie, Harndrang, Dranginkontinenz
Koteinklemmung	Schwierigkeiten beim Entleeren mit Überlauf- oder Streßinkontinenz
Medikamente	Unterschiedliche Symptome
Krankheiten des Endokriniums	Unterschiedliche Symptome
Verschiedene Blasenerkrankungen	Unterschiedliche Symptome
Faktoren, die die Fähigkeit zum Umgang mit der Blasenfunktion beeinträchtigen	
Immobilität	Dranginkontinenz oder „absichtliches" Einnässen
Umgebung	Unterschiedliche Symptome
Geisteszustand	Verhaltensbedingte Inkontinenz
Emotionen	Dranginkontinenz oder apathische Inkontinenz
Unzureichende Fürsorge für den Patienten	Institutionsbedingte Inkontinenz

Tab. 2-1: Häufige Ursachen einer Harninkontinenz

Tabelle 2-1 faßt die wichtigsten Formen der Inkontinenz und die häufigsten damit einhergehenden Symptome zusammen. Es sollte jedoch berücksichtigt werden, daß diese Kategorien eng miteinander verflochten sind und sich oft überschneiden.

2.3.1 Physiologische Blasenfunktionsstörungen

Die Ursachen einer Inkontinenz, die in diese Kategorie fallen, beinhalten eine Anomalie der gegenwärtigen Blasenfunktion. Die Blase hat grundsätzlich nur zwei Funktionen: Urin bis zum richtigen Miktionszeitpunkt zu halten und ihn dann vollständig auszutreiben. Die ersten beiden unten beschriebenen Ursachen umfassen eine Schwäche, den Urin während der Blasenfüllung zuverlässig zu halten, die folgenden beiden Ursachen beinhalten eine Schwäche, den Urin vollständig auszutreiben und nach der Miktion keinen Restharn zurückzulassen.

Bei den meisten, aber nicht allen Inkontinenten liegt in gewissem Umfang eine Blasenfunktionsstörung zugrunde. Für manche ist sie die einzige Ursache ihrer Inkontinenz. Bei anderen ist sie eine notwendiger, aber nicht hinreichender prädisponierender Grund. Für sich genommen erklärt die Blasenfunktionsstörung nicht vollständig, warum die Betroffenen naß sind, und viele werden dann durch gleichzeitiges Auftreten eines weiteren Problems aus den anderen unten beschriebenen Kategorien inkontinent. Ein paar Inkontinente haben keinerlei Blasenfunktionsstörungen und nässen nur aus den in Kapitel 2.3.3 besprochenen Gründen ein.

Es lassen sich vier grundlegende Arten der Blasenfunktionsstörung unterscheiden:
• instabile Blase,

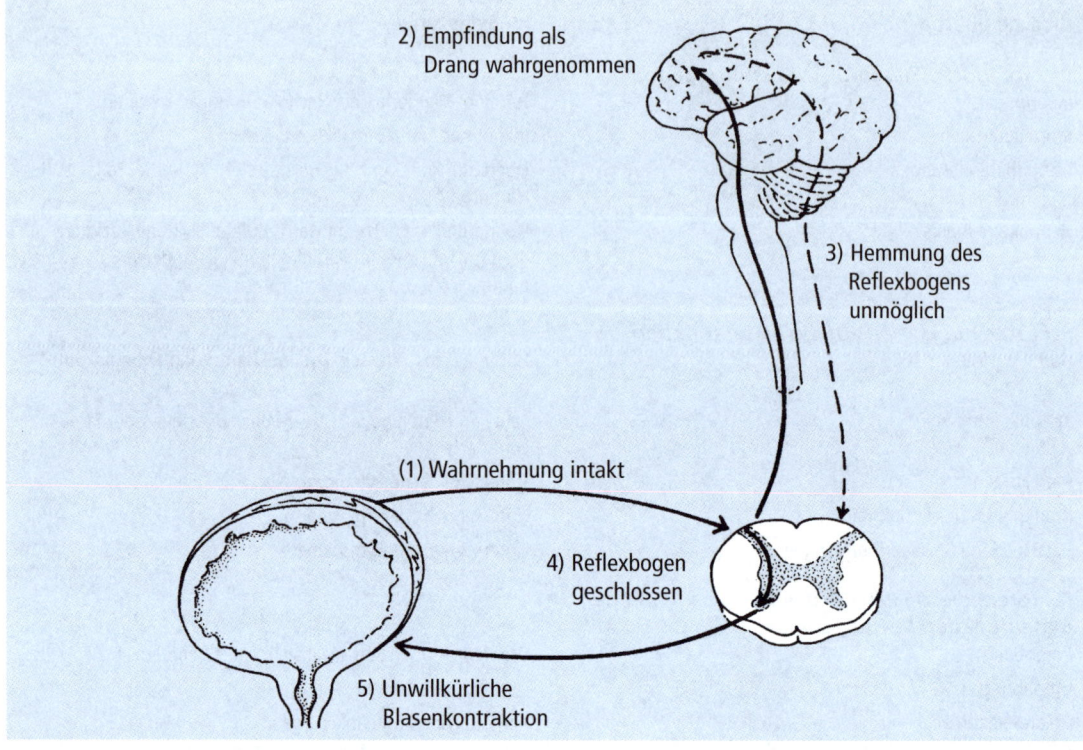

2) Empfindung als
Drang wahrgenommen

3) Hemmung des
Reflexbogens
unmöglich

(1) Wahrnehmung intakt

4) Reflexbogen
geschlossen

5) Unwillkürliche
Blasenkontraktion

Abb. 2-4: Instabile Blase

- Belastungs-(Streß-)inkontinenz,
- Abflußbehinderung,
- hypoaktive Blase.

Die hier verwendeten Begriffe folgen den Empfehlungen des Standardisierungskommittees der International Continence Society (Andersen et al., 1988).

Instabile Blase

Der Detrusor vesicae ist der Muskel der Blasenwand. Die Detrusorinstabilität bzw. instabile Blase ist ein Leiden, das durch unwillkürliche Blasenkontraktionen oder Druckerhöhungen während der Blasenfüllung charakterisiert ist. Diese Kontraktionen können spontan sein oder nur bei einer Reizung der Blase, etwa beim Husten, auftreten. Die instabile Blase steht oft mit einer neurologischen Erkrankung – sie wird dann als Detrusorhyperreflexie bezeichnet – oder mit einer Blasenhalsobstruktion in Verbin-

dung. Sie kann aber auch idiopathisch, d. h. ohne erkennbare Ursache sein. Bei der instabilen Blase werden vom kortikalen Blasenzentrum nicht die normalen, hemmenden Impulse ausgesandt, um einen vollständigen Schluß des sakralen Reflexbogens zu verhindern, und die Blase beginnt sich zu kontrahieren, bevor die Miktion willentlich eingeleitet wird (Abb. 2-4). Dies verursacht als Symptome für gewöhnlich häufiges Wasserlassen, Harndrang, Dranginkontinenz und unter Umständen eine Nykturie oder nächtliches Einnässen.

Die instabile Blase kann durch eine Schädigung des ersten motorischen Neurons, z. B. durch einen zerebrovaskulären Insult, verursacht werden, die das kortikale Miktionszentrum beeinträchtigt. Oft ist die Wahrnehmung intakt – die Person empfindet das Bedürfnis, Wasser zu lassen, kann es jedoch nicht bis zum Erreichen der Toilette hinauszögern. Bisweilen ist der Harndrang überwältigend, und eine überstürzte Miktion tritt gleichzeitig mit der Wahrnehmung einer vollen Blase auf. Bei anderen Gelegenheiten kann dieser Zustand weniger stark ausgeprägt sein, und die Warnzeit zwischen der Wahrnehmung des Füllungszustandes und der entsprechenden Blasenkapazität ist lediglich verkürzt. Dies kann jedoch immer noch zu Inkontinenz führen, wenn nicht rechtzeitig eine Toilette erreicht wird. Möglicherweise sind allgemeine altersbedingte Veränderungen im Gehirn die Ursache dafür, daß bei den meisten sehr alten Menschen bis zu einem gewissen Grad eine Blaseninstabilität vorliegt (s. Kap. 11).

„Idiopathische instabile Blase"

Viele Menschen mit instabiler Blase haben keine erkennbare neurologische Schädigung, die ihre Unfähigkeit zur Hemmung von Blasenkontraktionen erklären würde. Dazu gehören die meisten Fälle von lebenslangem nächtlichen Einnässen (Bettnässer) und andere Personen ohne offen erkennbare Neuropathie. Das Leiden tritt oft ohne erkennbare vorangehende Auslöser im zweiten, dritten oder vierten Lebensjahrzehnt auf. Es wird dann als „idiopathische instabile Blase" bezeichnet und verursacht genau die gleichen Symptome wie die instabile Blase, die sekundär nach einer Schädigung des ersten motorischen Neurons auftritt. Bei Kindern trifft eine instabile Blase überwiegend Jungen, unter jungen Erwachsenen ist sie bei Frauen häufiger. Manche Untersucher nehmen eine psychosomatische Ursache an, andere vermuten eine angeborene Fehlbildung des Blasenkontrollzentrums im Gehirn. Lerntheoretiker haben darauf hingewiesen, daß sie dadurch verursacht werden könnte, daß eine effektive unterbewußte Blasenkontrolle niemals erlernt wurde. Auch minimale Störungen des neurologischen oder neurobiochemischen Gleichgewichts wurden vorgeschlagen. Keine dieser Erklärungen wurde schlüssig bewiesen, so daß das Leiden auch weiterhin „idiopathisch" ist.

Bei Frauen kann eine instabile Blase zusammen mit einer Belastungs-(Streß-)-inkontinenz auftreten.

Sensorischer Harndrang ist ein Harndrang und möglicherweise eine Dranginkontinenz, bei dem Kontraktionen wie bei einer instabilen Blase fehlen: Die Blase ist überempfindlich. Dies kann sekundär als Folge eines Harnwegsinfekts, aber auch ohne erkennbare Ursache auftreten.

Reflexinkontinenz bedeutet den Urinabgang infolge einer Hyperreflexie des Detrusors oder eine unwillkürliche Entspannung der Harnröhre bei neuropathisch bedingtem Fehlen der Empfindung, z. B. bei Paraplegie.

Belastungs-(Streß-)inkontinenz

Infolge eines insuffizienten Mechanismus des Harnröhrensphinkters wird die Streßinkontinenz durch die Schwäche verursacht, den Urin während der Blasenfüllung zu halten, ohne daß dabei eine Detrusorkontraktion vorliegt. Es kommt zum Abgang von Urin, weil der intravesikale Druck den maximalen Urethraldruck überschreitet. Wenn der Verschlußmechanismus des Blasenausgangs den Harn überhaupt nicht mehr halten kann, kommt es zur Inkontinenz. Dies geschieht am häufigsten unter körperlicher Belastung oder physiologischem Streß – der Begriff bezieht sich nicht auf emotionalen Streß. Streßinkontinenz kann bei beiden Geschlechtern auftreten, kommt jedoch wegen der kürzeren Harnröhre und physischen Geburtstraumata bei Frauen häufiger vor (s. Kap. 6). Männer erleiden eine Streßinkontinenz durch Verletzung oder chirurgisch bedingte Schädigung des Sphinkters (s. Kap. 7). Der Mechanismus der Streßinkontinenz wird in Kapitel 6 ausführlich beschrieben.

Abflußbehinderungen

Eine Behinderung des Harnflusses während der Blasenentleerung kann zu verschiedenen Symptomen führen, darunter häufiges Wasserlassen, Nykturie, Pressen beim Wasserlassen, dünner Harnstrahl, postmiktotisches Harnträufeln und Harndrang mit Harninkontinenz. In schweren Fällen wird die Blase niemals vollständig entleert, und es sammelt sich eine Menge Restharn an. Es kann zur Überlaufinkontinenz kommen (Abb. 2-5).

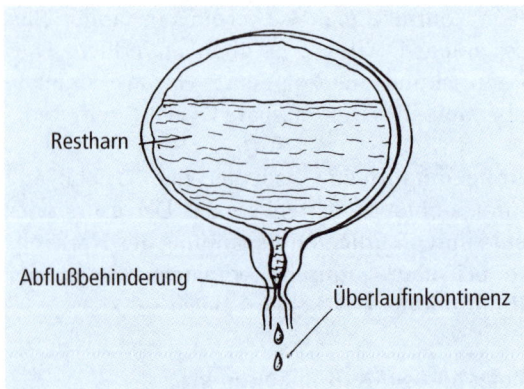

Abb. 2-5: Abflußbehinderung

röhre in einem Spasmus und wirkt beim Abgang des Urins als Hindernis (s. Kap. 8). *Blasentleerungsstörung* ist der Begriff für die Hyperaktivität des Harnröhrensphinkters bei Fehlen einer Neuropathie.

Bei dem Versuch, den hohen Strömungswiderstand zu überwinden, kann der Detrusormuskel einer Blase mit Abflußbehinderung sehr kräftig und hypertroph werden. In manchen Fällen entwickelt sich eine sekundär instabile Blase. Besteht die Abflußobstruktion über lange Zeit, so kann die Blase irgendwann „dekompensieren", d. h. den ungleichen Kampf um die Entleerung aufgeben und in ihrer Aktivität nachlassen oder sich gar nicht mehr kontrahieren.

Bei Männern steht dies zumeist mit einer Vergrößerung der Prostata infolge einer benignen Hyperplasie, mit einem Malignom oder mit einer Entzündung in Zusammenhang (s. Kap. 7). Bei beiden Geschlechtern kann eine Abflußbehinderung auch aufgrund einer Harnröhrenstenose oder -striktur auftreten, die vielleicht Folge einer instrumentellen Manipulation oder einer Infektion der Harnröhre ist.

Andererseits kann auch eine neurologische Schädigung die koordinierte Relaxation der Harnröhre während der Entleerung verhindern und zu einer Behinderung des Harnflusses führen (Detrusor-Sphinkter-Dyssynergie). Statt sich bei der Kontraktion des Detrusors synergistisch zu entspannen, befindet sich die Harn-

Hypoaktive Blase

Bei der hypoaktiven Blase reicht die Kontraktion nicht aus, um die Blase zu entleeren. Dies läßt sich durch die Bauchpresse oder durch manuelles Auspressen erreichen, wobei sich jedoch eine große Menge Restharn ansammelt. Die Empfindung einer vollen Blase kann vorhanden sein oder auch nicht. Bei bestehender Empfindung kommt es oft zu häufigem Wasserlassen, da nur ein geringer Anteil des Blasenvolumens genutzt wird (Abb. 2-6). Die Empfindung ist oft herabgesetzt, und das Restharnvolumen kann erheblich sein (500–2000 ml). Oft tritt eine

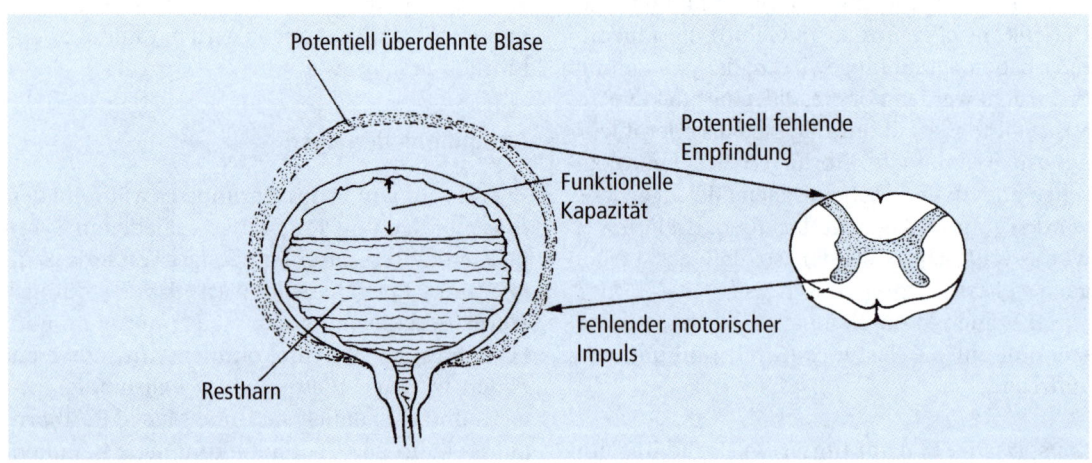

Abb. 2-6: Hypoaktive Blase

Überlaufinkontinenz ein. Wegen einer gleichzeitigen Denervierung (Nervenschädigung) des Detrusors und des Sphinkters geht die hypoaktive Blase oft mit einer Belastungs-(Streß-)inkontinenz einher.

Eine Detrusorschwäche kann durch Schädigung der peripheren Nerven der Blase, z. B. bei diabetischer Neuropathie, durch Schädigung des unteren Rückenmarks oder durch Rückkopplungsschleifen zum Hirnstamm (s. Kap. 10) verursacht werden. Bei neurologischen Schädigungen wird sie als *Detrusorhyporeflexie* bezeichnet.

Detrusorinsuffizienz bedeutet, daß Stärke oder Dauer der Kontraktion nicht ausreichen, um innerhalb des normalen Zeitraums eine Blasenentleerung zu bewirken.

Detrusorareflexie bedeutet Akontraktilität infolge einer Anomalie der neuralen Kontrolle und beinhaltet das vollständige Fehlen einer zentral koordinierten Kontraktion.

Diese vier Arten der Blasenfunktionsstörung – instabile Blase, Streßinkontinenz, Abflußbehinderung und hypoaktive Blase – sind hinsichtlich des Mechanismus, über den sie eine Harninkontinenz verursachen, sehr verschieden. Es ist sehr wichtig, zwischen ihnen zu unterscheiden, da sich – wie wir sehen werden – auch die Formen der Behandlung stark unterscheiden. Bei ein und demselben Patienten können mehrere dieser Störungen gleichzeitig vorliegen, und besonders bei älteren Menschen ist eine Multimorbidität häufig. Es gibt noch weitere, seltenere Arten der Inkontinenz, die in anderen Kapiteln besprochen werden.

2.3.2 Faktoren mit unmittelbarer Wirkung auf die Blasenfunktion

Manche Störungen und Krankheiten beeinträchtigen und stören die normale Blasenfunktion unmittelbar. Jeder dieser Faktoren kann in entsprechend starker Ausprägung eine Inkontinenz verursachen, selbst bei jemandem mit normaler Blase. Häufiger führen sie jedoch zusammen mit einer der oben genannten Blasenfunktionsstörungen zur Inkontinenz.

Harnwegsinfekt

Der Begriff Harnwegsinfekt bedeutet das Vorliegen von Mikroorganismen in den harnbildenden und -ableitenden Organen. Wegen der leichten Kontaminierbarkeit von Urinproben, vor allem bei Frauen, werden geringe Zahlen von Mikroorganismen normalerweise nicht beachtet, und man nimmt 100 000 koloniebildende Einheiten (colony-forming unit, CFU) pro Milliliter Urin als Schwellenwert für eine „signifikante" Infektion bei symptomlosen Frauen an (Kass et al., 1956). Weitere Arbeiten haben gezeigt, daß bei Frauen mit akuter Symptomatik eine Kultur mit 100 oder mehr koloniebildenden Einheiten einer einzigen Art einen zuverlässigen Grenzwert darstellt. Bei Männern ist ein Grenzwert von 1000 oder mehr koloniebildenden Einheiten einer einzigen Art pro Milliliter zuverlässig, da eine Kontamination weniger wahrscheinlich ist (Stamm, 1988; Lipsky, 1989). Es sollte jedoch bedacht werden, daß diese Kriterien unter sehr exakten Bedingungen entwickelt wurden. Die Urinprobe wurde frühmorgens unter Anwendung einer sorgfältigen Technik gewonnen, bei 4 °C gelagert und mit minimaler Verzögerung vom Labor in Empfang genommen. In der alltäglichen Praxis werden diese Bedingungen nicht immer erfüllt.

Ein akuter Harnwegsinfekt verursacht häufiges Wasserlassen und Dysurie und kann auch bei einem körperlich leistungsfähigen, gesunden jungen Menschen, der normalerweise keine Blasenprobleme hat, vorübergehend Inkontinenz verursachen. In den Gemeinden sind 90 % der Harnwegsinfekte auf das Bakterium *Escherichia coli* zurückzuführen; in der Klinik geht dieser Wert auf 50 % zurück, wobei ein viel breiteres Spektrum an auslösenden Organismen beteiligt ist. Von den Frauen haben 20 % irgendwann im Leben einmal einen Harnwegsinfekt. Über 6 % der Frauen konsultieren jährlich ihren Hausarzt wegen Symptomen eines Harnwegsinfektes (Wilkie et al., 1992).

Dysurie

Der mit einem Harnwegsinfekt einhergehende Schmerz (Dysurie) besteht gewöhnlich in einem Brennen, das entweder zu Beginn, während oder nach der Miktion einsetzt. Es ist entweder innerlich, in der Blase und der Harnröhre aufsteigend, oder äußerlich wahrzunehmen, wenn Frauen Beschwerden um die Schamlippen herum verspüren.

Wenn gleichzeitig eine Blasenfunktionsstörung, etwa eine instabile Blase, zugrunde liegt, so wird sie durch den Harnwegsinfekt wahrscheinlich verstärkt, indem z. B. die Anzahl, Häufigkeit und Intensität ungehemmter Kontraktionen zunehmen. Bei Vorliegen einer Entleerungsstörung mit hohem Restharn besteht eine Prädisposition für Harnwegsinfekte.

Es sollte jedoch angemerkt werden, daß nicht jede Dysurie auf einen Harnwegsinfekt zurückgeht. Zu den Symptomen einer instabilen Blase kann ein dumpfer Schmerz im unteren Abdomen gehören, der mit Harndrang einhergeht. Diese Symptomatik nimmt zu, wenn die Miktion hinausgezögert werden muß. Die interstitielle Zystitis zeigt sich durch einen dumpfen Dauerschmerz im unteren Abdomen, der mit der Blasenfüllung zunimmt und durch die Miktion nur teilweise gelindert wird. Auch das Urethralsyndrom, die atrophische Vaginitis und einige sexuell übertragbare Krankheiten können eine Dysurie verursachen.

Bakteriurie

Ein Harnwegsinfekt bei fehlenden Symptomen wie Dysurie und häufiges Wasserlassen wird als „latente Bakteriurie" oder „asymptomatische Bakteriurie" bezeichnet. Ronald und Pattullo (1991) betonen, daß die Verbindung zwischen asymptomatischer Bakteriurie und der nachfolgenden Entwicklung einer akuten Infektion außer unter besonderen Umständen, wie z. B. in der Schwangerschaft oder bei vesiko-urethralem Reflux, nicht wirklich nachgewiesen wurde. Eine latente Bakteriurie liegt bei 5–10 % der Frauen und bei 0,5 % der Männer vor. In den meisten Fällen sollte eine asymptomatische Bak-

teriurie nicht behandelt werden (Hooton und Stamm, 1991). Passagere Episoden einer unkomplizierten Bakteriurie kommen bei Frauen besonders nach Geschlechtsverkehr häufig vor, verschwinden jedoch gewöhnlich innerhalb von 24–72 Stunden spontan (Wilkie et al., 1992).

Bislang ist nicht bewiesen, ob eine chronische Infektion bei der Entstehung einer Inkontinenz eine Rolle spielt (Brocklehurst et al., 1968; Milne et al., 1972). Vor allem bei älteren Menschen besteht eine hohe Prävalenz für chronische Harnwegsinfekte (s. Kap. 11). Da viele von ihnen gleichzeitig inkontinent sind, ist es wahrscheinlich bloßer Zufall, daß ein Teil unter ihnen sowohl infiziert als auch inkontinent ist. Bei 20–50 % der älteren Frauen und bei 5–20 % der älteren Männer in Pflegeeinrichtungen findet sich eine chronische Infektion. Eine ursächliche Rolle der chronischen Infektion bei der Inkontinenz wurde nie nachgewiesen. Sie gilt allgemein als relativ gutartig bis asymptomatisch.

Wenn es um Infektion geht, darf auch die Tuberkulose nicht vergessen werden, da der Tuberkelbazillus auch in den Harntrakt eindringen kann. Obwohl selten, sollte sie als eine mögliche Ursache von Symptomen angesehen werden, vor allem bei Personen, die sich in schlechten Lebensverhältnissen befinden, in Übersee gelebt haben, vor kurzem eingewandert sind oder eine Tuberkulose in der Anamnese haben.

Koteinklemmung

Eine schwere Verstopfung mit Kotverhaltung stört die Blasenfunktion ganz erheblich und kann die Blase auf verschiedene Weise beeinträchtigen. Bisweilen bilden die Fäzes im Rektum ein physikalisches Abflußhindernis für den Urin (Abb. 2-7), indem sie auf Blase, Harnröhre und lokale Nerven drücken und so zu einer Harnverhaltung mit Überlauf von Urin führen. Direkter Druck führt auch zu einer Verschlechterung bei instabiler Blase. In anderen Fällen führt die Koteinklemmung zur Streßinkontinenz, indem der Beckenboden gedehnt und seine Kontraktionen verhindert werden.

Eine Koteinklemmung kann auch dazu führen, daß die Betroffenen sich unwohl, lethar-

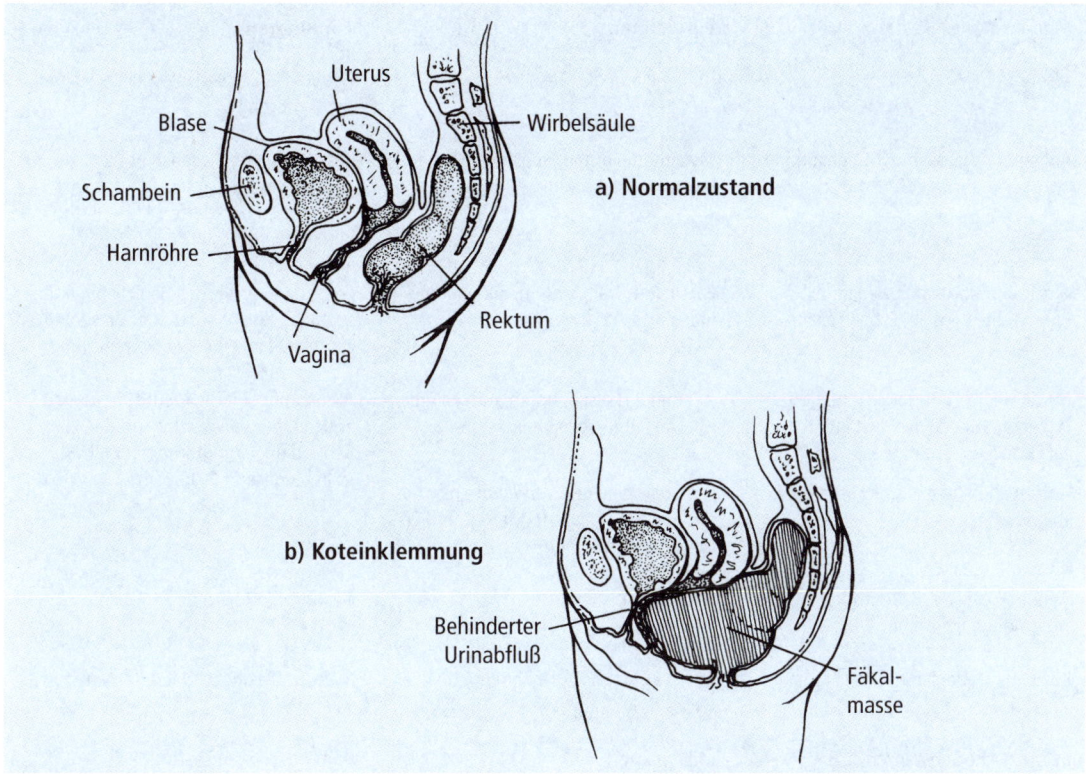

Abb. 2-7: Koteinklemmung

gisch fühlen und generell der Aktivität abgeneigt sind. Viele Ursachen einer Koteinklemmung (s. Kap. 10) können auch die Harnkontinenz stören, z. B. schlechte Ernährung, geringe Flüssigkeitsaufnahme, Immobilität und eine schlechte Umgebung.

Behandlung mit Medikamenten

Viele Medikamente sind in der Lage, die Blasenfunktion zu stören. Die Kategorie, bei der dies zuallererst einleuchtet, sind die Diuretika. Eine ausgeprägte, rasche Diurese wird bei den meisten Menschen häufiges Wasserlassen und Harndrang bewirken. Bei instabiler Blase oder Immobilität ist es den Betroffenen unter Umständen unmöglich, dieses plötzlichen Einströmen von Harn abzufangen, und es kann zu Dranginkontinenz kommen. Eine Sedierung kann sich entweder unmittelbar auf die Blasenfunktion auswirken, z. B. bei Diazepam, das den Harnröhrenwiderstand senken kann, oder sie senkt die Reaktionsfähigkeit des/der Betroffenen auf Signale der Blase und bewirkt so ein Versagen der Kontinenz. So wird jemand mit instabiler Blase möglicherweise feststellen, daß eine Sedierung zur Nacht einen guten Schlaf und ein nasses Bett bedeutet, während man ohne Medikamente mehrfach geweckt wird, um Wasser zu lassen.

Andere Medikamente haben Nebenwirkungen auf die Blasenfunktion. Tabelle 2-2 faßt die möglichen Effekte einiger häufig verschriebener Medikamente zusammen. Bitte beachten Sie, daß es nicht bei allen Patienten unter diesen Medikamenten zu Nebenwirkungen kommt.

In manchen Fällen können die Nebenwirkungen sogar therapeutisch sein. So kann beispielsweise ein Medikament, das jemandem mit „normaler" Blase deren Entleerung erschwert, bei einem Patienten mit instabiler Blase das häufige Wasserlassen und den Harndrang verringern.

Medikament/Substanz	Verwendung	Wirkung(en)
Alkohol	Allgemein in der Gesellschaft	Häufigeres Wasserlassen und verstärkter Harndrang
Anticholinesterasen, z. B. Neostigmin	Myasthenia gravis, Spasmen bei Reizkolon, Darmkrämpfe	Relaxation des Blasensphinkters, die zu unwillkürlicher Miktion führt, ferner Kontraktion der glatten Muskulatur und erhöhte Peristaltik
Anticholinergika, z. B. Benzhexol, Procyclidin, Hyoscin, Propanthelin	Parkinson-Krankheit, medikamenten-induzierter Parkinsonismus	Erhöht den Tonus des Blasensphinkters, senkt die Kontraktilität der Blase und verursacht so eine Harnverhaltung
Medikamente mit anticholinergen Nebenwirkungen: Antihistaminika, z. B. Pizotifen, Promethazin Antipsychotika, z. B. Chlorpromazin, Thioridazin	Allergien, Heuschnupfen, Ausschläge, Migräne, Reisekrankheit Schizophrenie und verwandte psychotische Erkrankungen; Übelkeit und Erbrechen; Agitiertheit	Anmerkung: Einige Medikamente mit anticholinerger Wirkung werden zur Behandlung von Störungen im Harntrakt eingesetzt (s. Kap. 4).
Antidepressiva, z. B. Amitriptylin, Lofepramin, Imipramin	Depression	Gestörte Entleerung
Kalziumantagonisten, z. B. Nifedipin	Angina pectoris, Arrhythmien, Hypertonie	Nykturie, häufiges Wasserlassen
Zytotoxische Substanzen, z. B. Cyclophosphamid, Ifosfamid	Malignome	Hämorrhagische Zystitis
Opiatanalgetika, z. B. Diamorphin, Morphin	Schmerzbekämpfung (Mißbrauch)	Spasmus des Blasenschließmuskels mit Schwierigkeiten bei der Miktion; außerdem Dranginkontinenz
Xanthine, z. B. Theophyllin, Koffein	Gegen Asthma Als Stimulans	Diurese

Tab. 2-2: Medikamente mit Auswirkung auf die Blasenfunktion

Es ist an dieser Stelle nicht möglich, jedes Medikament mit möglichen Auswirkungen auf die Blase aufzuführen. Entscheidend ist, daran zu denken, daß dies bei einer erheblichen Anzahl der Fall sein kann und daß es immer wichtig ist, sich zu versichern, welche Medikamente von einem inkontinenten Patienten eingenommen werden. Die Pflegeperson hat mit dem Patienten oft mehr Kontakt als der verschreibende Arzt, nimmt unerwünschte Nebenwirkungen daher wahrscheinlich eher wahr und kann bei Bedarf eine Überprüfung der Medikation anregen.

Krankheiten des Endokriniums

Verschiedene endokrine Krankheiten können die Blasenfunktion durcheinanderbringen. Diabetes als Verursacher von Schäden an peripheren Nerven wurde bereits erwähnt. Er kann auch eine Polydipsie mit anschließendem hohen Harnvolumen auslösen, das gehalten werden muß, und eine Glukosurie kann einen Harnwegsinfekt fördern. Störungen des hormonellen Gleichgewichts der Schilddrüse können eine hyper- bzw. hypoaktive Blase verstärken. Störungen der Hypophyse können durch einen Mangel an antidiuretischem Hormon die Produktion exzessiver Harnmengen auslösen. Östrogenmangel bei Frauen in der Postmenopause verursacht atrophische Veränderungen in der Scheide und in der Harnröhre und kann sowohl eine Streßinkontinenz als auch eine instabile Blase verstärken (s. Kap. 11).

Verschiedene pathologische Zustände der Blase

Verschiedene pathologische Zustände können eine Inkontinenz verursachen, indem sie normale Funktionsabläufe unterbrechen. Ein gut- oder bösartiges Neoplasma oder ein Blasenstein kann sich gelegentlich durch eine symptomatische Inkontinenz zeigen, obwohl gewöhnlich auch andere Symptome, wie etwa Blut im Urin, vorliegen. Angeborene Mißbildungen, wie z. B. ein Harnleiter, der unmittelbar in die Harnröhre übergeht, und vesikovaginale oder -rektale Fisteln können zu völlig unkontrollierbarer Inkontinenz führen. Diese Ursachen einer Inkontinenz sind jedoch selten.

2.3.3 Faktoren, die den Umgang mit der Blasenfunktion beeinträchtigen

Viele Menschen haben eine oder mehrere der oben beschriebenen Erkrankungen, ohne jedoch tatsächlich einzunässen. Menschen mit instabiler Blase, einer Harnwegsinfektion oder unter Diuretika lernen oft, eine Inkontinenz zu verhindern, indem sie bei jeder Gelegenheit die Toilette aufsuchen, sich nie weit von einer Toilette entfernen oder ein Gefäß, wie z. B. einen Toilettenstuhl neben dem Bett oder einen Eimer unter dem Waschbecken, zur Hand haben – für den Fall, daß „es" sie einmal unvorbereitet erwischt. Sie gehen nur in einem Zentrum einkaufen, von dem sie wissen, daß es dort Toiletten gibt, und wenn sie etwas außerhalb des Hauses unternehmen, finden sie als erstes den kürzesten Weg zur nächstgelegenen Toilette heraus. Manche Menschen kapseln sich vollständig ab und weigern sich, auszugehen oder unter Menschen zu gehen.

Jüngere Menschen mit instabiler Blase sind oft nur deshalb nicht inkontinent, weil sie einen kräftigen Harnröhrensphinkter haben und beweglich genug sind, um auf einen Harndrang rasch zu reagieren. Viele Menschen, die zu Streßinkontinenz neigen, verhindern einen (ungewollten) Abgang von Urin, indem sie körperliche Belastung vermeiden: Sie hören auf, Sport zu treiben; sie gehen nicht einkaufen, wenn dabei eventuell schwere Lasten getragen werden müssen; sie weigern sich zu tanzen; und sie versuchen, nicht zu lachen, wenn sie ausgehen. Wenn sie Husten haben, bleiben sie eher zu Hause, um potentiell peinliche Situationen zu vermeiden. Menschen, denen das Entleeren der Harnblase schwerfällt, verbringen wahrscheinlich viel Zeit auf der Toilette und versuchen zu pressen, bis die Blase leer ist. Viele Inkontinente schränken in dem Versuch, eine Inkontinenz zu verhindern, die Flüssigkeitsaufnahme ein.

Oft ist zusätzlich zu dem zugrundeliegenden Blasenproblem noch etwas anderes notwendig, um den Zustand „umschlagen zu lassen" und eine Inkontinenz hervorzurufen. Dies gilt vor allem für Ältere und Behinderte, deren Kontrolle sich in einem empfindlichen Gleichgewicht zwischen Kontinenz und Inkontinenz befindet, einem Gleichgewicht, das leicht in die eine oder andere Richtung verschoben werden kann.

Jeder der folgenden Faktoren ist in manchen Fällen schon für sich allein ein hinreichender Grund für eine Inkontinenz. Des öfteren verbinden sie sich jedoch mit einem bestehenden Blasenproblem, um dann eine Inkontinenz hervorzurufen.

Eingeschränkte Bewegungsfreiheit, Immobilität

Um am „richtigen" Ort Wasser lassen zu können, muß man in der Lage sein, dorthin zu gelangen. Alles, was den Zugang behindert, kann eine Inkontinenz hervorrufen. Die Bewegungseinschränkung bzw. Immobilität kann das Ergebnis einer allmählichen Verschlechterung einer chronischen Krankheit wie der Arthritis, der Multiplen Sklerose oder der Parkinson-Krankheit sein – bis zu dem Punkt, an dem die betroffene Person einfach nicht mehr in der Lage ist, rechtzeitig zur Toilette zu gelangen. Oder es kann sich um etwas Akutes handeln: ein Unfall oder eine Krankheit, die jemanden plötzlich der Bewegungsfähigkeit berauben und der Beginn eines Verlustes der Blasenkontrolle sein können.

Die Bedeutung einer Bewegungseinschränkung bzw. Immobilität ist eng verbunden mit dem Grad des erlebten Harndrangs. Wenn dieser länger anhält, als die Person es aushalten kann, bis sie zur Toilette kommt oder ein anderes Gefäß wie z. B. eine Bettpfanne erhält, so ist Inkontinenz die unvermeidliche Folge. Eine Person mit schweren Behinderungen kann einfach dadurch inkontinent werden, daß sie nicht zur Toilette oder auf dieselbe gelangt oder dadurch, daß keine Hilfe zur Hand ist.

Eng verbunden mit der Mobilität sind Faktoren wie Geschicklichkeit, Sehvermögen, Zustand der Füße (und Schuhe) sowie passende Kleidung. Inkontinenz und Körperbehinderung werden in Kapitel 13 besprochen.

Das Umfeld

Die physikalische Beschaffenheit und der Aufbau der Umgebung können für die Erhaltung der Kontinenz ideal sein oder auch nicht. Wichtig sind die Lage der Toilette, die Leichtigkeit des Zugangs und die Anzahl von Personen, mit denen sie geteilt wird – und die sie vielleicht gerade benutzen könnten. An öffentlichen Orten einschließlich von Kliniken liegen viele Toiletten recht weit von den Hauptbereichen entfernt, sind unter Umständen schlecht ausgewiesen und für Behinderte schwierig zu benutzen. Zu Hause sind vielleicht Treppen zu überwinden, oder die Toilette befindet sich außerhalb des Hauses.

Auch das soziale Umfeld ist wichtig. In manchen Situationen, besonders in Einrichtungen der Langzeitpflege, wird Inkontinenz zur Norm, und der soziale Druck, kontinent zu sein, schwindet. In sozial verarmter Atmosphäre verlieren Menschen unter Umständen den Zugriff auf die Realität und zeigen gestörte Verhaltensweisen einschließlich Inkontinenz. Zu Hause kann die isolierte inkontinente Person jede Motivation zur Erhaltung der Kontinenz verlieren.

Die gut unterstützte Person mit einem guten sozialen Netz, die als wertvolles und nützliches Mitglied der Gemeinschaft angesehen wird und sich auch selbst so sieht, unternimmt dagegen sehr wahrscheinlich jede Anstrengung, um eine Inkontinenz zu vermeiden und frühzeitig Hilfe zu suchen, wenn dies eintreten sollte.

Der Geisteszustand

Menschen mit eingeschränkten geistigen Fähigkeiten, ob infolge von Lernschwierigkeiten, Verwirrtheit oder Demenz, sind unter Umständen nicht in der Lage, die soziale Notwendigkeit von Kontinenz oder dessen, was als akzeptables Verhalten gilt, zu erkennen. Dies ist für sich genommen nur selten ein hinreichender Grund, um eine Inkontinenz zu erklären. Die Mehrzahl der Menschen mit gestörter Geistesfunktion sind bei entsprechender Hilfe und Betreuung in der Lage, kontinent zu sein (s. Kap. 11 und 14), ausgenommen vielleicht in Fällen weit fortgeschrittener Demenz. Verwirrte Menschen verlieren jedoch sehr leicht die Orientierung, und viele, die in ihrer eigenen Umgebung gut zurechtkommen, schaffen es in fremder Umgebung nicht. Die Flexibilität der Reaktion kann verlorengehen, und das Ergebnis ist Inkontinenz.

Emotionale Faktoren

Die Blase ist ein empfindliches Barometer für Emotionen, und viele stellen fest, daß ihre Blasenfunktion gestört ist, wenn sie sich aufregen. Davon zeugen die Schlangen vor den Toiletten in der Umgebung eines Examensraums oder Gesprächszimmers. Die kausale Beziehung zwischen emotionalen Problemen und Inkontinenz ist unklar. Es ist kaum zu bezweifeln, daß viele Inkontinente deprimiert oder ängstlich erscheinen; es ist jedoch noch unbekannt, ob dies eine Ursache oder eine Folge der Inkontinenz ist. Die Forschung hat zu widersprüchlichen Ergebnissen hinsichtlich einer möglichen psychosomatischen Bedingtheit einiger Formen von Inkontinenz geführt (Macaulay et al., 1987; Norton et al., 1990).

Inkontinenz kann auch mit streßbedingter emotionaler Regression einhergehen und in seltenen Situationen Symptom eines Protestes oder der Verzweiflung gegenüber einer inakzeptablen Lebenslage sein. Inkontinenz kann auf ein traumatisches Lebensereignis, etwa den Verlust einer geliebten Person, folgen. Von einigen wenigen Patienten kann sie auch als manipulatives oder Aufmerksamkeit heischendes Verhalten benutzt werden. Wie oben bereits erwähnt, glauben manche Kliniker, daß die idiopathische Blaseninstabilität psychosomatischen Ursprungs ist, obwohl der Beweis dafür nicht schlüssig ist.

Unzureichende Fürsorge

Bei Menschen, die hinsichtlich ihrer Kontinenz bis zu einem gewissen Grad von anderen abhängen, besteht die Gefahr einer Inkontinenz, wenn die Fürsorgenden – Angehörige, Pflegepersonen oder andere – nicht für ihre Bedürfnisse empfänglich und auf die Förderung von Kontinenz ausgerichtet sind. Wenn die Haltung der bzw. des Fürsorgenden darin besteht, zu erwarten und zu akzeptieren, daß die abhängige Person inkontinent sein wird, so wird eine Inkontinenz viel wahrscheinlicher.

In manchen Fällen können Fürsorgende eine Inkontinenz regelrecht fördern, indem sie es leichter machen, naß als trocken zu sein. Möglicherweise stellt jemand fest, daß es für die Fürsorgenden eine viel geringere Last ist, in Abständen eine Vorlage zu wechseln, als sich darum zu bemühen, zur Toilette zu kommen. Wenn Inkontinenz die erwartete Norm zu sein scheint, und wenn sie durch Aufmerksamkeit sowie durch körperlichen und sozialen Kontakt belohnt wird, kann sie bald zum etablierten Verhalten werden.

Ursachenkenntnis ist wichtig

Diese und viele andere „Ursachen" einer Inkontinenz werden in den jeweiligen Kapiteln dieses Buches ausführlich behandelt. Jede Problemkombination ist möglich. Junge, ansonsten fähige und tüchtige Menschen haben im allgemeinen nur eine einzige Blasenfunktionsstörung als Grundlage ihrer Symptomatik. Ältere oder Behinderte neigen zu komplexeren Problemen mit vielen verschiedenen Faktoren, deren Kombination sie inkontinent macht.

Die Vielzahl möglicher Ursachen zeigt eindringlich, wie wichtig es ist, Inkontinenz als ein Symptom zu sehen, dessen Ursachen untersucht und genau diagnostiziert werden müssen, wenn eine Therapie eine Chance auf Erfolg haben soll. Niemals sollte sie einfach nur als unvermeidbare Folge des Alterns, einer Krankheit oder einer Behinderung akzeptiert werden. Oft ist die angenommene „Ursache" nur ein Teil der Geschichte.

Die meisten der zugrundeliegenden Blasenfunktionsstörungen sind heute modifizierbar und in vielen Fällen vollständig heilbar. Auch die meisten der in Kapitel 2.3.2 und 2.3.3 besprochenen Faktoren sind einer Behandlung oder Veränderung zugänglich.

Es gibt keine inkontinente Person, bei der die Frage „Warum?" zwecklos wäre. Es muß immer eine Ursache geben, denn Inkontinenz kommt nicht einfach so. Wenn Pflegende dieses „Warum?" bei der Versorgung Inkontinenter im Vordergrund ihres Denkens behalten können, haben viele, die gegenwärtig unter diesem Symptom leiden, eine gute Chance, ihre Kontinenz wiederzuerlangen.

3 Assessment und Untersuchung einer Harninkontinenz

ANN WINDER

Am Assessment (engl. „Beurteilung und Einschätzung") und an der Betreuung eines inkontinenten Patienten können Vertreter mehrerer Berufsgruppen beteiligt sein. Es besteht kaum ein Zweifel, daß der team-orientierte Ansatz für viele Patienten die optimale Hilfe bietet, und in Kapitel 4 wird der Beitrag verschiedener medizinischer Assistenzberufe ausführlicher dargestellt. Kapitel 3 konzentriert sich auf die Pflege und die medizinischen Aspekte des Assessment. Es sollte jedoch nicht vergessen werden, daß unter gewissen Umständen auch ein Mitglied einer anderen Berufsgruppe seinen Teil zum Gesamtbild beitragen kann.

Das genaue individuelle Assessment einer Inkontinenz ist der Schlüssel zu einem erfolgreichen Ergebnis der Behandlung. Das Assessment ist die erste Phase des Pflegeprozesses. Jedoch muß der Vorstellung entgegengewirkt werden, daß dies lediglich eine einmalige Tätigkeit ist, und die Pflegeperson muß erkennen, daß es sich um einen fortlaufenden Prozeß handelt. Zum Assessment sollten gehören:

- Informationen vom Patienten oder über ihn sammeln,
- die gesammelten Informationen auswerten,
- die Probleme des Patienten herausfinden,
- Prioritäten unter den Problemen darstellen (Roper et al., 1990).

In den meisten Fällen wird die Person, die mit Inkontinenz in eine Sprechstunde kommt, von einer Pflegeperson oder einem Arzt beurteilt und untersucht. Idealerweise sollte es zu einem gemeinsamen pflegerischen und ärztlichen Assessment kommen. Beide Berufe können einen wertvollen Beitrag bei der Ausarbeitung einer umfassenden Darstellung der Gründe einer Inkontinenz und der Beeinträchtigung des Patienten leisten. Wir leben jedoch nicht in einer idealen Welt, und oft erfolgen pflegerisches und ärztliches Assessment unabhängig voneinander und nur in loser Verbindung. In vielen Fällen wird gar jeweils die eine oder die andere Beurteilung vollständig ausgelassen.

Dieses Kapitel beschreibt ein umfassendes Assessment, ohne genau zu sagen, wer was tun sollte, da dies oft eine Angelegenheit ist, die sich nach den örtlichen Gegebenheiten bezüglich der Zeit, des Interesses und der Erfahrung bestimmt. Jede erfahrene Pflegeperson sollte in der Lage sein, ein grundlegendes Assessment vorzunehmen, wie sie im ersten Teil dieses Kapitels beschrieben wird. Pflegende können einen großen Teil dieser Beurteilung allein durchführen, wobei der Patient jedoch ohne Unterstützung und Interesse ärztlicherseits nicht die maximal mögliche Diagnostik erfährt.

3.1 Die Konsultation

Die erste, bei der Beurteilung einer Inkontinenz zu nehmende Hürde besteht darin, festzustellen, wer das Problem hat. Dies mag für die Pflegeperson in einer Dauerpflegeeinrichtung, wo das Problem nur allzu deutlich und vorherrschend ist, lächerlich erscheinen. Die überwältigende Mehrheit inkontinenter Menschen lebt jedoch außerhalb einer Institution und kommt mit Einrichtungen des Gesundheitswesens nur selten in Kontakt. Wie schon erwähnt, verbergen viele Menschen aus Verlegenheit oder Schuldgefühlen ihre Inkontinenz, oder sie akzeptieren sie unhinterfragt als unvermeidliche Begleiterscheinung des Alters oder einer Behinderung.

Einmal eingetreten, wird sie oft für irreversibel und unheilbar gehalten. Wird der Patient bzw. die Patientin beim Assessment demotiviert, kann es schwerfallen, seine bzw. ihre Kooperation beispielsweise beim Protokollieren der Ein- und Ausfuhr zu gewinnen.

Viele Inkontinente werden demoralisiert und ziehen sich aus dem sozialen Leben zurück. Nur wenige würden gegenüber einem Freund, Nachbarn oder Verwandten zugeben wollen, inkontinent zu sein: Als Gegenstand einer Unterhaltung dürfte dies eines der am wenigsten akzeptablen Themen sein. Viele andere meinen, es sei nichts „Ernstes", d.h. nicht lebensbedrohlich, und daher nicht wert, um ihren beschäftigten und überarbeiteten Hausarzt damit zu behelligen. Manche sind zu schüchtern, um das Thema mit einem Arzt des jeweils anderen Geschlechts zu besprechen.

Selbst wenn eine Pflegeperson bereits in die stationäre oder ambulante Fürsorge einer Person involviert ist, wird dieses Thema selten angeschnitten. Wurde die Inkontinenz erst einmal eingestanden, sieht sich der bzw. die Betroffene allzuoft einer Pflegeperson oder einem Arzt gegenüber, die die Inkontinenz als einen chronischen, unbehandelbaren Zustand ansehen. „Vielleicht ist es Ihr Alter", ist eine nicht seltene Bemerkung, oder: „Sie werden lernen müssen, damit zu leben."

Bisweilen mag dies aus einem Mangel an Wissen heraus geschehen: Die Pflegeperson oder der Arzt erkennt wirklich nicht, wie viel zu einer Linderung der Inkontinenz getan werden kann, fühlt sich dem nicht gewachsen oder hat keine Hoffnung. Das Hinnehmen einer Inkontinenz mag vermischt sein mit Verlegenheit und der Unfähigkeit, offen über solche Probleme zu sprechen. Wenn der bzw. die Angehörige einer jeweiligen Berufsgruppe verlegen ist, so nimmt der Patient dies oft auf und vermeidet eine weitere Diskussion. Sollte eine Inkontinenz im Verlauf einer Konsultation oder bei der Aufnahme in eine Klinik erwähnt worden sein, ohne daß eine Pflegeperson oder der Arzt darauf eingegangen sind, so besteht die Versuchung, sich auf ein „sichereres" und akzeptableres Thema zurückzuziehen. Es gibt daher eine Menge verpaßter Gelegenheiten für den Beginn, dieses Thema anzugehen.

Für eine gemeinsame Terminologie sorgen

Der betroffenen Person kann es schwerfallen, ein Gespräch über Inkontinenz zu beginnen, wenn ihr das entsprechende Vokabular fehlt und sie nicht weiß, welche Begriffe sie verwenden soll. Das Wort „Inkontinenz" wird gewöhnlich vermieden oder zur Bezeichnung eines vollständigen Kontrollverlustes verwendet (s. Kap. 11). Bevor es zu einem Assessment kommt, muß alle Sorgfalt darauf verwandt werden, eine von beiden Seiten verstandene Terminologie zu etablieren. Der Patient, welcher eine „Inkontinenz" ableugnet, versteht sich vielleicht ganz gut darauf, einen „gelegentlichen Abgang" zuzugeben.

Idealerweise sollte ein Assessment so bald wie möglich nach dem Auftreten der ersten Symptome erfolgen. In Wirklichkeit ist es jedoch oft nicht möglich, in großem Umfang Informationen zu sammeln, beispielsweise innerhalb weniger Stunden nach einer stationären Aufnahme. Das erste Stadium der Gesamtanamnese liefert der Pflegeperson jedoch genügend Informationen, um mit dem Herausfinden der Bedürfnisse des Patienten sowie mit der Pflegeplanung zu beginnen. So bald wie möglich folgt dann darauf ein detaillierteres zweites Stadium (McFarlane und Castledine, 1982).

3.2   Die Krankengeschichte

Der erste wesentliche Punkt beim Assessment von Art und Ausmaß einer Inkontinenz besteht darin, eine genaue und vollständige Krankengeschichte zu bekommen. Dabei ist von entscheidender Bedeutung, daß, wer immer diese Krankengeschichte aufnimmt, diese Person über ein fundiertes Grundwissen zum Thema verfügt und weiß, welche Fragen zu stellen sind und warum. Ferner sollte er bzw. sie die Bedeutung der Antworten verstehen und wissen, welchen Hinweisen nachgegangen werden sollte. Diese Krankengeschichte wird nicht um ihrer selbst willen zusammengetragen, sondern sie ist Hilfsmittel für eine exakte Diagnose sowie zur Planung der Behandlung und Pflege. Sie liefert außerdem eine Sammlung von Referenzwerten zur Überwachung des Fortschritts und einen Bezugspunkt für andere MitarbeiterInnen.

Für ein vertrauensvolles Anamnesegespräch sorgen

Die Informationen sollten möglichst in entspannter, informeller Atmosphäre, vorzugsweise in der gewohnten Umgebung des Patienten gewonnen werden. Man sollte sich viel Zeit nehmen, da der Patient oft zu ersten Mal überhaupt mit jemandem über dieses Problem spricht und eine übereilte Konsultation dazu führen kann, den wichtigsten Punkt oder das Ausmaß des Problems zu übersehen. Gewöhnlich brauchen Inkontinente vor allem gegenüber Fremden eine ganze Weile, um sich wohlzufühlen und über ihre Inkontinenz sprechen zu können.

Oft wird der Patient alle notwendigen Fragen beantworten können. Wo dies aus Gründen eines schlechten Gedächtnisses, durch Verständigungsschwierigkeiten oder wegen geistiger Behinderung nicht möglich ist, sollten andere Informationsquellen herangezogen werden, z. B. das Gespräch mit Verwandten oder Fürsorgenden und die Beobachtung des Patienten bei der Interaktion mit der Umgebung. Ist der Patient geistig wach, sollte hinsichtlich des Gesprächs mit Verwandten um Erlaubnis nachgesucht werden, da er möglicherweise einige Mühe darauf verwandt hat, das Problem zu verbergen und nicht möchte, daß andere darum wissen.

Viel von dieser Information wird routinemäßig bei einem Assessment für den Pflegeprozeß gewonnen und muß nicht als eigenständiges „Inkontinenz-Assessment" wiederholt werden. Unglücklicherweise werden Fragen zur „Ausscheidung" in vielen Assessments für den Pflegeprozeß von den Pflegenden nicht in ausreichendem Umfang gestellt. Bei jeder inkontinenten Person und bei allen, bei denen die Gefahr einer Inkontinenz besteht, muß eine detaillierte Miktions- und Defäkationsanamnese erhoben

und entsprechend den Befunden gehandelt werden (Brocklehurst, 1990; Duffin, 1992; Bernard, 1994).

3.3 Die Checkliste

Tabelle 3-1 gibt ein Beispiel für eine Checkliste zum Assessment, die bei der Erhebung einer Inkontinenzanamnese als Gedächtnisstütze dienen kann. Sie sollte nicht unflexibel oder als Fragebogen verwandt werden, sondern lediglich, um sicherzustellen, daß alle relevanten Bereiche abgedeckt und genaue und vollständige Aufzeichnungen in einem System zusammengehalten werden. Manche Fragen erfordern als Antwort nur ein „Ja" oder „Nein", andere bedürfen der genaueren Ausführung. Wahrscheinlich sind nicht alle Fragen für jede inkontinente Person relevant. Die Tabelle hat sich als nützliches Hilfsmittel für das Assessment sowohl stationärer als auch ambulanter Patienten herausgestellt. Bei manchen Personen ist möglicherweise eine viel detailliertere Anamnese spezieller Aspekte erforderlich, z. B. das Assessment des Verhaltens bei Personen mit Lernbehinderungen (s. Kap. 14) und bei Verwirrten (s. Kap. 11). In den USA wurde unter Verwendung des Pflegemodells von Roy ein kürzeres Instrument für das Assessment entwickelt (Joseph, 1992).

3.3.1 Die zentrale Beschwerde des Patienten

Es ist wichtig, das Problem herauszufinden, das entweder aus der Sicht des Patienten oder für die primärversorgende Person die größte Bedeutung hat. Eine Person mag eine große Vielfalt an Symptomen haben, die für sie von unterschiedlicher Bedeutung sind, und die Behandlung oder Betreuung könnte für gewöhnlich zunächst einmal darauf gerichtet sein, die als am größten erscheinenden Probleme zu beseitigen. Der Patient ordnet den Symptomen jedoch möglicherweise einen ganz anderen Schweregrad zu, als die Pflegeperson oder der Arzt, und es ist daher von entscheidender Bedeutung, den

Angaben zur Person

Name: _____   Geburtsdatum: _____

Anschrift: _____

Hausarzt: _____

Untersucher/in: _____   Datum: _____   Überwiesen durch: _____

**Hauptbeschwerde laut Angaben des Patienten/
der fürsorgenden Person:**

Symptome im Harntrakt
Häufigkeit des   *Nykturie?*
Wasserlassens: *Im Wachzustand?*

Harndrang: *Durchschnittliche Vorwarnzeit:*
    Dranginkontinenz:
Streßinkontinenz: *Passive Inkontinenz:*
Nächtliches Einnässen: *Anzahl der Nächte pro Woche:*

Symptome einer Entleerungsstörung
Verzögertes Einsetzen   *Schwacher Harnstrahl:*
der Miktion: *Pressen beim Wasserlassen:*
Manuelles Ausdrücken
der Harnblase: *Postmiktotisches Harnträufeln:*
Dysurie: *Hämaturie:*

Inkontinenz
Zeitpunkt des Beginns: *Umstände:*
Ist die Inkontinenz abnehmend/gleichbleibend/zunehmend?
Wie oft tritt Inkontinenz auf?
Welche Harnmengen gehen dabei ab?
Werden Hilfsmittel oder
Vorlagen benutzt?   *Art des Hilfsmittels?*
Anzahl pro Tag: *Bezugsquelle:*
Sind die Hilfsmittel
effektiv?   *Probleme:*
Wie naß sind die Vorlagen beim Wechseln?
Durchschnittliche Kosten für die Vorlagen, soweit
privat erworben:
Art und Menge der aufgenommenen Flüssigkeit:
Flüssigkeitseinschränkung?

Andere Symptome der Harnwege:

Medizinische Vorgeschichte
Neurologische Störungen:
Vorangegangene Erkrankungen/Operationen:
Geburten: *Schwere Geburten?*
Aktuelle Medikation:
Frühere Behandlung wegen Inkontinenz?

Darm
Stuhlgewohnheiten: *Verstopfung?*
Gebrauch von Laxanzien oder stuhlregulierenden
Nahrungsmitteln?
Stuhlinkontinenz?

Körperliche Fähigkeiten
Probleme mit der
Beweglichkeit: *Verwendete Hilfsmittel?*
Unterstützung erforderlich? *Wer ist verfügbar?*
Schwierigkeiten beim Gang zur bzw. auf die Toilette?
    Bemerkungen:
Probleme mit den Füßen: *Manuelle Geschicklichkeit:*
Passende Bekleidung: *Sehkraft:*
Beobachten des Gangs zur Toilette und Anmerkungen
über Probleme:
Probleme mit der persönlichen Hygiene:

Psychischer Status
Einstellung gegenüber der Inkontinenz:
Angst?   *Depression?*
Beeinträchtigung geistiger Fähigkeiten?

Soziales Netzwerk
Übliche Aktivitäten: *Werden Sie durch die Inkonti-
nenz eingeschränkt?*
Mit wem lebt der Patient/die Patientin?
Wer schaut regelmäßig vorbei?
Beziehungsprobleme wegen der Inkontinenz?
    Sexualität?
Dienstleistungen offizieller Stellen:

Umgebung
Sanitäre Einrichtungen: *Werden Steckbecken oder
die Toilette benutzt?*
Hindernisse beim Benutzen der Toilette:
Einrichtungen zum Waschen bzw. Wäschewaschen
Anmerkungen zum allgemeinen materiellen und sozialen
Umfeld:

Ergebnisse der körperlichen Untersuchung
Hautprobleme: Prolaps (bei Frauen):
Atrophische Veränderungen (bei Frauen):
Rektale Untersuchung:
Postmiktotisches Restharnvolumen:
Mittelstrahlurin/Ergebnis der Urinuntersuchung:
Andere Befunde:

Ergebnisse des Miktionsprotokolls:
Zusammenfassung der Probleme:
Ziele:
Geplante Maßnahmen:
Überweisung an:
Ergebnisse der urodynamischen Untersuchungen:
Wiedervorstellung am:
Anmerkungen zur Nachbetreuung:

Patienten um seine Meinung zu bitten. Eine hilfreiche Art und Weise, diese Frage zu formulieren, wäre z. B.: „Was ist Ihrer Ansicht nach das Hauptproblem bei Ihrer Blase (Ihrem Wasserlassen)?" Die Antwort besteht vielleicht in einem häufigen Symptom, etwa Einnässen auf dem Weg zur Toilette oder im Bett, oder es handelt sich um ein hochgradig idiosynkratisches Problem, das die Lebensweise der bzw. des Betroffenen verändert, etwa ein Urinabgang beim Schwingen des Golfschlägers oder beim Geschlechtsverkehr.

3.3.2 Symptome im Harntrakt

Es ist wichtig, sich Klarheit über das normale Miktions- bzw. Defäkationsverhalten des Patienten zu verschaffen, wie es vor dem Eintritt des gegenwärtig geschilderten Problems bestanden hat.

Symptome in den Harnwegen sind notorisch unzuverlässige Indikatoren einer zugrundeliegenden Blasenfunktionsstörung. Es ist unmöglich, auf der Grundlage einer ausschließlich symptombezogenen Anamnese eine vollkommen zuverlässige Diagnose dahingehend zu stellen, welches Blasenproblem gerade vorliegt. Symptome geben jedoch grobe Hinweise auf die wahrscheinliche Diagnose und erlauben zusammen mit der übrigen Anamnese und einer gründlichen Untersuchung die Vorhersage der Diagnose, die mit größter Wahrscheinlichkeit zutrifft, z. B. eine instabile Blase, eine Streßinkontinenz oder eine Harnverhaltung mit Überlaufinkontinenz. Wird jedoch ein chirurgischer Eingriff erwogen oder hat die angenommene Diagnose nicht zu einer erfolgreichen Behandlung ge-

führt, so muß die Blasenfunktionsstörung durch urodynamische Untersuchungen bestätigt werden (s. Kap. 3.5). Bei Patienten mit einer komplexen Mischung von Symptomen oder solchen, die auf eine vorangegangene Therapie nicht angesprochen haben, sind urodynamische Untersuchungen oft zuallererst nötig.

Häufigkeit des Wasserlassens

Die Häufigkeit des Wasserlassens bei Tage läßt sich feststellen, indem entweder die Häufigkeit des Wasserlassens zwischen dem Aufstehen und dem Zubettgehen oder die durchschnittlich zwischen zwei Toilettengängen vergangene Zeit festgehalten wird. Die meisten Menschen lassen zwischen 2- und 6mal täglich, d. h. alle 3–4 Stunden Wasser. Zehn oder mehr Male werden gewöhnlich als abnorm häufig eingestuft. Beim Feststellen der Häufigkeit des Wasserlassens muß auch sorgfältig auf die Flüssigkeitsaufnahme und die Arten von Flüssigkeiten geachtet werden: Große Mengen Tee oder Kaffee können zu häufigem Wasserlassen oder Harndrang führen, sei es durch das hohe Flüssigkeitsaufkommen oder weil der Gehalt an Koffein bei Blaseninstabilität Kontraktionen stimuliert.

Nykturie

Nykturie bedeutet, nachts aufzustehen, um Wasser zu lassen. Dabei ist es wichtig, sich zu vergewissern, ob der Patient tatsächlich durch eine Füllungsempfindung geweckt wird oder ob er auch schlecht schläft und nur aus Langeweile oder „um sicherzugehen" aufsteht, bevor er wieder einschläft. Nykturie ist ein klassisches Frühsymptom der Prostatavergrößerung beim

◀ **Tab. 3-1:** Checkliste für das Assessment einer Inkontinenz

Anmerkung: Diese Stichpunkte werden die zur Einschätzung und Beurteilung erforderlichen Basisinformationen zu Tage fördern. Die Leserin bzw. der Leser sollte sich eine Checkliste zusammenstellen, in der diese und andere, für besondere Umstände notwendigen und für relevant erachteten Stichpunkte aufgeführt werden. Dabei sollte ausreichend Raum für Antworten und Anmerkungen bleiben.

Die beurteilende Person sollte sich stets der Relevanz und der Implikationen einer jeden Frage bewußt sein. Diese Fragen werden im folgenden eingehend besprochen.

Mann. Manche Menschen müssen immer einmal pro Nacht aufstehen, obwohl sie es nur sehr selten tun. Zweimal oder öfter geweckt zu werden, ist nicht normal, obwohl es bei sehr alten Menschen üblich wird – wahrscheinlich, weil die normale Schwankungsbreite der Urinausscheidung im 24-Stunden-Rhythmus verlorengeht: Jüngere Menschen produzieren tagsüber mehr Harn als nachts, ältere Menschen können eine über 24 Stunden gleichbleibende Harnproduktion haben.

Ursache für das Wasserlassen erfragen

Wird eine bei Tag oder Nacht abnorm hohe Häufigkeit des Wasserlassens berichtet, sollte der Patient nach den Gründen gefragt werden. Meist geschieht es auf Grund des Bedürfnisses, die Blase zu entleeren. Gelegentlich sind jedoch alte Gewohnheiten die Ursache, z. B. die Befolgung eines Rates aus der Kindheit, den Urin nicht allzulange einzuhalten. Vielleicht verspürt der Patient auf Grund eines angstbedingten oder zwanghaften Persönlichkeitszuges den Drang, die Blase bei jeder sich bietenden Gelegenheit zu entleeren. Eine sehr häufige, von Beschwerden begleitete Blasenentleerung kann auf einen Harnwegsinfekt oder eine atrophische Urethritis hinweisen (s. Kap. 11). Bisweilen ergibt sich häufiges Wasserlassen lediglich aus einer hohen Flüssigkeitsaufnahme, vor allem bei Frauen, denen bei einer Zystitis-Episode zu großen Flüssigkeitsmengen geraten wurde, oder weil Diuretika eingenommen werden. Eine sehr seltene Miktion kann auf eine Blase mit hohem Fassungsvermögen, eine bewußte Einschränkung der Flüssigkeitsaufnahme, eine Dehydratation oder eine Harnverhaltung hinweisen.

Exzessiv häufiges Wasserlassen steht in den meisten Fällen mit einer instabilen Blase in Verbindung, wobei die Blasenkontraktionen häufige Empfindungen des Verlangens nach Entleeren der Harnblase vermitteln. Es kann auch bei Streßinkontinenz auftreten, weil Urin in einem offenen Blasenhals dem Patienten das Bedürfnis vermittelt, die Blase zu entleeren. Ein Patient mit großem Restharnvolumen läßt vielleicht häufig kleine Harnmengen, da die funktionelle Kapazität, d.

h. das aktuell zur Füllung und Entleerung verfügbare Volumen der Blase erheblich reduziert ist.

Harndrang

Das Symptom bei Harndrang besteht darin, sich beeilen zu müssen, um Wasser zu lassen. Die Warnzeit zwischen der ersten Füllungsempfindung und dem dringenden Bedürfnis zur Entleerung der Blase ist verkürzt. Bisweilen beträgt sie nur 10 min, statt wie sonst rund 1 Stunde, und das Bedürfnis kann so dringend sein, daß die aktuelle Tätigkeit unterbrochen und sofort eine Toilette aufgesucht werden muß. Bisweilen kommt es zu einer Art „Harnsturz", das heißt, die Blase beginnt sich ohne jede Vorwarnung zugleich mit der ersten Füllungsempfindung zu entleeren. Wenn der bzw. die Betreffende nicht auf den Harndrang reagiert oder die Umgebung nicht dazu geeignet ist, kann sich eine *Dranginkontinenz* ergeben. Dieses Symptom entsteht, wenn man nicht rechtzeitig zur oder auf die Toilette kommt. Auch diese Dranginkontinenz kann partiell oder komplett sein, je nachdem, wie rasch sich der bzw. die Betroffene bewegen kann und wie weit es bis zur nächsten Toilette ist.

Harndrang und Dranginkontinenz sind meist auf eine instabile Blase zurückzuführen, können aber auch bei den meisten anderen Blasendysfunktionen auftreten.

Streßinkontinenz

Das Symptom bei Streßinkontinenz besteht darin, daß unter körperlicher Anstrengung oder Belastung (nicht bei emotionalem Streß), etwa beim Husten, Lachen oder Heben, gleichzeitig Urin abgeht. Es kann schwach ausgeprägt sein und nur unter erheblicher Anstrengung auftreten. In schweren Fällen kann jedoch das bloße Aufstehen von einem Stuhl oder einfaches Gehen ausreichen, um Inkontinenz auszulösen.

Passive Inkontinenz

Passive Inkontinenz bedeutet das Einnässen in Ruhe, ohne daß gleichzeitig eine Tätigkeit ausgeübt oder eine Füllungsempfindung wahrgenommen wird. Typischerweise klagt der Patient darüber, ohne erkennbaren Grund „plötzlich naß zu sein". Die zugrundeliegende Blasenstörung besteht meist in einer Harnverhaltung mit Überlaufinkontinenz.

Nächtliches Einnässen

Nächtliches Einnässen bedeutet Einnässen im Schlaf. Es muß unterschieden werden von der Nykturie mit Dranginkontinenz, bei der der Patient aufwacht, aber nicht mehr rechtzeitig aufstehen kann. Von der Kindheit bis ins hohe Alter geht nächtliches Einnässen bei Menschen aller Altersgruppen oft mit einer instabilen Blase einher.

Störungen der Blasenentleerung

Jedes Anzeichen von Schwierigkeiten bei der Blasenentleerung sollte erfragt werden. Eine verzögerte Miktion bedeutet, auf das Einsetzen des Harnstrahls warten zu müssen. Die meisten Männer wissen, wann ihr Harnstrahl an Kraft nachgelassen hat. Viele Frauen können auf diese Frage jedoch keine Antwort geben, solange die Störung nicht stark ausgeprägt ist und der Urin nur langsam tröpfelt. Dann können Pressen, Anspannen der Bauchdecken oder manuelles Ausdrücken, d. h. Druckanwendung oberhalb des Schambeins nötig sein, um die Blase zu leeren.

Postmiktotisches Harnträufeln besteht in einem geringen, gewöhnlich passiven Austritt von Urin, „wenn man denkt, man sei fertig", und zwar meist dann, wenn die Unterhose bzw. der Slip schon wieder hochgezogen wurden. Bei Männern kann postmiktotisches Harnträufeln für im Bulbus der Harnröhre gefangenen Urin (s. Kap. 7), bei Frauen für ein Harnröhrendivertikel sprechen. Manche Menschen haben das Gefühl, die Blase niemals vollständig zu entleeren, sind jedoch trotz allen Bemühens nicht in der Lage, den verbliebenen Urin zu lassen.

All diese Symptome einer Blasenentleerungsstörung können entweder durch einen verengten Blasenausgang oder durch eine hypoaktive Blase verursacht werden.

Dysurie

Dysurie bedeutet Schmerzen oder Brennen beim Wasserlassen und wird meist durch einen Harnwegsinfekt oder eine atrophische Urethritis infolge eines Östrogenmangels verursacht.

Hämaturie

Hämaturie bedeutet Blut im Urin und ist ein ernst zu nehmendes Zeichen, das sofort ärztlich abgeklärt werden sollte, da ein Blasenkarzinom vorliegen kann.

Charakteristische Merkmale der Inkontinenz

Die Inkontinenz als solche muß hinterfragt werden. Allzuoft wird sie lediglich als Faktum ohne weitergehende Erläuterungen berichtet. Die Pflegeperson sollte erfragen, wann die Inkontinenz begann und ob mit dem Einsetzen der Symptomatik irgendwelche besonderen Umstände verbunden waren. Ist der Zustand gleichbleibend, bessert er sich, oder verschlechtert er sich gar? Ist die Inkontinenz jeweils unterschiedlich ausgeprägt? Und unter welchen Umständen ist sie schwächer oder stärker? Wie oft tritt sie auf? Wichtig ist die Menge an Urin, die tatsächlich abgeht, da sie für die optimale Therapie ausschlaggebend sein kann. Dies ist unter Umständen schwer zu bestimmen, da sich auch eine geringe Menge Urin ziemlich weit ausbreiten kann.

Meist wird ein einfacher Indikator genügen, um das Ausmaß der Problematik abzuschätzen, z. B. „ein paar Tropfen", „nasse Unterwäsche", „eine kleine Menge" oder „durchnäßt".

Der einzige Weg zur genauen Bestimmung des Volumens einer Inkontinenz besteht darin, Vorlagen vor und nach Gebrauch zu wiegen. Vorlagenwiegetests werden heute häufig eingesetzt, um die Menge des abgehenden Urins zu erfassen. Vor einer Reihe festgelegter Übungen legt der Patient eine zuvor gewogene Vorlage ein. In regelmäßigen Abständen wird diese Vorlage dann erneut gewogen und der abgegangene Urin bestimmt (1 ml Urin wiegt ca. 1 g). die International Continence Society hat einen standardisierten Vorlagenwiegetest entwickelt, so daß die Ergebnisse vergleichbar sind (Andersen et al., 1988).

Inkontinenz wird individuell sehr unterschiedlich wahrgenommen und toleriert. Was für die eine Person ein Problem darstellt, ist für die andere „normal". Heikle Persönlichkeiten geraten durch ein paar Tropfen, die einmal im Monat abgehen, in Aufregung, andere wiederum scheinen sich durch mehrmals täglich auftretende Inkontinenz nicht stören zu lassen. Die Menge des abgehenden Urins und die Häufigkeit des Abgangs stehen in keiner direkten Beziehung zur dadurch verursachten Belastung (Norton, 1982). Aktuelle Symptome werden entsprechend den vor der Erkrankung bestehenden Toilettengewohnheiten und Erwartungen interpretiert.

Einsatz von Inkontinenzprodukten

Möglicherweise werden bereits Hilfsmittel oder Vorlagen verwendet. Ist dies der Fall, sollten die Art des Hilfsmittels und die verwendete Anzahl festgestellt werden. Die Verwendung von Vorlagen ist kein zuverlässiger Indikator für das Volumen einer Inkontinenz, da manche Menschen ihre Vorlagen routinemäßig wechseln, statt zu warten, bis sie ganz und gar vollgesogen sind. Oft ist das Hilfsmittel nicht ideal gewählt, und man sollte herausfinden, ob es Probleme damit gibt, wie z. B. Undichtigkeit, Beschwerden und Geruchsbelästigung. Außerdem sollte festgestellt werden, wie das Produkt bezogen wird, z. B. indem der bzw. die Betroffene es selbst kauft, über die Gemeindeschwester erhält oder verschrieben bekommt, und ob es mit der Versorgung Probleme gibt.

Flüssigkeitsaufnahme

Viele Inkontinente schränken in dem Versuch, ihr Problem in den Griff zu bekommen, die Flüssigkeitsaufnahme ein. Konzentrierter Urin kann jedoch die Blase reizen und eine Neigung zu Harnwegsinfekten, herabgesetzter Blasenkapazität und/oder seltenerem Wasserlassen verstärken. Manche stellen fest, daß einige Arten von Flüssigkeit die Blase besonders durcheinanderbringen, vor allem koffeinhaltige Getränke, wie Tee, Kaffee und Cola, sowie Alkohol.

Am besten läßt sich das Kontinenz- und Inkontinenzmuster anhand eines Miktionsprotokolls (Abb. 3-1) klären.

3.3.3 Vorgeschichte

Jedes Ereignis in der Vorgeschichte des Patienten, das entweder die Darm- oder die Blasenfunktion oder den Umgang damit beeinflussen könnte, sollte vermerkt werden. Die geburtshilfliche Anamnese einer Frau sollte die Anzahl und Art der Geburten, alle besonderen Schwierigkeiten oder übergewichtige Babys enthalten. Eine gynäkologische, urologische oder neurologische Erkrankung oder eine Operation in der Vorgeschichte können ebenso relevant sein, wie psychiatrische Störungen oder Lernbehinderungen. Es empfiehlt sich auch, nach kleineren oder größeren Unfällen im Rückenbereich zu fragen.

Aktuelle medizinische Probleme und der allgemeine Gesundheitszustand sollten festgehalten werden. Auch eine medikamentöse Therapie kann von Bedeutung sein, da sich viele Medikamente auf die Blasenfunktion auswirken (Tab. 2-2).

3.3.4 Stuhlgang

Die „normalen" Stuhlgewohnheiten eines Menschen und deren signifikante Veränderung zu bestimmen, erfordert sorgfältiges Befragen. Die Darmfunktion variiert sehr stark (s. Kap. 10), und man muß sich vorsehen, um für eine gestörte Funktion nicht willkürliche Kriterien anzulegen. „Obstipation" oder „Verstopfung" bezieht sich mehr auf die Schwierigkeit des Stuhlgangs und auf die Konsistenz des Stuhls, als auf die Häufigkeit des Stuhlgangs. Eine Stuhlinkontinenz sollte gesondert erfragt werden, da sie noch peinlicher ist als eine Harninkontinenz und mancher, der über letztere zu sprechen bereit ist, mag nicht zugeben, daß er auch einkotet.

Kapitel 10 zeigt die Grundlagen einer genaueren Anamnese von Problemen mit dem Stuhlgang, falls ein vorläufiges Assessment darauf und auf eine Stuhlinkontinenz hinweisen sollte.

3.3.5 Körperliche Fähigkeiten

Mobilität

Informationen über Störungen der Beweglichkeit werden sowohl im Gespräch als auch durch Beobachten gesammelt. Die Mobilität kann unmittelbar oder infolge von Schmerzen eingeschränkt sein, oder der Patient ist unsicher und fürchtet sich davor, sich zu bewegen. Alle Mobilitätshilfsmittel (Gehstock, Rollator, Rollstuhl) sollten auf ihre Eignung und ihren leichten Gebrauch in der gewohnten Umgebung überprüft werden: Ist z. B. in der Toilette genügend Platz für den Rollator?

Bei Körperbehinderten sollte die Geschwindigkeit der Bewegung im Zusammenhang mit dem Grad des Harn- und/oder Stuhldrangs und der bedarfsweisen Verfügbarkeit von Hilfe beurteilt werden. Die Fähigkeit, sicher vom Bett auf den Toilettenstuhl oder vom Rollstuhl auf die Toilette zu gelangen, hängt sowohl von den körperlichen Fähigkeiten als auch von der Eignung des jeweils verwendeten Geräts ab. Gelegentlich ist die Beweglichkeit durch so einfache Dinge wie ungeeignetes Schuhwerk, z. B. weiche Latschen, in denen sich nur schwer gehen läßt, schmerzende Zehennägel, die ein Besuch beim Podologen beseitigen könnte, oder unsichere, lose herumliegende Matten eingeschränkt.

Manuelle Geschicklichkeit

Mit der Mobilität eng verbunden ist die manuelle Geschicklichkeit. Es hilft nichts, rechtzeitig zur Toilette gehen zu können, wenn man dort nicht in der Lage ist, die Hose auszuziehen, einen Reißverschluß zu öffnen oder den Rock hochzuziehen. In der Toilette inkontinent zu sein, ist beinahe ebenso belastend, wie auf dem Weg dorthin. Die beste Art der Einschätzung manueller Fähigkeiten des Patienten besteht

darin, ihn auf der Toilette zu beobachten. Die Versuchung, ihm zu helfen, mag groß sein – beim Assessment sollten Sie ihr jedoch widerstehen.

Bisweilen liegt das Problem darin, daß eine Vorlage nicht völlig entfernt und versehentlich darauf uriniert wird, während der Patient auf der Toilette sitzt, oder daß eine Vorlage nicht richtig angebracht wurde und durch locker sitzende Unterwäsche herausgefallen ist. Die Art der Kleidung kann Geschicklichkeitsprobleme verstärken: Viele Schichten enganliegender Kleidung oder Knöpfe und schwergängige Reißverschlüsse können der ausschlaggebende Faktor zwischen Inkontinenz und Kontinenz sein, vor allem bei Menschen mit Harndrang. Bei manchen Menschen bestehen Apraxien, z. B. nach einem Schlaganfall. Ihre manuellen Fähigkeiten sind räumlich nicht orientiert, so daß sie die Fähigkeit zum richtigen Umgang mit Gegenständen verloren haben. Sehr wahrscheinlich machen sie Fehler, etwa indem sie eine Vorlage verkehrt herum einlegen, oder sie können sich nicht richtig an- und ausziehen.

Sehvermögen

Auch auf das Sehvermögen kommt es an. Ein beeinträchtigtes Sehvermögen kann auch die Fähigkeit, zur oder auf die Toilette zu gelangen, einschränken. Oder es führt dazu, daß Kleidungsstücke nicht vollständig entfernt werden oder ein von Hand gehaltenes Urinal verfehlt wird. Dies kann vor allem für Männer zum Problem werden, die ein Steckbecken benutzen. Auch Vorlagen können verkehrt angelegt werden, vor allem bei schlechter Sensibilität in den Händen.

Körperpflege

Körperbehinderungen können auch die Fähigkeit zu einer guten Körperpflege beeinträchtigen. Sich erfolgreich zu baden oder zu waschen, hängt davon ab, ob man die Hände und vor allem die Arme richtig gebrauchen kann. Selbst der Umgang mit Toilettenpapier kann für Menschen mit arthritischer Schulter oder Griffschwäche unmöglich werden. Gute Hygiene ist sehr wichtig, um Hautprobleme und Geruch zu verhindern. Selbst eine leichte Inkontinenz kann bei ungenügender Körperpflege einen unangenehmen Geruch und Wundsein hervorrufen. Gelegentlich scheint sich die inkontinente Person überhaupt nicht um Hygiene zu kümmern und sich gar nicht bewußt zu sein, wie weit sie sich schon außerhalb sozial akzeptierter Normen befindet. Meist trifft jedoch das Gegenteil zu, und die inkontinente Person ist von übermäßiger Furcht vor Geruch besessen. Bei den meisten ist dies unnötig und unrealistisch, da es bei vernünftiger Fürsorge nicht zu Geruchsbildung kommen muß. Obwohl viele Ältere und Behinderte das Duschen vorziehen, weil es leichter und sicherer als ein Bad ist, löst es oft nicht das Problem der Hygiene im Intimbereich, wenn sich die Patienten zum Duschen hinsetzen. Heute sind jedoch tragbare Bidets leicht erhältlich und können sooft genutzt werden, wie der Patient dies wünscht.

3.3.6 Psychischer Status

Körperliche Faktoren allein ergeben kein vollständiges Bild des Individuums und seiner Inkontinenz. Dabei wirkt sich auch die *Einstellung* des Patienten gegenüber der Inkontinenz auf die Möglichkeiten der Behandlung aus. Die meisten Inkontinenten sind durch ihre Inkontinenz begreiflicherweise sehr belastet und mehr als bemüht, alles zu tun, was helfen könnte. Manche Menschen scheinen apathisch. Sie sind davon überzeugt, daß ihre Inkontinenz irreversibel ist und haben gelernt, sie zu akzeptieren. Durch professionellen Rat wurde diese Haltung oft noch verstärkt. Apathischen oder deprimierten Personen kann durch Beratung oder ärztliche Behandlung geholfen werden.

Leugnen als Symptom des Konfliktes zwischen Realität und Selbstbild

Andere verleugnen das Problem, auch wenn das Gegenteil eindeutig bewiesen ist. Sie tun dies vielleicht aus Scham und machen gegebenen-

falls jemand anderen oder etwas anderes für eine Pfütze verantwortlich, z. B. die Katze oder eine umgestoßene Blumenvase. Einige wenige scheinen eine Inkontinenz auch vor sich selbst zu verleugnen. Sich das Problem einzugestehen, mag für sie derart unannehmbar sein, daß sie es tatsächlich nicht wahrnehmen. Dieser Zustand spiegelt einen schweren Konflikt zwischen der Wirklichkeit und dem Selbstbild des Individuums wider.

Viele betreute Menschen haben nur einen kleinen Handspiegel und sehen sich nie ganz, so daß ihr Körperbild verlorengegangen sein kann. Sie sehen die nassen Flecken nicht und akzeptieren daher auch nicht, daß es da ein Problem gibt. Ein Weg, ihnen ihr Selbstbild erhalten zu helfen, besteht darin, für Zugang zu langen Spiegeln zu sorgen. Wenn dann ein Problem mit der Inkontinenz auftaucht, wird es hoffentlich eingestanden und Hilfe zu einem früheren Zeitpunkt akzeptiert.

Es kann lange dauern und viel Mühe kosten, das Vertrauen des Patienten zu gewinnen und sein Selbstbild zu stärken, bevor er das Problem zugeben kann. Manche tun es nie, und ihnen zu helfen, wird sehr schwierig, denn jede Behandlung und jedes Hilfsmittel werden als unnötig zurückgewiesen.

Manche Inkontinente erscheinen sehr ängstlich oder deprimiert, und dieser Zustand kann sogar schwer genug sein, um eine psychiatrische Erkrankung zu begründen. Angst und Depression können nicht nur eine Reaktion auf die Inkontinenz darstellen, sondern auch zu ihren Ursachen beitragen. Bestehen die beiden Probleme erst einmal nebeneinander, kann man sich leicht vorstellen, wie sie sich gegenseitig verstärken.

Menschen mit gestörter Geistesfunktion, ob infolge von Lernstörungen, durch Verwirrtheit oder durch Demenz, sind wahrscheinlich weniger in der Lage, mit den komplexen sozialen Anforderungen an Kontinenz zurechtzukommen. Hier kann ein formales Assessment der kognitiven und sozialen Funktionen helfen (s. Kap. 14 für das Verhaltens-Assessment einer Person mit Lernstörungen und Kap. 11 für das Assessment einer verwirrten Person). In manchen Fällen kann es sinnvoll erscheinen, einen

Psychologen oder Psychiater um Mitwirkung beim Assessment zu bitten.

3.3.7 Das soziale Netz

Oft hängt es von den sozialen Kontakten eines Menschen ab, wie er mit einem Problem zurechtkommt. Viele Inkontinente isolieren sich aus freien Stücken und weigern sich, an früheren sozialen Aktivitäten teilzunehmen. Jede durch Inkontinenz verursachte Einschränkung dieser Aktivitäten sollte vermerkt werden. Wenn der Patient in einer Gemeinschaft lebt, muß festgestellt werden, ob die Inkontinenz auch diese Personen beeinträchtigt und welche Einstellung sie dazu haben. Oft kommt es unabhängig vom Alter des bzw. der Betroffenen zu Streß. Zusätzliches Wäschewaschen, Widerwillen gegen das Ausgehen und die Unannehmlichkeit der Inkontinenz können Beziehungen belasten, ob zu einem Kind, einem Ehepartner, einem Elternteil, Freund oder Freundin oder zum Vermieter. Zuzeiten kann das Problem akut werden und ein Faktor bei Kindesmißbrauch, Eheproblemen und Gewalt gegen Ältere oder bei der Weigerung sein, sich weiter um einen abhängigen Verwandten zu kümmern.

Sexuelle Beziehungen werden oft wegen einer Inkontinenz beim Geschlechtsverkehr, einem schwachen Selbstbild der bzw. des Inkontinenten oder wegen Einnässens abgebrochen. Oft ist die ganze Familie betroffen, wenn ein Mitglied inkontinent ist, etwa dadurch, daß sie nicht glaubt, in Urlaub fahren zu können, weil ein Kind einnäßt, oder weil man nicht ausgehen kann, da ein Familienmitglied ständig anhalten und nach einer Toilette suchen muß. Vielleicht besteht auch eine Abneigung, Verwandte und Freunde einzuladen, wenn eine schwere Inkontinenz zu Geruchsbildung im Hause führt.

Rolle der sozialen Dienstleistungen

Die meisten Inkontinenten erhalten keinerlei Hilfen aus der Gesundheitsversorgung oder von Sozialdiensten. Sie sollten prüfen, ob irgendwelche Dienstleistungen in Frage kommen und wenn ja, ob sie die am besten geeigneten sind (s. Kap. 12). Erhält jemand erst einmal Dienstleistungen, so geschieht es oft, daß sie nicht mehr neu gewertet werden. Jede Veränderung der Umstände kann jedoch auf einen Bedarf an mehr, weniger oder anderen Dienstleistungen hinweisen. Ein entsprechendes Assessment sollte zu individuellen Fürsorgepaketen führen, die es den Betroffenen erlauben, so lange wie möglich in ihrem eigenen Heim zu verbleiben. Das exakte Assessment des Bedarfs an Dienstleistungen bei Inkontinenz ist in vielen Fällen entscheidend für eine erfolgreiche Fürsorge in den eigenen vier Wänden, und eine Pflegeperson sollte im Idealfall zu diesem Assessment beitragen.

Ob in einer Fürsorgeeinrichtung oder zu Hause, das soziale Umfeld kann Kontinenz fördern oder zur Inkontinenz beitragen. Das Assessment sollte daher einen Eindruck von der Atmosphäre beinhalten, in der sich der bzw. die Betroffene überwiegend bewegt, und wie diese Atmosphäre die Situation möglicherweise beeinflußt. Wenn Fürsorgende eine Inkontinenz einfach hinnehmen, wird wenig getan, um Kontinenz zu fördern.

3.3.8 Das Umfeld

Es wurde bereits betont, wie wichtig das Umfeld für die Fähigkeit eines Individuums ist, mit einer Blasenfunktionsstörung zurechtzukommen. Vor allem sollte auf die sanitären Einrichtungen und auf Hindernisse auf dem Weg dorthin geachtet werden, z. B. auf Treppen, große Entfernungen, beengte Verhältnisse sowie Stühle oder Betten, aus denen schwer hinein- und herauszukommen ist. In Einrichtungen können eine deutliche Ausschilderung, z. B. in großen Buchstaben und in geeigneter Höhe, sowie gute Beleuchtung für desorientierte oder in ihrem Sehvermögen beeinträchtigte Menschen eine Hilfe sein. Die Toilette selbst kann die falsche Höhe haben, schmutzig sein, oder es ist nur schwer möglich, sich draufzusetzen. Privatsphäre ist wichtig und wird allzu oft vernachlässigt (Counsel und Care, 1991). Stellwände um Betten oder Toilettenstühle, sowohl im Krankenhaus als auch in Einrichtungen vermitteln dem Patienten oft nicht genügend Privatsphäre, um Peinlichkeit zu verhindern.

Hat die betreffende Person Zugang zu guten Wascheinrichtungen, und hat sie die Möglichkeit zum Wäschewaschen und -trocknen? Leider verfügen viele Inkontinenzgefährdete meist auch über die schlechtesten Anlagen und Einrichtungen.

Es sollte festgehalten werden, in welchem Umfang die Inkontinenz beherrscht wird oder die Umgebung beeinträchtigt. In extremen Fällen wird Inkontinenz zum alles beherrschenden Faktor im Umfeld und derart unzureichend angegangen, daß die Betroffenen völlig verkommen.

3.3.9 Ergebnisse der körperlichen Untersuchung

Jede inkontinente Person sollte vollständig medizinisch untersucht werden, einschließlich einer neurologischen, abdominalen, vaginalen und rektalen Untersuchung mit Assessment aller wichtigen Organsysteme als Screening auf andere Gesundheitsstörungen. Die Praxis wird diesem Ideal nicht immer gerecht. Das Pflege-Assessment sollte jedoch ebenfalls eine grundlegende Untersuchung des Patienten beinhalten. Sorgfältiges Beobachten wird der Pflegeperson vieles über den allgemeinen Gesundheitszustand, die Beweglichkeit, Verwirrtheit und den Geisteszustand des Patienten sagen. Die Inspektion des Genitalbereichs wird jede Art von Hautproblemen, einen deutlichen Vaginalprolaps oder atrophische Veränderungen der Vulva zu Tage bringen (s. Kap. 11).

Eine digitale rektale Untersuchung liefert Hinweise auf eine Koteinklemmung im Rektum. Bei anamnestischen oder aktuellen Anzeichen von Verstopfung kann es ratsam sein, das Abdomen zu palpieren oder eine Abdomen-Übersichtsaufnahme anzufordern. Dies gilt auch für ein leeres Rektum, da es weiter oben im Kolon, oberhalb des Rektums, zu einer Verstopfung mit weichen Fäzes kommen kann.

Bei Verdacht auf eine Streßinkontinenz kann diese provoziert werden, indem man den Patienten bei voller Blase kräftig husten läßt. Dabei empfiehlt es sich, vorsorglich den Boden zu schützen!

Störungen der Harnentleerung diagnostizieren

Auch erhebliche Blasenentleerungsstörungen werden nur allzu oft übersehen. Eine einfache Einmalkatheterisierung nach der Blasenentleerung erlaubt die Bestimmung des postmiktotischen Restharnvolumens. Bei jüngeren Patienten ist das Restharnvolumen unmittelbar nach der Miktion gewöhnlich Null, obwohl bis zu 50 ml im allgemeinen noch als insignifikant akzeptiert werden. In der älteren Bevölkerung (über 75 Jahre) gelten bis zu 100 ml als innerhalb normaler Grenzen. Patienten mit höherem Restharnvolumen sollten auf eine Blasenentleerungsstörung untersucht werden.

Tragbare Ultraschallgeräte können bei der Bestimmung des Restharnvolumens als Alternative zur Einmalkatheterisierung eingesetzt werden. Nur ganz erfahrene Profis können das Restharnvolumen halbwegs genau durch abdominale oder bimanuelle Palpation der Blase schätzen.

Zur Urinanalyse und mikroskopischen Untersuchung sowie für die Urinkultur und die Sensibilitätstestung sollte eine Mittelstrahlprobe des Katheterurins gewonnen werden. Bei einem Patienten mit Inkontinenzproblem kann es unmöglich sein, eine gute Mittelstrahlurinprobe zu erhalten, da er oft nicht in der Lage ist, den Harnstrahl zu diesem Zeitpunkt anzuhalten, oder weil die abgegebene Menge u. U. nur sehr gering ist. Wird das Restharnvolumen durch Katheterisierung bestimmt, sollte eine Probe des Katheterurins gewonnen werden.

Anhand einer Urinprobe lassen sich mehrere unterschiedliche Störungen diagnostizieren, wie z. B. eine Glykosurie (möglicher Diabetes mellitus), ein hohes spezifisches Gewicht (mögliche Dehydratation), eine Hämaturie (Blut im Urin) oder eine Infektion.

3.3.10 Ergebnisse des Miktionsprotokolls

Das Miktionsprotokoll ist vielleicht das einzige und hilfreichste Pflegeinstrument für das Assessment einer Inkontinenz. Zugleich ist es oft auch das am meisten mißbrauchte. Das Miktionsprotokoll ist kein Selbstzweck, sondern dient als Aufzeichnung, die im Lichte aller übrigen Befunde des Assessments interpretiert wird, sowie als Hilfe zur Diagnose und Pflegeplanung. Miktionsprotokolle werden oft über lange Zeit, ja sogar unbegrenzt geführt und entweder am Bett des Patienten oder als Anhang zur Akte belassen, wobei die Spalten mit den Gesamtmengen sorgfältig ausgefüllt sind, ohne daß sich jedoch daraus irgendeine Handlung ergibt.

Das Miktionsprotokoll wird hauptsächlich auf zwei Weisen verwendet:
- als Teil des Basis-Assessments einer Inkontinenz und später
- als Verlaufsakte während der Behandlung, um die Wirksamkeit der Therapie zu überwachen.

Für Blasentrainingsprogramme bildet es gar die Grundlage (s. Kap. 4).

Um von Nutzen zu sein, muß ein Miktionsprotokoll genau geführt werden – eine scheinbar offensichtliche, aber dennoch oft nicht beachtete Notwendigkeit. Wird ein Miktionsprotokoll geführt, so ist es wichtig, daß alle Beteiligten einschließlich des Patienten davon wissen und daß klar ist, wer dafür verantwortlich ist. Ermutigen Sie zu patientenzentrierter Verantwortung, wann immer möglich. Dadurch lassen sich die Beteiligung des Patienten und sein Einsatz für den eigenen Fortschritt erreichen, vor allem, da er vielleicht gar nicht will, daß allzu viele von seinem Problem erfahren, wenn ihn dies in Verlegenheit bringt. Auf Station läßt sich ein Miktionsprotokoll dann am zuverlässigsten führen, wenn Patienten bestimmten Pflegepersonen zugewiesen sind, weil eine klare Verantwortlichkeit für den einzelnen Patienten besteht. In vielen Fällen könnte dem Patienten mehr Verantwortung beim Ausfüllen seines eigenen Miktionsprotokolls übertragen werden – schließlich ist er der einzige, der 24 Stunden am Tag anwesend ist, und es ist von Vorteil, gleich zu Beginn sein Interesse an diesem Problem zu wecken. Bei ambulanten Patienten wird der Patient selbst oder ein Angehöriger das Miktionsprotokoll führen müssen, und manche setzen ihren Stolz daran, ein genaues und sauberes Miktionsprotokoll zu führen, das ihr Arzt bzw. ihre Pflegeperson dann begutachten kann. Dabei leisten sie oft mehr als viele Pflegepersonen!

Wann protokollieren?

Um zuverlässig und genau zu sein, sollte das Miktionsprotokoll sofort beim Auftreten eines Ereignisses und nicht erst am Ende des Tages, aus dem Gedächtnis, ausgefüllt werden. Dabei kann der Ort, an dem das Miktionsprotokoll gelagert wird, einen Einfluß darauf haben, mit welcher Wahrscheinlichkeit dies auch tatsächlich geschieht. Obwohl stets daran gedacht werden sollte, daß es Verlegenheit hervorrufen kann, wenn ein Miktionsprotokoll offen sichtbar herumliegt, ist es unter manchen Umständen am besten, es im Badezimmer, in der Schleuse oder direkt am Patienten in einer Tasche oder Handtasche aufzubewahren. Befindet sich der Patient im Aufenthaltsraum und liegt die Toilette ganz in der Nähe, so wird ein Miktionsprotokoll an seinem Bett oder im Stationszimmer viel leichter vergessen oder zumindest erst nach einer gewissen Zeit ausgefüllt.

Welches Miktionsprotokoll ist geeignet?

Es gibt viele Miktionsprotokolle. Manche sind untereinander austauschbar, andere haben verschiedene Funktionen. Vor der Wahl eines Miktionsprotokolls sollten Sie unbedingt klären, welche Information benötigt wird. In seiner einfachsten Ausführung (Abb. 3-1) sollte ein Miktionsprotokoll die Blasenentleerungen und die Phasen der Inkontinenz zeigen. Dieses besondere Miktionsprotokoll wurde entworfen, um sowohl für den stationären als auch für den Gebrauch in der Gemeinde zu dienen. Je weniger Information abgefragt wird, desto größer ist die

Miktionsprotokoll

Miktionsprotokoll _____ Name _____

Bitte machen Sie nach jedem Wasserlassen ein Kreuz in der linken Spalte.

Bitte machen Sie nach jedem Feuchtsein ein Kreuz in der rechten Spalte.

	Montag		Dienstag		Mittwoch		Donnerstag		Freitag		Samstag		Sonntag	
6.00														
7.00														
8.00														
9.00														
10.00														
11.00														
12.00														
13.00														
14.00														
15.00														
16.00														
17.00														
18.00														
19.00														
20.00														
21.00														
22.00														
23.00														
24.00														
1.00														
2.00														
3.00														
4.00														
5.00														
Summen														

Besondere Anweisungen

Abb. 3-1: Miktionsprotokoll

Wahrscheinlichkeit, daß es auch genau geführt wird. Bei kräftigen Farben und einfachen Anweisungen können die meisten (Patienten und Pflegepersonen) leicht erkennen, was gewünscht ist, und es exakt ausfüllen. Ein solches Miktionsprotokoll – über 4–7 Tage geführt – liefert liefert der Pflegeperson und dem Patienten eine gute Aufzeichnung der Ausgangswerte für die Störung.

Für manche Zwecke mag es wünschenswert sein, mehr Informationen zu gewinnen, als dieses Miktionsprotokoll liefern kann. Eine kombinierte Aufzeichnung der Miktionshäufigkeit und der jeweiligen Harnmenge liefert eine Vorstellung über die funktionelle Blasenkapazität, d. h. über die Menge, die die Blase für gewöhnlich zu halten in der Lage ist. Sie wird häufig mit einer Schätzung der Flüssigkeitsaufnahme kombiniert und ist dann ein Einfuhr-Ausfuhr-Protokoll bzw. eine Flüssigkeitsbilanz. Das Bestimmen der Flüssigkeitsaufnahme läßt sowohl eine Polydipsie, d. h. übermäßigen Durst und ein mögliches Zeichen von Diabetes mellitus, als auch eine niedrige Flüssigkeitsaufnahme erkennen, die vielleicht durch die Furcht vor Inkontinenz bedingt ist und vor allem bei älteren Menschen Dehydratation, Verstopfung, Störungen des Elektrolytgleichgewichts und Verwirrung hervorrufen kann. Bei der Auswertung der Ergebnisse sollte vermerkt werden, ob die Flüssigkeitsaufnahme gemessen oder nur geschätzt wurde. Ein einfaches Kunststoffgefäß kann der Messung der Urinausfuhr dienen. Dabei sollte der Patient unbedingt verstanden haben, daß *jede* Blasenentleerung zu notieren ist, auch solche, bei denen nicht gemessen werden konnte, z. B. weil er auswärts unterwegs war. Ansonsten läßt sich nur ein sehr unscharfes Bild gewinnen.

In manche Charts werden keine festen Zeiten angegeben, sondern die Felder wurden freigelassen, das heißt, die Zeiten können genauer angegeben werden, als nur zur jeweils nächsten vollen Stunde. Das in Abbildung 3-2 gezeigte Assessment-Chart enthält auch Informationen über das Verhalten des Patienten und erfordert die Unterschrift einer Pflegeperson. Dies ist besonders dann hilfreich, wenn Patienten nicht genau zugewiesen werden, da sich leicht erkennen läßt, wer das jeweilige Ereignis beobachtet hat. Das Formblatt ist offensichtlich für den Gebrauch durch eine Pflegeperson oder eine betreuende Person gedacht, wobei der Patient nicht

in der Lage ist, für sich selbst zu sorgen. Es zeigt die Kontinenz- und Inkontinenzmuster des Patienten, seine Fähigkeit, Bedürfnisse anzuzeigen, und den Erfolg bereits laufender Formen des Toiletten- bzw. Kontinenztrainings. Es hilft auch zu unterscheiden, ob der Gang zur Toilette vom Patienten erbeten, d. h. patientinitiiert war, oder von der Pflegeperson angeregt wurde.

Wenn der Gang zur Toilette bzw. das Wasserlassen nicht zum Abgang von Urin führt, kann dies entweder bedeuten, daß es nicht zum richtigen Zeitpunkt geschah oder daß die Wahrnehmung nicht korrekt ist – falls der Patient danach gefragt wird. Bei einem dementen Patienten kann es auch sein, daß das Wissen um die Bedeutung einer Toilette verlorengegangen ist. Wird ein Patient ergebnislos zum Wasserlassen gebracht und ist kurze Zeit darauf naß, so kann dies auf eine Verwirrung hinsichtlich der sozialen Bedeutung einer Toilette hinweisen. Es kann aber auch ein Zeichen dafür sein, daß der Patient durch fehlende Privatsphäre oder weil er gedrängt wurde daran gehindert war, die Blase zu entleeren und nun, da er wieder entspannt im Bett liegt oder im Stuhl sitzt, an „verzögerter Miktion" leidet.

Kontinenz-Assessment-Chart

Name _____				Festgelegte Entleerungszeiten ✔ ja – nein			
Datum	Uhrzeit	Besteht eine Harninkontinenz?	Hat der Patient um den Gang zur Toilette gebeten?	Routine-Entleerung?	Urinabgang?	Unterschrift	

Abb. 3-2: Kontinenz-Assessment-Chart (mit freundl. Genehmigung des Longmore Hospital, Edinburgh, GB)

*Mitarbeiter und Patienten im
Protokollieren schulen*

Manche Charts bzw. Protokolle verwenden
Buchstaben, Kreuzchen, Punkte oder andere
Symbole. Es muß sichergestellt sein, daß sich
die Instruktionen zum Gebrauch der Symbole
auf dem Formblatt befinden und daß sowohl die
MitarbeiterInnen als auch der Patient hinreichend in ihrem exakten Gebrauch geschult wurden. Symbole können die Menge an Information erhöhen, die auf derselben Fläche gewonnen
werden kann. Sie können aber auch zu Verwirrung führen, wenn zuviele verschiedene Symbole verwendet werden oder wenn sie einander zu
ähnlich sind und miteinander verwechselt werden können.

Bei manchen Patienten kann es hilfreich sein,
gleichzeitig mit der Inkontinenz auftretende Ereignisse festzuhalten, z. B. einen Hustenanfall
oder schweren Harndrang. Auch kann es von
Nutzen sein, einen Hinweis darauf zu haben,
wie naß der Patient war, da „Inkontinenz" alles
zwischen ein paar Tropfen und einer ganzen
Blase voll bedeuten kann. Dies läßt sich erreichen, indem man Angaben darüber macht,
wann die Vorlage gewechselt wurde, wobei Sie
daran denken sollten, daß dies nicht immer eine
völlig durchnäßte Vorlage bedeutet. Es läßt sich
ferner erreichen, indem man die „Größe des
nassen Flecks" angibt oder beschreibt, wie weit
er sich ausgebreitet hat, z. B. „nur nasses Höschen", „nasse Vorlage", „durchnäßte Kleidung"
oder „Durchlaufen auf den Boden, ins Bett oder
auf den Stuhl". Die einzige genaue Einschätzung der Menge erfordert jedoch das Wiegen der
Vorlagen.

Manche Patienten sind in der Lage, über die
Vorkommnisse „Tagebuch" zu führen. Dies
kann sehr hilfreich sein, vor allem, wenn äußere Einflüsse auf die Gesamtproblematik vermutet werden.

Assessment-Chart bei verwirrten Menschen

Beim Assessment verwirrter Patienten kann es
von Nutzen sein, auch Informationen aus dem
Verhaltens-Assessment in das Formblatt zu

übernehmen: Was tat der Patient vor der Inkontinenz? Wie wurde ggf. auf die Inkontinenz hingewiesen (verbal oder durch eine Aktivität)?
Welches waren die Folgen, das heißt, wie haben
etwa Pflegepersonen bzw. betreuende oder andere Personen in der Umgebung des Patienten
auf die Inkontinenz reagiert? Auch Aufzeichnungen darüber, was geschieht, wenn der Patient die Blase kontinent entleert, und wie auf ihn
reagiert wird, wenn er trocken ist, können hilfreich sein (s. Kap. 11).

Ein über 4–7 Tage geführtes Assessment-
Chart liefert ein genaues Bild des aktuellen Problems und hilft, dieses Problem in eine Perspektive zu rücken. Tatsächlich führt bisweilen der
bloße Akt des Aufzeichnens zu einer Abnahme
der Inkontinenz, möglicherweise dadurch, daß
die Aufmerksamkeit des Personals und des Patienten auf das Problem gelenkt wird, wobei zuvor
vergeßliche Patienten jetzt eher daran denken,
regelmäßig zur Toilette zu gehen. Auch geschieht
es oft, daß ein zufälliges und außer Kontrolle
scheinendes Problem in Wirklichkeit nicht so ist,
und das Protokoll zeigt, daß die Inkontinenz in
vernünftigem Rahmen vorhersehbar ist.

3.4   Zusammenfassung der Probleme

Welche Schlußfolgerungen lassen sich aus den
Informationen ziehen, die durch das Assessment gewonnen wurden? Es sollte sich ein de-
tailliertes Bild sowohl des Individuums als auch
der Probleme ergeben, die die Inkontinenz verursachen und ihrerseits durch sie verursacht
werden. Tabelle 3-2 faßt die häufigsten Zusam-
menhänge zwischen Symptomen und medizinischen Problemen, wie z. B. verstärkende Faktoren und eine zugrundeliegende Störung der Blasenfunktion zusammen. Es kann jedoch nicht
genug betont werden, daß es sich oft nicht nur
um ein einfaches Problem handelt und daß jede
nur denkbare Kombination von Faktoren möglich ist. Dieses Assessment sollte dazu befähigt
haben, die am wahrscheinlichsten vorliegende
Blasenfunktionsstörung sowie Faktoren, die die
Blasenfunktion und die Fähigkeit des Individu-

Hauptsymptome des Patienten	Wahrscheinlichste Blasenfunktionsstörung	Medizinische Probleme, die im allgemeinen damit einhergehen	Faktoren, die wahrscheinlich zu einer Verstärkung der Symptomatik führen
Harndrang, Dranginkontinenz, Pollakisurie, Nykturie, nächtliches Einnässen	Instabile Blase	Verletzung des 1. motorischen Neurons, z. B. bei zerebrovaskulärem Insult, Multiple Sklerose, Demenz oder „idiopathisch"	Immobilität oder andere Körperbehinderungen, ungünstig gestaltetes Umfeld, Angst
Streßinkontinenz (Abgang von Urin bei körperlicher Belastung)	Streßinkontinenz (Insuffizienz des Harnröhrensphinkters)	Vaginalprolaps, atrophische Vaginitis, Probleme nach Entbindung oder Prostatektomie	Chronischer Husten, Übergewicht
Inkontinenz mit Harnträufeln und/oder Schwierigkeiten bei der Blasenentleerung	Hypoaktive Blase oder Abflußobstruktion, die zu Harnverhaltung mit Überlauf führen	Verletzung des 2. motorischen Neurons, z. B. bei diabetischer Neuropathie, Rückenmarkverletzung; bei Obstruktion: Prostatahyperplasie	Kotverhaltung
Passive Inkontinenz ohne Vorwarnung oder ersichtlichen Grund	Jede der oben genannten oder keine spezielle Blasenfunktionsstörung	Oft Beeinträchtigung der geistigen Fähigkeiten, z. B. bei Demenz, Verwirrtheit, geistiger Behinderung	Desorientiertheit und fremde Umgebung, versorgende Personen, die sich der Bedürfnisse des/der Betreffenden nicht bewußt sind, Leben in einer Einrichtung oder ungenügende Motivation

Tab. 3-2: Beziehungen zwischen Symptomen und einer Blasenfunktionsstörung. Bitte beachten Sie, daß diese Tabelle nur allgemeine Hinweise gibt.

ums im Umgang damit beeinträchtigen, zu erkennen. Unter Berücksichtigung dieser Befunde lassen sich für jedes Individuum realistische Ziele setzen, und es kann ein Aktionsplan formuliert werden. Es sollte ein Zeitpunkt festgesetzt werden, an dem die Ergebnisse der geplanten Betreuung überprüft werden.

Wichtig ist, daß die Pflegeperson, wo immer möglich, ärztliche Unterstützung erhält, da zu einer vollständigen Behandlung auch eine Medikation erforderlich sein kann.

KontinenzberaterInnen haben ein computergestütztes Anamnese- und Assessment-Programm entwickelt und angewandt. Die Patienten werden gebeten, eine strukturierte Reihe von Fragen zu beantworten. Das Programm generiert dann Empfehlungen zu weiteren Untersuchungen (Dawes et al., 1990).

Wichtigkeit der urodynamischen Messung

Bei gemischten oder mehrdeutigen Symptomen, bei denen sich auch chirurgische Maßnahmen anbieten können, oder wenn eine Behandlung der angenommenen Ursachen nicht zur Kontinenz geführt hat, kann eine weitere Untersuchung anhand urodynamischer Messungen angezeigt sein. Wenn diese Untersuchungen schon allein bei jedem inkontinenten Patienten essentiell sind, so sind sie bei einer schwierigen oder zweifelhaften Diagnose gar von unschätzbarem Wert.

Sind bei bestehender Indikation vor Ort keine Einrichtungen für urodynamische Untersuchungen vorhanden, sollten die Patienten vom Facharzt für Allgemeinmedizin an den nächsten

Urologen, Gynäkologen oder anderweitig entsprechenden Facharzt überwiesen werden. Umgekehrt läßt sich anhand urodynamischer Untersuchungen allein oft nicht bestimmen, warum eine bestimmte Person inkontinent ist. Die Ergebnisse solcher Untersuchungen müssen im Zusammenhang mit den Befunden des gesamten Assessments interpretiert werden.

3.5 Urodynamische Untersuchungen

Bei urodynamischen Untersuchungen werden Druck-, Volumen- und Flußbeziehungen im unteren Harntrakt gemessen. Obwohl solche Messungen seit Jahrzehnten durchgeführt werden, ist die Wissenschaft noch immer im Aufstieg begriffen, und es gibt noch keine allgemein gültigen Übereinkünfte hinsichtlich der Techniken und der Interpretation der Ergebnisse, obwohl die Standardisierungskommission der International Continence Society sich seit langem darum bemüht, ein allgemeines Regelwerk zu etablieren (Andersen et al., 1988). Die klinische Bedeutung von vielen der Befunde steht noch immer zur Diskussion, vor allem in den komplizierteren Untersuchungsbereichen. Die hier folgende Besprechung beschränkt sich auf die einfacheren und allgemein akzeptierten Befunde urodynamischer Untersuchungen. Eine ausführlichere Darstellung von Techniken findet sich bei Chapple und Christmas (1990) oder bei Mundy et al. (1984).

Drei Untersuchungen bilden die Grundlage urodynamischer Messungen:
- die Harnflußmessung (Uroflowmetrie),
- die Zystomanometrie und
- das Urethradruckprofil.

3.5.1 Harnflußmessung

Mit einem Flowmeter (Abb. 3-3) kann der Harnfluß während der Miktion einfach und nichtinvasiv gemessen werden. Die pro Zeiteinheit gelassene Menge an Urin wird mittels eines Gewichtssensors unter dem Auffanggefäß, mit ei-

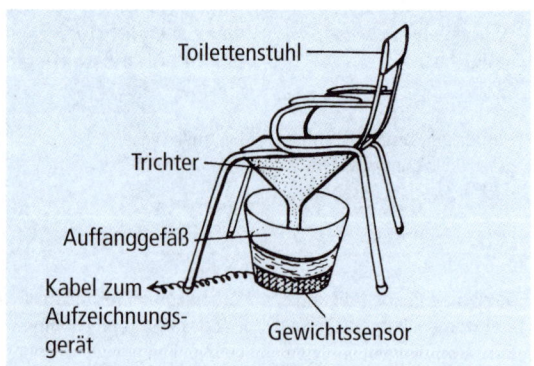

Abb. 3-3: Flowmeter mit Gewichtssensor. Das Gerät kann auch mit einem Schwimmer oder einer rotierenden Scheibe ausgestattet sein.

nem elektronischen Schwimmer oder durch eine rotierende Scheibe im Toilettenstuhl selbst gemessen. Der Harnfluß wird in Millilitern gelassenen Urins pro Sekunde ausgedrückt. Der Patient, dessen Blase so weit gefüllt sein sollte, daß es nicht unangenehm ist, wird gebeten, in ungestörter Umgebung in das Flowmeter hinein Wasser zu lassen – bei Frauen geschieht dies im Sitzen, bei Männern gewöhnlich im Stehen. Der Harnfluß wird dann auf einem Diagramm gegen die Zeit aufgetragen.

Der Harnfluß wird anhand der Menge pro Zeiteinheit und anhand des Strömungsmusters ausgewertet. Abbildung 3-4 zeigt ein normales Harnflußdiagramm: Der Harnfluß setzt unmittelbar ein, erreicht rasch einen guten Spitzenwert und sinkt dann gleichmäßig wieder ab. Bei

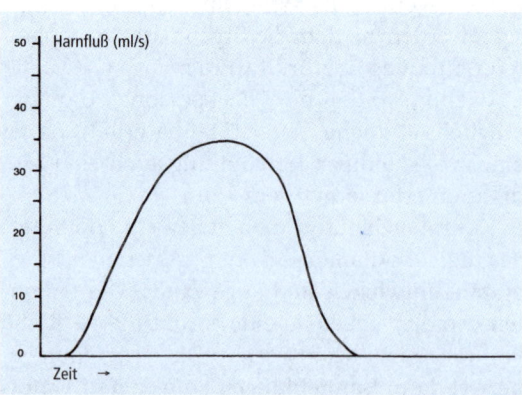

Abb. 3-4: Normales Harnflußdiagramm

Abb. 3-5 a–c: Häufige Harnflußanomalien

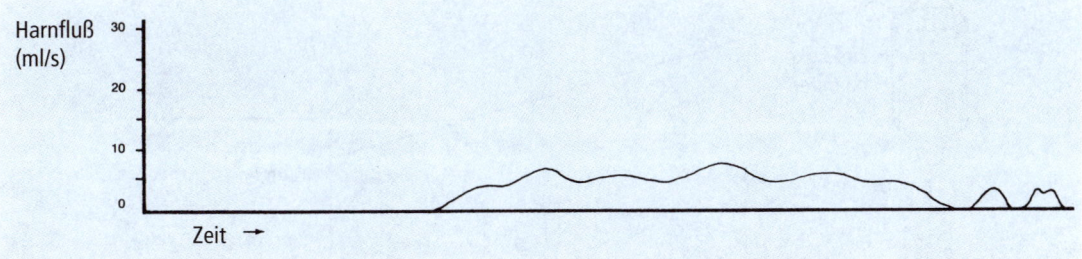

a) Typischer Harnfluß bei hypoaktiver Blase. Man beachte die Unterbrechungen im Entleerungsvorgang, der durch Anspannen der Bauchdecke geschieht, die wiederum nicht länger als einige Sekunden aufrechterhalten werden kann.

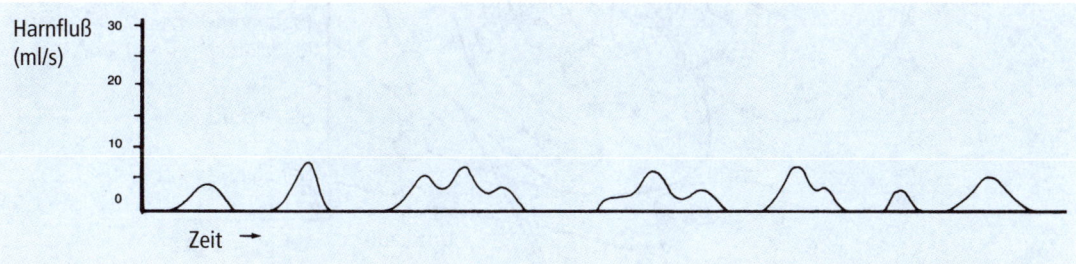

b) Typischer Harnfluß bei Abflußobstruktion. Man beachte die lange Verzögerung vor dem Einsetzen und die verlängerte Dauer des Harnflusses, der schließlich abgebrochen werden kann.

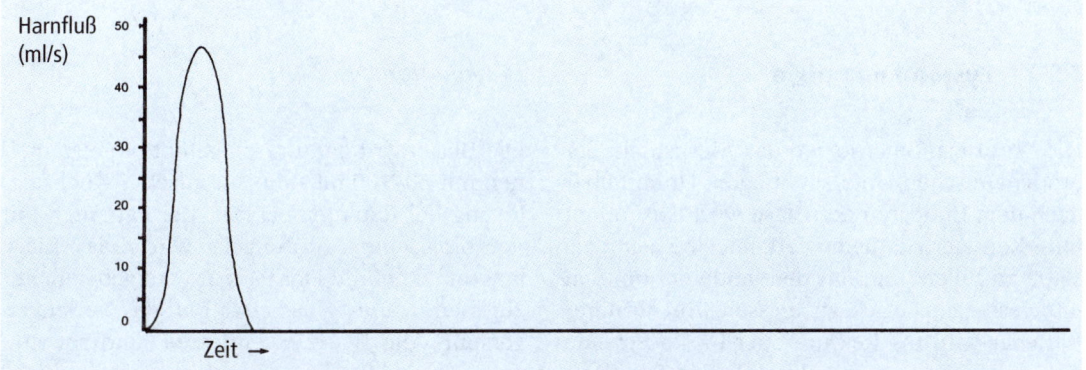

c) Typischer Harnfluß bei insuffizientem Sphinkter. Man beachte den hohen, sich rasch steigernden Harnfluß, der für einen niedrigen Abflußwiderstand spricht.

einem Harnvolumen von über 200 ml beträgt der Harnfluß mindestens 15 ml/s. Abbildung 3-5 zeigt einige typische Anomalien.

Es hat sich herausgestellt, daß bei fast der Hälfte aller Männer mit unkomplizierter, prostatisch bedingter Abflußobstruktion eine einzige Harnflußmessung zur Untersuchung ausreicht (Chapple und Christmas, 1990). Ist kein Flowmeter verfügbar, kann ein Teil dieser Information auch durch direktes Beobachten des Harnflusses gewonnen werden, wobei man allerdings beachten sollte, daß dieser durch die Anwesenheit eines Beobachters gehemmt sein könnte.

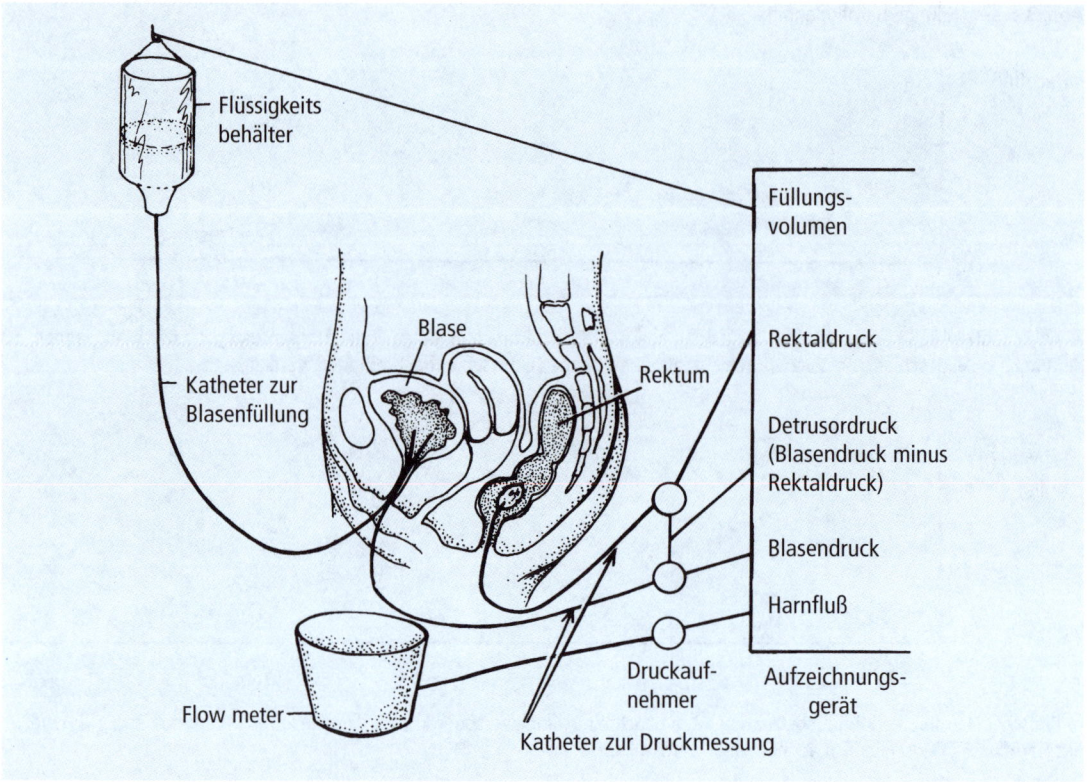

Abb. 3-6: Schematische Darstellung der Zystomanometrie

3.5.2   Zystomanometrie

Die Zystomanometrie ist das Kernstück der urodynamischen Untersuchungen. Unmittelbar nach dem Entleeren der Blase wird der Patient mit 2 Kathetern katheterisiert: mit einem, um die Blase zu füllen, und mit dem anderen, um den intravesikalen Druck zu messen. Ein weiterer Katheter wird ins Rektum oder in die Scheide eingeführt, um den intraabdominalen Druck zu messen. Der Katheter für die Blasenfüllung wird mit einem Flüssigkeitsbehälter verbunden. Die beiden für die Druckmessung bestimmten Katheter werden über Druckaufnehmer an ein Gerät zur graphischen Aufzeichnung angeschlossen (Abb. 3-6). Jedes Restharnvolumen und jede ungewöhnliche Schwierigkeit und Empfindlichkeit beim Schieben der Katheter werden vermerkt.

Provokationstests

Die Blase wird dann rasch gefüllt, im allgemeinen mit 60–100 ml/min isotonischer Kochsalzlösung bei Raumtemperatur. Bei Patienten mit neurologischen Störungen wird die Blase langsamer gefüllt. Der Patient wird gebeten, anzugeben, wann er das erste Mal das Verlangen verspürt, die Blase zu entleeren, und sodann, wann das größte, noch beschwerdefrei erträgliche Fassungsvermögen erreicht ist, wobei er die ganze Zeit versucht, nicht inkontinent zu werden. Wenn das subjektive Fassungsvermögen erreicht ist, das heißt, wenn der Patient angibt, es nicht mehr halten zu können, wird der Füllungskatheter entfernt und der Patient gebeten, aufzustehen und kräftig zu husten. Es können verschiedene andere „Provokationstests" vorgenommen werden, wie z. B. ein laufender Wasserhahn, kaltes Wasser trinken, springen oder auf der Stelle gehen lassen. Jede Inkontinenz wird vermerkt. Der Patient wird dann angewiesen, die Blase in ein Flowmeter zu entleeren, wie oben beschrieben. Beim Mittelstrahlurin wird er gebeten, den Harnstrahl zu unterbrechen und dann die Blase vollständig zu entleeren.

Der Rektalkatheter dient der Überwachung des Abdominaldrucks. Da die Blase ein intraabdominelles Organ ist, gibt ihr Innendruck sowohl die aktuelle Blasenaktivität als auch allgemeine Veränderungen des Abdominaldrucks wieder. Jede Bewegung und jede Aktivität beeinflussen den Gesamtdruck der Blase, wobei diese Druckveränderungen jedoch nicht notwendigerweise bedeuten, daß die Blase selbst irgendetwas tut.

Würde lediglich der Blasendruck gemessen, fiele es schwer, eine Blasenkontraktion beispielsweise von einem Pressen des Patienten zu unterscheiden. Der Rektaldruck wird gemessen, um diese allgemeinen Druckänderungen im Abdomen zu berücksichtigen, und das Aufzeichnungsgerät subtrahiert den Rektaldruck vom Blasengesamtdruck, um einen Wert für die Blasenaktivität allein anzugeben. Dies ist der *Detrusordruck*.

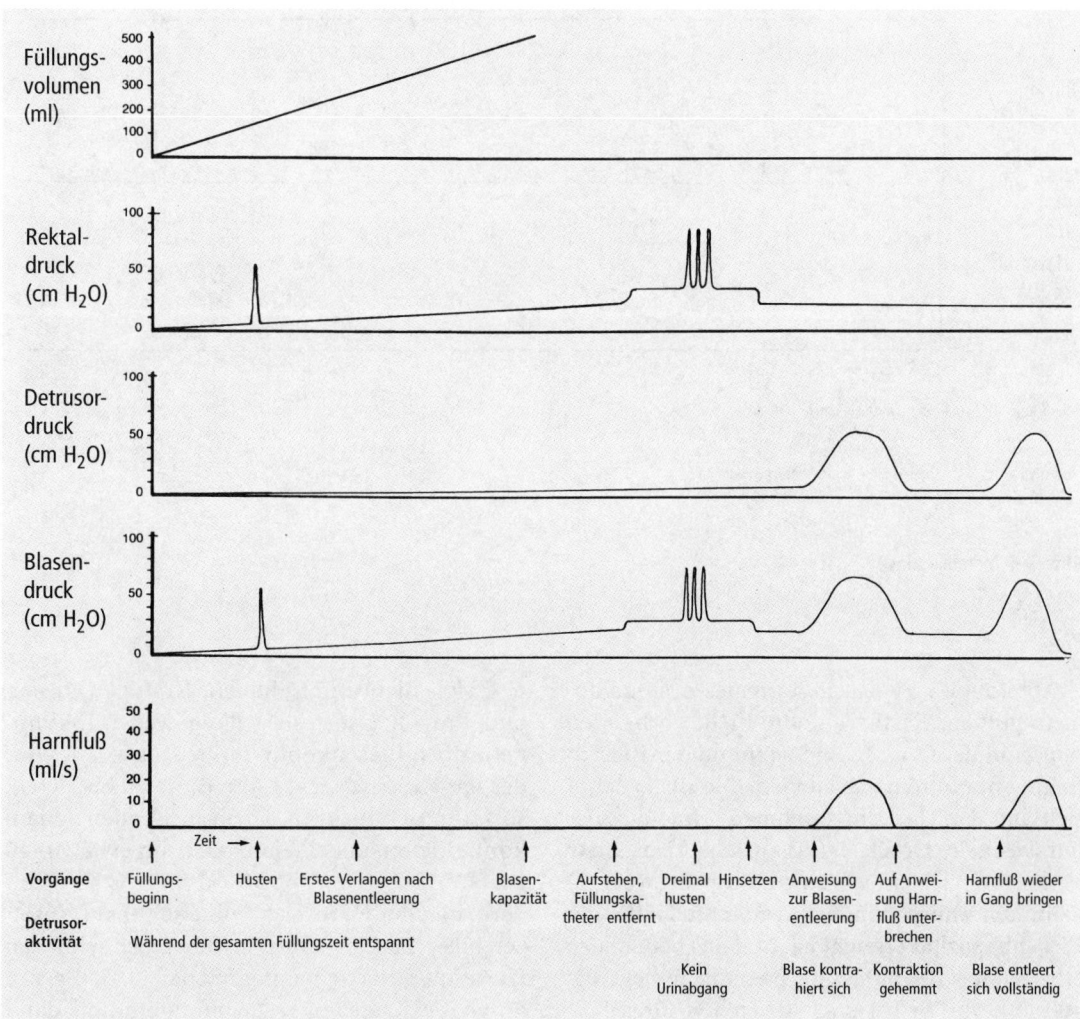

Abb. 3-7: Normales Ergebnis einer Zystomanometrie

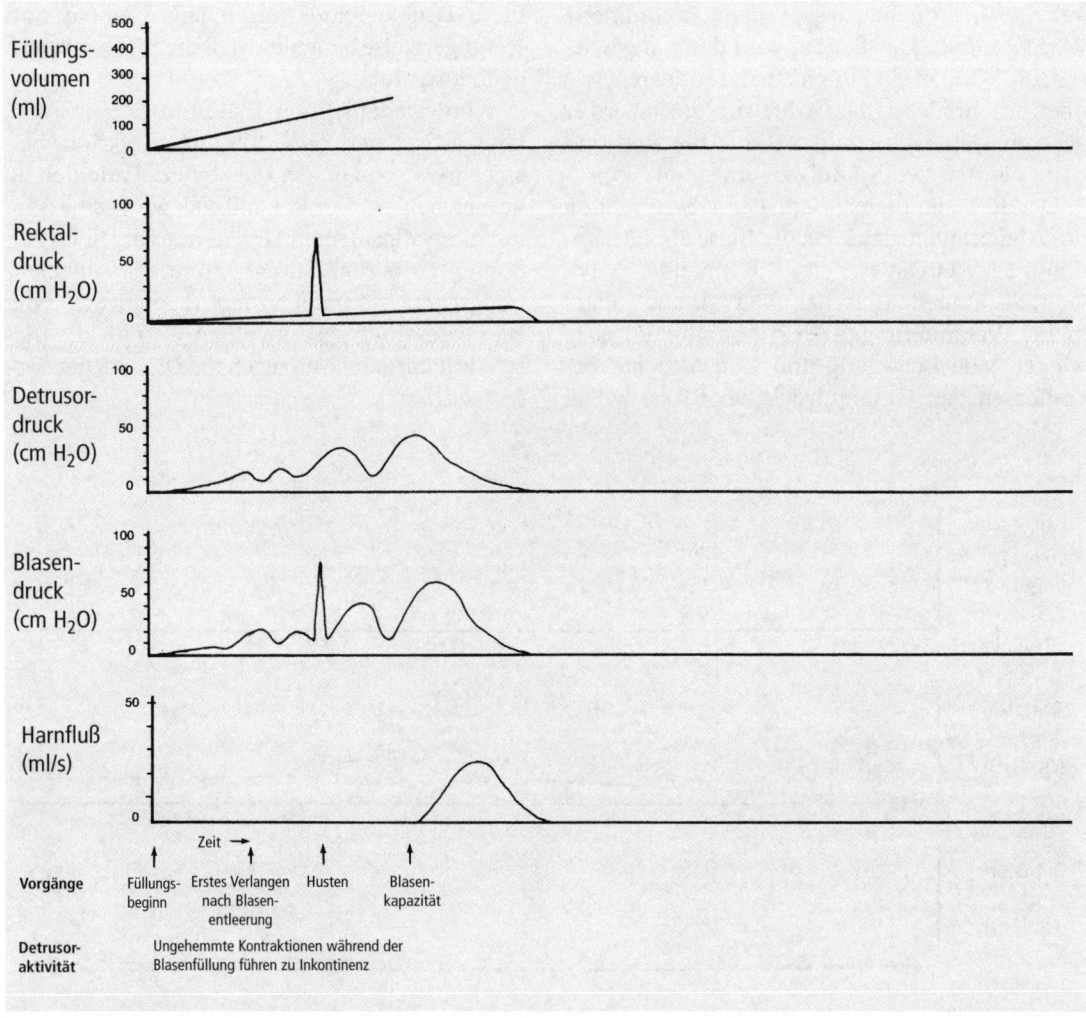

Abb. 3-8: Instabile Blase

Abbildung 3-7 zeigt ein normales Zystomanometrogramm. Restharn sollte nicht vorhanden sein, und der Druck sollte während der Blasenfüllung nur minimal ansteigen. Die Blase dehnt sich, um den Urin aufzunehmen, ohne daß der intravesikale Druck stark ansteigt. Das erste Verlangen nach einer Blasenentleerung wird gewöhnlich wahrgenommen, wenn die Hälfte der Blasenkapazität erreicht ist, und das bequem zu ertragende Gesamtfassungsvermögen liegt bei 400–600 ml. Selbst nach Erreichen ihres Fassungsvermögens sollte die Blase stabil bleiben und sich nicht kontrahieren. Kräftiges Husten und Provokationstests sollten weder Inkontinenz noch Blasenkontraktionen auslösen. Wird der Patient angewiesen, die Blase zu entleeren, so sollte sich diese in einem fließenden Ablauf kontrahieren, mit einem Druck von etwa 30–40 cm H_2O bei Frauen und 50–60 cm H_2O bei Männern, und der Harnstrahl sollte sehr bald einsetzen. Der Patient sollte in der Lage sein, den Harnfluß sofort zu unterbrechen – zu Beginn durch Verschließen des Sphinkters und dann durch Hemmen der Kontraktion – und ihn wil-

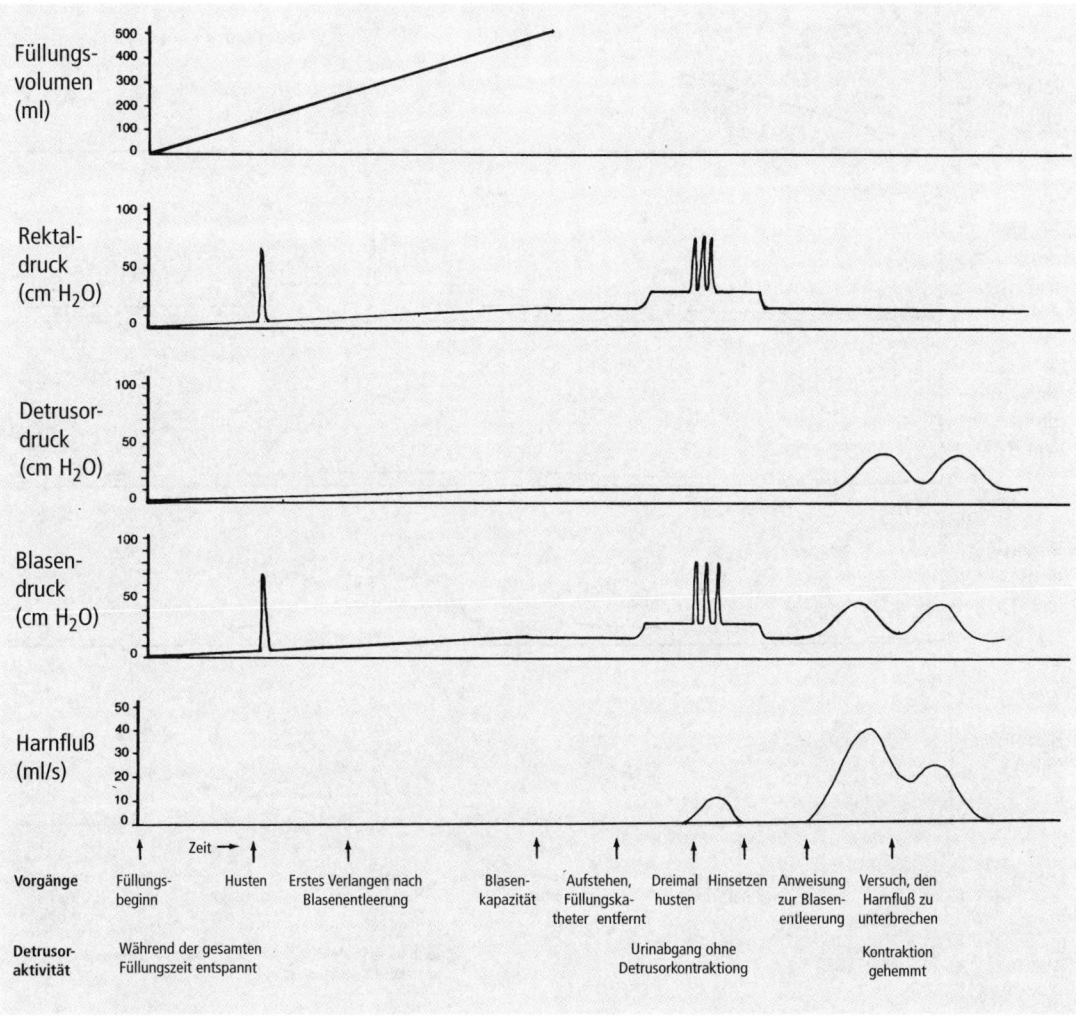

Abb. 3-9: Streßinkontinenz

lentlich neu zu starten. Die Blase sollte sich vollständig entleeren.

Eine Zystomanometrie läßt sich für gewöhnlich mit einem Minimum an Peinlichkeit und Beschwerden für den Patienten durchführen. Große Sorgfalt sollte auf eine vollständige Erläuterung der Prozedur verwendet werden, sowohl vor dem Test als auch während der Durchführung, und es sollte jede Anstrengung unternommen werden, so weit wie möglich die Privatsphäre zu wahren. Gewöhnlich ist es – soweit realisierbar – vorzuziehen, daß jemand vom gleichen Geschlecht wie der Patient die Katheterisierung vornimmt und das Vorgehen überwacht. Ist der Patient sehr ängstlich oder furchtsam, sind die Testergebnisse oft schwer zu interpretieren. So kann es schwerfallen, zwischen einer gehemmten Blasenentleerung und einer echten Blasenentleerungsstörung zu unterscheiden.

Die Abbildungen 3-8 bis 3-12 zeigen mehrere der häufigsten Anomalien, die sich durch eine Zystomanometrie diagnostizieren lassen.

Abbildung 3-8 zeigt eine **instabile Blase**. Der Patient ist unfähig, während der Blasenfüllung

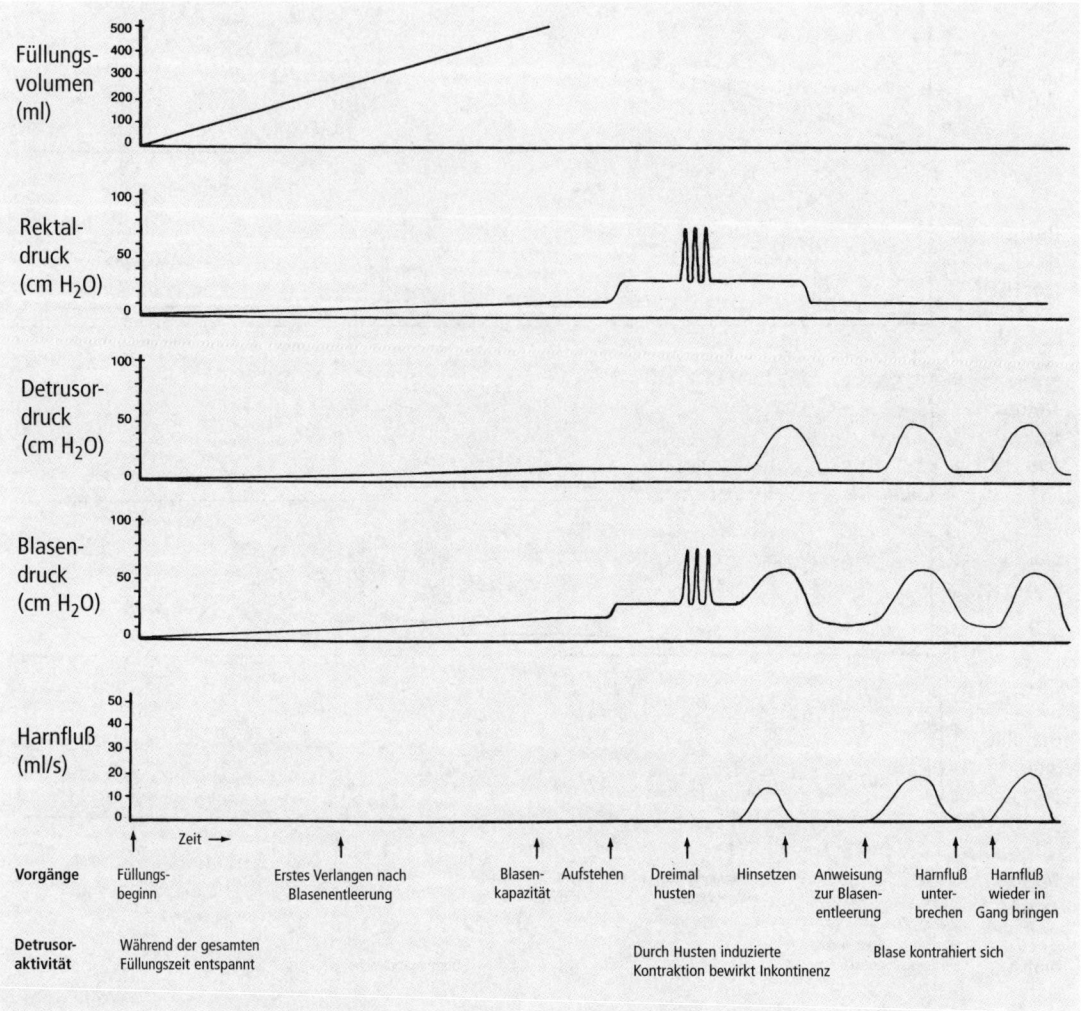

Abb. 3-10: Streßinduzierte instabile Blase

Kontraktionen zu verhindern, und das Fassungsvermögen der Blase ist gewöhnlich herabgesetzt. Sind die Blasenkontraktionen hinreichend ausgeprägt, kann eine Inkontinenz auftreten. Manche Forscher sehen Kontraktionen oder einen Druckanstieg über 15 cm H_2O als Schwellenwert für die Diagnose einer instabilen Blase an, obwohl dieser Wert von der International Continence Society nicht länger anerkannt wird.

Abbildung 3-9 zeigt eine **Streßinkontinenz**: im wesentlichen normale Blasenfunktion mit

Inkontinenz beim Husten und gewöhnlich einem hohem Harnfluß, niedrigem Entleerungsdruck und oft einer beeinträchtigten Fähigkeit, den Harnfluß zu unterbrechen.

Abbildung 3-10 zeigt eine **instabile Blase**, die eine **Streßinkontinenz** simuliert. Diese Diagnose wird leicht verfehlt, da die Inkontinenz unter Belastung auftritt, allerdings als Folge des Hustens, das eine Blasenkontraktion auslöst, und nicht infolge eines insuffizienten Sphinkters.

Abbildung 3-11 zeigt eine **hypoaktive Blase** mit großem Restharnvolumen, erhöhtem Fas-

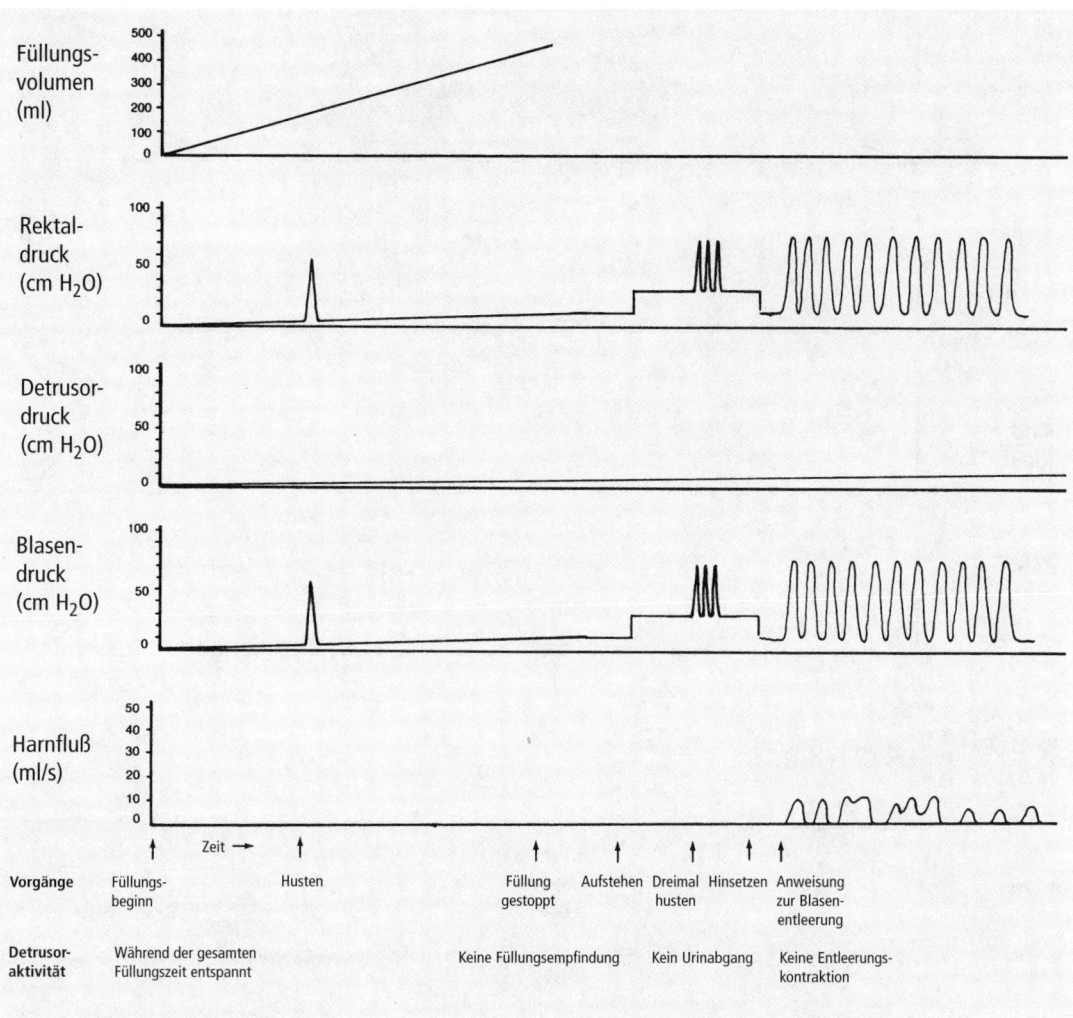

Abb. 3-11: Hypoaktive Blase

sungsvermögen, verzögerter oder fehlender Wahrnehmung der Blasenfüllung und fehlender Entleerungskontraktion. Jede Entleerung wird durch Entspannen des Beckenbodens oder Anspannen der Bauchdecke erreicht.

Abbildung 3-12 zeigt eine **Abflußobstruktion**. Der Entleerungsdruck ist hoch, in dem Versuch, den Abflußwiderstand zu überwinden, der resultierende Harnfluß ist jedoch nur gering.

Auf diese Weise können die in Kapitel 2 beschriebenen physiologischen Blasenfunktionsstörungen anhand der Zystomanometrie genau differenziert werden. Zunehmend werden die Ergebnisse urodynamischer Untersuchungen direkt in Computerprogramme eingespeist, die eine stetig wachsende Anzahl von Parametern und Relationen analysieren können. Eine zusätzliche Verfeinerung läßt sich erreichen, indem man die Zystomanometrie unter Röntgenkontrolle durchführt (Video-Zysturethrographie). Die Blase wird mit Röntgenkontrastmittel statt mit physiologischer Kochsalzlösung gefüllt und kann während der Füllung, beim Husten und bei der Entleerung visuell dargestellt wer-

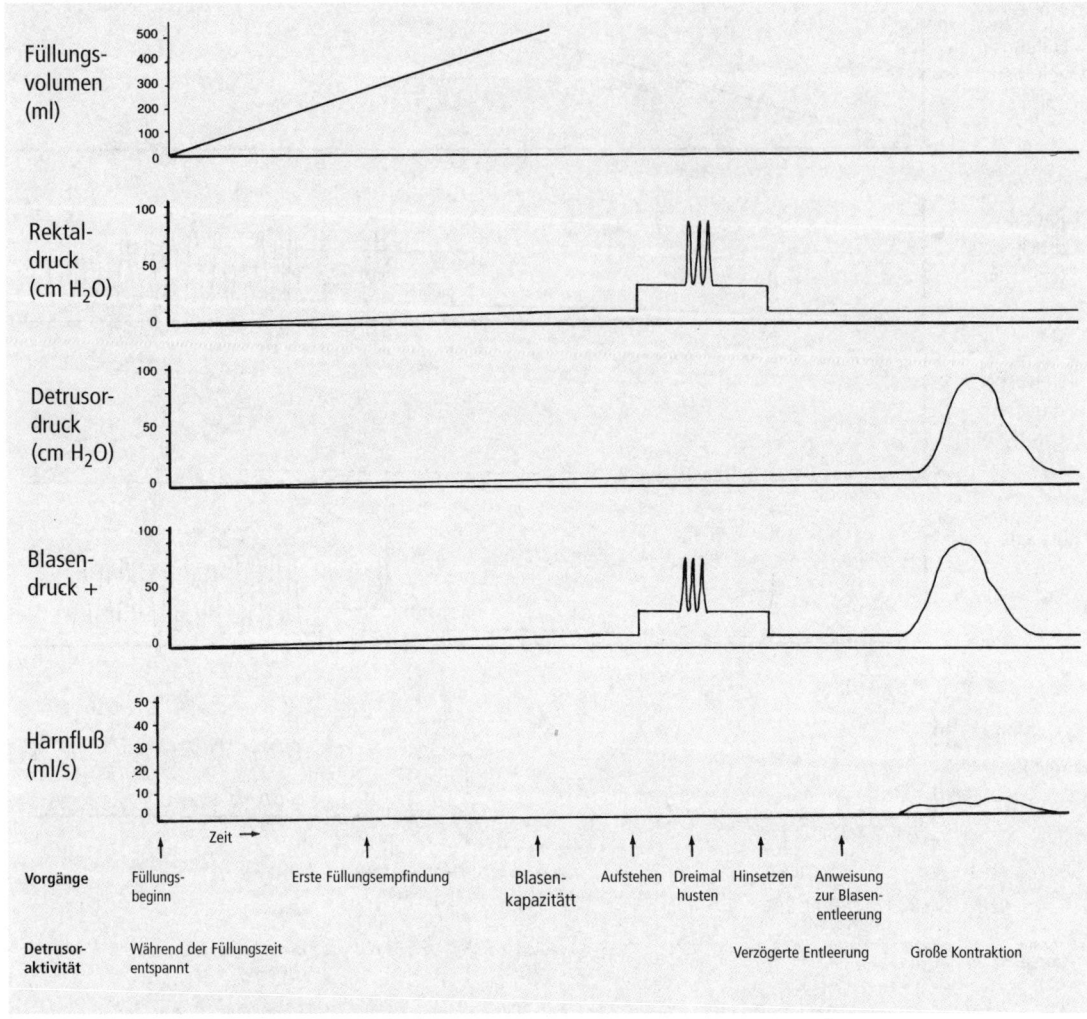

Abb. 3-12: Abflußobstruktion

den. Dies hilft vor allem bei der Unterscheidung von Blasenhalsanomalien und beim Lokalisieren einer Obstruktion. Auch Blasendivertikel, ein Reflux von Urin in die Ureteren und verschiedene andere Anomalien lassen sich aufdecken. In letzter Zeit hat der technische Fortschritt zu ambulanten urodynamischen Untersuchungen geführt, bei denen es die Geräte ermöglichen, den Detrusordruck auch bei einem mobilen Patienten über Stunden hinweg zu messen. Sie sind zu einem nützlichen Instrument in der Forschung geworden. Ferner scheint ein Teil der

Patienten eine instabile Blase zu haben, die sich bei einer statischen Zystomanometrie nicht zeigt, durch ambulantes Überwachen über einen längeren Zeitraum jedoch aufgedeckt wird.

3.5.3 Urethradruckprofil

Der intraurethrale Druck kann entweder mit einem wassergefüllten Katheter oder einem Mikrotransducer gemessen werden, der langsam in der Harnröhre zurückgezogen wird, während der Patient in Rückenlage oder halber Rückenlage liegt. Beim allmählichen Zurückziehen des Katheters wird eine Aufzeichnung des Urethraldrucks vom Blasenhals an bis zur äußeren Harnröhrenmündung gewonnen. Ein Hustenprofil erhält man, indem der Patient dabei in regelmäßigen Abständen gebeten wird, zu husten. Abnorme Druckabfälle des Urethraldrucks („instabile Urethra") lassen sich aufzeichnen, indem man den Katheter in der Mitte der Harnröhre ruhig liegen läßt. Gegenwärtig wird diese Untersuchung meist als Forschungsinstrument genutzt, und die volle Bedeutung von vielen der Befunde steht noch zur Diskussion.

3.5.4 Elektromyographie

Die Elektromyographie (EMG) untersucht die elektrischen Potentiale, die durch die Depolarisation der gestreiften Muskulatur des Harnröhrensphinkters erzeugt werden. Dazu können Nadelelektroden oder auf die Hautoberfläche aufgebrachte Elektroden verwendet werden. Die Ergebnisse erfordern eine Interpretation durch erfahrene Untersucher. Die Elektromyographie wird meist bei Patienten mit neurologischen Erkrankungen oder als Forschungsinstrument eingesetzt.

4 Behandlung und Management der Harninkontinenz

CHRISTINE NORTON

In diesem Kapitel werden die Grundsätze der Behandlung und des Managements besprochen, die für jede inkontinente Person gelten. Nachfolgende Kapitel behandeln Aspekte, die für spezielle Gruppen von Klienten relevant sind, daher sollte dieses Kapitel jeweils in Verbindung mit diesen betrachtet werden.

Alle Interventionen müssen unter Berücksichtigung der während des Assessments und der Untersuchung einer individuellen Inkontinenz gesammelten Informationen, wie in Kapitel 3 beschrieben, geplant werden. Ziel einer Behandlung ist die Veränderung jener Faktoren, die als inkontinenzauslösend festgestellt wurden. Das Management zielt darauf ab, die Auswirkungen des Inkontinentseins auf das Individuum und die betreuenden Personen zu lindern. Es ist klar, daß die auf „Heilung„ ausgerichtete Behandlung und das auf eine Verbesserung der Lebensqualität und ein besseres Zurechtkommen mit der Inkontinenz abzielende Management nicht völlig voneinander getrennt werden können. Für gewöhnlich wird beides gleichzeitig implementiert.

Bedeutung des Managements
zur Verbesserung der Situation

Bisweilen ist nur eine einzige Intervention indiziert. Dies gilt im allgemeinen für jüngere, ansonsten gesunde Inkontinente, bei denen die Ursache der Inkontinenz lediglich in einer Blasenfunktionsstörung besteht. In anderen Fällen ist ein komplexes Bündel ineinander verflochtener Interventionen erforderlich, an denen mehrere unterschiedliche Team-Mitglieder beteiligt sind. Es gibt nur sehr wenige Menschen, bei denen jeder Versuch einer Heilung unangemessen

ist. Gewöhnlich handelt es sich dabei nur um Schwerstkranke, um Personen im Finalstadium oder um Personen mit schwerer Demenz. Bei der Mehrheit ist eine Heilung oder bedeutende Besserung möglich und sollte angestrebt werden. In absehbarer Zukunft ist es jedoch durchaus wahrscheinlich, daß es eine beachtliche Minderheit an Personen geben wird, die keine vollständige Kontinenz mehr erreichen. Bei diesen Menschen sind wirkungsvolle und adäquate Management-Methoden von entscheidender Bedeutung, wenn Inkontinenz nicht zu einer Behinderung an und für sich werden soll.

4.1 Das multidisziplinäre Team

In einem gut integrierten Team ist jedem Mitglied eine Rolle in der Versorgung Inkontinenter zugewiesen. Obwohl die strikte Trennung der Rollen eine künstliche ist und sich diese in der Praxis oft überschneiden, hat jeder Beruf einen Erfahrungsbereich, der für den einzelnen Patienten von Nutzen sein kann.

Unabhängig davon, ob ein Problem behandelt wird oder als unbehandelbar eingestuft wurde, spielt die Pflegeperson die Schlüsselrolle bei der Beratung und Unterstützung der inkontinenten Person und ihrer Familie bzw. der fürsorgenden Personen. Die Auswirkungen der Inkontinenz auf den Patienten und seine Umgebung zu minimieren bedeutet, daß die meisten Menschen trotz ihrer Inkontinenz ein relativ normales Leben führen können. Wann immer die Pflegeperson den Patienten oder Angehörige berät, sollte stets an die Grundlagen des Lehrens gedacht werden: Wenn eine Information im Gedächtnis behalten werden soll, sollte sie in kleine Einheiten aufgeteilt und oft wiederholt werden. Schriftliches Informationsmaterial ist wertvoll, da es später gelesen werden kann. Oft fällt einer Pflegeperson die führende Rolle bei einem Blasentrainingsprogramm oder bei der Beratung über die am besten geeigneten Produkte zu.

Pflegepersonen und Ärzte

Die Rollen der Pflegeperson und des Arztes überschneiden sich erheblich. Viele der im folgenden gegebenen Ratschläge oder ein Blasentraining (s. Kap. 4.4.3) kann ebenso von einer Pflegeperson wie auch von einem Arzt vermittelt werden. Viele der medikamentösen und chirurgischen Behandlungen, die auf eine Therapie der zugrundeliegenden Blasenfunktionsstörung abzielen, können ebenso von einem Arzt begonnen werden.

Physiotherapeuten

Ein Physiotherapeut – ob in der Klinik oder in der Gemeinde – kann die Mobilität und Geschicklichkeit des Patienten einschätzen und beurteilen und einen Behandlungsplan implementieren, wenn sich beide in nützlicher Weise verbessern lassen. Die Erweiterung des Bewegungsumfangs und die Kräftigung des Patienten können es diesem erleichtern, zur Toilette und auf die Toilette zu gelangen. Eine Demonstration sicherer Hebetechniken kann Unfälle oder Zerrungen in Fällen verhindern, in denen ein Helfer am Transfer beteiligt ist. Wo eine Gehhilfe oder ein Rollstuhl verwendet wird, kann der Physiotherapeut sicherstellen, daß sie den Bedürfnissen der bzw. des Betroffenen optimal angepaßt sind. Bei Streßinkontinenz kann der Patient zu Beckenbodenübungen mit oder ohne elektrische Stimulation überwiesen werden (s. Kap. 6).

Ergotherapeuten

Der Beschäftigungstherapeut hat Erfahrung darin, der betroffenen Person zur Unabhängigkeit in den Aktivitäten des täglichen Lebens einschließlich der Körperpflege und der Ausscheidung bzw. dem Gang zur Toilette zu verhelfen. Es lassen sich Techniken zur Funktionsverbesserung einsetzen, oder man kann für Hilfen sorgen, um die vorhandenen Fähigkeiten optimal zu nutzen. Sowohl Veränderungen an der Kleidung, Alternativen zur Toilette als auch Hilfen beim Waschen oder beim An- und Ausziehen können auf die speziellen Bedürfnisse des Individuums zugeschnitten werden.

SozialarbeiterInnen

SozialarbeiterInnen verfügen über umfangreiche Kenntnisse örtlicher Einrichtungen und können Ressourcen in der Gemeinde mobilisieren und koordinieren. Entsprechend den individuellen Bedürfnissen kann es möglich sein, Veränderungen in der häuslichen Umgebung zu arrangieren, für die Aufnahme in eine Tagesstätte oder für Essen auf Rädern zu sorgen, einen Pflegedienst oder einen Wäschedienst zu organisieren oder für freiwillige Dienstleistungen oder finanzielle Unterstützung zu sorgen (s. Kap. 12). Der Sozialarbeiter trägt bisweilen die Hauptlast beim Arrangieren kommunaler Fürsorgeangebote.

Psychologen

Ein Psychologe kann vor allem Patienten mit psychischen Problemen oder Lernbehinderungen helfen, wenn die Inkontinenz eher als ein Verhaltensproblem gesehen werden kann. Ein ausführliches psychologisches Assessment (engl. einschätzen und beurteilen) ermöglicht das Erstellen eines Behandlungsplans entsprechend den individuellen Bedürfnissen. Der Psychologe kann auch an der Behandlung psychisch gestörter Patienten sowie an der Beratung von Patienten, Familien oder MitarbeiterInnen beteiligt sein.

Weitere Dienstleister

Erforderlichenfalls kann an der Versorgung Inkontinenter noch eine Vielfalt anderer Berufe beteiligt sein. FußpflegerInnen können großen

Einfluß auf die Mobilität haben. OptikerInnen können die Sehschärfe des Patienten verbessern und so die Mobilität sicherer machen. DiätassistentInnen und Zahnärzte und -ärztinnen können dafür sorgen, daß der Patient gesunde Nahrung zu sich nimmt.

Die Pflegeperson muß sich des möglichen Beitrags dieser Berufsgruppen bewußt sein und wissen, wann eine Überweisung erforderlich ist. Oft ist das Wiederherstellen der Kontinenz nur ein Aspekt eines umfassenden Rehabilitationsprogramms, das dazu ausgelegt ist, jedem Patienten größtmögliche Unabhängigkeit zu vermitteln.

4.2 Erläuterung des Problems

Vielen Menschen fehlt das Wissen um Körperfunktionen, und die Vorstellungen von Inkontinenz beruhen oft auf Mißverständnissen. Eine klare Darlegung der Funktionsweise des unteren Harntraktes und der Gründe für ihre Störung hilft dem Patienten, sich an der Therapie zu beteiligen. Ein Patient, dem die Ursache klar ist, kann beim Angehen von Problemen viel aktiver teilnehmen. Dennoch neigen viele Angehörige der Gesundheitsberufe dazu, dem Einzelnen diese Verantwortung zu entziehen, indem sie nicht genügend Information vermitteln. Wo der Patient nicht in der Lage ist zu lernen, kann gewöhnlich die übrige Familie von einer Schulung profitieren (Norton, 1983).

Notwendigkeit der detaillierten Information

Ferner helfen Informationen dem Patienten und seiner Familie, eine entsprechend begründete Entscheidung in Bezug auf Behandlungsoptionen zu fällen, soweit es Alternativen gibt. Wird beispielsweise eine Operation empfohlen, so hat der Patient das Recht zu erfahren, um was es geht, welche Aussichten auf Erfolg und welche Risiken und Nebenwirkungen eventuell bestehen. Obwohl der Chirurg über all dies spricht, ist es oft die Pflegeperson, an die sich der Patient mit Detailfragen wendet. Viele Menschen scheuen sich, scheinbar „Offensichtliches" zu erfragen und ihre Befürchtungen oder ihre Unkenntnis offenzulegen, und die Pflegeperson muß dem Patienten Zeit lassen und entsprechende Hilfen anbieten, um ihm bei der Entscheidungsfindung zu helfen. Wie weit eine Behandlung vorangetrieben werden sollte, muß dabei dem Einzelnen überlassen bleiben.

4.3 Psychische Unterstützung

Die Einstellung und die Herangehensweise einer Pflegeperson gegenüber einer Person mit Kontinenzproblemen sollten zeigen, daß Inkontinenz nicht als etwas gesehen wird, dessen man sich schämen müßte, sondern als ein Symptom, das behandelt wird. Schuldgefühle, Scham und Verlegenheit, die viele Inkontinente und deren Angehörige verspüren, können durch respektvolle Behandlung einer Pflegeperson gelindert werden. Dies ist von vitaler Bedeutung, denn so viele Inkontinente verlieren jede Selbstachtung und alles Selbstvertrauen und werden bezüglich der Möglichkeiten einer Verbesserung pessimistisch. Die Pflegeperson muß gut damit umgehen können und darf keine Verlegenheit empfinden, intime Details zu besprechen, wenn der Patient in der Lage sein soll, all seine Befürchtungen und Sorgen auszusprechen. Es mag eine Versuchung darstellen, unbegründete Befürchtungen rasch beiseite zu schieben, ein brüskes „Aber natürlich riechen Sie nicht" oder „Niemand hält Sie für ein Baby" oder „Natürlich findet Sie Ihr Mann/Ihre Frau/Ihr Partner noch attraktiv" tragen jedoch wenig zur Beruhigung bei. Sie können auch dazu führen, daß die Pflegeperson das wirkliche Problem nicht versteht, denn was für den Patienten ein Problem darstellt, muß nicht auch für die Pflegeperson ein Problem sein. Solange nicht eine enge und vertrauensvolle Beziehung entwickelt wird, ist die Pflegeperson möglicherweise nie in der Lage, sich in den Patienten hineinzuversetzen und zu erkennen, welche Hilfe benötigt wird.

Unterstützung kann verschiedene Gestalt annehmen. Bisweilen genügt es, einfach zuzuhören. Ein empathisches Spiegeln von Gefühlen, vor allem von Frustration und Wut, kann für

Diagnose	Konservative Behandlung	Medikamentöse Behandlung	Chirurgische Behandlung
Streßinkontinenz	Beckenbodentraining (6) Kegelübungen (6) Elektrotherapie (6) Pessare (6)	Östrogene (11) Alpha-Stimulanzien (6)	Vaginal (6) Suprapubisch (6) Endoskopisch (6) Neourethra (6) Künstlicher Sphinkter (7)
Instabile Blase	Blasentraining (4) Enuresis-Alarm (5) Alternative Therapien (4) Elektrostimulation (4)	Anticholinergika (4)	Ileozystoplastik (4) Neurektomie (4) Ileum-Conduit (4)
Abflußobstruktion	Dauerkatheter (9) Hilfsmittel (15) Intermittierender Katheterismus (8) Beseitigen einer Koteinklemmung (10)	Alpha-Rezeptoren-Blocker (7) 5-Alpha-Reduktase-Hemmer (7)	Prostatektomie (7) Urethrotomie (7) Stent (7)
Hypoaktive Blase	Intermittierender Katheterismus (8) Entleerungstechniken (8)	Carbachol, Betanechol, Distigminbromid (7)	Elektroimplantat (4)
Schwere, unbehandelbare Inkontinenz mit beliebiger Ursache	Vorlagen (15) Hilfsmittel (15) Katheter (9)		Künstlicher Sphinkter (7) Ileum-Conduit (4) Geschlossenes System der Harnableitung (4)

Tab. 4-1: Therapeutische Optionen bei Harninkontinenz infolge einer Blasenfunktionsstörung. Die Zahlen in Klammern beziehen sich auf die jeweiligen Kapitel, in denen die Behandlung besprochen wird.

Anmerkung: Nicht selten hat ein Patient mehr als eine Erkrankung gleichzeitig. In diesem Fall sollte das vorherrschende Problem zuerst angegangen werden.

den Spannungsabbau innerhalb einer Familie von Nutzen sein. Oft kann eine Pflegeperson, die zuhört, ermutigt und dazu anregt, Probleme ganz auszusprechen, statt ständig selbst zu reden und keinen Raum für Antworten zu lassen, der Person helfen, ihre eigenen Lösungen zu finden.

Das Selbstbild der inkontinenten Person zu verbessern ist ein wesentliches Element, um sie zum Umgang mit der Inkontinenz zu befähigen (Gartley, 1987). Wenn persönliche oder sexuelle Beziehungen unter der Inkontinenz gelitten haben, so bedarf es oft erheblicher Ermutigung, bevor eine Wiederaufnahme normaler Beziehungen versucht wird. Die Furcht vor Zurückweisung ist sehr stark und schränkt sehr ein.

Unterstützung der Angehörigen

Angehörige, die zu Hause für eine schwer inkontinente Person sorgen, bedürfen ebensosehr der Hilfe, wie der Patient selbst. Es fällt nicht schwer, zu erkennen, wie sich Angehörige unzulänglich und hoffnungslos fühlen, sich als schuldig sehen, weil sie nicht alles in ihrer Macht stehende tun, besonders dann, wenn sie sich mit einer Pflegeperson vergleichen, die sehr kompetent und handlungsfähig erscheint. Die Gemeindeschwester, die unter solchen Umständen einen Besuch abstattet, kann ebensoviel Zeit nützlich darauf verwenden, die betreuende Person zu ermutigen und ihr zuzuhören, wie dem Patienten Pflege zu geben.

Manche Inkontinente bedürfen eher der formellen psychologischen Unterstützung, und soweit die Pflegeperson nicht über eine entsprechende Ausbildung oder Erfahrung verfügt, kann es besser sein, die Überweisung zu einer Beratung, einem Psychiater oder Psychologen oder zu einer Einrichtung für die Behandlung von Sexualstörungen zu erwägen, statt zu versuchen, dem Patienten selbst zu helfen.

Die Pflegeperson muß in der Lage sein, ihre eigenen Grenzen sowie den Punkt zu erkennen, an dem Angehörige einer anderen Berufsgruppe von größerem Nutzen für den Patienten wären.

4.4 Behandlung der Harninkontinenz

Für die Behandlung der Harninkontinenz steht ein ständig wachsendes Spektrum therapeutischer Möglichkeiten zur Verfügung. Die meisten beziehen sich jeweils auf eine bestimmte Ursache der Inkontinenz, daher sind das Assessment und die Diagnose von solch großer Bedeutung. Solange nämlich die Ursache nicht bekannt ist,

fällt es extrem schwer, die optimale Behandlung auszuwählen.

Tabelle 4-1 faßt die wichtigsten Möglichkeiten zusammen und zeigt, in welchen Kapiteln dieses Buches sie besprochen werden.

4.4.1 Medikamentöse Behandlung

Viele verschiedene Medikamente werden verschrieben, um Menschen mit Harninkontinenz zu helfen. Dabei gibt es sicherlich für keine Form der Inkontinenz ein „Wundermittel". In den vergangenen Jahren wurden jedoch erhebliche Fortschritte erzielt, und es gibt einige Medikamente, die bei sorgfältig ausgewählten und genau diagnostizierten Patienten hilfreich sein können. Tabelle 4-2 zeigt die meistgenutzten Medikamente.

Instabile Blase

Die Kontrolle von Kontraktionen bei instabiler Blase und einer Dranginkontinenz unter Einsatz eines Medikamentes zur Entspannung des

Erkrankung	Medikament	Wirkungsweise
Instabile Blase	Oxybutynin Imipramin Propanthelinbromid Flavoxat	Spasmolytikum/Anticholinergikum Anticholinergikum + ? zentral Anticholinergikum Spasmolytikum
Streßinkontinenz	Phenylpropanolamin Ephedrin Östrogensubstitution	Sympathomimetikum Sympathomimetikum Östrogenzufuhr
Abflußobstruktion	Prazosin Indoramin Phenoxybenzamin Finasterid	Selektiver Alpha-1-Blocker Selektiver Alpha-1-Blocker Nichtselektiver Alpha-Rezeptoren-Blocker Selektiver 5-Alpha-Reduktase-Hemmer
Hypoaktive Blase	Betanechol Carbachol Neostigminbromid Distigminbromid	Cholinergikum Cholinergikum Anticholinesterase Anticholinesterase
Bettnässen	Wie bei instabiler Blase Desmopressin	s. o. Antidiuretikum

Tab. 4-2: Medikamentöse Therapie der Harninkontinenz

Detrusors oder zur Hemmung reflektorischer Kontraktionen scheint eines der aussichtsreichsten Gebiete einer medikamentösen Therapie zu sein. Die meisten Medikamente haben Nebenwirkungen, wenn sie in wirksamen Dosen verabreicht werden, und diese können so stark sein, daß die Behandlung unannehmbar wird.

In Untersuchungen hat sich gezeigt, daß es einen beträchtlichen Plazeboeffekt gibt. Es scheint, als seien die allgemeine Beratung, die Zuwendung und das Blasentraining, die im allgemeinen mit der Verschreibung dieser Medikamente einhergehen, oft genauso wichtig, wie das Medikament selbst. Dies soll jedoch nicht heißen, daß Medikamente nicht sehr hilfreich sein können, vor allem in den Anfangsstadien der Behandlung von Patienten mit Dranginkontinenz oder nächtlichem Einnässen. Ihre Wirkung kann die Einführung und Akzeptanz eines Blasentrainingsprogramms unterstützen. Bei manchen genügt schon das Medikament, um eine Inkontinenz zu beseitigen, obwohl beim Absetzen der Medikation die Tendenz zum Rückfall besteht.

In Kombination mit einem Blasentrainingsprogramm kann das Medikament oft langsam ausschleichend abgesetzt werden, sobald ein normales Blasenentleerungsverhalten erreicht wurde. Oxybutynin ist vielleicht die am besten annehmbare Medikation erster Wahl zur Therapie, da hier akzeptable Erfolgsquoten mit nur geringen Nebenwirkungen einhergehen, wenn es niedrig dosiert wird. Auch Imipramin kann helfen. Neue, stärker blasenspezifische und daher mit geringeren Nebenwirkungen behaftete Medikamenten befinden sich noch in der Entwicklung.

Da der Zweck all dieser Medikamente darin besteht, Blasenkontraktionen zu verringern, sollten sie bei Patienten mit Blasenentleerungsstörungen sehr sorgfältig eingesetzt werden, da es zu einem plötzlichen Harnverhalt kommen kann. Zu einem sorgfältigen vorangehenden Assessment gehört die Bestimmung des Restharns, und in Fällen mit einem Volumen von unter 100 ml sollte die medikamentöse Behandlung mit größter Sorgfalt begonnen werden.

Streßinkontinenz

Bei der Streßinkontinenz werden Medikamente in dem Versuch eingesetzt, den Tonus der Urethra zu senken. Am häufigsten werden Phenylpropanolamin und Ephedrin verwendet, vor allem bei Kindern. Man vermutet eine Wirkung auf die Alpha-Rezeptoren der Urethra. Eine Östrogensubstitution kann Harnwegssymptome bei atrophischer Urethra bessern (s. Kap. 11).

Abflußobstruktion

Auch eine Abflußobstruktion läßt sich medikamentös lindern. Meist wird Phenoxybenzamin eingesetzt, das jedoch sehr starke Nebenwirkungen (Tachykardie, orthostatische Hypotonie) haben kann und sehr vorsichtig angewandt werden muß. 5-Alpha-Reduktase-Hemmer und Alpha-Rezeptoren-Blocker können eine Obstruktion bei benigner Prostatahyperplasie abbauen, wie in Kapitel 7 ausführlicher beschrieben wird.

Hypoaktive Blase

Wenn die Blase sich nicht hinreichend kontrahiert, um eine vollständige Entleerung zu bewirken, kann eine medikamentöse Therapie versucht werden, um die Kontraktionskraft zu erhöhen. Sowohl Carbachol als auch Betanechol und Distigminbromid wurden mit begrenztem Erfolg eingesetzt. Alle drei können in therapeutischen Dosen zu inakzeptablen Nebenwirkungen führen.

Bettnässen

Antidiuretisches Hormon wie Desmopressin kann bei Erwachsenen und Kindern eingesetzt werden, die nachts einnässen. Obwohl es keine Heilung bewirkt, führt es bei sehr vielen Betroffenen zur Linderung der Symptomatik (s. Kap. 5). Auch die bei instabiler Blase verwendeten Medikamente können helfen.

Andere Medikamente

Auch andere Medikamente können zur Behandlung von Faktoren mit Einfluß auf die Bla-

Störung	Chirurgische Möglichkeiten	Kapitel
Streßinkontinenz	Nadelsuspension (Blasenhalssuspension) nach	
	Stamey oder Raz	6
	Kolposuspension	6
	Schlingenoperation	6
	Kollageninjektion	6
	Künstlicher Harnröhrensphinkter	7
Instabile Blase	Phenolinjektion	4
	Sakrale Neurektomie	4
	Ileozystoplastik	4
Abflußobstruktion	Prostatektomie	7
	Stent-Implantation	7
	Urethrotomie	7
	Harnröhrendilatation	7
Hypoaktive Blase	Elektronisches Implantat	
Schwere, unbehandelbare	Ileum-Conduit	4
Inkontinenz	Geschlossenes System der Harnableitung	4

Tab. 4-3: Chirurgische Eingriffe bei Harninkontinenz

senfunktion beitragen, z. B. geeignete Antibiotika zur Behandlung eines Harnwegsinfektes oder Laxanzien zur Behandlung oder Vorbeugung einer Verstopfung. Viele Medikamente können eine Neigung zur Inkontinenz verstärken, und der behandelnde Arzt sollte sich darüber im Klaren sein, daß die Medikation bei vielen Erkrankungen die Blasenfunktion negativ beeinflussen kann (s. Tab. 2-2).

Generell sollten bei allen zur Inkontinenz neigenden Personen möglichst Medikamente mit minimalen Auswirkungen auf die Kontinenz verabreicht werden. So läßt sich beispielsweise durch ein langsam wirkendes, in geteilter Dosis verabreichtes Diuretikum bei Personen mit Harndrang eine Dranginkontinenz vermeiden. Bei Personen, die nachts ein Medikament gegen Schmerzen benötigen, ist ein Analgetikum einem Sedativum unter Umständen vorzuziehen.

4.4.2 Chirurgie bei Harninkontinenz

Unglücklicherweise ist eine Harninkontinenz bisweilen die Folge eines chirurgischen Eingriffs, im allgemeinen in der Urologie oder in der Gynäkologie. Sie kommt aber auch nach größeren Becken- oder Rückenmarkoperationen vor. Diese iatrogene Inkontinenz kann durch neurologische oder mechanische Schäden verursacht werden, die zu einer der Blasenfunktionsstörungen führen.

Wie bei der medikamentösen Therapie wird auch eine auf Heilung der Inkontinenz abzielende Operation am besten an dem zu lösenden Blasenproblem ausgerichtet. Tabelle 4-3 faßt die häufigsten chirurgischen Möglichkeiten zusammen.

Streßinkontinenz

Bei Streßinkontinenz der Frau, die durch einen insuffizienten Sphinktermechanismus ausgelöst wird, kann der erfahrene Chirurg entweder einen suprapubischen oder – im allgemeinen weniger erfolgreich – einen vaginalen Eingriff bieten (s. Kap. 6). Bei Männern läßt sich der geschädigte Sphinkter durch eine Prothese wiederherstellen (s. Kap. 7). Dies sind die häufigsten Operationen zur Behandlung einer Inkontinenz und erzielen gewöhnlich ausgezeichnete Ergebnisse, vorausgesetzt, die Diagnose war korrekt, und der Eingriff wurde nach den Regeln der Kunst durchgeführt.

Instabile Blase

Keines der verschiedenen chirurgischen Verfahren, mit denen eine Behandlung der instabilen Blase versucht wurde, hat weite Verbreitung gefunden. Bei einem erfahrenen Operateur kann eine Operation erfolgreich sein, die Erkrankung neigt jedoch zum Rezidiv, und es fällt schwer, sich eine allgemeine Akzeptanz vorzustellen. Man nimmt an, daß sowohl die Dehnung der Blase unter Allgemeinanästhesie, als auch die Phenolinjektion in die sympathischen Beckennerven, die Blasenspaltung und die selektive sakrale Neurektomie durch eine Störung der Nervenbahnen wirken, welche die ungehemmten Kontraktionen steuern (Murray und Mundy, 1989). Sie werden meist bei instabiler Blase neuropathischer Genese (Detrusorhyperreflexie)

eingesetzt. Die Ileozystoplastik (Abb. 4-1) ist ein größerer Eingriff zur Behandlung einer schweren, unbehandelbaren instabilen Blase. Die Blase wird hälftig gespalten und wie eine Muschel geöffnet. Ein Ileumabschnitt mit eigener Blutversorgung wird dann als Lappen auf die Blase genäht, um deren Fassungsvermögen zu erhöhen und ungezielte Kontraktionen abzufangen. Das Darmsegment produziert jedoch weiterhin Schleim, der Probleme bereiten kann. Ein Schleimpfropf kann sogar eine Harnverhaltung auslösen. Vielen Patienten fällt es nach dieser Operation schwer, die Blase vollständig zu entleeren, und einige von ihnen müssen auf intermittierende Selbstkatheterisierung zurückgreifen. Es kann zu Stoffwechselstörungen kommen, und es ist noch ungewiß, ob langfristig die Gefahr einer Entwicklung von Blasenmaligno-

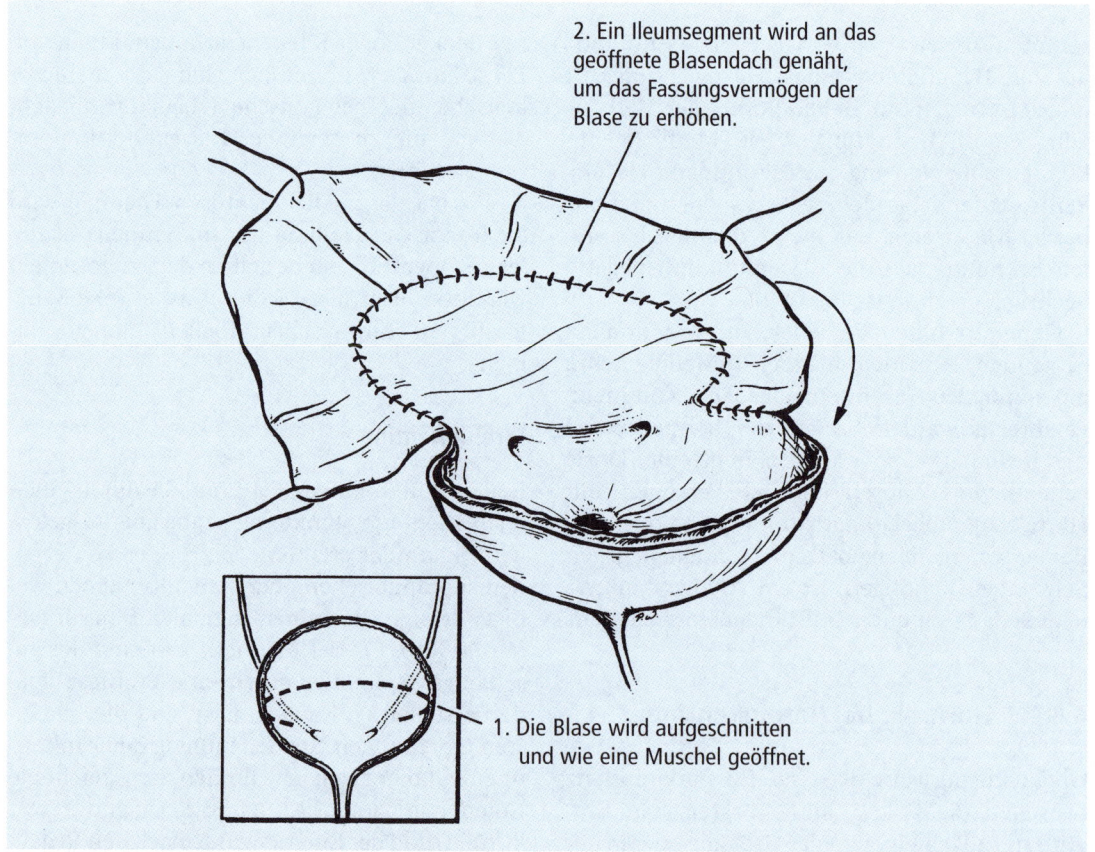

2. Ein Ileumsegment wird an das geöffnete Blasendach genäht, um das Fassungsvermögen der Blase zu erhöhen.

1. Die Blase wird aufgeschnitten und wie eine Muschel geöffnet.

Abb. 4-1: Ileozystoplastik

men besteht, die vom Darmsegment ausgehen. Bei jemandem, der ansonsten durch schwerste Pollakisurie und Dranginkontinenz behindert wäre, kann diese Operation jedoch gute Ergebnisse zeigen.

Abflußobstruktion

Die Chirurgie kann auch zur Behandlung einer Abflußobstruktion dienen, etwa indem eine vergrößerte Prostata entfernt (s. Kap. 7), eine Harnröhrenstriktur gespalten oder eine enge Harnröhre erweitert wird (Urethrotomie). Wird jedoch einer dieser Eingriffe von einem unerfahrenen Chirurgen durchgeführt, besteht Gefahr, daß der Patient inkontinent wird.

Schwere, unbehandelbare Inkontinenz

Manche Menschen mit schwerer, unbehandelbarer Inkontinenz, die sich trotz aller therapeutischen Bemühungen nicht gebessert hat, ziehen zur Korrektur vielleicht einen größeren chirurgischen Eingriff in Erwägung. Bei Patienten mit geschädigter Urethra läßt sich aus einem Blasenlappen eine neue Harnröhre bilden, oder es kann ein künstlicher Harnröhrensphinkter eingesetzt werden (s. Kap. 7). Gelegentlich wird aus einem an das Trigonum vesicae angeschlossenen Darmsegment eine vollkommen neue Blase gebildet. In manchen Fällen kann die Harnableitung in ein Ileum-Conduit mit einem Stoma enorme Vorteile bringen, vor allem für Frauen, die keine Inkontinenzhilfsmittel einsetzen können. Obwohl es scheinbar eine drastische Lösung darstellt, ist mit einem Stoma oft leichter zurechtzukommen, als mit einer inkontinenten Harnröhre, da der Urin von einem wirksamen Hilfsmittel gehalten wird. Bei denjenigen, die diese Option erwägen, ist präoperativ eine intensive Beratung erforderlich, und soweit irgend möglich sollte sich eine in Stomapflege erfahrene Pflegeperson um den Patienten und seine Familie kümmern.

Vor einiger Zeit wurde die geschlossene Harnableitung entwickelt, bei der die Harnleiter in eine aus Darm gebildete Tasche (Kock-Pouch) mit kontinentem Stoma umgeleitet werden, das sich intermittierend katheterisieren

läßt. Alternativ dazu kann mittels der Operation nach Mitrofanoff die Blase gehalten, der Blasenhals chirurgisch verschlossen und ein enger Auslaß zwischen Blase und Hautoberfläche, etwa aus Blinddarm oder einem Stück Ureter, geschaffen werden. Dieses Conduit dient dann zur intermittierenden Katheterisierung. Langzeitergebnisse der kontinenten Harnableitung stehen noch aus. Bei manchen Patienten kommt es zu Störungen des Flüssigkeits- und Elektrolythaushalts, zu Steinbildung und sogar zu metabolischer Azidose.

4.4.3 Blasentraining

„Blasentraining" ist ein in der Pflege oft falsch angewandter und mißverstandener Begriff. Nahezu jede Pflegeperson mit inkontinenten Patienten wird auf

Befragen behaupten, „Blasentraining" durchzuführen. Oft ist in Pflegeplänen zu lesen: „Problem: Inkontinenz. Geplante Maßnahme: Blasentraining." Nur selten finden sich Ausführungen darüber, was unter diesem Begriff verstanden wird, wie man ein solches Training durchführt oder welches Ziel letztendlich damit angestrebt wird – sieht man einmal von dem sehr allgemeinen „Der Patient wird seine Kontinenz wiedererlangen" ab. Blasentraining ist mittlerweile zu einem Patentrezept, einem Allheilmittel bei Inkontinenz geworden. In der Praxis reicht es dann aber oft nur dazu, den Patienten an Toilettengang zu erinnern oder ihn alle 2 Stunden dorthin zu bringen.

Cheater (1991) hat die Widersprüche in der Auffassung des Begriffs und in den Kriterien der Patientenselektion herausgearbeitet, die sogar unter KontinenzberaterInnen bestehen. Die Unterschiede zwischen den verschiedenen Methoden sind von einer klaren Abgrenzung weit entfernt, und es besteht dringender Bedarf an Standarddefinitionen, um Ergebnisse valide vergleichen zu können.

Blasentraining ist in der Tat ein nützliches Pflegeinstrument, aber nur, wenn es in angemessener Weise von einer Pflegeperson eingesetzt wird, die die Techniken beherrscht und weiß, wie man ein den Bedürfnissen des bzw. der Betroffenen entsprechendes Programm auswählt. Ein Erfolg ist sehr unwahrscheinlich, wenn jede/r Inkontinente auf die gleiche Weise behandelt wird. Wichtig ist, daß alle anderen Faktoren, die zur Inkontinenz beitragen, z. B. ein Harnwegsinfekt oder eine Verstopfung, bereits diagnostiziert wurden und behandelt werden, da sie den Erfolg eines Programms mit Sicherheit beeinträchtigen.

Blasentrainingsprogramme sind sehr gut geeignet für jemanden mit den Symptomen Pollakisurie, Harndrang und Dranginkontinenz (mit oder ohne eine zugrundeliegende instabile Blase) sowie für Personen mit unspezifischer Harninkontinenz, die sie sich nicht erklären können und die „einfach so" zu kommen scheint. Ältere Menschen in Fürsorgeeinrichtungen haben diese Art der unspezifischen Inkontinenz sehr oft. Programme für ältere, geistesschwache Menschen sowie für Personen mit Lernbehinderungen werden in Kapitel 11 bzw. 14 besprochen.

Training hilft nicht bei jeder Ursache

Patienten, die keine instabile Blase, sondern eine andere Blasenfunktionsstörung haben, profitieren wahrscheinlich weniger von einem Blasentraining. Eine Frau mit insuffizientem Harnröhrensphinkter und nachfolgender Streßinkontinenz wird ihre Kontinenz nur selten durch Veränderungen der Toilettengewohnheiten wiedererlangen, obwohl einiges dafür spricht, daß ein Training helfen kann (US Department of Health, 1992). Sie wird vielleicht in der Lage sein, ihre Blase relativ leer zu halten, so daß nur wenig Urin darin ist; die zugrundeliegende Sphinkterschwäche wird jedoch bestehenbleiben. Selbst wenn sie soeben Wasser gelassen hat, wird es beim nächsten Husten wahrscheinlich wieder zum Urinabgang kommen. In ähnlicher Weise ist auch jemandem mit Harnverhaltung und Überlaufinkontinenz nur selten durch ein Training zu helfen. Dies macht noch einmal deutlich, wie wichtig es ist, vor jeglicher Implementierung einer Behandlung ein gründliches Assessment vorzunehmen und eine genaue Diagnose zu stellen.

Blasentraining bei Dranginkontinenz

Das Ziel eines Blasentrainings besteht darin, dem Patienten mit Pollakisurie, Harndrang und Dranginkontinenz wieder einen der Normalität angenäherten und bequemeren Miktionsrhythmus zu vermitteln. Dabei sollte die Blasenentleerung nur alle 3–4 Stunden oder in noch größeren Abständen erfolgen, ohne daß es zu Harndrang oder Inkontinenz kommt. Bei instabiler Blase oder bei einem entsprechenden Verdacht wird ein Blasentraining oft mit einer medikamentösen Behandlung kombiniert.

Der Schlüssel zum Erfolg liegt im Führen genauer Aufzeichnungen sowie in häufigem professionellen Kontakt und in professioneller Unterstützung. Ein Blasentraining kann sowohl bei stationären als auch bei ambulanten Patienten angewandt werden. Gelegentlich werden Patienten speziell für ein Blasentraining stationär aufgenommen. Vor allem Gynäkologen nutzen stationäre Programme (Frewen, 1978; Jarvis und Millar, 1980).

Inhalte der detaillierten Information

Der Patient muß diese Behandlung in vollem Umfang verstehen und engagiert mitarbeiten, wobei dies durchaus auch sehr belastend für ihn sein kann. Zu Anfang ist viel Zeit erforderlich, um das Programm in allen Einzelheiten zu erläutern, wobei hervorgehoben werden sollte, daß allein die Willenskraft des Patienten zum Erfolg führen kann. Zu Beginn sollten die normale Blasenfunktion sowie die Gründe und Mechanismen der Störung verständlich beschrieben werden. Sollte der Patient, aus welchem Grund auch immer, nicht kooperieren wollen oder können, hat es wenig Sinn, diese Art von Blasentraining zu versuchen.

Es sollte dem Patienten erläutert werden, daß die Blase aus einem bestimmten Grund – gewöhnlich aus unbekannter Ursache oder wegen einer neurologischen Erkrankung – „überaktiv" und „überempfindlich" geworden ist. Der bzw. die Betroffene hat möglicherweise eine Dranginkontinenz erlebt. Die natürliche Reaktion auf diese peinliche Erfahrung besteht darin, daß der

Patient ein erneutes Auftreten zu verhindern sucht. Normalerweise entwickelt er die Gewohnheit, beim ersten Anzeichen einer Blasenfüllung zur Toilette zu eilen, um einem Zwischenfall zuvorzukommen. Da sich die Blase jedoch kontinuierlich füllt und die meisten Menschen etwas Urin darin verspüren, wenn sie daran denken, fällt es nicht schwer, sich das Entstehen eines Teufelskreises aus immer häufigerem Wasserlassen vorzustellen. Die wegen ihrer Inkontinenz besorgte Person wird wahrscheinlich jede leichte Füllungsempfindung als dringendes Bedürfnis zum Wasserlassen interpretieren und jede Tätigkeit sofort unterbrechen, um eine Toilette aufzusuchen. Angst und Sorge verstärken den Harndrang noch.

„Last-minute-Inkontinenz"

In Extremfällen kann das Leben eines Menschen gänzlich von dem Bedürfnis beherrscht werden, alle 10–15 Minuten Wasser zu lassen. Nur wenige geraten in diesen unglückseligen Zustand, aber viele suchen den ganzen Tag über jede halbe oder volle Stunde die Toilette auf. Und obwohl sie so häufig Wasser lassen, können sie dennoch Dranginkontinenz spüren, vor allem bei instabiler Blase. Wenn jemand aufsteht und zur Toilette eilt, während sich die Blase kontrahiert, kommt es sehr wahrscheinlich zu Inkontinenz. Frauen sind wegen eines niedrigeren Harnröhrenwiderstandes anfälliger. Es kann sich eine „Last-minute"-Inkontinenz entwickeln, das heißt, der bzw. die Betroffene schafft es bis vor die Haustür und näßt dann beim Suchen nach dem Hausschlüssel ein, oder er bzw. sie geht zur Toilette und wird dann beim Entfernen der Kleidung inkontinent.

Entleerungsrhythmus individuell entwickeln

Blasentraining zielt darauf ab, das individuelle Vertrauen in die Fähigkeit der Blase, Urin zu halten, wiederherzustellen und wieder einen der Normalität näheren Entleerungsrhythmus zu etablieren. Zu Beginn sollte der Patient 3–7 Tage lang ein Basisprotokoll führen, in dem er festhält, wie oft Wasser gelassen wird und wann Inkontinenz auftritt. Dies wird dann zusammen mit der Pflegeperson oder dem Arzt, die das Programm überwachen, durchgesehen, und anschließend wird der individuelle Behandlungsplan erstellt. Der Zweck besteht darin, die Zeiträume zwischen den Gängen zur Toilette allmählich zu vergrößern, wobei der Patient dazu ermutigt wird, einem Harndrang eher standzuhalten, statt ihm nachzugeben. Zu Anfang sollten die einzuhaltenden Zeiten so gewählt werden, daß deren Einhaltung nicht allzu schwer fällt.

Die Zeiten können über den ganzen Tag hinweg in festen Abständen oder aber auch flexibel, entsprechend dem im Basisprotokoll angegebenen Schema festgesetzt werden. So muß jemand, der Diuretika einnimmt, morgens wahrscheinlich stündlich, mittags alle anderthalb Stunde und abends nur noch alle 2 Stunden zur Toilette. Jemand mit festen zeitlichen Verpflichtungen, etwa am Arbeitsplatz oder wenn die Kinder zur Schule gebracht werden, benötigt vielleicht Momente, die zu den Wegen oder zu den Mahlzeiten passen. Zeigt das Basisprotokoll ein umschriebenes Inkontinenzmuster, so lassen sich die Toilettenzeiten vielleicht so festsetzen, daß diesem Muster vorgegriffen wird. Wenn jemand also stets um 15.30 Uhr einnäßt, wäre 15.00 Uhr beispielsweise eine gute Zeit.

Für den Patienten wird dementsprechend ein über den ganzen Tag verteiltes Toilettenschema festgelegt. Nachts werden gewöhnlich keine Zeiten festgesetzt, selbst wenn Nykturie und nächtliches Einnässen ein Problem darstellen können. Der Patient wird angewiesen, nachts bei Bedarf Wasser zu lassen. Bisweilen hilft es, sich den Wecker zu stellen, um auf Zeiten, zu denen es bevorzugt zum Einnässen kommt, vorbereitet zu sein. Oft ist dies jedoch gar nicht notwendig, da sich nächtliche Probleme oft lösen, wenn sich die Häufigkeit des Wasserlassens bei Tage wieder normalisiert hat.

Zeitpunkte zum Wasserlassen – Zeiträume der Kontinenz

Der Patient wird gebeten, zu festgesetzten Zeiten Wasser zu lassen und zu versuchen, in der Zeit dazwischen auszuhalten. Bisweilen trägt eine geeignete Vorlage oder ein Hilfsmittel zum Vertrauen bei und bedeutet, daß es keine allzu verheerenden Folgen hat, wenn es doch zur Inkontinenz kommt. Verspürt der Patient Harndrang, so muß er stillsitzen oder -stehen und versuchen, ihn zu unterdrücken, statt sofort eine Toilette aufzusuchen. Der Patient wird zu einer normalen Flüssigkeitsaufnahme angehalten, da er ja kontinent werden und trinken können soll, was immer er möchte. Vielen Menschen mit instabiler Blase hilft es jedoch, wenn sie Koffein vermeiden (s. Kap. 4.5.3).

Wenn der Patient die angestrebten Zeiten erreicht hat, ohne vorzeitig zur Toilette gegangen oder inkontinent geworden zu sein, sollten die Zeiträume schrittweise vergrößert werden. Die Fortschritte sind dabei sehr individuell und hängen von vielen Variablen ab, z. B. vom ursprünglichen Schweregrad der Symptome, von der Motivation und vom Ausmaß professioneller Hilfestellung. Ambulante Patienten müssen oft 1–2 Wochen mit einem Zeitintervall auskommen, bevor dieses bei der nächsten klinischen Visite geändert wird.

Bei stationären Patienten kann das Programm häufiger, manchmal täglich angepaßt werden. Üblicherweise wird das Zeitintervall jeweils um 15–30 Minuten erhöht, aber auch hier gibt es große Schwankungen, und manche kommen mit Zeitsprüngen von 1 Stunde zurecht. Alle besonders schwierigen Intervalle sollten individuell angepaßt werden, z. B. bei jemandem, der gewohnt ist, 4 Becher Tee zum Frühstück zu trinken. Diese Person wird es vielleicht nie schaffen, morgens ein 4stündiges Entleerungsintervall durchzuhalten. Ein intelligenter Patient, dem der Zweck des Programms vollkommen einleuchtet, wird die Zeitintervalle oft von allein anpassen und zwischen den Besuchen in der Klinik erhebliche Fortschritte erzielen können.

Verlaufsprotokolle weiter führen

Ist das Ziel einer Blasenentleerung in 3- bis 4stündigen Abständen erreicht, sollten die Protokolle und die festgelegten Zeiten noch einen Monat länger eingehalten werden, um einen Rückfall zu verhindern. Bei manchen bedarf es dazu mehrerer Monate, während andere möglicherweise nur ein paar Wochen benötigen. Die individuelle Dauer eines Blasentrainings scheint nicht vorhersagbar. Zur Einschätzung des Fortschritts ist es von entscheidender Bedeutung, die Verlaufsprotokolle lückenlos zu führen. Dies gibt dem Patienten ein nützliches Feedback darüber, daß er gute Fortschritte macht.

Alternative Methoden

Eine Alternative zum Blasentraining anhand vorher festgelegter Entleerungsintervalle besteht darin, den Patienten aufzufordern, die Abstände zwischen der ersten Wahrnehmung eines Harndrangs und dem Wasserlassen allmählich zu vergrößern. Statt einen Entleerungsrhythmus anzustreben, versucht der Patient, das Bedürfnis zur Blasenentleerung immer weiter hinauszuschieben und so allmählich die Abstände zwischen den Gängen zur Toilette zu vergrößern. Bei schwerem Harndrang könnte die Aufforderung beispielsweise lauten, vor dem Gang zur Toilette langsam bis Zehn zu zählen. Gelingt dies, ohne inkontinent zu werden, ließe sich erst bis Zwanzig, dann bis Dreißig und schließlich bis Sechzig zählen. Bei schwächerem Harndrang könnte der Patient damit beginnen, zunächst 10 Minuten, dann 20 Minuten und schließlich eine halbe Stunde zu warten. Hochmotivierte Patienten sehen oft, wie die Kreuzchen auf dem Protokoll allmählich immer weiter auseinander liegen und setzen sich selbst ein neues Ziel. Manche Patienten können auch darin unterwiesen werden, wie man ein plötzliches Anfluten von Urin, d. h. die Unfähigkeit zur Verzögerung der Miktion, auf der Toilette unter Kontrolle bekommt, indem man sich zunächst richtig hinsetzt und den Beginn der Miktion dann bewußt hinauszögert. Einem Patienten mit Harndrang kann dies extrem schwerfallen. Gelingt es jedoch, trägt es erheblich zum Selbstvertrauen hinsichtlich der Kontrolle bei. Auch hier empfiehlt es sich, mit niedrig gesteckten, erreichbaren Zielen (z. B. bis Zehn zählen) zu beginnen und die Abstände dann allmählich zu vergrößern.

Manche sind der Ansicht, daß Beckenbodenübungen einen Harndrang zu unterdrücken helfen (s. Kap. 6). Auch Druck auf das Perineum, etwa indem man auf einer Ferse oder einem Sandsack sitzt, kann helfen. Keinesfalls sollte unterschätzt werden, wie schwer es fällt, einen Harndrang zu ignorieren, wenn man weiß, daß man einnässen könnte.

Erfolgsaussichten

Viele Patienten werden versucht sein, das Blasentraining aufzugeben oder sich nicht mehr dazu zu zwingen. Kindern wird beispielsweise oft beigebracht, daß es schlecht ist, allzulange auszuhalten. Dies ist jedoch für Menschen mit Dranginkontinenz fast die einzige Hoffnung, ihre Kontinenz wiederzuerlangen, und es sollte alles unternommen werden, um ihre Bemühungen zu unterstützen und zu motivieren. Jarvis und Millar (1980) haben festgestellt, daß über 80 % der stationär behandelten Frauen nach 6 Monaten symptomfrei waren. Fantl et al. (1991) berichten, daß unter älteren Frauen 12 % wieder kontinent wurden und 75 % die Inkontinenzepisoden zumindest auf die Hälfte reduzieren konnten. In Gruppen könnten sich Patienten gegenseitig noch stärker unterstützen, als dies bisher üblich ist.

Erneutes Antrainieren von Blasenentleerungsgewohnheiten

Bei einem Wiederantrainieren der Blasenentleerungsgewohnheiten wird versucht, die Intervalle der Blasenentleerung wieder an den natürlichen Rhythmus des Individuums anzupassen. Dies geschieht gewöhnlich im Rahmen einer langfristigen Betreuung in einer Einrichtung. Ein Basisprotokoll dient der Bestimmung des individuellen Kontinenz- und Inkontinenzmusters. Um einer Inkontinenz zuvorzukommen, wird ein Plan für die Gänge zur Toilette erstellt, und zwar individuell, statt alle Patienten oder Bewohner gleich zu behandeln. Wenn Kontinenz erreicht ist, können die Zeitintervalle verlängert werden. In der Praxis gelingt es mit einem solchen Programm eher, Patienten konti-

nent zu halten, als mit Toilettengängen, die für alle gleichermaßen festgesetzt werden, und in manchen Fällen kann sogar das Wiederantrainieren eines Blasenentleerungsrhythmus' gelingen (Hu et al., 1989; Engel et al., 1990). Vor allem für Langzeitpatienten besteht der größte Nutzen aber wahrscheinlich darin, daß das Personal den individuellen Rhythmus von Toilettengewohnheiten wiederentdeckt, statt jeden Patienten zur gleichen Zeit zur Toilette zu bringen.

Festgelegte Entleerungszeiten und veranlaßte Entleerung

Vieles von dem, was unter der Bezeichnung „Blasentraining" geführt wird, bewirkt de facto nichts, um die Blase zu trainieren, und besteht lediglich darin, den Patienten zu festgesetzten Zeiten daran zu erinnern, Wasser zu lassen. Dieses Vorgehen wird meist in Pflegeheimen und in Kliniken mit Langzeitpatienten praktiziert. Die ausgewählten Intervalle sind entweder zeitgebunden, d. h. alle 2 oder 4 Stunden, oder an Ereignisse gekoppelt, d. h. vor oder nach einer Mahlzeit, der Verabreichung eines Getränks oder eines Medikaments. Oft werden solche Programme unterschiedslos auf alle Bewohner oder zumindest auf die Inkontinenten unter ihnen angewandt. Da aber jede Blase ihrem eigenen Rhythmus folgt, erreicht ein solches Programm bestenfalls ein paar Fälle von Inkontinenz vor ihrem Auftreten. Für gewöhnlich steht es in keiner Beziehung zu individuellen Bedürfnissen. Es ist jedoch zu hoffen, daß ein derart starres Regime für eine ganze Gruppe mit dem Aufkommen einer stärker individualisierten Versorgung des Patienten sowohl als ineffizient wie auch als zeitaufwendig erkannt wird.

Feste Zeiten

Für ausgewählte Patienten sind festgelegte Entleerungszeiten jedoch von Nutzen. Patienten mit schlechtem Gedächtnis beispielsweise, die ganz einfach dazu neigen, ihre Blase zu vergessen, bis es zu spät ist, können von festen Zeitintervallen oder der stehenden Anweisung, nach jeder Mahlzeit die Toilette aufzusuchen, profitieren. Dabei hilft bisweilen ein kleiner Wecker. Auch Patienten mit beeinträchtigter Wahrnehmung der Blasenfüllung können auf einen Zeitplan zur Blasenentleerung angewiesen sein, statt auf die Füllungsempfindung zu warten, wenn sie eine Überlaufinkontinenz vermeiden möchten. Patienten mit fortgeschrittener Demenz, bei denen alle Versuche einer Kontinenz gescheitert sind, lassen sich durch festgelegte Abstände beim Gang zur Toilette leichter trocken halten (s. Kap. 11).

Mit der veranlaßten Entleerung wird versucht, einer verwirrten Person die Wahrnehmung ihres eigenen Inkontinenzstatus beizubringen. Durch regelmäßiges Überwachen, Veranlassen des Toilettengangs und positive Verstärkung des gewünschten Ergebnisses, z. B. Kontinenz oder richtiges Wasserlassen, können manche Patienten ihre Kontinenz verbessern (Schnelle, 1990). Dies funktioniert am besten bei Personen, die ihre Blase von vornherein seltener entleeren und über gewisse Fertigkeiten verfügen, um auf der Toilette selbst zurecht zu kommen.

Biofeedback

Biofeedback kann als eine komplexere Form des Blasentrainings für Patienten mit instabiler Blase angewandt werden. Der Patient muß einigermaßen intelligent und motiviert sein, und die Behandlung wird im allgemeinen nur in Fachkliniken angeboten, die urodynamische Untersuchungen durchführen. Der Patient wird an Geräte zu Messung der Urodynamik, z. B. für eine Zystomanometrie (s. Kap. 3), angeschlossen, die Blase wird langsam gefüllt, und man zeigt ihm, wie sich der Blasendruck verändert. Dadurch wird vielen Patienten geholfen zu lernen, wie sie ihre unerwünschten Blasenkontraktionen hemmen können (Cardozo et al., 1978). Als Teil einer stationären Behandlungseinheit für Patienten mit instabiler Blase hat sich das Biofeedback als nützlich erwiesen (Millard und Oldenberg, 1983). Ein erfahrener Therapeut benötigt gewöhnlich 6–10 Sitzungen zu je einer Stunde, die Behandlung ist demnach teuer und zeitaufwendig.

Biofeedback wurde auch eingesetzt, um Kinder mit instabiler Blase zu behandeln und um Kindern, die ihre Blase nicht vollständig entleeren, eine koordinierte Miktion beizubringen, wobei sich das zystometrische Feedback mit der Elektromyographie kombinieren ließ (Hellstrom, 1990). Es bedarf dringend weiterer Untersuchungen zur Entwicklung optimaler Behandlungsschemata und zur weiteren Verbreitung der Methode. Vielleicht führt die Technologie, die die Entwicklung ambulanter urodynamischer Untersuchungen möglich gemacht hat, auch einmal dazu, sich zu Hause selbst Biofeedback geben zu können.

4.4.4 Komplementärmedizinische Maßnahmen bei Harninkontinenz

In den vergangenen Jahren wurde eine ganze Reihe begleitender Heilverfahren empfohlen. Nur wenige davon wurden bislang in gut ausgelegten Studien untersucht. Freeman (1982, 1985, 1989) stellte fest, daß Hypnose bei Frauen mit instabiler Blase helfen kann. Den Patientinnen wurde suggeriert, ihre Blase könne mehr Urin halten und müsse sich seltener entleeren. Nach 12 Sitzungen war über die Hälfte der Behandelten symptomfrei, obwohl es mit der Zeit zu Rückfällen kam.

Sowohl Pigne (1985) als auch Philp et al. (1988) und Kelleher et al. (1993) konnten zeigen, daß sich die Symptome einer instabilen Blase durch Akupunktur abschwächen lassen. Auch von der Homöopathie wurde berichtet, daß sie Symptome bessern kann (Krahulec und Dvorakova, 1994). Die Möglichkeiten der Reflexzonenbehandlung, der Aromatherapie und anderer ergänzender Heilverfahren müssen noch erforscht werden.

4.4.5 Elektrostimulation

Die Elektrotherapie wird zunehmend zur Unterstützung von Beckenbodenübungen bei Streßinkontinenz eingesetzt (s. Kap. 6). Auch zur Hemmung von Kontraktionen bei instabiler

Blase wurde sie schon angewandt. Dabei können Vaginal- oder Analsonden an eine batteriebetriebene, externe Steuerungseinheit angeschlossen werden (Plevnik, 1989). Implantierbare Stimulatoren befinden sich in der Entwicklung.

4.5 Management der unbehandelbaren Inkontinenz

4.5.1 Hautpflege

Eine gute Hautpflege ist bei jeder inkontinenten Person äußerst wichtig. Ständige Inkontinenz kann mit einer Dermatitis und – zusammen mit Faktoren wie Reibung – bei dafür empfindlichen Personen mit Dekubitalgeschwüren einhergehen. Sowohl Urin als auch Fäzes können Hautreizungen hervorrufen. Sie sorgen außerdem für ein feucht-warmes Klima, das für die Entwicklung potentiell pathogener Mikroorganismen ideal ist. Es muß jedoch gesagt werden, daß die Haut im Perianalbereich bei den meisten Inkontinenten nur selten wunde Stellen aufweist, und daß es nur bei wenigen zu signifikantem Wundsein, Infektionen oder Dekubitalgeschwüren kommt. Selbst eine immobile Person mit Doppelinkontinenz leidet nicht zwingend unter Hautproblemen. Die Gesundheit der Haut hängt in großem Umfang vom allgemeinen Gesundheitszustand und hier besonders von ausgewogener Ernährung und ausreichender Flüssigkeitsaufnahme ab. Schwerkranke, geschwächte oder immobile Personen sind noch viel anfälliger für Hautschäden. Die Pflegeperson kann hier eine Menge nützlichen Rates bezüglich der Ernährung und allgemeiner Gesundheitsfürsorge geben, um Hautproblemen vorzubeugen bzw. deren Behandlung zu unterstützen.

Waschen des Intimbereiches

Der wichtigste Teil der Hautpflege besteht in der gründlichen Säuberung des gesamten Genitalbereichs sowie aller übrigen Hautbereiche, die mit Urin oder Stuhl in Berührung kommen, und zwar 2mal täglich. Am besten sollte täglich geduscht oder ein Bad genommen werden. Dies ist jedoch nicht immer umsetzbar, und so muß bisweilen gründliches Waschen genügen, wobei warmes Wasser und eine milde Seife verwendet werden sollten. Stark parfümierte Seifen können Hautreaktionen und bei bereits bestehendem Wundsein auch Beschwerden hervorrufen. Nach dem Waschen sollte die Haut sanft, aber gründlich mit einem weichen Handtuch abgetrocknet werden. Gesunde Haut sollte weder Cremes noch Lotionen benötigen. Ist die Haut als empfindlich bekannt, kann ein einfacher Hautschutz in Form von Zinksalbe oder Rizinusöl aufgetragen werden. Cremes sollten immer nur sparsam verwendet werden, da zu dick aufgetragene Creme die Haut aufweicht und damit die Gefahr von Schädigungen steigt. Außerdem kann sie die Wirkung aufsaugender Hilfsmittel beeinträchtigen, indem sie eine Barriere für den Urin bildet. Vor der Verwendung von Markenartikeln für die Reinigung oder zum Schutz der Haut sollte ein Patch-Test durchgeführt werden, da manche Menschen gegen eine oder mehrere der zahlreichen darin enthaltenen Substanzen allergisch sind. Wenn nicht sicher ist, ob ein Wundsein durch die Inkontinenz oder das eigentlich zum Schutz der Haut verwendete Produkt ausgelöst wird, sollte dieses an einer anderen Stelle der Haut, z. B. am Rücken, aufgetragen und die Haut einige Stunden lang auf eine Reaktion beobachtet werden. Ist die Haut bereits wund, hat sich eine Creme mit sowohl schützenden als auch analgesierenden und heilenden Eigenschaften oft als heilungsfördernd erwiesen. Talkum sollte möglichst gemieden werden, da es, vor allem bei starken Parfümbeimischungen, zu Reizungen führen kann und beim Anfeuchten mit Urin oder Schweiß zum Verklumpen neigt, wodurch sich in den Leistenbeugen Krusten bilden.

Ursachen für wunde Haut

Wenn die Haut wund wird, sollten neben der Inkontinenz auch andere Faktoren nicht vergessen werden. Die Ursache kann auch in einem Hilfsmittel oder einer Vorlage liegen. Vielleicht hat die Vorlage eine rauhe Oberfläche, oder das Hilfsmittel sitzt zu straff. Vor allem Kunststoff in

Verbindung mit einer nassen Hautoberfläche kann Probleme bereiten, und Höschen aus Kunststoff sollten gemieden werden. Bei manchen Patienten kann die Haut empfindlich auf Materialien einer Vorlage oder eines Hilfsmittels reagieren, und die Entzündung entsteht durch eine allergische Reaktion, z. B. auf Latex in einem Kondomurinal. Bei älteren Frauen ist ein Wundsein der Vulva unter Umständen eher die Folge einer atrophischen Vaginitis als einer Inkontinenz.

Bei sehr wunder Haut und geschädigter Hautoberfläche besteht der einzig gangbare Weg zur Heilung bisweilen in einem Dauerkatheter, um die Inkontinenz zu beherrschen. Er sollte jedoch niemals zur bloßen Erleichterung der Pflege eingesetzt werden (s. Kap. 9), sondern kann lediglich bei Personen mit schweren Hautproblemen unvermeidlich werden.

4.5.2 Beherrschen von Geruch und Verschmutzen

Geruch fürchten Inkontinente am meisten (Norton, 1982). Unter Umständen schränken Menschen ihre Aktivitäten und sozialen Kontakte nicht wegen eines offensichtlichen Abgangs von Urin, sondern aus Sorge vor Geruchsentwicklung ein. In westlichen Kulturen sind natürliche Gerüche tabu, und es werden ungeheuere Summen dafür ausgegeben, alltägliche Gerüche zu Hause und am Körper zu verbergen. Wenn schon Schwitzen als inakzeptabel gilt, um wieviel mehr gilt dies dann für Ausscheidungen? Männer und Frauen von heute werden nicht gern an körperliche Notwendigkeiten erinnert. Menschen, die nach Urin oder Kot riechen, gelten sozial als inakzeptabel und werden gemieden. Meist wird angenommen, daß Menschen, die riechen, sich auch vernachlässigen und unsaubere Lebensgewohnheiten haben.

Wann kommt es zu einer Geruchsbelästigung?

Bei den meisten Inkontinenten ist diese Sorge unbegründet, da kein Geruch wahrzunehmen

ist. Dies schützt jedoch nicht vor der Besorgnis, und es bedarf diesbezüglich wiederholter Beruhigung. Frisch gelassener Urin hat nur einen schwachen Geruch, vorausgesetzt, er ist nicht zu stark konzentriert und nicht infiziert. Bei hinreichend sorgfältiger Körperpflege sollte auch eine dauerhaft inkontinente Person keine Geruchsprobleme haben. Eine Geruchsbelästigung entsteht erst, wenn Urin nicht beseitigt wird, weil sich seine Bestandteile dann an der Luft zersetzen. Durchnäßte Vorlagen und Kleidung sollten daher nach einer Inkontinenzepisode am besten so bald wie möglich gewechselt werden.

Hilfsmittel stellen gewöhnlich ein geringeres Geruchsproblem dar, weil sich der Urin in einem Beutel befindet – zumindest solange der Patient in der Lage ist, ein Mehrweghilfsmittel auch gründlich zu waschen. Nach jeder Inkontinenzepisode die Haut zu waschen, ist im allgemeinen nicht notwendig oder möglich, es muß jedoch regelmäßig geschehen (s. Kap. 4.5.1). Stuhlinkontinenz ist ein schwierigeres Problem (s. Kap. 10).

Ist der Urin besonders aggressiv, sollte der Patient angehalten werden, seine Flüssigkeitsaufnahme zu erhöhen, und der Urin sollte auf eine Infektion untersucht werden. Am wirksamsten läßt sich Geruch verhindern, wenn dafür gesorgt ist, daß die Inkontinenz durch eine gute Vorlage oder ein gutes Hilfsmittel begrenzt bleibt und Kleidung und Umgebung vor Kontamination geschützt werden. Wird eine Vorlage entfernt, sollte sie sofort danach in ein versiegeltes Behältnis, wie z. B. einen Einwegbeutel aus Kunststoff, der sich fest zubinden läßt, oder einen Eimer mit dicht schließendem Deckel getan werden. Hilfsmittel sollten jeden Tag gründlich gewaschen und durchgespült werden.

Problemfall: Kleidung und Möbel

Verschmutzte Kleidung, Betten, Stühle oder Teppiche sind oft eine ständige Geruchsquelle. Manche Materialien, vor allem Wolle, scheinen das Problem noch zu verstärken. Eine effiziente Säuberung von verschmutztem Mobiliar kann schwierig sein. Ein Geruch in Teppichen läßt sich dagegen mit 5 %iger Borsäure restlos beseitigen. Oft läßt sich dies durch wasserdichte Matratzen oder Kissenbezüge sowie durch einen abwaschbaren Bodenbelag anstelle eines Teppichs bewältigen. Bett und Stuhl können dadurch jedoch recht unbequem werden, und mancher mag es nicht, wenn alles in seinem Umfeld mit Kunststoff überzogen ist. Dies gilt sowohl für das eigene Heim wie auch für die Umgebung in einem Heim. Es kann daher schwerfallen, ein ausgewogenes Verhältnis zwischen einem hinreichenden Schutz und einer gefälligen Umgebung zu schaffen. Es wurden einige Gewebe entwickelt, die ganz normal aussehen, in Wirklichkeit jedoch wasserdicht sind, dadurch läßt sich vor allem in Bezug auf Betten der Gebrauch von Kunststoff vermeiden.

Einiges spricht dafür, daß eine Inkontinenz um so seltener auftritt, je normaler das Umfeld ist. Shrubsole und Smith (1984) beobachteten bei schwer lernbehinderten Erwachsenen allein infolge eines verbesserten Umfeldes einen 30 %igen Rückgang der Inkontinenz, ohne daß es eines besonderen Toilettenprogramms bedurft hätte. Verwirrte Personen sind auf einem vertrauten Sofa möglicherweise seltener inkontinent als auf einem heimeigenen Kunststoffstuhl mit einer Unterlage darauf.

Die beste Möglichkeit, die Wahrscheinlichkeit einer Kontamination so gering wie möglich zu halten, besteht wahrscheinlich im Einsatz der besten verfügbaren Kontinenzprodukte (s. Kap. 15). Der Geruch kann sehr lästig werden, wenn es niemandem auffällt, daß Kleidung bzw. Möbelstücke verschmutzt wurden und sie daher auch nicht gesäubert werden. Vor allem Hausschuhe können zu einer besonderen Geruchsquelle werden. Gutsitzende, leicht abwischbare Schuhe sind weichen Hausschuhen aus Stoff, die nur schwer richtig zu säubern sind, vorzuziehen.

Unterstützung durch Haushaltshilfen

Nicht alle Inkontinenten sind in der Lage, einen hohen Hygienestandard zu wahren, vor allem Alleinstehende und obendrein Behinderte nicht. Für manche kann es schon ein Problem sein, sich ohne Hilfe richtig zu waschen. In manchen Gegenden kann nur jede Woche oder gar nur alle 2 Wochen Hilfe beim Baden geleistet werden. Dies genügt natürlich nicht, um eine Geruchsbildung zu verhindern. Manchen Menschen fällt es sehr schwer, verschmutzte Kleidung oder Bettwäsche zu waschen. Eine Haushaltshilfe oder ein Wäschedienst können hier Abhilfe schaffen (s. Kap. 12), wobei manche Menschen jedoch genötigt sind, verschmutzte Gegenstände lediglich zu trocknen, ohne sie zuvor zu waschen. Zwar kann die Pflegeperson darauf hinweisen, daß dies kein gutes Vorgehen ist, ohne entsprechende Sozialdienste gibt es aber vielleicht auch keine andere Lösung. Unter Umständen läßt sich das Problem dadurch lindern, daß man dem Patienten rät, Kleidung und Bettzeug aus leicht waschbarem und rasch trocknendem Material zu kaufen. Auch fallen nasse Flecke auf dunkler Kleidung weniger auf und bereiten dadurch weniger Verlegenheit.

Den Geruch thematisieren und nicht verschweigen

Manche Menschen haben nur sehr schlechte Körperpflegestandards und scheinen sich um Geruch oder Sauberkeit nicht zu kümmern. Dann kann sich die Pflegeperson in der schwierigen Position befinden, daß sich zwar die Umgebung des Patienten bei ihr beklagt, dieser selbst das Problem jedoch überhaupt nicht wahrnimmt. Bisweilen muß die Pflegeperson dies daher offen mit dem Patienten besprechen oder aber das Risiko eingehen, daß er von Aktivitäten ausgeschlossen wird und keinen Besuch mehr bekommt. Inkontinente können ihren Arbeitsplatz verlieren, aus dem Verein ausgeschlossen und nicht mehr zu Verwandten eingeladen werden wegen dieses Geruchs, den sie selbst nicht wahrzunehmen scheinen.

In manchen Fällen beherrscht der Geruch die gesamte Umgebung des Patienten, ob zu Hause oder im Heim. Die einzige Möglichkeit besteht dann darin, alles komplett zu reinigen, oft auch noch Teppiche oder Matratzen zu entsorgen und wieder von vorne anzufangen. In schweren Fällen muß sogar der Kammerjäger vom Gesundheitsamt gerufen werden, um die Wohn-räume auszuräuchern. Der verräterische Geruch, der früher Stationen der Altenpflege begleitete, ist – wenn auch seltener – heute noch anzutreffen, vor allem dort, wo keine hochqualitativen Produkte eingesetzt werden. Die Aufmerksamkeit der Pflegeperson sollte vor allem auf die Beherrschung der Inkontinenz statt auf den Geruch gerichtet sein, den sie verursacht. Sollte dieser ein Problem sein, so gibt es dagegen verschiedene Marken-Deodorants.

4.5.3 Flüssigkeitsaufnahme

Der Flüssigkeitshaushalt Inkontinenter ist oft gestört. Die meisten Erwachsenen trinken 1–2 l Flüssigkeit in 24 Stunden, wobei sich diese Menge unter körperlicher Tätigkeit, bei Hitze oder durch Trinken aus gesellschaftlichem Anlaß erheblich steigern kann. Für die adäquate Ausscheidung von Stoffwechselendprodukten müssen in 24 Stunden mindestens 500 ml Urin produziert werden. In dem Versuch, die Inkontinenz in den Griff zu bekommen, schränken jedoch viele Inkontinente ihre Flüssigkeitsaufnahme ein. In extremen Fällen kann dies zu Dehydratation, Störungen des Elektrolythaushalts und Verwirrtheit führen, vor allem bei älteren Menschen. Andere leiden beinahe ständig unter Durst, was sehr unangenehm sein kann. Von einer extremen Flüssigkeitsrestriktion sollte abgeraten und der bzw. dem Betreffenden empfohlen werden, nach Bedarf oder Belieben zu trinken.

Die Einschränkung der Flüssigkeitszufuhr kann möglicherweise sogar kontraproduktiv sein, und zwar aus verschiedenen Gründen. Eine sehr geringe Urinproduktion in Verbindung mit einer häufigen Blasenentleerung bedeutet, daß die Blase niemals bis zu ihrem vollen Fassungsvermögen gedehnt wird. Obwohl es unwahrscheinlich ist, daß sich dadurch ihr physikalisches Fassungsvermögen reduziert, kann es dazu kommen, daß sich die Sensibilität der Blase an ein geringeres Durchschnittsvolumen anpaßt. Bei Personen, die zu Zystitis neigen, bietet ein nur unregelmäßig und selten geleerter und durchgespülter Harntrakt die Möglichkeit einer

Reinfektion. Eine niedrige Flüssigkeitsaufnahme verstärkt auch eine Neigung zur Obstipation. Darüber hinaus kann stark konzentrierter Urin die empfindliche Schleimhaut des Trigonum vesicae reizen und Gefühle von Harndrang sowie eine Pollakisurie verstärken.

Umgang mit der Trinkmenge

Inkontinente sollten dazu angehalten werden, in vernünftigem Umfang Flüssigkeit zu sich zu nehmen, d. h. 1–1,5 l pro Tag. Die Zeiten, zu denen diese Menge aufgenommen wird, sind dagegen unerheblich und können daher frei gewählt werden. Wenn der Patient durch seine Inkontinenz am stärksten im Tagesverlauf außer Haus beeinträchtigt wird, kann es ratsam sein, den größeren Teil dieser Menge nach der Heimkehr zu trinken. Sind Nykturie und nächtliches Einnässen das Hauptproblem, kann eine gewisse abendliche Flüssigkeitsrestriktion ratsam sein. Dies rechtfertigt allerdings nicht die extremen Maßnahmen, die von einigen Menschen einschließlich Pflegepersonen getroffen werden, z. B. keine Flüssigkeit nach 17.00 Uhr für alle, die nachts einnässen. Das ist inhuman und oft auch ineffektiv. Nur allzu oft wird es jedoch zur „Stationspolitik" erhoben und unreflektiert fortgeschrieben, auch wenn eine Wirksamkeit nie bewiesen wurde, ja selbst dann noch, wenn der Patient trotzdem jede Nacht naß ist.

Diuretische Wirkung von Getränken

Gewisse Flüssigkeiten können manchen Individuen besondere Probleme bereiten. Sie stellen fest, daß Kaffee oder Tee bei ihnen eine rasche diuretische Wirkung hat und besser gemieden wird. Eine Empfindlichkeit für Koffein ist möglicherweise weiter verbreitet, als allgemein angenommen wird, und Koffein kann bei instabiler Blase auch tatsächlich Kontraktionen auslösen. Andere sagen, daß es mit Weißwein gut funktioniert, mit Rotwein dagegen nicht. Gewöhnlich läuft es auf die Methode „Versuch und Irrtum" hinaus, bei der immer jeweils ein Getränk ausgelassen und auf eine Besserung geachtet wird.

Manche Menschen scheinen übermäßig viel zu trinken, oft auf den Rat von Ärzten oder Laien, dies beuge einer Zystitis vor. Bisweilen handelt es sich dabei um Mengen von über 5 l täglich. Natürlich verstärkt dies das Problem der Inkontinenz. Personen unter Antibiotika sollten eine übermäßige Flüssigkeitsaufnahme vermeiden, da dies auch die Wirkung des Antibiotikums „verdünnt".

Jede Person mit Blasenentleerungsstörungen intensiviert das Problem durch Trinken großer Flüssigkeitsmengen. Frauen mit Streßinkontinenz können von einer leichten Flüssigkeitsrestriktion profitieren, vor allem wenn eine körperliche Belastung geplant ist.

4.5.4 Inkontinenzprodukte

Gewöhnlich ist es die Pflegeperson, welche den bzw. die Inkontinente in der richtigen Anwendung von Produkten zur Kontrolle oder für den Umgang mit der Inkontinenz berät. Dieses Thema wird in Kapitel 15 besprochen.

4.5.5 Darm-Management

Eine schlechte Darmfunktion kann auch die Kontrolle über die Blase beeinträchtigen und ist oft das Hauptproblem bei Stuhlinkontinenz. Die Pflegeperson muß dem bzw. der Betroffenen helfen, gute Stuhlgewohnheiten einzuführen und zu wahren. Darm-Management und Stuhlinkontinenz werden in Kapitel 10 besprochen.

4.5.6 Beschaffenheit des Umfeldes und körperliche Fähigkeiten

Schon eine an die individuellen Bedürfnisse angepaßte Umgebung ermöglicht es oft, eine Inkontinenz zu vermeiden, vor allem, wenn es sich um eine körperbehinderte Person handelt. Kapitel 13 enthält Empfehlungen, wie das Umfeld zu verändern ist, um die Kontinenz zu verbessern. Es beschreibt ferner Wege der optimalen Ausgestaltung körperlicher Fähigkeiten des Individuums für den Umgang mit der Blasen- und Darmfunktion.

5 Einnässen bei Kindern

PENNY DOBSON

Die Kontrolle über die eigene Blase zu erlangen, ist ein wichtiger Schritt in der Entwicklung eines Kindes. Hat es dieses entscheidende Alter, von dem an Kontinenz erwartet wird, erst einmal hinter sich gelassen, geht es nicht mehr an, sich öffentlich in den Rinnstein zu hocken oder sich an eine Mauer zu stellen, um Wasser zu lassen. Und was zunächst noch als ulkiges Verhalten angesehen wurde, wird zur „Inkontinenz", je mehr sich das Kleinkind dem Schulalter nähert. Die Kinder beginnen zu erkennen, daß es als beschämend gilt, keine Kontrolle über seine Blase zu haben. Eltern reagieren möglicherweise wütend in dem Versuch, ihre eigenen Gefühle des Versagens, der Schuld und der Verlegenheit zu verbergen – und in der Folge kann das Kind schüchtern, ängstlich und zurückhaltend werden.

Kinder, die „trocken geworden" sind, sehen sich selbst oft als „erwachsen" an, und hänseln ihre weniger glücklichen Altersgenossen gnadenlos. Auch Eltern sind einander gegenüber nicht immer tolerant. Die meisten Schulen sind in dieser Hinsicht tatsächlich aufgeklärt, dennoch können strikte Routinen, die das Aufsuchen der Toilette nur in den Pausen gestatten, zu Zwischenfällen führen. Auch schmutzige Toiletten ohne Türen oder Türen, die nicht richtig schließen, können vor dem Gang zur Toilette Angst machen.

„Bettnässer"

Manche Kindergärten nehmen Kinder erst dann auf, wenn sie tagsüber mit Sicherheit trocken sind. Körper- oder lernbehinderte Kinder sind daher bisweilen gezwungen, auf die Sonderschule zu gehen, und zwar nicht wegen ihrer intellektuellen Fähigkeiten oder ihrer emotionalen oder körperlichen Bedürfnisse, sondern weil sie inkontinent sind.

„Bettnässer" lautet der Begriff, mit dem ein ansonsten normales Kind beschrieben wird, das nicht in der Lage ist, seine Blase unter Kontrolle zu halten, obwohl dies in seiner Altersgruppe erwartet werden kann. Er wird definiert als „unfreiwilliger Abgang von Urin bei Tag und/oder bei Nacht bei einem Kind von 5 Jahren oder darüber, ohne angeborene oder erworbene Defekte des Nervensystems oder des Harntraktes" (Forsythe und Butler, 1989). „Nächtliches Einnässen" bedeutet fehlende nächtliche Blasenkontrolle oder Bettnässen, wobei Einnässen natürlich auch am Tage vorkommen kann.

5.1 Toilettentraining

Wahrscheinlich besteht das „Training" mehr darin, dem Kind sozial akzeptable Toilettengewohnheiten beizubringen und zu zeigen, wie man erlaubte Orte erkcnnt, als die Blase selbst zu trainieren. Die zur Kontinenz und willkürlichen Miktion erforderliche, komplexe neuromuskuläre Kontrolle kann nicht von einem Elternteil vermittelt werden. Der wichtigste Faktor im Erwerb der Kontrolle besteht in der natürlichen Reifung der Muskulatur und des Gehirns. Wahrscheinlich erlangt jedes Kind auch ohne Training irgendwann einmal die Kontrolle über seine Blase, auch wenn es dann nicht unbedingt auch das „richtige" Behältnis wählt.

Bei Erwachsenen gilt Kontinenz so sehr als gegeben, daß nur allzu leicht vergessen wird, wie viele verschiedene Fertigkeiten daran beteiligt sind. Das Kind muß lernen, das Bedürfnis, Wasser zu lassen, bewußt wahrzunehmen und den Zustand der Blase sowohl im Wachzustand als auch im Schlaf zu „überwachen". Wird das Bedürfnis erst einmal wahrgenommen, muß die Miktion hinausgezögert werden, bis ein geeigneter Ort gefunden ist. Dies fällt nicht immer leicht, vor allem in ungewohnter Umgebung. So müssen Jungen beispielsweise erkennen, daß ein Pissoir und eine Toilette geeignet sind, ein Bidet jedoch nicht. Mädchen müssen lernen, hinter geschlossener, möglichst noch verschlossener Tür Wasser zu lassen, ausgenommen in freier Natur, wo sie sich hinter einen Busch hocken können. Jungen können es in Anwesenheit anderer Jungen, nicht jedoch unter Mädchen tun, müssen Stuhlgang jedoch für sich allein machen. Kinder müssen in der Lage sein, Schilder an öffentlichen Toiletten zu lesen. Sie müssen lernen, Türen zu öffnen, Kleidung zu entfernen, den Harnstrahl willkürlich zu starten, Toilettenpapier zu benutzen, abzuziehen und sich die Hände zu waschen. Erst wenn es all diese Fertigkeiten gemeistert hat, kann ein Kind als unabhängig beim Toilettengang gelten.

5.1.1 Der Vorgang der Miktion

Der Miktionsprozeß besteht aus einer komplexen Kette von Reflexen, von denen einige willkürlich bzw. bewußt kontrollierbar sind, andere dagegen nicht. Die ersten Stadien, d. h. das Füllen und Speichern, stehen nicht unter willkürlicher Kontrolle. Während der Füllungsphase dehnt sich der Detrusormuskel der Blasenwand allmählich, um die Füllung zu ermöglichen, wobei der Innendruck nur geringfügig ansteigt.

Die nächsten Abschnitte, d. h. das Verzögern der Miktion, bis eine Toilette gefunden ist, und die Miktion selbst, stehen unter willkürlicher Kontrolle und sind das Ergebnis einer komplexen Reihe von Botschaften zwischen Blase und Gehirn. Kapitel 2 enthält eine genaue Beschreibung des Mechanismus' der Kontinenz.

5.1.2 Entwicklung der Blasenkontrolle

Hinsichtlich des Ablaufs und des ungefähren Alters, in dem die Mehrzahl der Kinder die Kontrolle über ihre Blase erlangt, besteht weitgehend Übereinstimmung. Bettison (1978) hat dies wie folgt zusammengefaßt:

1. Im Säuglingsalter: reflektorische Miktion.
2. Mit 1–2 Jahren: allmähliches Wahrnehmen der Empfindung einer vollen Blase.
3. Mit 3 Jahren: Das Kind ist in der Lage, die Beckenbodenmuskulatur anzuspannen und den Urin für längere Zeit zu „halten", wobei die Blasenkapazität zunimmt.
4. Mit 3–4 Jahren: Das Kind ist in der Lage, den Harnstrahl aus einer vollen Blase zu starten, wenn es auf die Toilette gesetzt wird.
5. Mit 4 Jahren: Das Kind kann den Harnstrahl willkürlich stoppen.
6. Mit 6 Jahren: Das Kind kann bei nahezu jedem Grad der Blasenfüllung zu urinieren beginnen.

Die oben genannten Angaben sind nur grobe Näherungswerte. Viele Kinder liegen außerhalb dieser Altersgrenzen und sind dennoch ganz normal.

Eine Folge neuromuskulärer Unreife kann darin bestehen, daß bei der Geburt keine Kontinenz möglich ist. Eltern, die bei ihrem 3 Monate alten Kind mit der Sauberkeitserziehung beginnen, fangen vielleicht ein wenig Urin im Töpfchen auf, dies jedoch nur durch bloßen Zufall. Auch der Versuch jeglichen Toilettentrainings um den ersten Geburtstag des Kindes herum ist noch viel zu früh und führt oft nur zu Ängstlichkeit und längeren Auseinandersetzungen.

Die beste Zeit für den Versuch eines Toilettentrainings liegt möglicherweise um den zweiten Geburtstag herum, je nach der allgemeinen Entwicklung des Kindes. Idealerweise sollte es in der Lage sein, zu gehen und einfachen Anweisungen zu folgen sowie ein wenig sprechen können und über grundlegende Eßtechniken verfügen. Zu diesem Zeitpunkt fällt das Training wahrscheinlich leichter und geht rascher vonstatten.

Wann mit dem Toilettentraining beginnen?

Bei den meisten Kindern erfolgt das Toilettentraining ohne professionelles Eingreifen. Viele Pflegepersonen werden jedoch um Rat angegangen, sei es beruflich, z. B. als Gemeindeschwester, oder privat im Freundes- und Familien-kreis. Der beste Rat besteht darin, zu warten, bis das Kind bereit ist, und dann recht intensiv zu trainieren, wobei möglichst eine Zeit gewählt werden sollte, in der wenig los ist, also nach Möglichkeit nicht zu Weihnachten oder in den Ferien. Dieses Vorgehen ist wahllosen und vorzeitigen Versuchen über eine lange Zeit hinweg vorzuziehen. Das Kind sollte aus den Windeln genommen und in trockene Kleidung gesteckt werden, damit es den Unterschied zwischen naß und trocken lernt. Kleidung und Unterwäsche sollten so gestaltet sein, daß das Kind sie auch leicht alleine entfernen kann. Wählen Sie streßfreie Augenblicke, und seien Sie stets ermutigend, aber eindeutig in Ihren Erläuterungen dessen, was zu tun ist. Wurde das Töpfchen erfolgreich genutzt, sollte Sie das Kind stets loben, wobei dies auch noch mit einer kleinen Belohnung verbunden werden kann. Andernfalls bleiben Sie sachlich oder sprechen einen leichten Tadel aus. Strafen Sie nie. Es ist kontraproduktiv, da es lediglich Angst hervorruft und damit die Möglichkeit des Lernens verringert. Vorübergehend kann es helfen, die Flüssigkeitszufuhr zu erhöhen, um mehr Gelegenheiten zum Lernen zu schaffen.

Umgang mit Fehlschlägen

Es wurden einige sehr intensive Methoden des Toilettentrainings beschrieben, z. B. Toilettentraining in weniger als einem Tag (Azrin und Fox, 1974). Sie bedürfen jedoch erfahrener professioneller Betreuung, um erfolgreich zu sein.

Schlägt ein zur richtigen Zeit geplanter Versuch fehl, ist es am besten, das Kind wieder in Windeln zu wickeln und es nach 2–3 Monaten erneut zu versuchen. Dabei sollte den Eltern gleichzeitig versichert werden, daß eine Fehlentwicklung sehr unwahrscheinlich und das Kind weder dumm noch ungezogen ist.

Wenn wiederholte Versuche fehlschlagen, kann es helfen, den Fortschritt zu protokollieren, um das Problem in eine Perspektive zu rücken. Auch der Erwerb eines neuen Töpfchens, ein anderer Raum oder eine andere Person, die das Training durchführt, können für einen Neubeginn sorgen, und ein Elternteil oder ein Geschwister kann dabei helfen, das richtige Verhalten auf der Toilette zu demonstrieren. Die allgemeine Botschaft lautet: Vertrauen und Optimismus, mit Betonung auf Fortschritten eher als auf Fehlschlägen.

5.2 Einnässen bei Tage

Obwohl Einnässen bei Tage seltener vorkommt als Bettnässen, ist es für das betroffene Kind oft belastender. Es hat auch öfter einen organischen Hintergrund. Meist handelt es sich dabei um eine instabile Blase. Es wird daher diskutiert, ob der Begriff „Einnässen" oder „Enuresis", wie er zu Beginn des Kapitels definiert wurde, eine korrekte Beschreibung des Problems darstellt. In diesem Kapitel wird der Begriff „Einnässen am Tage" verwendet.

5.2.1 Prävalenz

Kinder werden gewöhnlich im Alter zwischen 2 und 5 Jahren tagsüber trocken, obwohl es bei einigen schon früher der Fall sein kann. Einnässen am Tage wird gewöhnlich erst dann zum Problem, wenn das Kind eingeschult wird.

Einnässen bei Tage tritt gewöhnlich bei Mädchen häufiger auf als bei Jungen (Fielding et al., 1978): 1,0–1,1 % der Mädchen und 0,3–0,8 % der Jungen im Alter zwischen 4 und 7 Jahren nässen regelmäßig tagsüber ein. Viele, aber nicht alle Kinder, die tagsüber einnässen, tun dies auch nachts.

5.2.2 Schweregrad

Meadow (1990) teilt das Einnässen bei Tage entsprechend dem Schweregrad und den Auswirkungen in 3 Grade ein. Dies hilft sowohl beim Assessment als auch beim Dokumentieren und Evaluieren einer Besserung:
- 1. Grad: Höschen und Unterwäsche sind feucht, der Urin dringt jedoch nicht durch die äußere Kleidung.

- 2. Grad: Die Nässe dringt durch Hose oder Rock und macht einen sichtbaren Fleck.
- 3. Grad: eine Lache auf dem Sitz oder auf dem Boden.

5.2.3 Symptome und ihre Verbindungen

Das häufigste Symptom bei Einnässen am Tage ist Harndrang, bisweilen verbunden mit Pollakisurie. Eine der häufigsten Verbindungen – vor allem bei Mädchen – besteht zwischen Einnässen am Tage und Harnwegsinfekten (Berg et al., 1977). Beides scheint sich gegenseitig zu begünstigen. Daher ist eine Untersuchung des Mittelstrahlurins ratsam.

Die meisten urodynamischen Untersuchungen an Kindern, die am Tage einnässen, zeigen, daß es bei mindestens der Hälfte der Kinder während der Füllungsphase zu Kontraktionen einer instabilen Blase kommt (Borzyskowski und Mundy, 1987). Dieser Befund deckt sich nicht mit dem bei Kindern, die nachts einnässen und von denen die meisten keine instabile Blase haben (Whiteside und Arnold, 1975). Die starken Blasenkontraktionen in Verbindung mit Harndrang und die reaktive willkürliche Kontraktion des Harnröhrensphinkters können zu einem Reflux, d. h. zu einem rückwärts in die Ureteren gerichteten Harnfluß führen. Obwohl dies nur selten geschieht, besteht die Gefahr einer Nierenschädigung.

Vor allem bei übergewichtigen Mädchen besteht ein recht häufiger Grund für ein feuchtes Höschen darin, daß Urin während der Miktion in die Scheide dringt. Wenn das Kind sehr in Eile ist, kann es sein, daß er dann später abfließt und das Höschen durchfeuchtet.

Zwischen Einnässen am Tage und emotionalen oder psychischen „Störungen" scheint es keine klare Verbindung zu geben. Da außerdem nur wenig über die allgemeinen emotionalen Auswirkungen des Einnässens bekannt ist, fällt es schwer, Ursache und Wirkung zu trennen.

5.2.4 Assessment

Viele Kinder werden auf ganz natürliche Weise trocken, ohne daß es einer formellen Intervention bedarf. Wegen der sozialen Auswirkungen und einer möglicherweise zugrundeliegenden organischen Ursache empfiehlt sich jedoch eine ärztliche Untersuchung des Kindes, sobald es 5 Jahre alt wird.

Ist eine Pflegeperson an der Betreuung der Familie beteiligt, sollte das Assessment von ihr und einem Arzt gemeinsam vorgenommen werden. Die medizinische Beurteilung wird gewöhnlich von Allgemeinmedizinern, Pädiatern, Urologen oder Nephrologen durchgeführt und beinhaltet wahrscheinlich auch eine allgemeine Untersuchung, eine Untersuchung des Perineums und einen Test auf Harnwegsinfekt. Liegt ein Harnwegsinfekt vor, werden wahrscheinlich auch eine Röntgen-Aufnahme des Abdomens und eine Ultraschalluntersuchung der Harnwege erforderlich.

Dokumentation des Einnässens

Die Pflegeperson kann dies unterstützen, indem sie eine „Basisaufzeichnung" der Häufigkeit und des Schweregrades des Einnässens erstellt. Dies kann darin bestehen, den Tag in 4 oder 5 Abschnitte einzuteilen und am Schluß eines jeden Abschnitts den Zustand der Unterwäsche zu kontrollieren (Meadow, 1990). Über einen Zeitraum von 2–4 Wochen kann dies nützliche Informationen darüber liefern, wo die „riskanten Zeiten" liegen und wie sich ein Einnässen möglicherweise verhindern läßt. Bisweilen fördert diese Aufzeichnung auch nur ein paar feuchte Flecken zu Tage, die durchaus im Normbereich liegen, und es mag daher zunächst indiziert sein, einen vielleicht überängstlichen Elternteil zu beraten, statt das Kind zu behandeln.

Nach Beginn der Therapie kann die Aufzeichnung darüber hinaus eine wertvolle Grundlage für die Überwachung des Behandlungserfolgs bilden, und sie hat ihren größten Nutzen dann, wenn das Kind selbst die Verantwortung für das Ausfüllen der Formblätter übernimmt.

Die Pflegeperson kann ferner feststellen, ob das Kind in der Lage ist, die Anzeichen einer vollen Blase zu erkennen. Dazu kann eine einfache Darstellung des Harntraktes helfen (Dobson, 1992). Wenn die Eltern den Wunsch des Kindes, aufs Töpfchen oder zur Toilette zu gehen, dauernd vernachlässigen, oder wenn das Kind selbst diese Signale ständig ignoriert, wird das „Erkennen" entweder verzögert oder gar nicht erst erlernt. Es ist ferner wichtig, herauszufinden, ob das Kind in der Lage ist, „es auszuhalten". Bei Kindern – und bei Erwachsenen – läßt sich der Drang zur Blasenentleerung durch bestimmte Körperhaltungen abschwächen, z. B. indem sich die Person hinhockt und dabei eine Ferse ins Perineum preßt, oder durch Kreuzen der Beine. Zusätzlich ist festzustellen, ob das Kind die Blase vollständig entleert, oder ob es ein paar Minuten später wieder zur Toilette muß, und ob es sich auch wirklich entkleiden und selbständig auf Toilette gehen kann. Vor allem in der Schule können schwierige Hosenträger, Klammern oder ein starrer Reißverschluß Schwierigkeiten bereiten.

Es ist auch wichtig, das Kind zu fragen, wie es sich dabei fühlt, naß zu sein, und welche Vorteile es haben könnte, trocken zu sein. Bisweilen kann vorsichtiges Befragen einen besonderen Punkt der Besorgnis zu Tage fördern und erlaubt es der Pflegeperson ferner, die Motivation des Kindes für ein Trainingsprogramm einzuschätzen.

5.2.5 Behandlung

Es bedarf einer positiven, energischen und mitfühlenden Herangehensweise, um ein Kind und seine Familie, die zu dem Zeitpunkt, an dem sie Hilfe suchen, wahrscheinlich alle schon deprimiert und demoralisiert sind, zur Mitwirkung zu bewegen. Der Rat, sich sorgfältig zu waschen und ein bakterizides bzw. fungizides Puder in der Unterwäsche zu verwenden, kann den Geruch nach abgestandenem Urin verringern. Den Eltern dabei zu helfen, sich konstruktiv und diskret mit der Schule in Verbindung zu setzen, kann ebenfalls die Spannung reduzieren. Es ist

ferner wichtig, Kind und Eltern auf den ersten Besuch beim Arzt für Allgemeinmedizin oder beim Pädiater vorzubereiten.

Blasentrainingsprogramm

Im Anschluß an die medizinische Untersuchung kann ein Blasentraining für erforderlich gehalten werden, zumindest bei Kindern, die alt genug dazu sind. Das empfohlene Mindestalter beträgt 7 Jahre. Es wird oft von einem Arzt überwacht, kann jedoch ebensogut durch eine erfahrene Pflegeperson betreut werden. Den größten Effekt bei Harndrang hat ein Regime, welches das Kind dazu anregt, regelmäßiger und öfters zur Toilette zu gehen. Mit Hilfe einer Armbanduhr oder eines Weckers wird das Kind dazu angehalten, stündlich die Toilette aufzusuchen. Schafft es das Kind, 1 Stunde lang (notfalls auch eine kürzere Zeit) auszuhalten, und dies über 1 Woche lang, ohne daß es zum Einnässen kommt, kann die Zeit zwischen den Toilettengängen um 10 Minuten verlängert werden. In der 2. Woche sollte die Zeit zwischen den Toilettengängen demnach 1 Stunde und 10 Minuten betragen. In der 3. Woche wird auf 1 Stunde und 20 Minuten erhöht, und so fort, bis das Kind mit 6 Toilettengängen am Tag sicher zurecht kommt: beim Aufstehen, in der Mitte des Vormittags, zu Mittag, in der Mitte des Nachmittags, am Spätnachmittag und vor dem Schlafengehen.

Erfolg und Lob

Die Wahrscheinlichkeit eines Erfolgs erhöht sich bei dieser Einteilung noch, wenn das Kind anstelle der Eltern oder einer Lehrperson die Verantwortung dafür übernimmt. Schulferien eignen am besten für den Beginn eines Blasentrainingsprogramms.

Um den Erfolg zu messen und sowohl den Eltern als auch professionellen Beratern und Beraterinnen Gelegenheit zum Lob selbst für kleine Fortschritte zu geben, sollte ein Protokoll geführt werden. Kleine, erreichbare Belohnungen können dabei einen besonderen Anreiz bieten. Sie können gewährt werden, wenn das Kind beispielsweise 2–3 Stunden lang oder gar einen ganzen Tag lang trocken war. Dennoch sollte mit einigen Zwischenfällen gerechnet werden, die man dann auch tolerieren sollte.

Reaktionsmöglichkeiten auf die verschiedenen Inkontinenzformen

Näßt das Kind 5–10 Minuten nach dem Toilettengang ein, ist es möglicherweise nicht in der Lage, die Blase vollständig zu entleeren. Bringen Sie dem Kind in diesem Fall bei, die Blase 2mal rasch hintereinander zu entleeren. Bei Kindern mit Dranginkontinenz hat sich ein Trainingsplan für das Zurückhalten der Miktion nach der Füllungsempfindung gegenüber einem Programm mit festgelegten Entleerungszeiten als weniger nützlich erwiesen (Fielding et al., 1978).

Bei Kindern, denen es schwerfällt, die Empfindung einer vollen Blase zu erkennen und darauf zu reagieren, kann sich ein am Körper getragener Mini-Signalgeber als hilfreich erweisen (s. Kap. 5.3.5.2). Im Gegensatz zu seinem Einsatz beim Bettnässen gibt es jedoch nur wenige Studien, in denen sein Nutzen bei Einnässen am Tage untersucht wurde. Natürlich kann ein solches Gerät zu Hause und vorzugsweise während der Ferien verwendet werden.

Auch Biofeedback-Techniken haben sich bei Kindern als erfolgreich erwiesen, sowohl zur Behandlung einer instabilen Blase als auch bei Blasenentleerungsstörungen (Hellstrom, 1990).

Eine Streßinkontinenz am Tage kommt seltener vor. Man nimmt an, daß diese Art des Urinabgangs infolge körperlicher Anstrengung durch eine angeborene Schwäche der Kollagenkomponente des Harnröhrensphinktermechanismus' verursacht wird. Die Behandlung der Wahl sind Beckenbodenübungen, die in Kapitel 6 ausführlich beschrieben werden. Das Kind sollte lernen, den Mittelstrahl zu unterbrechen und dann den ganzen Tag über regelmäßig Beckenbodenkontraktionen vorzunehmen. Einige wenige Mädchen scheinen mit einem angeborenen schwachen oder offenen Blasenhals zur Welt zu kommen. Dieses Problem löst sich in der Pubertät meist spontan. Wenn die Inkontinenz lästig wird, kann jedoch gelegentlich ein chirurgischer Eingriff erforderlich werden.

Manche Mädchen leiden unter einer „Kicher-Miktion". Sie beginnt mit einem leichten Urinabgang beim Lachen und endet mit einer vollständigen Blasenentleerung und Einnässen. Es handelt sich möglicherweise um eine Kombination von Streßinkontinenz und instabiler Blase, die sich durch ein Blasentrainingsprogramm in Verbindung mit Beckenbodenübungen behandeln läßt.

Bei einem Harnwegsinfekt sind Antibiotika erforderlich. Bei Kindern mit instabiler Blase, bei denen ein Blasentraining erfolglos geblieben ist, kann ein Anticholinergikum wie Oxybutynin erwogen werden. Dieses oral verabreichte Medikament hat eine spasmolytische Wirkung auf die glatte Muskulatur der Blase sowie eine anticholinerge Wirkung. Allerdings kann mit Meadows (1990) darauf geschlossen werden, *„daß es keinen überzeugenden Nachweis für die Wirksamkeit einer medikamentösen Therapie bei Kindern mit Einnässen am Tage gibt. Zwar wurden eine Menge Substanzen eingesetzt, die meisten von ihnen waren jedoch nicht Gegenstand hinreichend kontrollierter Studien."*

5.3   Bettnässen (nächtliches Einnässen)

Die meisten Kinder haben im Alter von 3 Jahren tagsüber die Miktion unter Kontrolle. Die nächtliche Kontrolle erfordert gewöhnlich etwas mehr Zeit, und Mädchen schaffen es oft etwas früher als Jungen, vielleicht, weil sie sich generell etwas rascher entwickeln. Bettnässen ist bei Kindern im Alter von 4 Jahren durchaus noch normal, und einzelne Zwischenfälle können auch in den folgenden Jahren noch hin und wieder vorkommen.

Eltern können ihr Kind zum ersten Schritt in die Trockenheit ermutigen, indem sie die Windel durch ein Höschen ersetzen, ein Licht in der Umgebung anlassen und ein Töpfchen neben das Bett stellen. Lob, wenn die nassen Flecken kleiner werden oder das Bettchen trocken bleibt, kann das Selbstvertrauen fördern. Dennoch kann der Fortschritt von zahlreichen

Rückschlägen unterbrochen sein, und es dauert vielleicht ein paar Monate, bis das Ziel erreicht ist. Es ist sehr wichtig, angesichts eines nassen Bettchens ruhig und sachlich zu bleiben. Und wenn es über 3 Wochen oder sonst einen für die Familie belastenden Zeitraum hinweg immer wieder vorkommt, sollte zur Windel zurückgekehrt und nach 3–4 Monaten ein neuer Versuch gestartet werden.

5.3.1   Prävalenz

Einem von 6 Kindern im Alter von 5 Jahren gelingt es nicht ohne weiteres, nachts trocken zu werden. Bettnässen oder nächtliches Einnässen, wie es zu Beginn von Kapitel 5 definiert wurde, betrifft in Großbritannien über eine halbe Million von insgesamt 7 Millionen Kindern im Alter zwischen 5 und 16 Jahren, und zwar:

- 15–20 % der 5jährigen (1 von 6),
- 7 % der 7jährigen (1 von 14),
- 5 % der 10jährigen (1 von 20),
- 2–3 % der 12- bis 14jährigen (1 von 30),
- 1–2 % der 15jährigen und älteren (1 von 50–100).
(Pierce, 1980; Rutter et al., 1973).

Anmerkung: Die oben genannten Zahlen beruhen auf einem nächtlichen Einnässen von durchschnittlich 2mal pro Woche.

Etwa doppelt soviele Jungen wie Mädchen leiden unter Bettnässen, wobei dieser Unterschied vom 13. Lebensjahr an abnimmt (Fielding et al., 1978).

5.3.2   Auswirkungen auf das Kind und seine Familie

Aus den vielen Briefen von Kindern an das *Enuresis Resource and Information Centre (ERIC)* geht hervor, daß die am stärksten belastenden Reaktionen in Gefühlen der Isolation und des Alleingelassenseins mit dem Problem sowie in der Furcht, andere könnten „es" herausfinden, zu bestehen scheinen. Auch Einschränkungen

im Leben in Gemeinschaft sind ein drückendes Problem, da Bettnässen oft dazu führt, daß die Betroffenen nicht mit auf Klassenfahrt gehen oder bei Freunden übernachten können.

Für die Eltern besteht die stärkste Belastung in den emotionalen und sozialen Auswirkungen auf das Leben des Kindes, gefolgt von der Belastung durch zusätzliches Wäschewaschen und vermehrte Kosten (Butler et al., 1986). Bei einigen Eltern kann Bettnässen zu Streß und Konflikten innerhalb der Familie führen. In einer Studie wurde berichtet, daß 30 % der Mütter ihr bettnässendes Kind beschimpften oder schlugen (White, 1971). Benjamin (1971) fand in einer Untersuchung an 90 Eltern, die ihr Kind zu einer pädiatrischen Routineuntersuchung brachten, daß das Erlernen des nächtlichen Trockenseins durch negative Verstärker wie Beschämen, Schläge, Zurückweisung und Schimpfworte verzögert wurde.

Bei den schätzungsweise 100 000 erwachsenen Bettnässern im Alter von 20 Jahren und darüber kann das Leiden zu erheblichen Einschränkungen im Sozial- und Sexualleben führen. Manche der an das *Enuresis Resource and Information Centre (ERIC)* Schreibenden verschweigen das Problem einem möglichen Partner gegenüber und stellen sich oft darauf ein, eher die Beziehung abzubrechen, als sich der Peinlichkeit des Entdecktwerdens und der Gefahr der Zurückweisung auszusetzen.

5.3.3   Kofaktoren

Mütter machen überwiegend die Tiefe des Schlafes, gefolgt von emotionalen Faktoren und ähnlichen Fällen in der Familie für ein Bettnässen verantwortlich (Butler und Brewin, 1986). Das wissenschaftliche Beweismaterial für die „Tiefschlaftheorie" ist jedoch bislang nur spärlich. Das Einnässen scheint in allen Phasen des Schlafes mit Ausnahme von Traumphasen aufzutreten. Darüber hinaus gibt es keinen Beweis dafür, daß sich bettnässende Kinder schwerer großziehen ließen als nichtbettnässende. Andererseits ist klar, daß Streß eine Rolle spielen kann, vor allem, wenn ein Kind nach einem Jahr

Wochentag	Woche 1			Woche 2		
	Nachts	*Morgens*	*Einnässen zu anderen Zeiten*	*Nachts*	*Morgens*	*Einnässen zu anderen Zeiten*
Montag						
Dienstag						
Mittwoch						
Donnerstag						
Freitag						
Samstag						
Sonntag						

Tab. 5-1: Basisprotokoll für die Nacht, auszufüllen von den Eltern unter Mitarbeit des Kindes. Bitte überprüfen Sie, ob das Bett naß oder trocken ist, und zwar 1.) wenn Sie selbst zu Bett gehen und 2.) am darauffolgenden Morgen. Tragen Sie ein „N" für „naß" oder ein „T" für „trocken" ein.
Aus: Blackwell, C. (1989), mit freundlicher Genehmigung des *Enuresis Resource and Information Centre (ERIC)*

des Trockenseins erneut einzunässen beginnt (sekundäres Einnässen). Andererseits weist nichts darauf hin, daß bettnässende Kinder emotional stärker gestört wären als die nichtbettnässende Bevölkerung.

In Untersuchungen hat sich bei Bettnässen eine starke familiäre Häufung gezeigt (Devlin, 1991; Bakwin, 1971). In der jüngeren Forschung wurden Fortschritte bei der Isolation des für primäres nächtliches Einnässen verantwortlichen Gens erzielt (Eiberg et al., 1995).

Eine geringe, aber nicht zu übersehende Anzahl von Müttern gibt als Ursache „Desinteresse des Kindes" an, obwohl alles darauf hindeutet, daß Bettnässen nur sehr selten auf Faulheit oder mangelnde Willenskraft zurückzuführen ist.

Schließlich sind Eltern oft besorgt darüber, daß ihr Kind eine „kleine Blase" hat. Es trifft allerdings zu, daß bettnässende im Vergleich zu trockenen Kindern öfter eine geringere funktionelle Blasenkapazität haben (Fielding, 1980), jedoch ist unklar, ob dies eine Ursache oder eine Folge des Bettnässens ist. Auch ist nicht bekannt, warum manche Kinder mit geringer Blasenkapazität in der Lage sind aufzuwachen, um Wasser zu lassen, und nachts trocken bleiben, und andere nicht.

5.3.4 Assessment

Das Assessment bei nächtlichem Einnässen sollte alle Komponenten des Assessments bei Einnässen tagsüber (s. Kap. 5.2.4) beinhalten. Normalerweise besteht jedoch ein geringerer Bedarf an weitergehenden Untersuchungen, wie z. B. einer Röntgen-Aufnahme des Abdomens oder einer Ultraschalluntersuchung des Harntraktes.

Zusätzlich zu einem Basisprotokoll (s. Tab. 5-1) ist es wichtig, herauszufinden, wieviel das Kind tagsüber trinkt. Das Einschränken der Flüssigkeitszufuhr hilft jedoch nicht, da sich die Blase an die geringere Flüssigkeitsmenge „anpaßt" und stattdessen schon bei einer geringeren Menge einen Füllungszustand signalisiert. Wichtig ist auch, herauszufinden, was genau getrunken wurde. Getränke wie Kaffee, Tee oder Brause haben diuretische Eigenschaften und können ein Bettnässen „triggern". Einzelheiten der abendlichen Routine können Hinweise für eine Veränderung liefern. So mag das Kind beispielsweise vergessen, vor dem Zubettgehen zur Toilette zu gehen, oder es verläßt ein nasses Bett, um zu den Eltern ins Bett zu kommen und auf diese Weise ein Einnässen noch zu „belohnen".

Wichtig ist auch, die Haltung der Eltern gegenüber dem Bettnässen zu beurteilen, bevor man sich auf ein Programm einläßt, da sie die

Ernsthaftigkeit des Wunsches nach einer Veränderung beeinflußt. Bislang konnte in drei Untersuchungen bestätigt werden, daß Intoleranz der Mutter einen Abbruch der Therapie vorhersehbar macht (Morgan und Young, 1975; Wagner et al., 1982; Butler et al., 1988). Wenn es in diesem Punkt ein Problem gibt, sollte zunächst einmal der auf der Familie lastende Druck so weit wie möglich genommen werden, etwa indem für eine Medikation gesorgt wird, die vorübergehend Erleichterung verschafft, oder indem das Bett besser geschützt wird. Auch die Einstellungen und Gefühle des Kindes sind von Bedeutung, da ein Widerstand gegen das Trockenwerden mit einem ungenügenden Ansprechen auf die Behandlung und einem Rückfall einhergeht (Butler et al., 1990b). Das Erforschen der Ansichten und Gefühle des Kindes kann auch Dinge wie die Angst vor Dunkelheit oder vor „Monstern" auf dem Weg zur Toilette zu Tage fördern. Eine so einfache Maßnahme wie das Licht angeschaltet zu lassen kann für das Problem des Bettnässens dann schon die Lösung bedeuten.

5.3.5 Behandlung

Eine vertrauensvolle und positive Einstellung ist von entscheidender Bedeutung, um Vertrauen und Hoffnung, die wesentlichen Elemente für den Erfolg, zu wecken. Dem Kind und seinen Eltern zu versichern, daß sie nicht die einzigen auf der Welt sind, die ein Problem mit dem Bettnässen haben, ist mindestens ebenso wichtig, wie ihnen die Fakten darüber zu vermitteln. Auch praktischer Rat dahingehend, wie sich das Bett schützen läßt, wie man sich nachts warm hält und zur Toilette gelangt, ist wichtig.

Das Kind zu fragen, was es bereits versucht hat oder für hilfreich hält, ist ein wesentlicher Bestandteil des Prozesses, es für ein gemeinsam vereinbartes Behandlungsprogramm zu begeistern. Das Kind sollte für das Programm und die Aufzeichnungen verantwortlich sein, wobei die Eltern oder Fürsorgepersonen als Unterstützungs-Team dienen.

Wenn das Kind sich nicht um das Programm zu kümmern scheint oder nur widerwillig auf eine Veränderung hinarbeitet, ist es besser, das Programm zu beenden, bis es älter geworden ist.

Die meisten Kinder und Eltern haben schon eine Reihe von Verfahren ausprobiert, bevor sie um Hilfe nachsuchen. Am häufigsten ist das „Tragen", bei dem die Eltern auf ihrem Weg ins Bett das Kind zur Toilette tragen. Dies mag zwar ein nasses Bett verhindern, es hilft dem Kind jedoch nicht, die Empfindung einer vollen Blase zu erkennen und entweder aufzuwachen oder einzuhalten. „Tragen" kann kontraproduktiv sein, wenn das Kind es schließlich erwartet oder wenn es nicht völlig wach ist und damit in Wirklichkeit beigebracht bekommt, im Schlaf Wasser zu lassen! Wird diese Methode angewandt, ist es wichtig, den Zeitpunkt der Anwendung zu variieren und sicherzustellen, daß das Kind vollkommen wach ist.

Einfache Schemata von Anreiz oder Belohnung können – sorgfältig angewandt – eine Quelle der Ermutigung werden, vor allem für Kinder von 5 bis 7 Jahren, von denen einige gut darauf ansprechen. Um jedoch mehr zu helfen als zu entmutigen, gibt es eine Reihe von Grundregeln:

- Handeln Sie mit dem Kind stets Ziele aus, die auch zu erreichen sind, etwa vor dem Schlafengehen auf Toilette gehen oder den Eltern Bescheid sagen, wenn das Bett naß ist. Eine trockene Nacht als erstes Ziel ist für die meisten zu hoch gesteckt.
- Bauen Sie die Ziele nach und nach auf.
- Die Belohnungen müssen in etwas bestehen, auf das das Kind Wert legt.
- Verbinden Sie eine greifbare Belohnung stets mit Lob.
- Geben Sie dem Kind die Belohnung sofort und in engem Zusammenhang mit dem speziellen gewünschten Verhalten.
- Bestrafen Sie das Kind nicht, und malen Sie auch keine schwarze Marke oder ein trauriges Gesicht auf den Protokollbogen, wenn das Ziel nicht erreicht wird.

Medikamentöse Behandlung

Medikamente wie Desmopressin, Imipramin und Amitriptylin werden häufig als kurzfristige

Maßnahme zur Abschwächung eines Bettnässens eingesetzt, entweder, um dem Kind in den Ferien eine Ruhepause zu gönnen oder um den Druck von der Familie zu nehmen. Bisweilen werden sie auch verschrieben, um dem Kind das Gefühl des Trockenseins zu vermitteln, und für Erwachsene bilden sie die rettende Voraussetzung für ein normales Leben.

Weder Desmopressin noch die Gruppe der trizyklischen Antidepressiva führen zu einer Heilung. Sie wirken bei der Mehrzahl der Kinder, d. h. in etwa 70 % der Fälle. Etwa 80–85 % von ihnen erleiden jedoch einen Rückfall, sobald das Medikament abgesetzt wird.

Desmopressin ist ein synthetisches Analogon des natürlich vorkommenden antidiuretischen Hormons (ADH) und wird als Nasenspray oder Tablette angeboten. Es wirkt bei Bettnässen, weil es die nächtliche Urinproduktion auf ein für das Kind leichter zu handhabendes Maß reduziert. Wie oder warum sie wirken, ist weder von Desmopressin noch von den trizyklischen Antidepressiva bekannt.

Der Nachteil trizyklischer Antidepressiva wie Imipramin und Amitriptylin liegt in ihren unangenehmen Nebenwirkungen: Reizbarkeit, Mundtrockenheit, Appetitverlust, Kopfschmerzen, Konzentrationsstörungen und Verstopfung (Shaffer, 1979). Darüber hinaus besteht natürlich auch die Gefahr einer tödlichen Überdosierung, wenn das Medikament in Reichweite kleiner Kinder gelassen wird.

Elektronische Überwachung

Wenn das Bettnässen auf einfache Maßnahmen nicht anspricht und die Lebensumstände der Familie dafür sprechen, kann der Einsatz eines Alarmsystems gegen Einnässen oder Summers erwogen werden. Dies ist ein konditionierendes Gerät, das dem Kind hilft, die Verbindung zwischen Blase und Gehirn herzustellen. Es wirkt in 60–80 % der Fälle, obwohl es über seine Funktionsweise bislang keine Theorien zu geben scheint. Es wirkt bei Kindern im Alter von 7 Jahren und darüber, vorausgesetzt, sie wollen trocken werden und sind bereit, sich mit Unterstützung der Eltern um das Gerät zu kümmern,

haben ein eigenes Bett und ggf. einen verständnisvollen Bettnachbarn und werden von einer Pflegeperson oder sonstigen medizinischen Beratungsperson klar instruiert und unterstützt. Es ist wichtig, von Beginn an darauf hinzuweisen, daß der Umgang mit dem Gerät harte Arbeit bedeutet, daß es bis zu 4 Monaten dauern kann, um den Anfangserfolg von 14 aufeinanderfolgenden trockenen Nächten zu erreichen und daß es anschließend häufig zu Rückfällen kommt, die jedoch beherrschbar sind!

Es gibt zwei Gerätetypen: den Summer neben dem Bett und die am Körper getragene Miniaturausführung. Beide haben eine Detektorplatte mit einem Paar Elektroden, die an eine Kontroll- bzw. Alarmeinheit angeschlossen ist. Urin überbrückt den Abstand zwischen den beiden Elektroden und löst den Alarm aus. Beim neben dem Bett stehenden Gerät besteht die Detektorplatte aus einer einteiligen Kunststoffmatte oder aus 2 Gaze-Matten, in die die beiden Elektroden eingebettet sind (Abb. 5-1).

Bei der am Körper getragenen Variante des Gerätes ist die Detektorplatte kleiner und kann in einer absorbierenden Vorlage für den Einmalgebrauch oder – bei Jungen – zwischen zwei Unterhosen getragen werden. Die Alarmeinheit wird oben am Pyjama befestigt (Abb. 5-2).

Beide Gerätetypen können mit einem Vibrator in der Alarmbox erworben werden. Dies kann für Kinder mit Hörstörungen oder für Kinder, die nicht auf den Alarm reagieren, sowie in Situationen von Nutzen sein, in denen der

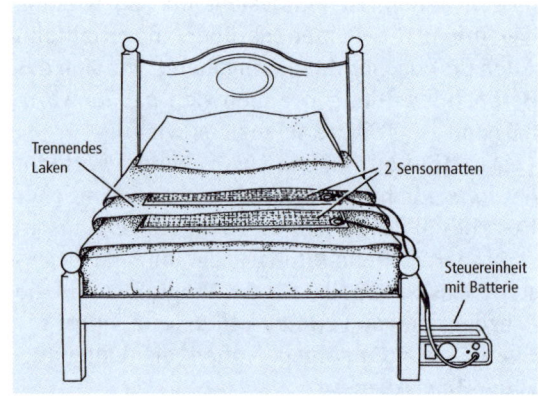

Trennendes Laken

2 Sensormatten

Steuereinheit mit Batterie

Abb. 5-1: Klingelkissen

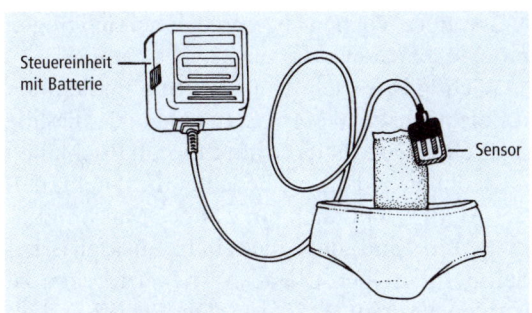

Steuereinheit
mit Batterie

Sensor

Abb. 5-2: Am Körper getragener Alarm gegen Einnässen

Alarm diskret eingesetzt werden muß, etwa im Schlafsaal eines Internats oder eines Landschulheims. Die Miniaturausführung ist auch mit einem optischen anstelle des akustischen Signals erhältlich.

Der Zweck all dieser Geräte besteht darin, „den Körper zu alarmieren und dafür zu sensibilieren, im Schlaf rasch und adäquat auf eine volle Blase zu reagieren" (Butler, 1994). Mit dem Beginn des Urinierens reagiert das Kind auf das Geräusch des Summers gewöhnlich mit einem Anspannen der Beckenbodenmuskulatur, stoppt auf diese Weise den Harnfluß und wacht auf. Nach und nach beginnt es, bei Empfindung einer vollen Blase auch ohne den Alarm die Beckenbodenmuskeln anzuspannen und aufzuwachen.

Hinsichtlich ihrer Leistung gibt es kaum Unterschiede zwischen den beiden Typen, da je-

doch viele und vor allem ältere Kinder die kleine Ausführung vorziehen, sollte eine professionell beratende Person in der Lage sein, Alternativen anzubieten.

Es ist ferner sehr wichtig, dem Kind und seiner Familie das Gerät vor dem Einsatz vorzuführen und ihm Gelegenheit zu einem Probelauf zu geben. Auch zu Beginn häufig auftretende Schwierigkeiten, etwa daß das Kind beim Auslösen des Alarms nicht aufwacht oder im Gegenteil übermäßig ängstlich auf das Geräusch reagiert, sollten besprochen werden. Häufig müssen die Eltern das Kind wecken, wenn der Alarm losgeht, und zwar bisweilen über die ersten 2 Wochen hinweg. Es ist jedoch wichtig, daß das Kind daraufhin den Alarm abstellt, zur Toilette geht, das Höschen wechselt und das Bett neu bezieht und den Alarm wieder einschaltet. Falscher Alarm, der oft durch Schwitzen ausgelöst wird, läßt sich beheben, indem weniger oder dünnere Decken und Bettwäsche aus Baumwolle statt aus Kunstfaser genommen werden.

Um den Gewinn gegenüber den Pannen hervorzuheben, sollte unbedingt ein Protokoll (Tab. 5-2) geführt werden, solange das Gerät verwendet wird.

Zeichen für einen Fortschritt sind:
- kleinere nasse Flecken im Bett oder im Höschen,
- mehr Urin, der in der Toilette „endet",
- besseres Aufwachen bei Alarm,

Wochentag	„T" für „trocken"	„K" für „kleiner nasser Fleck"	„N" für „nasser Fleck"	Bei Alarm von allein aufgewacht und zur Toilette gegangen	Um welche Uhrzeit ist der Alarm losgegangen?	Wie oft ist der Alarm losgegangen?
Montag						
Dienstag						
Mittwoch						
Donnerstag						
Freitag						
Samstag						
Sonntag						

Tab. 5-2: Verlaufsprotokoll, das vom Kind für die Dauer des Einsatzes geführt werden sollte

- später in der Nacht auftretendes Einnässen, ein Zeichen für die zunehmende Fähigkeit, einzuhalten,
- steigende Anzahl trockener Nächte.

Die professionelle Beraterin bzw. der professionelle Berater sollte das Kind und seine Eltern in den beiden ersten Wochen mindestens 1mal pro Woche, danach alle 14 Tage besuchen, um sowohl Ermutigung als auch Unterstützung zu bieten und beim Aufkommen häufiger Schwierigkeiten rechtzeitig Hilfe zu leisten.

Rückfall nach einer Behandlung

Für das Kind und seine Familie kann es beruhigend sein, wenn man ihnen von Anfang an klarmacht, daß es oft zu Rückfällen kommt, gegen die jedoch etwas unternommen werden kann, um sie letztendlich zu überwinden. Das größte Risiko für einen Rückfall scheint bei Kindern mit sekundärem Einnässen in der Anamnese sowie bei Kindern zu bestehen, denen ihr Bettnässen gleichgültig ist (Butler et al., 1990a). Nach 14 trockenen Nächten erleidet 1 von 3 Kindern einen Rückfall. Als Rückfall gelten im allgemeinen „mehr als 2 Nächte mit Einnässen in 2 Wochen" (Butler, 1991). Dieser Wert läßt sich bei etwa 1 von 10 Kindern durch eine als „Overlearning" (Blackwell, 1989) bezeichnete Methode noch weiter senken. War das Kind 14 aufeinanderfolgende Nächte lang trocken, sollte es bewußt etwa 0,6–1,2 l oder so viel Flüssigkeit, wie es bequem aufnehmen kann, trinken, bevor es den Alarm einschaltet und zu Bett geht. Dies wird für einige Nächte zu einem erneuten Auftreten des Einnässens führen. Gewöhnlich wird das Kind jedoch wieder trocken und hat nun einen Grenzwert. Wurden auch unter dieser erhöhten Flüssigkeitsaufnahme 2 trockene Wochen erreicht, wird die hohe Flüssigkeitsaufnahme beendet und der Alarm abgenommen. Wenn das Einnässen jedoch nach 2 Wochen Overlearning nicht zurückgeht, sollte man zu der ursprünglichen Flüssigkeitsmenge unter Verwendung des Alarms zurückkehren, bis das Kind wieder 14 Nächte hintereinander trocken ist. Es kann vorkommen, daß das Kind den Alarm für 1–2 weitere Wochen abgeschaltet bei sich tragen möchte, bevor er ganz zur Seite gelegt wird.

Wichtig ist es, den Kontakt zur Familie noch für die nächsten 6 Monate zu halten, da dies die kritische Phase für das Auftreten von Rückfällen ist. Kommt es dazu, so bedeutet dies nicht, daß der Alarm nicht auch ein zweites Mal funktioniert. Ein Kind, das 1mal einen Rückfall erleidet, hat dieselben Chancen, wieder trocken zu werden, wie ein „Anfänger". Der Begriff „anhaltend erfolgreich" ist definiert als „kein Rückfall in 6 Monaten nach dem Anfangserfolg" (Butler, 1991).

5.4   Angeborene Anomalien

Einer Inkontinenz in der Kindheit können gewisse angeborene Anomalien des Harntraktes als Ursache zugrunde liegen. Geringfügige Anomalien können durchaus so lange übersehen werden, bis ein Kind, das Tag und Nacht ständig oder sehr häufig einnäßt, einmal gründlich körperlich untersucht wird. Gelegentlich werden angeborene Fehlbildungen in der Kindheit nicht erkannt und bestehen bis ins Erwachsenenalter fort, ohne diagnostiziert zu werden.

5.4.1   Epispadie und Hypospadie

Epispadie (Abb. 5-3a) ist eine Erkrankung, bei der die Harnröhre an der Oberseite des Penis mündet. Dies kann von einer abnorm weiten Harnröhrenöffnung bis zu einer vollständigen Spaltung des Penis reichen. Je ausgedehnter die Anomalie, desto wahrscheinlicher ist eine Inkontinenz. Bei Frauen kommt es selten vor, daß Klitoris und Schambein gespalten sind. Die Behandlung besteht in der chirurgischen Rekonstruktion, jedoch werden nur die Hälfte der Jungen vollständig kontinent.

Die Hypospadie (Abb. 5-3b), d. h. die Mündung der Harnröhre an der Unterseite des Penis, ist viel häufiger und betrifft 1 von 600 Jungen. Die Jungen haben in der Regel eine schürzenförmig herabhängende Vorhaut, eine gestörte Erektion, und der Harnstrahl ist nach rückwärts

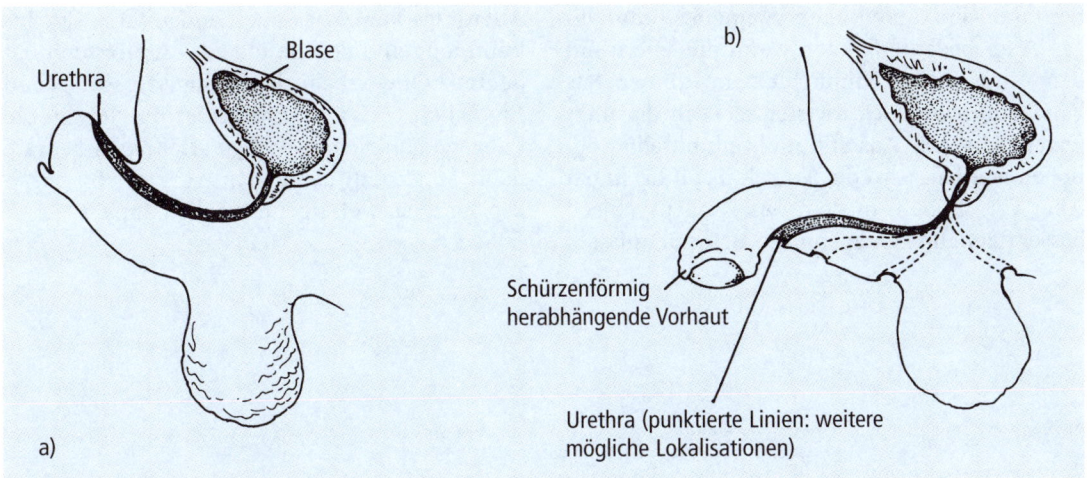

Abb. 5-3: Angeborene Anomalien des Harntraktes. **a)** Epispadie; **b)** Hypospadie

zwischen die Beine gerichtet. Auch in diesen Fällen erfolgt die Behandlung chirurgisch und führt gewöhnlich zu guten Resultaten, sowohl hinsichtlich der Kontinenz als auch der Sexualfunktionen.

5.4.2 Ektopischer Ureter

Statt im Trigonum vesicae der Blase anzusetzen, kann ein Harnleiter direkt in die Harnröhre münden. Geschieht dies unterhalb des Harnröhrensphinkters, kommt es zur kontinuierlichen Tröpfelinkontinenz. Bisweilen geht dies mit einer Verdoppelung der oberen Harnwege einher, wobei sich der eine Ureter an der richtigen Stelle befindet, während der andere ektopisch ist. In diesem Fall kann das Kind ganz normal Wasser lassen und leidet dennoch gleichzeitig unter Harnträufeln.

5.4.3 Urethralklappen

Manche Jungen werden mit Urethralklappen geboren, die eine korrekte Entleerung der Blase verhindern und zu Harnverhaltung mit Überlaufinkontinenz führen. Sie werden schon früh diagnostiziert, und das Baby zeigt oft eine Niereninsuffizienz mit schwachem Harnstrahl und

Harnwegsinfekt. Es handelt sich um eine schwere Erkrankung, die operativ behandelt werden muß. Gelegentlich entwickeln Jungen, bei denen ein solcher Eingriff durchgeführt wurde, später eine Inkontinenz.

5.4.4 Blasenekstrophie

Die Blasenekstrophie ist eine seltene und deutlich zu erkennende Erkrankung, bei der sich die Bauchwand über der Blase nicht entwickelt, so daß sich diese bei der Geburt unmittelbar zur Hautoberfläche hin öffnet. Die Blase muß operativ wieder aufgebaut werden, oder man muß die Harnleiter in ein Ileum-Conduit umleiten.

Eltern von Kindern mit kongenitalen Anomalien benötigen gewöhnlich viel Unterstützung. Sie fühlen sich oft schuldig, die Fehlbildung irgendwie verursacht zu haben und machen sich im allgemeinen große Sorgen, daß das Kind niemals „normal" sein wird. Vielleicht fürchten sie auch um die spätere sexuelle Identität und die Sexualfunktionen des Kindes. Hier sind gründliche Erläuterungen und realistisches Stärken und Beruhigen von ganz entscheidender Bedeutung.

Manche Korrekturen werden in mehreren Schritten vorgenommen, die für das Kind wiederholte Klinikaufenthalte in einem störanfälligen Alter bedeuten. Auch wenn die Eltern mit dem Kind in der Klinik bleiben, können das Kind und seine Geschwister seelisch darunter leiden. Muß der Zustand nicht unmittelbar behoben werden, wird die Korrektur oft bis in ein Alter verschoben, in dem das Kind psychisch besser damit umgehen kann, z. B. ins Schulalter.

Allerdings kann dies auch einige Jahre der Inkontinenz und des Gefühls der Abnormität bedeuten. Obwohl die langfristigen psychischen Ergebnisse oft hervorragend sind, leistet die Pflegeperson einen wichtigen Beitrag, indem sie dafür sorgt, daß der Patient sich der Situation psychisch so weit irgend möglich anpaßt.

6 Harninkontinenz der Frau

VALERIE BAYLISS

Während die in Kapitel 2 genannten Ursachen sowohl bei Männern als auch bei Frauen zur Harninkontinenz führen, gibt es einige für Frauen spezifische Erkrankungen, die in diesem Kapitel ausführlicher beschrieben werden.

Jede Pflegeperson spielt eine wichtige Rolle bei der Unterweisung in vorbeugenden Maßnahmen sowie in der Schulung, Beratung und Pflege von Frauen mit Kontinenzproblemen. Oft ist es eine Pflegeperson, die in Beckenbodenübungen unterrichtet und die Übungen überwacht. Bei Frauen, die vor einer Operation stehen, sind die prä- und postoperative Versorgung und Unterstützung Faktoren, die ganz erheblich zu einem erfolgreichen Ergebnis beitragen. Hebammen und Gemeindeschwestern begegnen vielen Schwangeren oder Frauen unmittelbar nach der Entbindung, bei denen Kontinenzprobleme bestehen oder drohen. Pflegende im Berufsalltag und MitarbeiterInnen in Organisationen der Familienplanung haben reichlich Gelegenheit, inkontinente Frauen sowohl zu identifizieren als auch vorsorglich zu beraten und zu schulen.

6.1 Streßinkontinenz

Streßinkontinenz ist vor allem unter Frauen verbreitet und das häufigste Kontinenzproblem (Thomas et al., 1980). Hinsichtlich des Begriffs „Streßinkontinenz" besteht erhebliches Durcheinander, da er zur Beschreibung eines Zeichens, eines Symptoms oder einer medizinischen Diagnose dienen kann.

Streßinkontinenz als *Zeichen* beschreibt den sichtbaren Abgang von Urin beim Anstieg des intraabdominellen Drucks, etwa beim Husten oder während einer klinischen Untersuchung.

Als *Symptom* beschreibt Streßinkontinenz die Erfahrung eines Urinabgangs bei körperlicher Anstrengung, wobei mit „Streß" die physische Belastung des Sphinkters und der Beckenbodenmuskeln und ganz und gar nicht emotionaler Streß gemeint ist.

Als *Diagnose* bedeutet Streßinkontinenz die durch eine Insuffizienz des Harnröhrensphinkters verursachte Inkontinenz, d. h. ein Versagen der Urethra, bei erhöhtem intraabdominellen Druck Kontinenz zu wahren. Die *International Continence Society* empfiehlt den Begriff „echte Streßinkontinenz" zur Beschreibung dieser Insuffizienz des Harnröhrensphinkters.

Streßinkontinenz als Zeichen,
Symptom und Diagnose

Zeichen, Symptom und Diagnose treffen nicht immer in ein und derselben Person zusammen. Ein belastungsbedingter Abgang von Urin kann manchmal durch eine instabile Blase verursacht werden, bei der bloßes Husten Blasenkontraktionen auslösen kann und auf diese Weise eine Sphinkterinsuffizienz simuliert. Ebenso kann es auch bei Patientinnen mit Harnverhaltung unter Belastung zu einer Überlaufinkontinenz kommen. Im Gegensatz dazu kann eine Patientin mit Sphinkterinsuffizienz als grundlegendem Blasenproblem über Symptome klagen, die eher für eine instabile Blase sprechen, darunter Pollakisurie und Dranginkontinenz. Natürlich kann ein und dieselbe Person auch unter mehreren Erkrankungen gleichzeitig leiden, daher muß ein Assessment mit äußerster Sorgfalt durchgeführt werden. Trotz allem kann die Anamnese bei der Diagnose der tatsächlichen Ursache einer Inkontinenz irreführend sein und eine urodynamische Untersuchung (s. Kap. 3) erforderlich machen.

Im weiteren Kapitel wird der Begriff „Streßinkontinenz" nur noch zur Bezeichnung einer Inkontinenz im eigentlichen Sinne verwendet, d.h. einer Inkontinenz, die durch einen geschwächten oder insuffizienten Sphinkter verursacht wird.

Streßinkontinenz tritt gewöhnlich unmittelbar mit Beginn einer Belastung und gleichzeitig mit dieser auf und endet auch mit ihr. Sie kann schwach ausgeprägt sein und nur unter extremer körperlicher Belastung, etwa beim Squash oder beim Trampolinspringen, auftreten, es kann sich aber auch um eine schwere Form handeln, bei der jede kleinere Anstrengung, wie Gehen, Sprechen oder das Aufstehen von einem Stuhl zum Abgang von Urin führen.

6.1.1 Mechanismus

Zu den Ursachen einer Streßinkontinenz gibt es viele verschiedene Theorien, und es scheint, als sei mehr als ein Mechanismus daran beteiligt. Bei Frauen mit scheinbar identischen Symptomen können einer Streßinkontinenz in Wirklichkeit ganz verschiedene Ursachen zugrunde liegen. In manchen Fällen kann die Streßinkontinenz einer Frau auch mehr als eine Ursache haben.

Eine der am weitesten verbreiteten Theorien besagt, daß die Streßinkontinenz der Frau durch Veränderungen der anatomischen Beziehung zwischen Blase und Urethra und ihren muskulären Stützstrukturen, vor allem des Beckenbodens, ausgelöst wird.

Abbildung 6-1 zeigt die normalen Verhältnisse. Die Blase und die proximale Urethra sitzen

gut gestützt oberhalb des Beckenbodens. Der intravesikale Blasendruck liegt unterhalb des maximalen Urethraldrucks in Ruhe – ein Druckgradient erhält die Kontinenz. Da die Blase innerhalb der Bauchhöhle liegt, führt jeder Anstieg des intraabdominalen Drucks, z.B. beim Husten, auch zu einem Anstieg des intravesikalen Drucks und unter Umständen zum Herauspressen von Urin aus der Blase. Der obere (proximale) Anteil der Urethra ist gut abgestützt. Er liegt ebenfalls innerhalb der Bauchhöhle und ist daher dem selben Druckanstieg ausgesetzt, wie die Blase. Der Druckanstieg wird daher eher dazu führen, daß sich dieser Abschnitt der Urethra verschließt, und der Druckgradient bleibt erhalten (Abb. 6-2). Solange der Urethraldruck an irgendeiner Stelle der Urethra über dem Blasendruck liegt, bleibt die Kontinenz gewahrt.

Abbildung 6-3 zeigt die Beziehungen der Blase und der Urethra zum Beckenboden bei einer Frau mit Streßinkontinenz. Die Blase ist durch den Beckenboden hindurch prolabiert. In Ruhe ist diese Frau kontinent, da der Urethraldruck über dem Blasendruck liegt. Wenn sie hustet, steigt der Blasendruck, die Übertragung dieses Druckanstiegs auf die Urethra erfolgt jedoch bestenfalls partiell, ungünstigstenfalls überhaupt nicht (Abb. 6-4). Ist der intraabdominelle Druckanstieg hoch genug bzw. der Urethraldruck hinreichend niedrig, um den Druckgradienten aufzuheben, ist Inkontinenz die unausweichliche Folge.

Auch die Beziehungen zwischen der Urethra und dem Schambein können für eine Inkontinenz von Bedeutung sein. Ein möglicher Druck-

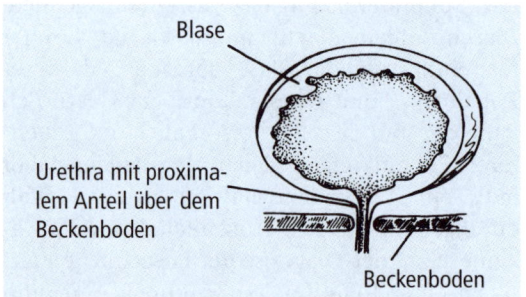

Abb. 6-1: Normale anatomische Beziehungen zwischen Blase, Urethra und Beckenboden in Ruhe

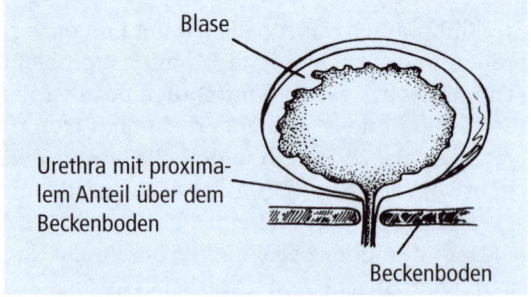

Abb. 6-2: Normale anatomische Beziehungen zwischen Blase, Urethra und Beckenboden beim Husten

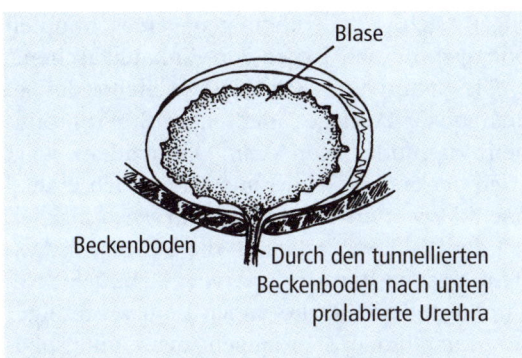

Abb. 6-3: Beziehungen zwischen Blase, Urethra und Beckenboden bei einer Frau mit Streßinkontinenz in Ruhe

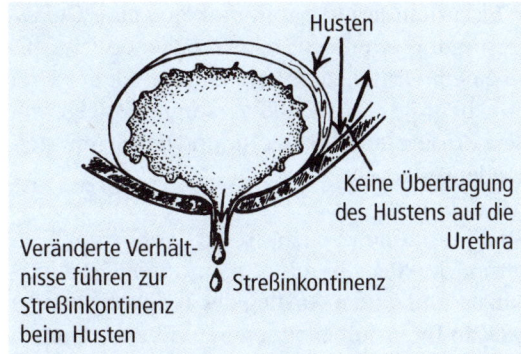

Abb. 6-4: Beziehungen zwischen Blase, Urethra und Beckenboden bei einer Frau mit Streßinkontinenz beim Husten

anstieg im Abdomen kann durch Reflexion vom Schambein auf eine oberhalb und hinter dem Schambein gut abgestützte Urethra noch verstärkt werden (Abb. 6-5). Diese Theorie ist jedoch bislang unbewiesen.

Der Beckenboden selbst kontrahiert sich reflektorisch, sobald der Druck im Abdomen

Einiges spricht dafür, daß bei Frauen mit Streßinkontinenz *ohne* signifikanten Prolaps bzw. Absinken des Beckenbodens möglicherweise eine abnorm niedrige Kollagendichte vorliegt. Dies mag die mangelnde Stützung der Urethra mit nachfolgendem Urinabgang unter Belastung erklären.

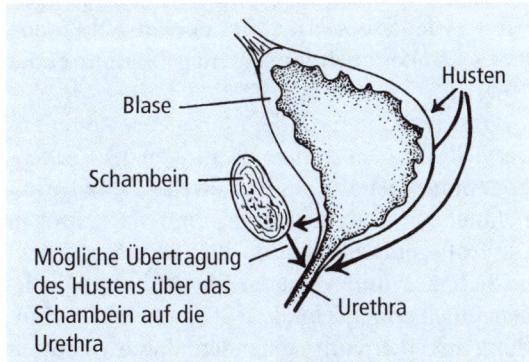

Abb. 6-5: Mögliche Übertragung des Hustens über das Schambein auf die Urethra (Seitenansicht)

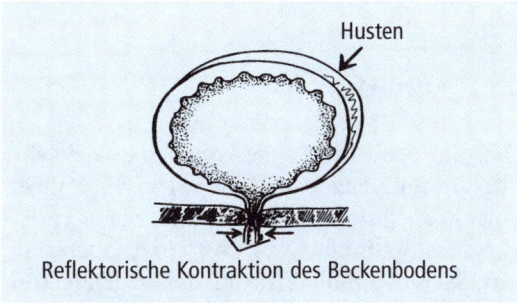

Abb. 6-6: Normale Kontraktion des Beckenbodens bei erhöhtem intraabdominellen Druck

steigt (Abb. 6-6). Dies trägt wiederum zum kritischen Zeitpunkt zum Verschlußdruck der Urethra bei. Liegt jedoch der Beckenboden eher in einem schrägen Winkel, statt rechtwinklig zur Urethra, ist die Wirkung dieser zusätzlichen Kontinenzreserve beschränkt (Abb. 6-7).

Die Rolle von Kollagen und Bindegewebe bei der Aufrechterhaltung einer weiblichen Inkontinenz wird zur Zeit diskutiert und untersucht.

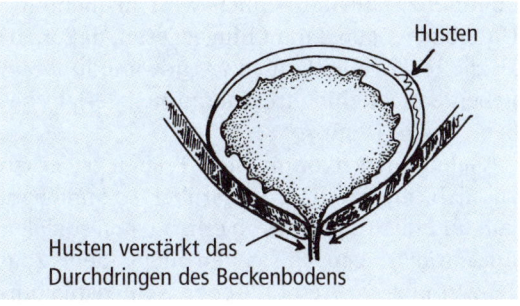

Abb. 6-7: Kontraktion des Beckenbodens bei Streßinkontinenz

Es spricht ferner dafür, daß eine gute Gefäßversorgung erheblich, d. h. möglicherweise bis zu einem Drittel, zum Verschlußdruck der Urethra beiträgt. Die Gefäßversorgung steigt mit dem Einsatz der Muskulatur und nimmt mit steigendem Alter ab.

Bei Frauen in der Prämenopause neigt eine Streßinkontinenz dazu, in der Woche vor Einsetzen der Regelblutung, d. h. unter Östrogenentzug und einem Anstieg des Progesteronspiegels, an Intensität zuzunehmen. Ebenso erleben Frauen in der Postmenopause mit sinkendem Östrogenspiegel eine erhöhte Neigung zur Streßinkontinenz. In Kapitel 11 wird dies ausführlicher besprochen.

Manche Frauen kommen mit einem schwachen Sphinkter oder gar mit einem in Ruhe offenen Blasenhals zur Welt. Dies kann die Ursache sein, wenn Mädchen beim Kichern oder Lachen einnässen. Bei manchen mag sich dieses Problem in der Pubertät lösen, einige wenige Frauen werden jedoch nie erfahren, was es bedeutet, herzlich zu lachen, ohne naß zu werden.

6.1.2 Ursachen

Die Tatsache, daß die oben beschriebene Streßinkontinenz bei Männern nicht auftritt, obwohl auch sie eine durch unmittelbare Verletzung des Sphinkters, z. B. bei einer Operation, verursachte Sphinkterinsuffizienz haben können, hebt die Verletzlichkeit der weiblichen Anatomie hervor. Bei einer derart kurzen Urethra und einem relativ schwachen Sphinktermechanismus sind Frauen sehr anfällig für Streßinkontinenz. Und tatsächlich wird in mehreren Untersuchungen darauf hingewiesen, daß mehr als die Hälfte aller Frauen irgendwann in ihrem Leben einmal eine Streßinkontinenz erlebt haben (Wolin, 1969).

Vielen streßinkontinenten Frauen ist es zu peinlich, mit ihrem Arzt darüber zu sprechen, und für einige führt dies zu erheblichen sozialen Einschränkungen. Sie gehen nicht mehr zum Tanzen oder zu Aerobic- oder Gymnastikstunden, sie fürchten sich davor, zu lachen und ängstigen sich vor Erkältungen, Heuschnupfen oder gar vor dem Tragen von Einkaufstaschen.

Die Geburt eines Kindes ist zweifellos der bedeutendste Auslöser, der einer Streßinkontinenz zugrunde liegen kann. Die Inzidenz steigt nach der ersten Geburt und dann noch einmal nach der vierten Geburt stark an. Die entscheidenden Faktoren scheinen die Länge der Austreibungsphase sowie die Art der Geburt zu sein. Ein besonderes Risiko tragen Frauen mit einer sehr kurzen oder sehr langen Austreibungsphase und einem Geburtshindernis, das zum Einsatz der Zange führt, sowie Frauen mit großen Babys von mehr als 4 kg Gewicht. Jede Kombination dieser Faktoren kann zum Reißen oder Überdehnen der Muskeln des Beckenbodens führen. Ob eine Episiotomie bzw. ein Dammriß gegen Streßinkontinenz schützen oder eher dazu beitragen, ist bislang offen.

Zusätzlich zu den Muskelschäden können die gleichen obstetrischen Risikofaktoren zu einer Schädigung der Innervation des Beckenbodens (N. pudendus) führen (Snooks et al., 1984), die sich jedoch mit der Zeit durch eine Reinnervation wieder bessern kann. Bei einigen Frauen kann sie aber auch fortschreiten (Snooks et al., 1990).

Während und nach der Menopause kommt es bei vielen Frauen zu einem Absinken der Beckenbodenmuskulatur. Dies ist teilweise die Folge abnehmender Östrogenspiegel, und da Östrogen die Kollagenfasern stärkt, dünnen die Muskeln seitlich aus und verlieren an Wirkung. Wahrscheinlich ermöglicht diese Schlaffheit in Verbindung mit einer vorbestehenden, durch Geburten bedingten Schwäche den Prolaps der Blase und Urethra durch den Beckenboden hindurch nach unten. Dabei kann auch der Uterus vorfallen.

Unsichere Ursachen

Auch andere Faktoren wurden als Ursache einer Inkontinenz angeschuldigt, jedoch ohne wirklich überzeugenden Beweis. Eine Fettsucht kann sie verstärken, und manche Frauen spüren eine Besserung der Symptomatik, wenn sie abnehmen. Die zugrundeliegende Schwäche der Beckenbodenmuskulatur bleibt jedoch weiterhin bestehen. Chronische Verstopfung und Pressen beim Stuhlgang können gelegentlich einen Prolaps oder eine Nervenschädigung hervorrufen. Ein chronischer, unter Umständen durch Rauchen ausgelöster Husten kann ebenso zur wiederholten Belastung des Beckenbodens führen wie eine Tätigkeit, bei der wiederholt schwere Lasten angehoben werden müssen. Fortschreitendes Alter führt allgemein zu abnehmender Muskeldichte und -kraft sowie zu einer verringerten Vaskularisierung und einem ganz allgemein niedrigeren Aktivitätslevel, der wiederum die Effizienz des Harnröhrenverschlusses und des Beckenbodens verringert. Die Tatsache, daß auch schlanke, junge Frauen, die noch nicht geboren haben, streßinkontinent werden können, legt jedoch einen „Konstruktionsfehler" der weiblichen Anatomie nahe.

6.1.3 Prävention

Die wirksamste präventive Maßnahme besteht möglicherweise in Beckenbodenübungen für alle Frauen, die am besten schon in der Schule begonnen und ein Leben lang als natürlicher Bestandteil allgemeiner Fitneß- und Übungsprogramme fortgesetzt werden sollten.

Viele Frauen unterschätzen die Gefahr einer Inkontinenz in Verbindung mit einer Geburt bzw. erhalten zuwenig Information darüber. Viele Geburtshilfestationen verfügen inzwischen über PhysiotherapeutInnen mit mit besonderer Erfahrung in Geburtshilfe und Gynäkologie und legen großen Wert auf postpartale Beckenbodenschulung. Wo diese Möglichkeit nicht besteht, müssen die Hebamme und die Pflegeperson die Verantwortung für die Schulung und das Vermitteln der Bedeutung dieser Übungen übernehmen. Unmittelbar nach der Entbindung fällt es der jungen Mutter unter Umständen sehr schwer, die Übungen durchzuführen, da der Bereich sehr empfindlich sein wird und Schmerz die Kontraktion des Beckenbodens verhindern kann. Später, und in der Aufregung, ein Baby zu haben, denkt die Mutter möglicherweise nicht mehr an die Übungen oder gibt jeden Gedanken daran einfach auf.

Hier ist die Gemeindeschwester dringend gefordert, das in der Klinik begonnene Training wieder ins Gedächtnis zu rufen. Bei zunehmend kürzeren Liegezeiten kommen manche Mütter im Krankenhaus überhaupt nicht mehr zu einer Trainingsschulung.

Vielleicht hilft auch ein gestiegenes Gesundheitsbewußtsein, auf eine mehr allgemeine Weise der Streßinkontinenz vorzubeugen. Regelmäßiger Stuhlgang, gefördert durch ballaststoffreiche Ernährung, regelmäßige Bewegung, ein allgemeines Interesse an Fitneß sowie eine zunehmende Nachfrage nach einer Hormonsubstitutionstherapie können dazu führen, daß zukünftige Generationen von Frauen weniger unter Streßinkontinenz leiden als noch ihre Mütter. In manchen Fitneß- und Aerobic-Kursen werden inzwischen routinemäßig Beckenbodenübungen angeboten.

Die „vergessene" Muskulatur des Beckenbodens

Generell sind sich Frauen des Beckenbodens nur wenig bewußt, und jede Gelegenheit zur Förderung präventiver Maßnahmen sollte genutzt werden. Viele wissen überhaupt nicht, daß sie diese inneren Muskeln haben und daß der Beckenboden, wie alle anderen Muskeln auch, benutzt werden muß, wenn er nicht verkümmern soll. Etwa ein Drittel der Frauen ist unfähig, den Beckenboden auf Aufforderung ohne weitere Erläuterung oder Schulung zu kontrahieren. Dies steht im Gegensatz zu einigen fernöstlichen Kulturen, wo Mütter ihre Töchter lehren, die Beckenbodenmuskeln zur sexuellen Stimulation des Partners einzusetzen. Die modernen Toilettenschüsseln, auf denen gesessen wird, bedeuten ferner, daß Frauen nicht mehr darauf achten müssen, den Harnstrahl auszurichten. Einfachere Installationen, bei denen der Harnstrahl auf ein kleines Loch im Boden gerichtet werden muß, können für den Beckenboden von größerem Nutzen sein, wie sie auch für den Stuhlgang eine erheblich bessere Stellung ermöglichen.

Auch Frauen, die aus irgendeinem Grund längere Zeit Bettruhe einhalten müssen, sollten zu

Beckenbodenübungen angehalten werden. Bei immobilen Frauen kommt es nämlich wahrscheinlich zu einer gewissen Atrophie dieser Muskeln, da die täglichen Aktivitäten, welche die Kontraktionen des Beckenbodens stimulieren, wegfallen. Zur Stärkung des Beckenbodens hat sich neben Beckenbodenübungen auch allgemeines Training als wichtig erwiesen. Frauen mit schwachem Beckenboden, z. B. nach einer Geburt, sollten daher angehalten werden, neben den Beckenbodenübungen auch ganz allgemein regelmäßig Sport zu treiben.

6.1.4 Assessment

Die klinische Anamnese und Untersuchung liefern in vielen Fällen eine Arbeitsdiagnose. Bestehen diesbezüglich Zweifel oder wird eine Operation erwogen, sollte sie stets durch urodynamische Untersuchungen bestätigt werden (s. Kap. 3). Wenn bei einer Frau mit instabiler Blase fälschlicherweise eine Streßinkontinenz diagnostiziert und eine entsprechende Operation durchgeführt wird, besteht Gefahr, daß sich die Symptomatik verschlechtert statt bessert.

Wenn Beckenbodenübungen eingesetzt werden sollen, wird ein genaueres Assessment des Beckenbodens notwendig (s. u.).

6.1.5 Behandlung

Der ideale Zeitpunkt für den Beginn einer Behandlung gegen Streßinkontinenz liegt unmittelbar nach deren Auftreten. Bedauerlicherweise ertragen viele Frauen ihre Symptomatik ziemlich lange, und suchen erst Hilfe, wenn sie wirklich Probleme verursacht. Die allgemeine Gesundheitserziehung könnte viel dazu beitragen, Frauen erkennen zu lassen, daß es keineswegs normal ist, nach der Geburt eines Babys oder mit zunehmendem Alter inkontinent zu werden, und daß sie gegen diese heilbare Erkrankung Hilfe suchen sollten. Frauen sprechen nicht grundsätzlich über eine Streßinkontinenz und müssen erst gefragt werden, ob sie ein Kontinenzproblem haben.

Alle erwachsenen Frauen sollten routinemäßig danach gefragt werden, vor allem in Einrichtungen der Familienplanung oder bei Vorsorgeuntersuchungen. Dies muß vorsichtig und sensibel geschehen: Die Frage nach einem Urinabgang beim Husten oder Niesen wird wahrscheinlich eher beantwortet als die Frage, ob sie inkontinent ist.

Die Wahl der Therapie hängt ab vom Schweregrad der Symptomatik, vom Ausmaß eines begleitenden Uterusprolaps' sowie von persönlichen Präferenzen.

6.1.6 Beckenbodenübungen

Die Kräftigung der Muskeln des Beckenbodens durch regelmäßige Übungen ist die beste Art der Behandlung einer leichten bis mäßigen Streßinkontinenz, solange ein ausgeprägter Prolaps der vorderen Scheidenwand fehlt. Für ein erfolgreiches Ergebnis ist unbedingt erforderlich, daß die Patientin gut motiviert und geistig hinreichend aufgeweckt ist, um das Übungsprogramm durchzuführen. Historisch wurden Beckenbodenübungen überwiegend von Physiotherapeuten vermittelt. Dies kann jedoch auch von einer Pflegeperson mit entsprechenden Kenntnissen übernommen werden.

Bislang gibt es noch keinen Konsens hinsichtlich der besten Art des Unterrichtens und Praktizierens von Beckenbodenübungen, und die Untersuchungen zur Beschreibung eines definitiven Behandlungsplans sind noch nicht sehr weit gediehen. Selbst die Physiotherapeuten sind sich hinsichtlich des optimalen therapeutischen Vorgehens noch nicht einig (Mantle und Versi, 1991; Laycock und Wyndaele, 1994).

Anatomie

Der Beckenboden wird von 3 Muskelgruppen gebildet: dem M. levator ani, dem Diaphragma urogenitale und der Gruppe der Schließmuskeln. Für den Zweck dieser Übung ist der M. levator ani am wichtigsten (Abb. 6-8). Er besteht aus 3 Anteilen: dem M. pubococcygeus, dem M. iliococcygeus und dem M. ischiococcygeus.

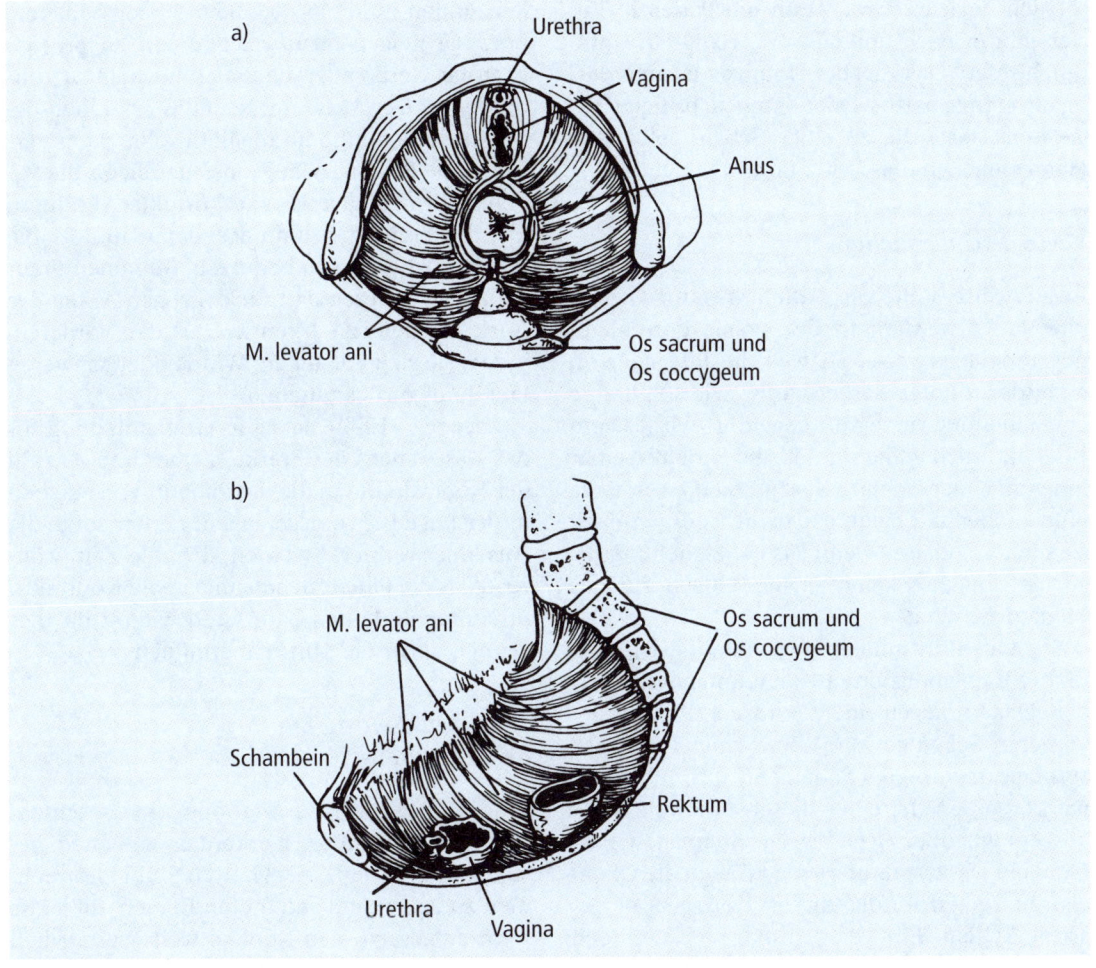

Abb. 6-8: Muskeln des Beckenbodens. **a)** M. levator ani von unten gesehen; **b)** M. levator ani von oben gesehen

Der M. pubococcygeus bildet eine Schlinge mit einer vorderen Öffnung, durch die die Urethra, die Vagina und das Rektum hindurchziehen. Dieser quergestreifte Muskel bildet ein wichtiges Element der willkürlichen Kontrolle der Blasen- und Darmentleerung.

Präventive und heilungsfördernde Übungen sind im wesentlichen identisch, obwohl letztere häufiger und ausdauernder praktiziert werden müssen. Vor dem Beginn der Übungen sollte ein sorgfältiges Assessment durchgeführt werden, und die Übungen sollten gründlich erläutert werden. Um für Beckenbodenübungen geeignet zu sein, muß die Patientin auch die Instruktio-

nen verstehen können und motiviert sein, diese Methode der Selbsthilfe auszuprobieren.

Hängematte als Bild

Es kann helfen, den Beckenboden als eine Hängematte zu beschreiben, die zwischen dem Schambein und dem Steißbein aufgespannt ist. Ist der Muskel jung und gesund, bleibt er gut gespannt und fest und hält alle Körperöffnungen fest geschlossen. Nach der Geburt eines Kindes oder nach der Menopause sackt die Hängematte durch und kann die Öffnungen nicht mehr so dicht geschlossen halten, vor allem, wenn sie zusätzlich belastet wird. Wenn die Patientin hustet, gibt er nach und läßt ein wenig Urin hindurchtreten. Das Ziel der Übungen besteht darin, die Hängematte wieder dahin zu bringen, wo sie hingehört. Die zu einer Schale geformten Hände machen diese Situation ganz deutlich.

Vaginale Untersuchung

Idealerweise sollte die Patientin dann vaginal untersucht werden. In der Praxis unterbleibt dies möglicherweise, oft weil die Pflegeperson nicht darin unterwiesen wurde, wie solch eine Untersuchung richtig durchgeführt wird. Dann ist es natürlich völlig sinnlos, die Patientin einer inneren Untersuchung auszusetzen, wenn die untersuchende Person gar nicht weiß, wonach sie suchen soll, und wenn das Untersuchungsergebnis ohnedies keine Auswirkungen auf das Management hat.

Die Patientin sollte im Liegen, mit gebeugten und seitlich abduzierten Knien untersucht werden. Das Vorliegen einer Zystozele (Prolaps der vorderen Scheidenwand) bzw. einer Rektozele (Prolaps der hinteren Scheidenwand) sollte vermerkt werden. Ist einer dieser Zustände stark ausgeprägt, oder liegt bis zu einem gewissen Grad ein Deszensus uteri vor, können die Chancen für einen Erfolg dieser Übungen eingeschränkt sein. Ein Versuch mag sich dennoch lohnen, vor allem wenn die Patientin es unbedingt wünscht und ohnedies auf eine Operation warten müßte. Auch wenn eine Operation erforderlich ist, verbessern die Übungen den Tonus und die lokale Durchblutung und damit auch den postoperativen Heilungsprozeß.

Als nächstes sollte der Beckenboden digital untersucht werden, wobei der Finger mit einem Fingerling und einem Gleitmittel versehen ist. Die Muskelmasse läßt sich beurteilen, indem die Vagina etwa 3–5 cm hinter dem Introitus 1mal rundherum ausgetastet wird. Mit 2 Fingern lassen sich Stärke, Ausdauer und Koordination des Beckenbodens beurteilen. Die Patientin wird gebeten, „zu pressen, anzuheben, zu halten und zu entspannen" (Laycock, 1992). Dabei sollte die untersuchende Person spüren, wie ihre Finger erfaßt und nach innen gezogen werden. Vie-

len Frauen mißlingt dies beim ersten Versuch, oder sie neigen dazu, nach unten zu pressen bzw. das Gesäß oder die Bauchmuskeln zu kontrahieren. Der Muskeltonus muß gründlich beurteilt werden, und im Idealfall sollte die untersuchende Person so lange insistieren, bis die Patientin in der Lage ist, die korrekte Aktion zu identifizieren oder zumindest damit aufhört, die falschen Muskeln zu benutzen. Manchen Frauen fällt es leichter, den rückwärtigen Anteil des Beckenbodens zu erkennen, als den vorderen, indem sie sich vorstellen, Winde oder schweren Durchfall zurückzuhalten.

Laycock (1992) hat eine Gradeinteilung für das Assessment der Stärke, Dauer und Anzahl der Kontraktionen, die die Patientin zu machen in der Lage ist, vorgeschlagen. Ferner sollte die Ausdauer vermerkt werden, d. h. die Zeit, während der die Patientin eine maximale Kontraktion aufrechterhalten kann, und wie oft ihr dies gelingt, bevor die Muskeln ermüden.

Übung zur Selbsterfahrung der Muskulatur

Eine weniger invasive Methode, um der Patientin ihren Beckenboden erkennen zu helfen, besteht darin, sie auf einem harten Stuhl Platz nehmen zu lassen, mit geöffneten Beinen, die Füße flach aufgesetzt, den Kopf so weit wie möglich vornübergebeugt und die Arme seitlich herunterhängend. Die unterweisende Person steht etwas seitlich von der Patientin, mit einer Hand auf deren Rücken. Die Patientin wird gebeten, völlig zu entspannen, in sich zusammenzusinken, und dann nach oben und innen zu ziehen und sich dabei ganz auf ihren Beckenboden zu konzentrieren. Diese Haltung spannt das Gesäß an und macht es schwieriger, es versehentlich anzuspannen, und die Hand der unterweisenden Person auf dem Rücken der Patientin läßt sie spüren, ob sich die Rückenmuskeln anspannen. Sorgfältig muß auf Kopfbewegungen der Patientin geachtet werden: Wenn sie die falschen Muskeln benutzt, wird sich ihr Kopf leicht bewegen.

Oft sind Patientinnen während der Schulung nervös und angespannt, so daß sich mit ein paar

Entspannungsübungen zu Beginn ein erheblich besseres Ergebnis erzielen läßt.

Identifizierung des Beckenbodens

Es hilft, die korrekte Muskelaktion bei Beckenbodenübungen herauszufinden, wenn man die Patientin bittet, den Mittelstrahlurin einzuhalten. Dies wurde Frauen früher bei jeder Blasenentleerung empfohlen. Regelmäßiges Stoppen des Mittelstrahlurins kann jedoch den Entleerungsmechanismus bei Patientinnen mit Detrusordysfunktion beeinträchtigen und wird inzwischen allgemein abgelehnt. Während eines Übungsprogramms wird gewöhnlich dazu geraten, den Stop-Test 1mal täglich zu machen. Dies hilft der Betroffenen, sich den richtigen Ablauf zu merken und bietet ein nützliches Feedback über eine Besserung, wenn sie in der Lage ist, den Harnstrahl rascher oder leichter zu stoppen.

Wenn der Beckenboden richtig identifiziert wurde, kann mit den eigentlichen Übungen begonnen werden. Viele Frauen können den Beckenboden im Stehen oder im Liegen kontrahieren, manch einer fällt es jedoch leichter, sich hinzusetzen und sich etwas nach vorn zu beugen, bis der Muskel kräftiger wird. Ist dies geschehen, kann sie die Übung vielleicht im Stehen und leicht vornübergebeugt durchführen. Das Übungsprogramm muß auf die individuellen Fähigkeiten der Patientin zugeschnitten sein. Wenn sie bei dem Versuch einer Kontraktion des Beckenbodens lediglich ein leichtes Zucken spürt, könnte sie damit beginnen, ihn 4mal hintereinander anzuheben und für jeweils 2 Sekunden zu halten. Eine Frau mit stärkerer Beckenbodenmuskulatur kann mit einem anspruchsvolleren Programm beginnen. Muskeln gewinnen nur dann an Stärke, wenn sie grenzwertig belastet werden, ohne daß es jedoch zu übermäßiger Ermüdung kommen darf, die den Mut zu weiteren Übungen nimmt. Mit zunehmender Besserung sollte die Patientin Anzahl und Dauer der Kontraktionen steigern und das Programm im Idealfall stündlich wiederholen. Die betreuende Person muß jede Patientin hinsichtlich ihres Programms sorgfältig einschätzen: Klagt sie über Muskelschmerzen, ist ihr Training zu anstrengend, fällt es ihr leicht, sollte sie die Spannung länger halten oder mehr Übungen machen. Die Patientin sollte davor gewarnt werden, rasche Ergebnisse zu erwarten, 3–6 Monate sind jedoch ein realistisches Ziel.

Zusätzlich zu den langen, langsamen Kontraktionen sollte die Patientin kurze, rasche, nach oben gerichtete Bewegungen durchführen. Dabei sollte sie den Beckenboden zusammenziehen und anheben, sooft sie kann und so rasch es ihr hintereinander möglich ist, bevor Ermüdung einsetzt. Dies erhöht die Kraft der schnellkontrahierenden Muskelfasern, die bis zu einem Drittel des M. pubococcygeus ausmachen.

Übungen in den Alltag integrieren

Es fällt nicht leicht, sich die Übungen zu merken, und die Patientinnen sollten entsprechend beraten werden. Auch dies muß individuell an ihren jeweiligen Lebensverhältnissen ausgerichtet sein. Es kann helfen, die Übungen mit regelmäßigen Aktivitäten zu verknüpfen, z. B. jedesmal, wenn die Patientin einen Kessel mit Wasser aufsetzt, sich die Hände wäscht, den Fotokopierer benutzt, Schlange steht etc. Das Auto ist ein idealer Ort zum Üben. Was kann man sonst tun, wenn man vor einer roten Ampel oder im Stau steht? Auch eine Digitaluhr mit Wecker oder eine Eieruhr können von Nutzen sein.

Methoden der Selbstüberprüfung

Die richtige Durchführung der Übungen läßt sich überprüfen, indem die Patientin beim Üben einen Finger in die Vagina einführt und den leichten Druck selbst spürt. Wenn sie das nicht mag, kann sie sich auch über einen Spiegel hocken und zusehen, wie sich die Vagina schließt und das Perineum hebt. Sie kann auch einen Tampon halb in die Vagina schieben und, indem sie ihn mit dem Finger leicht abstützt, spüren, wie er sich bei den Kontraktionen ihres Beckenbodens bewegt. Es empfiehlt sich, vor dem Einführen etwas Gleitgel auf den Tampon zu streichen, da er das normale Sekret absorbiert und es schwerfallen kann, ihn wieder zu entfernen. Ei-

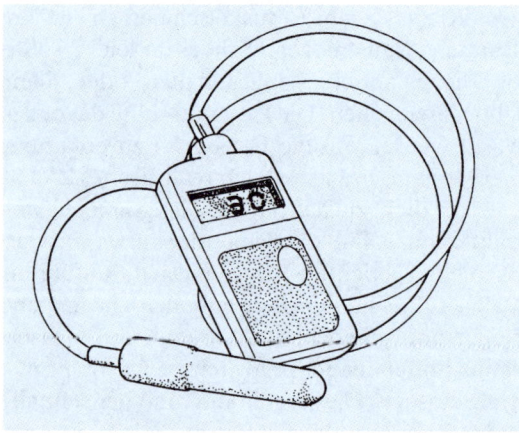

Abb. 6-9: Perineometer

ne sexuell aktive Frau kann ihren Beckenboden auch während des Geschlechtsverkehrs kontrahieren.

Ein Perineometer (Abb. 6-9) kann ebenfalls von Nutzen sein. Zu diesem Gerät gehört eine Vaginalsonde mit einem Druckmesser zur Angabe des durch die Kontraktionen verursachten Drucks. Es kann der Patientin zeigen, ob sie richtig übt und ob sich ihre Muskelkraft erhöht. Dies ist sehr wichtig in der Phase vor einer Besserung der Symptomatik, denn Aufgeben fällt immer leicht, solange noch kein Fortschritt zu erkennen ist. Man sollte sich jedoch nicht völlig auf das Perineometer verlassen, da es nicht nur anzeigt, wenn die Patientin den Beckenboden kontrahiert, sondern auch, wenn sie nach unten preßt.

Im Anschluß an die Schulung in diesen Übungen sollte die Patientin auch weiterhin aufgesucht werden, um sie zu unterstützen und zu beraten. Das ist wichtig. Es hilft ihrer Motivation und bietet Gelegenheit, die Übungen noch einmal durchzugehen. Auch schriftliches Informationsmaterial, wie das in Tabelle 6-1 gezeigte, kann als Gedächtnisstütze von Nutzen sein. Die meisten Patientinnen werden erst nach 6–8 Wochen des Übens eine Besserung wahrnehmen. Bei den meisten wird sich der Zustand nach 3 Monaten gebessert haben, und manche benötigen gar ein volles Jahr. Viele Patientinnen können auf diese Weise eine Operation umgehen

und haben obendrein die Befriedigung, sich selbst zu heilen. Als zusätzlichen Nutzen beobachten etliche, daß auch ihr sexuelles Vergnügen und das des Partners durch den erhöhten Muskeltonus zugenommen hat.

Zusätzlich zu den Beckenbodenübungen sollte in der Beratung noch hervorgehoben werden, wie wichtig allgemeine körperliche Betätigung, eine Gewichtsabnahme, soweit indiziert, und das Vermeiden von Verstopfung sind.

Beckenbodenübungen können auch Frauen mit Harndrang und häufigem Wasserlassen infolge einer instabilen Blase helfen. Beckenbodenkontraktionen hemmen reflektorisch die Detrusorkontraktionen, und so kann regelmäßiges Üben tatsächlich dazu beitragen, das Problem in den Griff zu bekommen. Hat eine Frau erst einmal gelernt, den Beckenboden willkürlich zu kontrahieren, so läßt sich dies auch während der Kontraktion einer instabilen Blase tun und dabei sowohl der Detrusor hemmen als auch der Urethraldruck erhöhen, so daß ein Urinabgang weniger wahrscheinlich wird.

Vaginalkonen

Vaginalkonen (Abb. 6-10) können eine nützliche Ergänzung von Beckenbodenübungen bilden. Es handelt sich um Gewichte verschiedener Stufen von 20 bis 70 g in Sets zu je 3, 5 oder 9 Stück. Ein Konus wird 2mal täglich jeweils bis zu 30 Minuten in die Scheide eingeführt. Die Abdominal- bzw. Glutäalmuskulatur kann den Konus nicht fixieren, der allein durch Kontraktion der Beckenbodenmuskeln gehalten werden muß. Indem der jeweilige Konus durch einen schwereren ersetzt wird, läßt sich die Kraft der

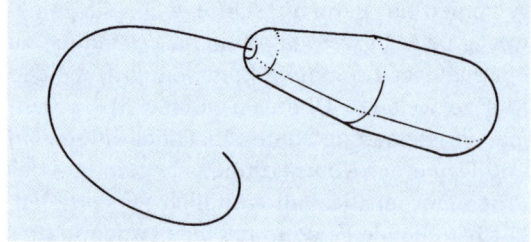

Abb. 6-10: Vaginalkonus

Beckenbodenübungen — Informationsblatt für Patientinnen

Einleitung
Physiotherapeuten, Ärzte und Pflegepersonen wissen, daß Beckenbodenübungen Ihnen helfen können, die Kontrolle über Ihre Blase zu verbessern. Richtig durchgeführt, können diese Übungen die Muskeln aufbauen und kräftigen, um den Urin besser halten zu können.

Was ist der Beckenboden?
Wie eine Hängematte erstrecken sich Muskelschichten von Schambein vorne bis nach rückwärts ans Ende des Steißbeins, wie in der folgenden Abbildung gezeigt. Diese kräftige Stützmuskulatur wird als Beckenboden bezeichnet. Sie hilft, Blase, Uterus und Darm an ihrem Platz zu halten und den Blasen- und Darmausgang zu verschließen.

Wie funktioniert der Beckenboden?
Die Muskeln des Beckenbodens werden fest und leicht angespannt gehalten, um einen Abgang von Urin aus der Blase oder von Stuhl aus dem Darm zu verhindern. Beim Wasserlassen bzw. beim Stuhlgang entspannen sie sich und werden anschließend wieder angespannt, um die Kontrolle wiederzuerlangen.
Durch Geburten, Bewegungsmangel, Veränderungen im Leben oder einfach nur durch den Alternsprozeß können Beckenbodenmuskeln erschlaffen. Bei schwachen Muskeln haben Sie weniger Kontrolle, und dann kann es zum Abgang von Urin kommen, vor allem unter Belastung oder beim Husten, Niesen oder Lachen.

Wie können Beckenbodenübungen helfen?
Beckenbodenübungen können diese Muskeln stärken, so daß sie ihre Stützfunktion wiedererlangen. Dies verstärkt Ihre Kontrolle über die Blase und verringert einen Abgang von Urin oder bringt ihn völlig zum Erliegen. Wie bei allen anderen Muskeln des Körpers ist auch der Beckenboden um so stärker, je mehr Sie ihn trainieren.

Zur Vorbereitung
Es ist wichtig, die Übungen richtig zu lernen und von Zeit zu Zeit zu überprüfen, ob Sie sie noch korrekt durchführen.
1. Setzen Sie sich bequem hin, die Knie leicht geöffnet. Nun stellen Sie sich vor, den Abgang von Darmgasen verhindern zu wollen. Um dies zu tun, müssen Sie die Muskeln um den After herum anspannen. Versuchen Sie, diesen Muskel anzuspannen und anzuheben, als ob Sie wirklich den Abgang von Darmgasen verhindern wollten. Dabei sollten sich Ihr Gesäß und die Beine nicht bewegen. Sie sollten spüren, wie sich die Haut um den

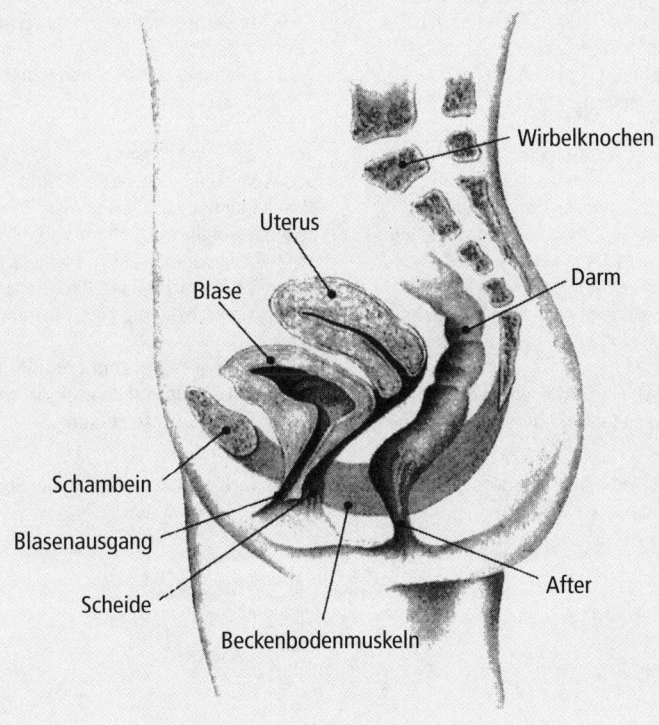

Wirbelknochen

Uterus

Blase

Darm

Schambein

Blasenausgang

After

Scheide

Beckenbodenmuskeln

After spannt und nach oben von der Sitzfläche des Stuhls weggezogen wird. Versuchen Sie dies wirklich wahrzunehmen.

2. Stellen Sie sich jetzt vor, Sie säßen auf der Toilette und würden Wasser lassen, und versuchen Sie dann, den gedachten Harnstrahl zu stoppen. Versuchen Sie es wirklich. Tun Sie es jetzt, während Sie dies lesen. Sie sollten dieselbe Muskelgruppe wie eben einsetzen, wundern Sie sich jedoch nicht, wenn Ihnen dies schwerer fällt, als die erste Übung.

3. Wenn Sie das nächste Mal zur Toilette gehen, versuchen Sie, den Harnstrahl zu stoppen, und zwar, wenn die Blase etwa zur Hälfte entleert ist. Ist dies gelungen, entspannen Sie wieder, und entleeren Sie die Blase vollständig. Vielleicht gelingt es Ihnen lediglich, den Harnfluß etwas zu verlangsamen: Keine Sorge! Mit der Zeit und den Übungen werden Ihre Muskeln besser und kräftiger. Verstärkt sich der Harnstrahl, während Sie diese Übung machen, spannen Sie die falschen Muskeln an.

Gewöhnen Sie sich nicht an, bei jedem Wasserlassen den Harnstrahl auf halbem Wege zu stoppen!
Nun wissen Sie, wie es sich anfühlt, den Beckenboden zu trainieren!

Die Übungen

1. Sitzen, stehen oder liegen Sie mit leicht geöffneten Knien. Spannen Sie die Beckenbodenmuskeln langsam an, so stark Sie können, und ziehen Sie sie nach oben. Halten Sie die Spannung, wenn möglich, mindestens 5 Sekunden lang aufrecht, und entspannen Sie wieder. Wiederholen Sie dies mindestens 5 Mal (langsames Hochziehen).

2. Ziehen Sie die Muskeln nun rasch und fest nach oben, und entspannen Sie sie sofort wieder. Wiederholen Sie dies mindestens 5 Mal (schnelles Hochziehen).

3. Machen Sie diese beiden Übungen – 5 langsame und 5 schnelle – mindestens 10 Mal am Tag.

4. Mit zunehmender Muskelkraft werden Sie feststellen, daß Sie länger als 5 Sekunden aushalten und mehr als 5 Übungen auf einmal machen können, ohne daß der Muskel ermüdet.

5. Die Übungen benötigen eine Weile, um den Muskel zu kräftigen. Einige Wochen lang werden Sie eine Verbes-

serung gar nicht wahrnehmen – halten Sie trotzdem durch! Sie werden mehrere Monate lang regelmäßig üben müssen, bevor die Muskeln ihre volle Kraft erlangen.

Nützliche Tips

1. Gewöhnen Sie sich an, Ihre Übungen bei Tätigkeiten durchzuführen, die Sie regelmäßig ausüben: bei jedem Abwasch, wenn Sie Hausfrau sind, bei jedem Telefonat, wenn Sie berufstätig sind – bei allem, was Sie oft tun.

2. Versuchen Sie 1mal am Tag, den Mittelstrahlurin zu stoppen. Dies sollte Ihnen zunehmend leichter fallen und rascher vonstatten gehen.

3. Wenn Sie nicht sicher sind, ob Sie die richtigen Muskeln trainieren, stecken Sie einen oder zwei Finger in die Scheide, um es zu überprüfen. Sie sollten beim Anspannen des Beckenbodens einen leichten Druck spüren.

4. Setzen Sie den Beckenboden ein, wenn Sie einen Urinabgang befürchten: Ziehen Sie die Muskeln an, bevor Sie niesen oder etwas Schweres heben. Ihre Kontrolle wird allmählich zunehmen.

5. Trinken Sie normale Mengen, d. h. mindestens 6–8 Gläser am Tag. Und gewöhnen Sie sich nicht an, „auf Vorrat" zur Toilette zu gehen. Gehen Sie nur, wenn Sie spüren, daß die Blase voll ist.

6. Achten Sie auf Ihr Gewicht. Übergewicht belastet die Beckenbodenmuskeln zusätzlich.

7. Wenn Sie die Kontrolle über Ihre Blase wiedererlangt haben, vergessen Sie Ihren Beckenboden nicht. Setzen Sie Ihre Beckenbodenübungen ein paarmal am Tag fort, damit die Störung nicht wiederkommt.
Sie können Beckenbodenübungen überall durchführen – niemand braucht zu wissen, was Sie gerade tun!

Haben Sie noch Fragen?

Dieses Merkblatt soll Sie darin unterweisen, wie Sie Ihre Blase unter Kontrolle bekommen, damit Sie trocken sind und sich wohlfühlen. Sollten Sie Probleme mit den Übungen haben oder Teile dieses Merkblatts nicht verstehen, fragen Sie Ihre Ärztin, Ihre Pflegeperson oder Ihre Kontinenzberaterin bzw. Ihre Physiotherapeutin.

Machen Sie Ihre Beckenbodenübungen täglich. Vertrauen Sie darauf. In einigen Wochen sollten sich die ersten Resultate zeigen.

Tab. 6-1: Beckenbodenübungen – Informationsblatt für Patientinnen (Abdruck mit Genehmigung der Smith & Nephew Pharmaceuticals Ltd. und der Continence Foundation)

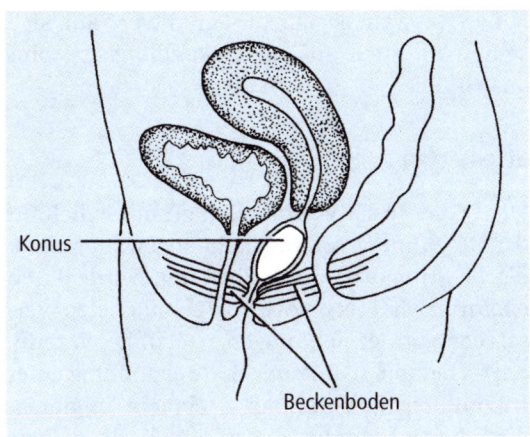

Abb. 6-11: Vaginalkonus in korrekter Position

Beckenbodenmuskulatur erhöhen (Peattie et al., 1988).

Vaginalkonen können sich vor allem bei Frauen mit einer Schädigung des N. pudendus als hilfreich erweisen, denn diese können bei Beckenbodenübungen Probleme mit dem sensiblen Feedback haben. Vaginalkonen bieten auch ein gutes Biofeedback, denn die Praktizierende weiß, daß sie die richtigen Muskeln anspannt, wenn sie den Konus halten kann, und sie spürt den Fortschritt, wenn sie zunehmend schwerere Konen einhalten kann. Auch daß es sich dabei um ein Instrument handelt, das sie selbst handhaben können, mag bei manchen Frauen die Motivation erhöhen und die Compliance verbessern.

Anhand eines sorgfältigen Assessments wird festgelegt, mit welchem Gewicht begonnen wird: mit einem, das sich zwar festhalten läßt, dies jedoch nicht allzu leicht. Der Konus sollte knapp über dem Beckenboden positioniert werden, so daß die Frau spürt, daß sie ihn festhalten muß (Abb. 6-11). Wenn er zu tief eingeführt wird, liegt er unter Umständen einfach nur quer und erfüllt seinen Zweck nicht. Die Patientin sollte die Vaginalkonen bei alltäglichen Aktivitäten, vorzugsweise im Stehen oder beim Gehen, weniger im Sitzen einsetzen. Dabei sollte sie eine Unterhose tragen, damit sie sich nicht den Fuß verletzt, wenn der Konus herausgleitet.

6.1.7 Elektrostimulation

Die Elektrostimulation ist eine Technik, bei der schwache elektrische Impulse auf Muskel- oder Nervengewebe einwirken, das innerhalb des Stimulationsbereichs liegt. Bei der Aktivierung von Muskeln sind diese Impulse darauf ausgerichtet, vom Organismus selbst hervorgerufene bioelektrische Ströme zu imitieren. Infolge des dabei ausgelösten sensiblen Effektes – ein Gefühl wie feine Nadelstiche – ist die Stromstärke begrenzt. In manchen Fällen, in denen höchste Intensität gefordert ist, mag dies als Nachteil angesehen werden, in anderen wiederum kann es als Sicherheitsfaktor gelten.

Es konnte gezeigt werden, daß Elektrostimulation in der Beckenregion und im unteren Harntrakt zur Kontraktion von Beckenbodenmuskeln (Erlandson et al., 1978), zur Kontraktion einer hypoaktiven Blase (Katona et al., 1984) sowie zur Normalisierung von Miktionsreflexen (Lindstrom et al., 1983) führt und Schmerzen bei interstitieller Zystitis lindert (Fall, 1987).

Traditionell wurde Elektrostimulation dazu eingesetzt, Muskeln ihre Fähigkeiten wieder anzutrainieren. Dies setzte voraus, daß die Muskeln sehr schwach waren oder „vergessen" hatten, was ihre Funktion war, so daß Elektrostimulation angewandt wurde, um die Muskelkontraktion zu erleichtern. Die Patientin wurde aufgefordert, sich dem Strom „anzuschließen", und lernte auf diese Weise zu spüren, wie sich die Kontraktion eines bestimmten Muskels anfühlt. Diese Methode wirkt auch bei den Muskeln des Beckenbodens, und PatientInnen können in zwei kurzen Behandlungssitzungen von je 10 Minuten lernen, sie zu kontrahieren. Die Kräftigung der Muskulatur erfolgt dann durch tägliche Beckenbodenübungen.

Nach längeren Einsätzen der Elektrostimulation konnten jedoch Veränderungen am Muskel festgestellt werden, wobei niedrige Frequenzen von etwa 10 Hz die Entwicklung langsam-kontrahierender Fasern fördern und Frequenzen von 30–50 Hz die schnell-kontrahierenden Fasern beeinträchtigen. Da der Beckenboden zu ca. 70 % aus langsam- und zu 30 % aus schnellkontrahierenden Fasern besteht, wird oft eine

Kombination der genannten Frequenzen empfohlen. Es heißt, daß 2 kräftige Stimulationen täglich, die mit einer Dauer von 10 Minuten beginnen und bis zu 1 Stunde ausgedehnt werden, die Muskelentwicklung fördern.

Die Fülle verschiedener Stimulatoren am Markt und die großartigen Versprechungen der Hersteller können unter Praktikern Verwirrung stiften. Grundsätzlich sollten die Geräte jedoch sicher sein und die Wahl einer Reihe von elektrischen Parametern erlauben, wie sie im folgenden beschrieben werden.

Elektrische Parameter

Stromstärke. Die Elektrostimulation muß einen Strom erzeugen können, der ausreicht, um eine (kräftige) Muskelkontraktion hervorzurufen. Dies kann entweder durch ein batterie- oder ein mit Netzspannung betriebenes Gerät geschehen.

Frequenz. Die Frequenz bezieht sich auf die pro Sekunde erzeugten Impulse und wird in Hertz (Hz) gemessen. Um eine angenehme Kontraktion ohne unnötige Ermüdung hervorzurufen, wird im allgemeinen eine Frequenz von 30–50 Hz gewählt.

Impulsbreite bzw. Impulsdauer. Die Impulsbreite bzw. die Impulsdauer ist der in Mikrosekunden (μs) gemessene Abstand der einzelnen Impulse untereinander. Zur Muskelstimulation empfehlen Physiologen 200–300 μs. Untersuchungen an Patientinnen mit instabiler Blase legen nahe, daß zur Normalisierung der Blasenreflexe längere Impulse von 500 μs eine bessere Wirkung erzielen.

Relative Einschaltdauer. Dieser Begriff beschreibt die Einschaltzeit (Stimulation) und die Ausschaltzeit (Ruhephase). Kein Reizstrom sollte kontinuierlich sein. Im allgemeinen sollte die Ausschaltzeit genauso lang oder länger als die Einschaltzeit sein, z.B. 5 Sekunden „ein" und 10 Sekunden „aus". Stärkere Muskeln benötigen kürzere Ruhephasen, und die relative Einschaltdauer wird so ausgelegt, daß keine Ermüdung eintritt.

Die Auswahl geeigneter Parameter kann sich sehr wohl auch auf das Behandlungsergebnis auswirken.

Stromarten

Der früher in Großbritannien grundsätzlich für das Re-Training von Muskeln angewandte faradische Strom war unhandlich und wurde durch elektronisch erzeugte Ströme mit vielen verschiedenen Bezeichnungen ersetzt. Die Interferenz-Therapie wurde mit der Behandlung einer Inkontinenz in Verbindung gebracht, es gibt jedoch keine Literatur, die zeigen würde, daß sie besser ist als irgend ein anderer Reizstrom. Generell wird Nerven- und Muskelgewebe durch jeden biphasischen Strom aktiviert. Vorausgesetzt, ein Gerät kann genügend Strom erzeugen und erlaubt es dem Anwender, die oben beschriebenen elektrischen Parameter zu modifizieren, sollte es demnach auch zur Stimulation des Beckenbodens geeignet sein.

Elektroden

Die Wirksamkeit einer neuromuskulären Stimulation ist nur so gut wie die Elektroden, die dazu dienen, den Strom ins Gewebe zu leiten. Den größten Widerstand findet der elektrische Strom am Übergang von der Elektrode zur Hautoberfläche, und die Elektroden sollten so dicht wie möglich am Zielgewebe angebracht sein. Im Hinblick darauf werden zur Stimulation des Beckenbodens und zur Reizung des N. pudendus und der Beckennerven im allgemeinen Sonden empfohlen, denn die Schleimhaut der Vagina hat einen geringeren Widerstand als die Haut des Perineums, und die stimulierenden Elektroden liegen näher an der Levatorengruppe. Als alternative Lokalisationen bieten sich:
1. Zwei Elektroden am Perineum, eine anteriore, unmittelbar unterhalb der Symphyse gelegene, und eine über dem Anus – bei Frauen.
2. Eine Elektrode über der Sehnenplatte des Perineums und eine über dem Sakralbereich.
3. Zwei kleine Elektroden am Anus, an den Positionen 10.00 und 14.00 Uhr.

4. Eine Elektrode über der Sehnenplatte des Perineums und eine über dem Dorsum penis – bei Männern.

Es gibt keine Studie, die die Überlegenheit einer Methode über eine andere zeigt, jedoch sind Sonden in der Regel leichter anzuwenden.

Anwendungsbedingungen

Klinisch wird die Elektrostimulation nicht isoliert angewandt. Wenn über derartige Anwendungen berichtet wird, dann gewöhnlich im Zusammenhang mit einer wissenschaftlichen Untersuchung. Im allgemeinen wird eine Behandlung in Kombination mit anderen Verfahren befürwortet. In Programmen zur Kräftigung der Muskulatur, z. B. bei Streßinkontinenz, werden Elektrostimulation, Beckenbodenübungen und Biofeedback empfohlen. Steht ein tragbares Gerät für den Hausgebrauch zur Verfügung, sollte die Stimulation 2mal täglich für insgesamt zwei Stunden und bei 30 Hz mit einer Sonde durchgeführt werden. Unter klinischen Bedingungen haben 1–3 Behandlungssitzungen pro Woche – je nach den technischen Möglichkeiten – zu guten Ergebnissen geführt.

Eine instabile Blase wird am besten bei höchster Intensität und unter Verwendung von Sonden behandelt, die einen Strom von etwa 10 Hz liefern. Ratsam sind zwei Sitzungen pro Tag von je 30 Minuten Dauer bei Patientinnen mit einem Heimgerät bzw. 1–3 Sitzungen pro Woche unter klinischen Bedingungen. Auch Blasentraining und Beckenbodenübungen sollten in den Behandlungsplan aufgenommen werden.

Kontraindikationen

Alle Patientinnen, die sich einer Elektrostimulation unterziehen, müssen die Behandlung und die durch sie hervorgerufenen Empfindungen verstehen können und in der Lage sein, sich während der Behandlung nicht zu bewegen. Infektionen der Vagina, des Anus oder der Vulva sind ebenso Kontraindikationen wie eine Schwangerschaft und das Tragen eines Herzschrittmachers.

6.1.8 Operative Behandlung

Eine mäßige bis schwere Streßinkontinenz bei Frauen, die auf eine Therapie nicht angesprochen haben, macht oft einen chirurgischen Eingriff erforderlich, um ihr Leiden zu lindern, vor allem dann, wenn die Streßinkontinenz mit einem mäßigen bis schweren Prolaps einhergeht. Die Wahl des Verfahrens hängt jeweils vom Chirurgen und von der Präferenz der Patientin ab. Wegen der unsicheren Korrelation zwischen der klinischen und der urodynamischen Diagnose muß die Patientin vor dem Eingriff unbedingt urodynamisch untersucht werden.

Es gibt eine Vielzahl vaginaler Verfahren, wobei gleichzeitig eine vaginale Hysterektomie oder ein ähnliches Verfahren durchgeführt werden kann. Die vordere Kolporrhaphie war früher die am häufigsten angewandte Operation bei Streßinkontinenz, aber obwohl es sich um ein ausgezeichnetes Verfahren zur Behandlung einer Zystozele handelt, beträgt die Versagerquote bei Streßinkontinenz 38 % (US Department of Health, 1992). Es wird daher nicht empfohlen (Stanton, 1984), es sei denn, der Chirurg verfügt über besondere Erfahrung bei diesem Eingriff.

Die meisten Gynäkologen sehen die Operation der Wahl in einer retropubischen Urethropexie, wie z. B. der **Kolposuspension** nach Burch. Es handelt sich um einen abdominalen Eingriff, bei dem zu beiden Seiten des Blasenhalses paarige Nähte in das paravaginale Gewebe eingebracht und mit dem Ligamentum ileopectineum der gleichen Seite verbunden werden, um so den Blasenhals anzuheben (Abb. 6-12). Als Primäreingriff durchgeführt, hat diese Operation im ersten Jahr eine Erfolgsquote von 97 % und eine 5-Jahres-Quote von 79 % (Stanton, 1984). Zu den langfristigen Komplikationen gehören Blasenentleerungsstörungen, eine Detrusorinstabilität und die Bildung einer Enterozele. Eine Alternative bietet das Verfahren nach Marshall, Marchetti und Krantz, bei dem periurethrales Gewebe an das retrosymphysäre Periost angeheftet wird. Die Erfolgsquote nach retropubischer Suspension ergibt insgesamt 78 % Heilungen und 5 % gebesserte Fälle (US Department of Health, 1992).

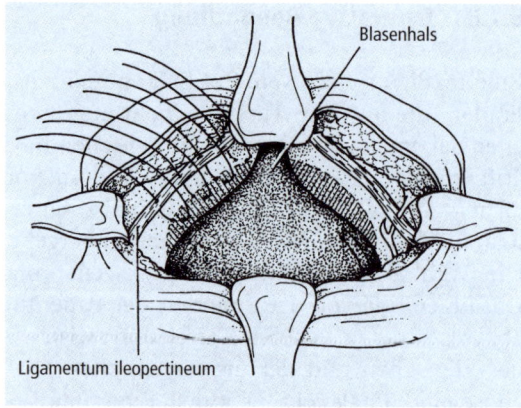

Blasenhals

Ligamentum ileopectineum

Abb. 6-12: Kolposuspension

Wenn die Vagina infolge von Narbenbildungen nach vorangegangenen Operationen unbeweglich geworden ist, läßt sich eine Kolposuspension oft nicht durchführen. In einem solchen Fall kann eine Schlingenoperation oder eine endoskopisch geführte Blasenhalssuspension vorgenommen werden.

Der Zugang bei einer **Schlingenoperation** erfolgt abdominal und ist so angelegt, daß sich die Schlinge bei jeder Kontraktion des Beckenbodens zusammenzieht oder daß sie an die Ligamenta ileopectinea angeheftet wird und dem Blasenhals auf diese Weise Halt gibt.

Schlingen können aus organischem Material, wie z. B. der Rektusscheide vom Rind oder von der Patientin selbst, oder aus anorganischem Material wie Polyethylen bestehen. Schlingen gehen mit einer hohen Inzidenz von Blasenentleerungsstörungen einher und können Gewebsdurchbauungen der Urethra oder Vagina verursachen. Bei Verwendung von anorganischem Material sind Infektionen häufiger und die Erfolgsraten niedriger (US Department of Health, 1992).

Eine **Blasenhalssuspension** kann auch endoskopisch durchgeführt werden (Verfahren nach Stamey oder Raz). An einer langen Nadel befestigte Nähte werden zu beiden Seiten des Blasenhalses in einer Schlinge bis hinab zur Vagina geführt und unter laparoskopischer Kontrolle vor der Rektusscheide befestigt. Bei älteren Frauen ist diese Operation erfolgreicher, wäh-

rend bei jüngeren Patientinnen eine hohe Rezidivrate besteht, da die Nähte zu stark belastet werden. Die Komplikationsraten können diejenigen nach offenen Eingriffen noch übersteigen (US Department of Health, 1992).

Auch **periurethrale Kollageninjektionen** wurden als Alternative zu größeren Eingriffen vorgeschlagen. Sie können bisweilen ambulant durchgeführt werden. Langzeitergebnisse sind jedoch noch nicht verfügbar.

Jede Operation erfordert eine gründliche prä- und postoperative Beratung. Dies kann sowohl die Erfolgsrate als auch die Zufriedenheit der Patientin erhöhen und deren Anpassung erleichtern. Ausführlich müssen der Patientin das Verfahren selbst erklärt werden und was sie zu erwarten hat. Sollte sehr wahrscheinlich auch eine Hysterektomie erforderlich werden, so ist diese Entscheidung sorgfältig zu bedenken und mit dem Partner bzw. der Familie zu besprechen. Es sollte klargestellt werden, daß ein Erfolg bei keiner dieser Operationen garantiert ist, und die Aussichten auf Heilung sollten offen besprochen werden. Patientinnen, denen unrealistische Hoffnungen auf vollständige Heilung gemacht wurden, neigen dazu, besonders enttäuscht und unduldsam zu sein, wenn nach der Operation irgendwelche Symptome zurückbleiben, und seien sie noch so unbedeutend.

Hat die Patientin ihre Familienplanung noch nicht abgeschlossen, sollte der Eingriff gewöhnlich bis nach der letzten Schwangerschaft verschoben werden. Dies gilt vor allem für Schlingenoperationen, da sie zum einen die vaginale Geburt erschweren und dabei zum anderen ihre Wirkung aufgehoben wird. Jede Patientin sollte davor gewarnt werden, daß die Streßinkontinenz zu einem späteren Zeitpunkt wieder auftreten kann, und zwar vor allem dann, wenn sie sich körperlich stark belastet und schwere Lasten hebt. Frauen, die nur beim Heben schwerer Lasten oder bei schwerer manueller Tätigkeit inkontinent werden, sollte unter Umständen von einer Operation abgeraten werden. Da sich die Phasen der Rekonvaleszenz stark unterscheiden – einige Wochen nach vaginalen Eingriffen, bis zu 3 Monaten bei Schlingenoperationen – ziehen Frauen mit umfangreichen familiären oder beruflichen Verpflichtungen erstere möglicherweise vor, selbst wenn ihnen die niedrigeren Erfolgsraten bewußt sind.

Postoperative Beratung

Bei der postoperativen Beratung sollte auch darauf hingewiesen werden, daß das Heben schwerer Lasten und Belastungen des Abdomens während der Rekonvaleszenz zu vermeiden sind. Auch sollte die Patientin 6 Wochen lang keinen Geschlechtsverkehr haben, um eine vollständige Heilung zu ermöglichen. Viele Frauen haben Probleme damit, nach der Operation wieder ein aktives und befriedigendes Sexualleben aufzunehmen. Manchmal liegen die Gründe dafür im psychologischen Bereich, weil sich das Körperbild verändert hat. Dies trifft besonders nach einer Hysterektomie zu. Eine unvollständige Heilung oder eine Infektion können körperliches Unbehagen verursachen. Noch häufiger wurde die ursprüngliche Gestalt der Vagina verändert, und beide Partner benötigen gewisse Zeit, um sich an die neue, reduzierte Größe zu gewöhnen. Manchmal hat die Scheidenwand auch einen Wulst oder Knick. Außerdem kann die Frau nervös sein und Angst davor haben, daß der Geschlechtsverkehr schmerzhaft sein oder der Effekt der Operation zunichte gemacht werden könnte, und ist daher weniger erregt und feucht. Manchmal lösen einfaches Erläutern und Beruhigen, daß nichts geschehen könne, und vielleicht auch eine Tube Gleitgel das Problem. Das Gleitgel kann noch erheblich angenehmer und leichter annehmbar gemacht werden, wenn es vor Gebrauch in warmem Wasser angewärmt wird. Gelegentlich kann es geraten sein, beim Geschlechtsverkehr neue Positionen auszuprobieren, um Problemen mit einer straffen vorderen Scheidenwand zu begegnen.

In der Vergangenheit haben sich viele Frauen mehrfach wegen einer Streßinkontinenz operieren lassen, die davon entweder unbeeinflußt blieb oder erneut auftrat. Manchmal geschah dies, weil die ursprüngliche Diagnose falsch gestellt worden war und die Frauen in Wirklichkeit eine Detrusorinstabilität statt einer Streßinkontinenz hatten oder weil beide Erkrankungen

nebeneinander bestanden. Eine Operation kann die Symptome einer instabilen Blase oft noch verschlimmern. Hoffentlich können urodynamische Untersuchungen dies in Zukunft verhindern helfen. Die erste Operation hat die größten Aussichten auf Erfolg. Da sich Gynäkologen und Urologen zunehmend für Inkontinenzoperationen interessieren und Erfahrungen darin sammeln, und da auch das Wissen um die erfolgreiche Durchführung von Operationen zunimmt, ist zu hoffen, daß es in Zukunft weniger Fehlschläge geben wird.

6.1.8.1 Bildung einer Neourethra

In einigen Zentren wurde eine Technik zur Bildung einer völlig neuen Harnröhre aus einem Muskellappen der Blase entwickelt (Bavendam und Leach, 1987; Blaivas, 1989; Mundy, 1989). Sie kann bei Frauen mit angeborenen Anomalien oder mit einer Urethra, die durch wiederholte Eingriffe vernarbt und in ihrer Funktion eingeschränkt ist, angewandt werden. Es ist noch zu früh, um den Erfolg dieses Verfahrens zu beurteilen, es könnte jedoch eine Hoffnung für die Zukunft bedeuten.

6.1.9　Medikamentöse Behandlung

Der Einsatz von Medikamenten wurde bei Streßinkontinenz nur mit begrenztem Erfolg versucht. Alpha-Stimulanzien, die den Tonus der Harnröhre erhöhen sollten, wie z. B. Phenylpropanolamin oder Ephedrin, können bei einigen Frauen eine leichte Besserung bewirken.

Eine Hormonsubstitution ist bei Frauen in der Postmenopause mit atrophischen Veränderungen von Nutzen. Dies wird in Kapitel 11 ausführlicher besprochen.

6.2　Harnfistel

Eine Fistel, d. h. ein Abfluß auf falschem Weg, zwischen Blase und Vagina führt zu kontinuierlicher und unkontrollierbarer passiver Inkontinenz. In westlichen Ländern ist sie recht selten und wird meist durch einen Fehler bei einem gynäkologischen Eingriff oder durch Bestrahlung des Beckens wegen eines Tumors verursacht. In unterentwickelten Ländern kommt sie häufiger vor, und zwar als Folge einer schweren Geburt. Der über längere Zeit durch den Kopf des Babys ausgeübte Druck führt zur Gewebsnekrose, und die daraus resultierende Defektheilung hinterläßt eine vesikovaginale Fistel. Für die betroffene Frau ist das ein erhebliches Problem, denn oft wird sie von ihrem Ehemann und ihrer Familie verstoßen und zum sozialen Außenseiter. Vielen fehlt sowohl der Zugang zu medizinischer Versorgung als auch zu Produkten, die bei vollständiger Inkontinenz helfen, welche übrigens auch eine Doppelinkontinenz sein kann, wenn eine rekto-vaginale Fistel hinzukommt.

Bei einem chirurgischen Eingriff oder unter der Geburt eingetretene Fisteln werden gewöhnlich auch operativ behoben. Dies geschieht 6–10 Wochen nach dem Trauma, und zwar über einen vaginalen Zugang, vorausgesetzt, die Patientin ist in guter Verfassung. Nach einer Radiotherapie aufgetretene Fisteln sind meist viel schwieriger zu beheben, da sich in der Scheide oft viel Narbengewebe und eine avaskuläre Zone befinden. Darüber hinaus ist die Patientin oft auch in schlechtem Zustand.

Verlust an Lebensqualität

Das durch eine Harnfistel verursachte Elend kann kaum bezweifelt werden. Es fällt extrem schwer, mit dem konstanten Abgang von Urin zurechtzukommen, und bislang gibt es auch noch keine Vorlage für eine weibliche Inkontinenz dieses Ausmaßes. Die Lebensqualität sinkt oft beträchtlich, und die Patientin ist isoliert und wird depressiv. Es gibt keine Atempause, weder nachts noch tagsüber. Soweit sich der Defekt nicht chirurgisch verschließen läßt, ist die Harnableitung in ein *Ileum-Conduit* (s. Kap. 4) sehr zu empfehlen, soweit die Patientin entsprechend belastbar ist. Auch wenn das Stoma dauerhafte Inkontinenz bedeutet, ist diese doch zumindest durch einen entsprechenden Auffangbeutel kontrollierbar. Wenn die Patientin für

diesen größeren Eingriff zu schwach ist oder ihn nicht wünscht, bleiben gegenwärtig nur noch Inkontinenz-Slips mit extrastarker Saugschicht (s. Kap. 15).

6.3   Inkontinenz und Sexualleben

Manche Frauen werden beim Geschlechtsverkehr inkontinent. In einer Studie wurde festgestellt, daß 24 % der inkontinenten Frauen auch beim Geschlechtsverkehr inkontinent sind, davon zwei Drittel bei der Penetration und ein Drittel beim Orgasmus. Der Mechanismus ist unbekannt, was kaum überrascht, da er sich schwer untersuchen läßt. Wahrscheinlich liegen dem Problem entweder mechanischer Druck oder eine Detrusorkontraktion zugrunde. Bisweilen beseitigt die Behandlung einer bekannten Blasenfunktionsstörung, z. B. die medikamentöse Therapie einer instabilen Blase, auch die Inkontinenz.

Dieses spezielle Problem anzusprechen, mag der Patientin schwerfallen. Die Pflegeperson sollte daher für Gelegenheiten sorgen und entsprechende Einstiegsmöglichkeiten bieten, um ein Gespräch über dieses Thema zu ermöglichen. Bei den meisten Frauen treten auch zu anderen Zeiten Blasenprobleme auf, für einige wenige ist dies jedoch der einzige Moment, an dem sie inkontinent werden. So oder so ist es eine mögliche Quelle seelischer Belastungen und Peinlichkeiten, über die die Patientin mit ihrem Partner vielleicht nicht sprechen kann. Es bedarf zum einen eines erheblichen Aufwandes, um sie davon zu überzeugen, daß dieses Symptom keine pathologische Bedeutung hat, zum anderen muß sie darüber beraten werden, wie sie im Leben nach und nach damit zurechtkommt.

Ein Stellungswechsel beim Geschlechtsverkehr kann das Problem lindern, vor allem, wenn sich dadurch der mechanische Druck verringern läßt, etwa durch ein Eindringen von rückwärts. Es sollte der Betroffenen geraten werden, die Blase vor dem Geschlechtsverkehr so weit es geht zu entleeren und ggf. das Bett zu schützen.

Manche Frauen mit Schwierigkeiten beim Orgasmus stellen fest, daß ihr sexuelles Vergnügen durch Beckenbodenübungen zunimmt. Der Beckenboden kontrahiert sich beim Orgasmus reflektorisch, und dies läßt sich durch einen erhöhten Tonus und eine stärkere Muskelmasse intensivieren.

6.4 Inkontinenz in der Schwangerschaft

Harninkontinenz tritt in der Schwangerschaft häufig auf. Etwa 50 % der Erstgebärenden und 75 % der Mehrfachgebärenden erfahren ein gewisses Maß an Inkontinenz. Die Mehrzahl klagt über häufigeres Wasserlassen, das gewöhnlich im ersten Trimenon einsetzt, anhält und bis zur Entbindung zunimmt.

Die wahrscheinlichste Ursache liegt im mechanischen Druck auf die Blase, der nach der Entbindung von selbst verschwindet. Die meisten Frauen erwarten ein häufigeres Wasserlassen in der Schwangerschaft, und nur wenige werden dadurch behindert.

Inkontinenz in der Schwangerschaft wird gewöhnlich als Streßinkontinenz wahrgenommen. Sie kann auch schon vor der Schwangerschaft bestanden haben, für die meisten ist sie jedoch neu. Sie ist nur selten stark ausgeprägt, wird jedoch für einige zum Problem, vor allem im letzten Trimenon. Nur die Zeit bringt hier die Lösung, und inzwischen sollten der Betroffenen Einwegvorlagen und eine Menge seelische Unterstützung angeboten werden. Viele Frauen stellen fest, daß die Inkontinenz nach der Entbindung verschwindet, obwohl sie für einige auch weiterhin ein Problem darstellt.

Beckenbodenübungen prophylaktisch einüben

Die Schwangerschaft ist eine gute Zeit, um Frauen Beckenbodenübungen beizubringen oder vorhandenes Wissen aufzufrischen. Sie erhöhen den Muskeltonus unter der Geburt, erhöhen die Durchblutung, fördern die Heilung, und es fällt viel leichter, ein bereits erlerntes

Trainingsprogramm fortzusetzen, als – noch ermattet durch die Entbindung – ganz von vorn damit zu beginnen. Außerdem können sich die Frauen an einmal erteilte Ratschläge erinnern, wenn es später doch zu Problemen kommt.

Es ist sehr zu empfehlen, daß alle Mütter noch in der Klinik ein Informationsblatt über Beckenbodenübungen erhalten, denn es kann später von erheblichem Nutzen sein, selbst wenn es im Augenblick noch keine Beachtung findet. In vielen europäischen Ländern erfolgt die Beratung über Beckenbodenübungen eher bei einer postnatalen Nachsorgeuntersuchung, statt unmittelbar nach der Entbindung. Dies mag für den Beginn der Übungen ein realistischerer Zeitpunkt sein, denn dann ist das Wundsein zurückgegangen, und die Aufregung um das Neugeborene hat sich ein wenig gelegt.

6.5 Verschließende Hilfsmittel

Verschiedene Hilfsmittel dienen dazu, eine Inkontinenz der Frau durch mechanischen Verschluß der Harnröhre unter Kontrolle zu bringen. Obwohl sie bei Streßinkontinenz am besten geeignet sind, lassen sie sich auch zur Behandlung eines Urinabgangs ganz unterschiedlicher Genese einsetzen. Ihr Ziel besteht darin, einen normalen Druck und normale anatomische Verhältnisse wiederherzustellen, indem Blasenhals und Urethra angehoben und gehalten werden. Mit diesen Hilfsmitteln wird nicht die Ursache der Störung behandelt; sie sollten daher nicht die erste Wahl darstellen, es sei denn, daß eine andere Behandlung nicht in Frage kommt oder die Betroffene sie nicht wünscht.

6.5.1 Tampons

Manche Frauen stellen fest, daß sich eine Inkontinenz durch einen großen, in der Scheide getragenen Tampon beherrschen läßt. Dieses Vorgehen ist besonders für Frauen geeignet, die an den Gebrauch von Tampons gewöhnt sind und nur gelegentlich ein Problem haben. So könnte beispielsweise eine Frau mit leichter In-kontinenz dieses Vorgehen wählen, wenn sie Sport treiben möchte. Eine Frau, die über eine Besserung ihrer Inkontinenz während der Re-gelblutung berichtet, sollte nach ihren Hygiene-maßnahmen gefragt werden, weil es durchaus der Tampon sein kann, der diese Besserung ver-ursacht. Es ist jedoch unklug, Tampons dauer-haft einzusetzen, da deren absorbierende Eigen-schaften zu Trockenheit und Wundsein der Scheide führen können.

Es gibt im Handel auch einen Tampon aus Schaumstoff. Er erfüllt die gleichen Funktionen wie der während der Menstruation eingesetzte Tampon, ohne jedoch die Scheide auszutrock-nen, und kann daher täglich eingesetzt werden.

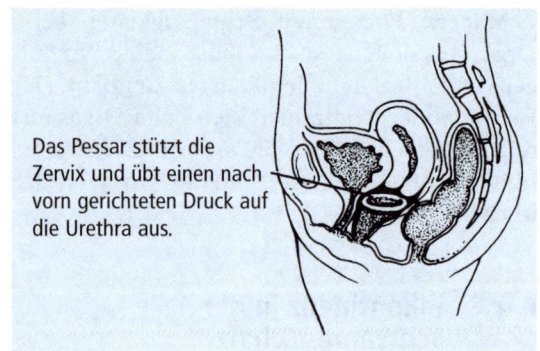

Das Pessar stützt die Zervix und übt einen nach vorn gerichteten Druck auf die Urethra aus.

Abb. 6-13: Ringpessar

6.5.2   Ringpessare

Wird die Streßinkontinenz von einem deutli-chen Prolaps der vorderen Scheidenwand be-gleitet, kann durch einen Gynäkologen ein Ringpessar eingesetzt werden (Abb. 6-13). Es gibt sie in vielen verschiedenen Größen und Formen. Das Einsetzen ist im Moment unange-nehm, danach läßt es sich im allgemeinen be-quem tragen, sofern die richtige Größe gewählt wurde. Das Ringpessar bleibt normalerweise mehrere Monate in der Scheide, bevor es ge-wechselt wird. Manche Patientinnen lernen, es zu entfernen und wieder einzusetzen. Dem Ein-setzen eines Pessars muß eine gründliche Auf-klärung vorausgehen, denn manchen Frauen ge-

fällt diese Vorstellung nicht, und sie lehnen es ab. Sorgfältig sollte erfragt werden, ob die Pati-entin noch sexuell aktiv ist, denn dann ist ein Ringpessar ungeeignet, soweit die Patientin nicht in der Lage ist, es selbständig zu entfernen und wieder einzusetzen.

Bei manchen älteren Frauen mit Scheiden-atrophie und bei einigen Frauen, die noch kein Kind bekommen haben, ist der Introitus so eng, daß sich ein Ringpessar nicht einlegen läßt. Ringpessare werden am besten bei älteren Frau-en mit Streßinkontinenz und Beckenprolaps eingesetzt, die einen chirurgischen Eingriff nicht wünschen oder nicht dafür geeignet sind. Bei ei-nigen Frauen kann die Reduktion einer großen Zystozele durch das Pessar eine Inkontinenz noch verstärken. Geistige und körperliche Be-hinderungen sind keine Kontraindikationen, da seitens der Patientin und der betreuenden Per-son nur geringer Aufwand erforderlich ist.

7 Harninkontinenz des Mannes

JAN DENNING

Zwar können Männer auch aus Gründen an Inkontinenz leiden, die an anderer Stelle dieses Buches dargelegt wurden, bestimmte Probleme betreffen jedoch nur sie allein und werden in diesem Kapitel eingehend besprochen. Vor allem Männer scheinen bei Inkontinenz, die oft für ein „Frauenleiden" gehalten wird, nur widerwillig Hilfe zu suchen, und die Pflegeperson ist unter Umständen die erste Person, der sich ein Patient anvertraut.

7.1 Benigne Prostatahyperplasie

Ab dem vierten Lebensjahrzehnt findet sich bei allen Männern bis zu einem gewissen Grad eine gutartige Vergrößerung der Prostata (Abb. 7-1). Symptome treten bei etwa 1 von 10 Männern auf.

Man schätzt, daß in Großbritannien etwa 2,4 Mio. Männer im Alter über 50 Jahre eine benigne Prostatahyperplasie haben. Das sind 25 %

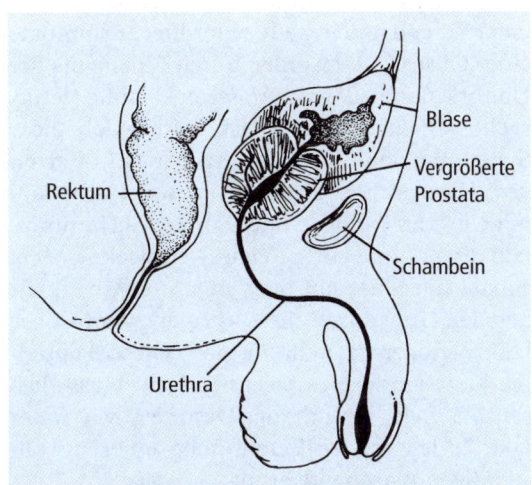

Abb. 7-1: Prostatahyperplasie

der Männer mit einer Prostataerkrankung – ein Wert, der in der Altersgruppe von 60 bis 69 Jahre auf 43 % ansteigt und in einigen Fällen zu Inkontinenz führt. Nicht einmal annähernd so viele Männer werden gegenwärtig wegen dieser Erkrankung behandelt (Garraway, 1991).

Prävalenzstudien in der Allgemeinbevölkerung gibt es nur vereinzelt, da es bis zur Einführung der transrektalen Ultraschalluntersuchung kein nichtinvasives Verfahren zur Bestimmung des Prostatavolumens gab.

7.1.1 Symptome

Die durch eine vergrößerte Prostata ausgelösten Symptome beziehen sich meist auf die dadurch verursachte Abflußobstruktion: Verzögertes Einsetzen eines langsamen, schwachen Harnstrahls und abschließendes Harnträufeln am Ende der Miktion sind häufig. Oft entleert sich die Blase nicht vollständig, und es bleibt chronisch Restharn zurück.

Bei großem Restharnvolumen kann es zu häufigem Wasserlassen und Nykturie kommen. Bisweilen ist letztere bzw. das nächtliche Aufstehenmüssen zur Entleerung der Blase das erste Anzeichen, das der Patient wahrnimmt. Belastender ist das Symptom des nächtlichen Einnässens bzw. Bettnässens. Es kann auftreten, wenn die Blase so voll ist, daß sie überläuft. Durch Unterbrechung der Signalmechanismen in der neuralen Kontrolle einer permanent gedehnten Blase kann in Ruhe eine gewisse Entspannung des Harnröhrensphinkters eintreten. Es können Harndrang mit Dranginkontinenz oder nahezu kontinuierliches Harnträufeln bei Überlaufinkontinenz bestehen. Bei Patienten, deren Restharn sich infiziert hat, kann eine Dysurie mit Harndrang vorliegen.

Bisweilen erweisen sich auch Symptome am Rektum als recht störend: entweder ständiger Stuhldrang durch Druck der Prostata auf das Rektum oder Hämorrhoiden durch ständiges Pressen beim Stuhlgang. Gelegentlich tritt als erstes Symptom eine akute Harnverhaltung ein, bei der der Patient die Blase gar nicht mehr entleeren kann.

7.1.2 Anzeichen

Die Pflegeperson sieht unter Umständen als erste das gespannte und gedehnte Abdomen eines älteren Mannes, der sich seiner bis zum Überlaufen gefüllten Blase überhaupt nicht bewußt ist. Kommt eine Infektion hinzu, kann der Urin wolkig und übelriechend werden, und hin und wieder tritt eine Hämaturie auf. Ein großes Restharnvolumen kann sich als Abflußhindernis für die Ureteren mit Druckerhöhung und Rückstau in die Nieren sowie Entwicklung einer Hydronephrose erweisen. In diesem Fall kann der Patient infolge der Urämie verwirrt, anorektisch, untergewichtig, anämisch und dehydriert sein.

Bei Verdacht auf ein hohes Restharnvolumen muß der Mann katheterisiert werden, um diesen Harn zu entfernen. Das rasche Entleeren der Blase ist für den Patienten ungefährlich, solange es unter sterilen Bedingungen geschieht und eine erneute Überdehnung der Blase verhindert wird. Blut im Urin ist gewöhnlich ohne Bedeutung und Zeichen einer Blutung der Blasenschleimhaut. Der Katheter sollte liegenbleiben, damit sich die Nierenfunktion wieder stabilisiert. In den ersten 24 Stunden danach kann es zu einer postobstruktiven Diurese kommen. Diese Produktion großer Harnmengen folgt auf eine Phase des vorübergehenden Nierenversagens, bedingt durch den Rückstau des Harns in den Ureteren infolge des hohen Restharnvolumens. In dieser Phase müssen die Flüssigkeitsein- und -ausfuhr sorgfältig überwacht werden. Bei großen Abweichungen kann eine intravenöse Flüssigkeitszufuhr notwendig werden.

Oft besteht das Problem schon seit vielen Jahren, wenn schließlich um Hilfe nachgesucht wird. Wenn der Detrusor jedoch beständig ver-

sucht, einen erhöhten Auslaßwiderstand zu überwinden, neigt er zur Hypertrophie und Entwicklung einer sekundären Detrusorinstabilität mit Trabekelbildung, d. h. mit geschwächten Ausstülpungen zwischen hypertrophen Muskelbündeln.

7.1.3 Untersuchung

Eine sorgfältige Anamnese wird manche der oben beschriebenen Symptome, die durch kalte Witterung und Alkohol oft noch verstärkt werden, zu Tage fördern. Besonders wichtig ist es, dabei zwischen einer Prostatasymptomatik und einer reinen Detrusorinstabilität zu unterscheiden. Letztere zeigt sich eher in häufigem Wasserlassen, Harndrang, Dranginkontinenz sowie geringer oder fehlender Blasenentleerungsstörung.

Als Folge der Abflußobstruktion tritt bei 70–80 % der Betroffenen eine instabile Blase auf, zu deren Symptomen häufiges Wasserlassen, Harndrang und Nykturie gehören. Nach Beseitigen des Abflußhindernisses stellen sich in 60–75 % der Fälle wieder normale Verhältnisse ein.

Symptome erkennen

Die Symptome der benignen Prostatahyperplasie setzen ganz allmählich ein und lassen sich als obstruierend und irritativ einordnen. Symptome einer Obstruktion werden durch Einengung der Urethra durch die vergrößerte Prostata verursacht. In klassischer Weise lassen sich diese Symptome definieren als verzögertes Einsetzen des Harnstrahls, abgeschwächter Harnstrahl mit Unterbrechungen und terminales Harnträufeln. Symptome einer Reizung entwickeln sich, sobald die Blase auf die vermehrte Arbeit, mit der der Urin durch die obstruierte Harnröhre befördert werden muß, reagiert. Diese Symptome bestehen in Nykturie, häufigem Wasserlassen bei Tage, Harndrang, Dysurie sowie unter Umständen in der Empfindung einer unvollständigen Blasenentleerung.

Manuelle und digitale Untersuchung

Im allgemeinen wird es nicht als in der Verantwortung der Pflegeperson liegend gesehen, eine digitale rektale Untersuchung durchzuführen, um die Größe der Prostata zu bestimmen, obwohl dies bisweilen unter ärztlicher Aufsicht geschehen mag. Wer immer die Untersuchung durchführt, spürt eine vergrößerte Prostata, wobei der palpable Umfang der Drüse in keiner Beziehung zum Ausmaß der Abflußobstruktion steht. Selbst eine nur minimal vergrößerte Prostata kann die Harnröhre einengen, während eine relativ große Prostata in manchen Fällen keine Probleme bereitet und der Betroffene regelrecht symptomfrei sein kann.

Die Untersuchung des Abdomens erlaubt vielleicht die Palpation der Blase oder auch einer Koteinklemmung, die eine vergrößerte Prostata simuliert. Durch die Inkontinenz kann die Haut des Perineums wund oder abgerieben sein, wobei jedoch nicht alle Männer mit vergrößerter Prostata inkontinent sind.

Uroflowmetrie

Die Uroflowmetrie (s. Kap. 3) zeigt gewöhnlich einen schwachen Harnstrahl bei verlängerter, bisweilen unterbrochener Miktion sowie ein langes Nachlaufen des Harnstrahls. Die Bestimmung des postmiktotischen Restharnvolumens durch Einmalkatheterismus sollte als Routinebestandteil diagnostischer Untersuchungen nicht erforderlich sein, denn beim Vorliegen aller klinischen Symptome einer benignen Prostatahyperplasie einschließlich einer palpierbaren Blase riskiert man damit nur die Infektion eines normalerweise sterilen Systems. Ohnedies kann das Katheterisieren schwerfallen, wenn die Prostata sehr stark vergrößert ist oder nicht genügend anästhesierendes Gel instilliert wurde. Oft findet sich ein großes Restharnvolumen. Eine Probe Mittelstrahlurin wird auf Blut, Zucker (Diabetes mellitus) oder eine Infektion untersucht.

Laboruntersuchungen

Eine Blutuntersuchung der nierenrelevanten Werte Harnstoff und Kreatinin sollte zur Routine gehören. Abnorm hohe Werte dieser Abbauprodukte sprechen für eine mangelnde Filtrationsleistung der Nieren. Eine Blutuntersuchung auf prostataspezifisches Antigen (PSA) kann ein Prostatakarzinom anzeigen, obwohl die Diskussion um „normale" PSA-Werte noch anhält. Bei Verdacht auf eine Niereninsuffizienz wird ein Ausscheidungsurogramm durchgeführt.

Soweit eine Zystomanometrie vorgenommen wird, zeigt sie einen hohen Entleerungsdruck bei niedriger Flußrate und oft eine Detrusorinstabilität in der Füllungsphase. Viele Prostatektomien werden ohne vorangehende Zystomanometrie durchgeführt, dabei ist diese Untersuchung bei Verdacht auf eine instabile Blase von entscheidender Bedeutung. Eine Prostatektomie bei einem Mann mit nichtobstruierter Urethra und instabiler Blase wird lediglich den Abflußwiderstand senken und die Wahrscheinlichkeit einer Inkontinenz erhöhen.

7.1.4 Behandlung

Bei etwa der Hälfte aller Männer mit vergrößerter Prostata wird irgendwann eine Prostatektomie erforderlich. Um die hier besprochene Prostata zu entfernen, gibt es zwei chirurgische Vorgehensweisen. Ein drittes Verfahren mit Zugang über das Perineum wird selten angewandt.

Transurethrale Resektion der Prostata (TURP)

Die transurethrale Resektion der Prostata wird über ein speziell adaptiertes Zystoskop vorgenommen und ist ein relativ sicherer Eingriff. Da das Abdomen nicht eröffnet wird, können die Patienten schon bald nach dem Eingriff ohne allzu starke Beschwerden mobilisiert werden. Das ist vor allem bei älteren Männern wichtig. Ausgenommen bei extremer Volumenzunahme kann jede Prostata transurethral entfernt werden. Dies muß jedoch durch einen erfahrenen Chirurgen geschehen, da dabei der äußere Harnröhrensphinkter beschädigt werden kann, was beinahe immer zur Inkontinenz führt (s. u.).

Retropubische Prostatektomie

Die retropubische Prostatektomie wird über eine Inzision im unteren Abdomen durchgeführt und dabei die Prostata aus ihrer Kapsel „herausgeschält". Diese Operation ist in mancher Hinsicht einfacher und erfordert weniger Fingerfertigkeit als eine TURP. Darüber hinaus kann sie selbst bei extrem vergrößerter Prostata durchgeführt werden. Andererseits kommt es dabei zur Eröffnung der Bauchhöhle mit entsprechender Morbidität. Die Mobilisierung kann sich durch Beschwerden im Abdomen verzögern, und der Klinikaufenthalt dauert doppelt so lange wie bei der TURP.

Komplikationen einer Prostatektomie

Wie bei jeder Vollnarkose besteht auch hier ein gewisses Mortalitäts- und Morbiditätsrisiko, vor allem bei älteren Menschen. Viele urologische Abteilungen bieten jedoch Personen, bei denen eine Vollnarkose nicht in Frage kommt bzw. bei denen spezielle Risiken bestehen, eine Periduralanästhesie an.

Impotenz ist eine häufige Folge nach Prostatektomie. Etwa 7 % der präoperativ potenten Männer werden durch den Eingriff ganz oder teilweise impotent. Bestanden bei einem Mann schon vor dem Eingriff Erektionsstörungen, so liegt die Wahrscheinlichkeit einer postoperativen Verschlechterung bei 30 %. Wegen der retrograden Ejakulation in die Blase werden die meisten Männer durch eine Prostatektomie infertil. Dies wird durch die chirurgische Zerstörung des Blasenhalses verursacht.

Die häufigste Komplikation bei beiden Eingriffen ist die Hämorrhagie. Die Möglichkeit einer Infektion besteht auch nach prophylaktischer Antibiotikagabe. Inkontinenz wird weiter unten gesondert besprochen.

Insgesamt kommt es bei rund 20 % der Männer nach einer Prostatektomie zu Komplikationen. Wichtig ist, die Möglichkeit dieser Komplikationen mit dem Patienten ausführlich zu besprechen, bevor die Entscheidung für den Eingriff getroffen wird. Abgesehen von dringenden medizinischen Indikationen, wie z. B. einem drohenden Nierenversagen, sollte der Patient dazu angehalten werden, zu überprüfen, ob seine Symptomatik derart störend ist, daß er das Risiko möglicher Komplikationen eingehen möchte. Dabei sollte nicht vergessen werden, daß ein älterer Mann seine Potenz und Zeugungsfähigkeit unter Umständen genauso hoch einschätzt, wie ein jüngerer Mann. Eine gute präoperative Beratung hilft viel späte Reue und Vorwürfe vermeiden.

Trotz alledem profitiert die Mehrzahl der Männer mit Symptomen einer Blasenentleerungsstörung infolge einer Prostatahyperplasie von einer Prostatektomie, und die Operation kann viel Elend lindern helfen, vorausgesetzt natürlich, die Diagnose wurde richtig gestellt. Viele Männer nehmen diese Symptome mit zunehmendem Alter als gegeben hin und leiden unnötig an lästigen Symptomen und Einschränkungen der Lebensführung. Es besteht verstärkt Bedarf an Möglichkeiten zu urodynamischen Untersuchungen und an urologisch erfahrenen Chirurgen, ganz zu schweigen von den wahrscheinlich erhöhten Anforderungen einer immer älteren Bevölkerung.

7.1.5 Alternative, nichtinvasive Behandlung der benignen Prostatahyperplasie

Während der vergangenen 10 Jahre wurden mehrere neue Behandlungsformen entwickelt, die vielversprechende Alternativen zur Operation einer benignen Prostatahyperplasie darstellen, obwohl die meisten von ihnen eine niedrigere Erfolgsquote haben.

Diese Optionen kommen für Männer in Frage, die wegen Herz-, Kreislauf- oder Atemwegserkrankungen nicht operiert werden können oder für eine Spinalanästhesie zu schwach sind. Es gibt auch viele Männer, die eine Operation wegen der anschließenden retrograden Ejakulation ablehnen, weil sie noch Kinder bekommen möchten, oder die ihre Symptomatik nicht für störend genug halten, um sich dem Wagnis eines chirurgischen Eingriffs auszusetzen.

Medikamentöse Behandlung

Es gibt zwei bedeutende Formen der medikamentösen Behandlung, die zur Verringerung der durch eine vergrößerte Prostata ausgelösten Symptomatik dienen können.

Alpha-Rezeptoren-Blocker wirken durch Entspannen der glatten Muskulatur des Blasenhalses und der Prostata. Am weitesten verbreitet ist der Gebrauch von Prazosin, 500 (g 2mal täglich, und das anschließende Anpassen der Dosis entsprechend dem klinischen Ansprechen. Es sollte den Harnfluß erhöhen und die Pollakisurie bei Tage und in der Nacht reduzieren. Prazosin senkt den peripheren Gefäßwiderstand, daher sollte vor allem bei älteren Männern sorgfältig der Blutdruck überwacht werden.

5-Alpha-Reduktase-Hemmer wirken durch eine echte Schrumpfung des gutartig-hypertrophen Gewebes um etwa 30 %, so daß die Durchflußrate steigt. Dies zeigt sich jedoch gewöhnlich erst nach einer dreimonatigen Behandlung. Der 5-Alpha-Reduktase-Hemmer Finasterid wird 1mal täglich als Tablette zu 5 mg verabreicht.

Im Gegensatz zur Prostatektomie scheint es, als sei bei Männern unter 5-Alpha-Reduktase-Hemmern eine lebenslange Therapie erforderlich, da sich die Prostata bei deren Absetzen wieder vergrößert. Die Substanz scheint wenig Nebenwirkungen zu haben, und ihre Wirkung ist auf die Prostata beschränkt. Manche Männer berichten über herabgesetzte Libido, da Finasterid durch Androgenentzug wirkt.

Ballondilatation

Die Ballondilatation ist eine Technik, bei der das Prostatagewebe durch Einführen eines Katheters in die Urethra zusammengepreßt wird. Dies geschieht gewöhnlich unter Vollnarkose (Reddy, 1988). Der Katheter hat einen Abschnitt mit einem Ballon, der im prostatischen Anteil der Harnröhre aufgeblasen wird, sie dadurch weitet und den Harnfluß verbessert. Die Heilung ist jedoch nicht von Dauer, und der Eingriff muß unter Umständen nach 6 Monaten wiederholt werden. Niedrige Erfolgsraten haben dazu geführt, daß diese Technik immer seltener angewandt wird.

Harnröhren-Stents

Ein weitere Alternative, um die Urethra durchlässig zu halten, besteht im Einführen eines Rohrs durch den prostatisch verengten Teil der Urethra. Beim Einsatz derartiger Fremdkörper hat sich jedoch eine ganze Reihe von Problemen ergeben, vor allem Infektionen und Inkrustation.

Stents können entweder aus einer Drahtspirale oder einer Silikonprothese bestehen, die sich leicht einsetzen und wieder entfernen lassen. Ein feines Drahtgeflecht aus einer Metallegierung läßt sich nicht so leicht wieder entfernen. Mindestens 10 % der Stents müssen wieder entfernt werden, und bei 25 % finden sich langfristig Inkrustationen.

Stents haben ihren Wert bei Männern, die einem chirurgischen Eingriff medizinisch nicht gewachsen wären oder deren Zustand dadurch nicht unbedingt gebessert würde, vor allem bei Hirnleistungsstörungen, Diabetes oder Parkinson-Krankheit. Dagegen spricht nur wenig für ihren Einsatz bei körperlich leistungsfähigen Männern bzw. bei Männern ohne Harnretention.

Chronische Harnröhrenstrikturen lassen sich erfolgreich mit Wallstents behandeln, besonders bei Männern, die nach vielfältigen Operationen reichlich Narbengewebe entwickelt haben.

Mikrowellen- und Laserbehandlung

Mikrowellen aus einer Quelle im Rektum oder in der Urethra können auf die Prostata fokussiert werden. Dadurch wird genügend Hitze erzeugt, um die vergrößerte Prostata zu zerstören, ohne das umgebende Gewebe zu schädigen. Neuere Geräte erlauben eine erfolgreiche Behandlung in einer einzigen Sitzung unter Lokalanästhesie und ohne Verwendung eines Katheters. Die Morbidität ist gering, und die Ergebnisse gleichen denen nach medikamentöser Behandlung. Die neuesten Geräte liefern eine noch höhere Energie, die nur etwas Prostatagewebe zerstört. Die Thermoresektion verwendet Temperaturen über 50 °C, und bei der Thermoablation sind es Temperaturen über 70 °C. Langzeitergebnisse dieser Behandlungsformen sind noch nicht bekannt.

Laserbehandlung gibt es in zwei Arten. Bei der einen dient eine berührungsfreie Sonde zur Verdampfung des Prostatagewebes. Es gibt keine Blutung, und das Verfahren kann ohne Katheter zur ambulanten Blasenhalsinzision eingesetzt werden. Bei der anderen Art wird ein Kontaktlaser mit Kugelkopfsonde und niedrigerer Energie, aber höherer Eindringtiefe ins Gewebe verwendet, der zur Nekrose der Prostata in wählbarer Tiefe führt. Während die Prostata verheilt, wird für 10–14 Tage ein suprapubischer Katheter gelegt. Eine Blutung fehlt oder ist nur schwach, und auch dieser Eingriff kann in Narkose durchgeführt und der Patient noch am gleichen Tag entlassen werden.

Die Sonden für den Einmalgebrauch sind recht teuer, jedoch scheinen die Ergebnisse mit einer Erhöhung des Harnflusses um bis zu 5 ml/s und einer Besserung der Symptomatik um bis zu 50 % besser zu sein als bei der Mikrowellen-Hyperthermie.

7.2   Prostatakarzinom

Mit fortschreitendem Alter nimmt auch die Wahrscheinlichkeit maligner Veränderungen in der Prostata zu. In der neunten Lebensdekade haben 80 % der Männer ein Prostatakarzinom. Bei sehr alten Männern ist es relativ „gutartig" und lokal begrenzt, kann jedoch bei jüngeren Männern invasiv werden und metastasieren. Die Symptome gleichen in 80 % der Fälle denen einer benignen Prostatahyperplasie, und allein deshalb lohnt sich die Untersuchung eines Mannes mit Prostatasymptomatik.

Bei der rektalen Untersuchung kann sich die Drüse hart anfühlen, die einzige sichere Methode ist jedoch die ultraschallgeführte transrektale oder transperineale Biopsie. Diagnostische Techniken, wie die transrektale Ultraschalluntersuchung, liefern genaue Bildinformationen und erlauben das Aufspüren kleinster karzi-

nomatöser Läsionen, ohne dem Patienten Schmerzen oder Beschwerden zu bereiten. Leider sind entsprechende Geräte teuer und nicht überall erhältlich.

In den USA ist die radikale Prostatektomie inzwischen die übliche Therapie bei Prostatakarzinom. Dieses Verfahren birgt in hohem Maße die Gefahr einer postoperativen Inkontinenz (s. u.).

Bevor bei irgendeinem Patienten mit einer medikamentösen Langzeitbehandlung begonnen wird, ist eine Bestimmung des prostataspezifischen Antigens (PSA) ratsam. Obwohl sich bei vielen Patienten mit benigner Prostatahyperplasie leicht erhöhte PSA-Werte (> 4 ng/ml) finden, sollte ein Wert von über 10 ng/ml den Kliniker auf die Möglichkeit eines Prostatakarzinoms hinweisen. In diesem Fall sollte nach einer rektalen Ultraschalluntersuchung eine ultraschallgeführte Prostatabiopsie durchgeführt werden. Bei Langzeittherapie mit Alpha-Rezeptoren-Blockern oder 5-Alpha-Reduktase-Hemmern sollten regelmäßig digitale rektale Untersuchungen und PSA-Bestimmungen vorgenommen werden.

7.3   Harnröhrenstriktur

Harnröhrenstrikturen können bei Frauen zwar vorkommen, sind jedoch unüblich und treten meist bei Männern auf. Eine Striktur oder Verengung der Urethra entsteht durch Narbenbildung nach Infektion (Urethritis) oder Trauma. Abbildung 7-2 zeigt die üblichen Lokalisationen einer Striktur. An der äußeren Harnröhrenöffnung kann sie auch durch instrumentelle Manipulation, vor allem durch einen Dauerkatheter, verursacht werden. Dieser kann am Übergang vom Penis ins Skrotum eine Drucknekrose mit nachfolgender Striktur verursachen. Infolge einer Gonokokken-Infektion kann sich eine Striktur über die gesamte Länge der Pars membranacea der Harnröhre erstrecken.

Eine Ruptur des prostatischen Teils der Urethra verheilt oft unter Bildung einer Striktur. Die Symptome gleichen gewöhnlich denen einer vergrößerten Prostata: Blasenentleerungsstörung, unter Umständen begleitet von Überlau-

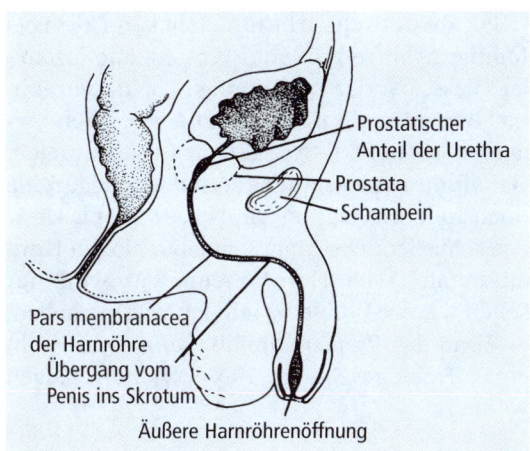

Abb. 7-2: Häufige Lokalisationen einer Harnröhrenstriktur

finkontinenz und Störungen der Nierenfunktion. Oft läßt sich in der Anamnese des Patienten ein Auslöser identifizieren, z. B. eine Katheterisierung im Anschluß an eine größere Operation oder eine vorangegangene Urethritis. Die Diagnose wird entweder in klassischer Weise durch Feststellen eines Widerstandes beim Katheterisieren oder durch ein Miktionszystogramm bzw. eine Zystoskopie gestellt.

Die Behandlung einer Striktur geschieht entweder durch regelmäßiges Dilatieren, in der Regel unter Lokalanästhesie und mit Bougies unterschiedlichen Durchmessers, oder durch chirurgische Spaltung der Striktur mittels optischer Urethrotomie. Letztere wird im allgemeinen bei rezidivierenden Strikturen eingesetzt. Die Harnröhre wird im Bereich der Striktur in Längsrichtung gespalten und kann dann über 3–4 Tage bei liegendem Dauerkatheter heilen. Um zu verhindern, daß es abermals zur Bildung von Narbengewebe und zu erneuter Strikturbildung kommt, wird den Patienten beigebracht, sich einen hydrogelbeschichteten, von selbst gleitfähig werdenden Katheter durch die frühere Striktur zu schieben, und zwar gewöhnlich 1mal pro Woche. Seit 1988 ist die intermittierende Selbstkatheterisierung zur Aufrechterhaltung einer guten Durchgängigkeit der Harnröhre eine allgemein akzeptierte Behandlung bei Strikturen (Lawrence und MacDonagh, 1988; Robertson et al., 1991), und viele Männer, bei denen in den

vergangenen Jahren zahlreiche Urethrotomien vorgenommen worden sind, müssen jetzt seltener einen Klinikaufenthalt mit entsprechender Morbidität auf sich nehmen.

Pflegepersonen spielen bei der Schulung von Patienten in regelmäßiger intermittierender Selbstkatheterisierung eine wichtige Rolle. Für gewöhnlich genügt eine Katheterisierung pro Woche, wobei der Katheter möglichst einen Durchmesser von 18 Charrière (Ch, 1 Ch = 0,33 mm) haben sollte. Vom Gebrauch eines anästhesierenden Gels wird abgeraten, damit der Patient selbst in der Lage ist, ein Passagehindernis wahrzunehmen. Bei dieser Art von Patienten ist der Einsatz von Broschüren zur Patientenschulung eine große Hilfe, um die Wissensvermittlung zu vertiefen.

Chronisch rezidivierende Strikturen lassen sich auch durch Einsetzen eines Stents behandeln, um die Durchlässigkeit der Harnröhre zu gewährleisten.

7.4 Blasenhalsobstruktion

Eine Blasenhalsobstruktion entsteht durch fehlende Koordination zwischen der Blasenkontraktion und dem Öffnen des Blasenhalses. Sie tritt am häufigsten idiopathisch auf, kann aber auch sekundär infolge einer neuropathischen Blasenläsion vorkommen. Auch hier gleichen die Symptome wieder stark denen einer vergrößerten Prostata, d. h. Entleerungsstörungen mit möglicher Restharnbildung, Überlaufinkontinenz und Niereninsuffizienz. Klassischerweise zeigt sich eine Blasenhalsobstruktion früher als eine vergrößerte Prostata, und die Prostata ist in diesem Fall selten vergrößert. Die Behandlung besteht entweder in dem Versuch, die Obstruktion pharmakologisch zu entspannen, z. B. durch 5 mg Prazosin dreimal täglich, oder den Blasenhals chirurgisch zu spalten oder zu resezieren. Bei der chirurgischen Vorgehensweise besteht die geringe Gefahr, daß eine vorher noch nicht vorhandene Inkontinenz auftritt.

7.5   Postmiktotisches Harnträufeln

Bei manchen Männern nimmt Inkontinenz die Gestalt eines postmiktotischen Harnträufelns an. Im allgemeinen unbemerkt, geht wenige Minuten nach beendeter Miktion eine geringe Menge Urin ab. Dieser Vorgang sollte von dem terminalen Harnträufeln unterschieden werden, das in einem sehr schwachen, träufelnden Harnstrahl am Ende der Miktion besteht. Hat sich der Patient schon wieder angeklcidct, kann das Träufeln, obwohl es oft nur um ein paar Milliliter geht, ausreichen, um Unterhose und Hose zu durchdringen und einen peinlichen Fleck zu hinterlassen, vor allem auf leichten und hellen Hosen.

Postmiktotisches Harnträufeln wird oft durch Ansammeln von Urin im Harnröhrenbulbus verursacht (Abb. 7-3). Die Ursache dieses abnorm schlaffen und geweiteten Bulbus ist unbekannt. Bei unklarer Diagnose zeigt ein Miktionszystogramm diese Urinansammlung im Bulbus urethrae nach der Miktion ganz deutlich. Gewöhnlich läßt sich das Problem schon durch Erläutern der Ursache, durch die Versicherung, daß es sich um nichts Ernstes handelt sowie durch Instruktionen zum Wasserlassen beheben. Der Patient wird angewiesen, den Urin gegen Ende der Miktion durch kräftiges, nach oben gerichtetes Pressen mit den Fingern oder der Faust hinter dem Skrotum herauszupressen. Der eingeschlossene Urin wird dadurch „herausgemolken".

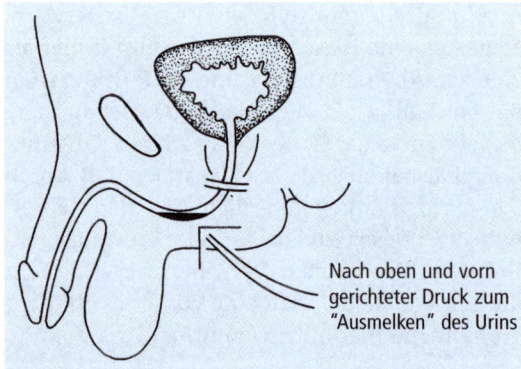

Nach oben und vorn gerichteter Druck zum "Ausmelken" des Urins

Abb. 7-3: Urinansammlung bei postmiktotischem Harnträufeln

Postmiktotisches Harnträufeln kann auch bei Männern mit vergrößerter Prostata und instabiler Blase, bei der eine kräftige „Spätkontraktion" bisweilen ein paar zusätzliche Tropfen herauspreßt, oder bei hypoaktiver Blase auftreten. Bei all diesen Zuständen bestehen gleichzeitig noch andere Symptome und lassen auf die Ursache schließen. Der Mann mit einer bloßen Urinansammlung im Harnröhrenbulbus wird nur selten weitere Probleme mit der Miktion haben.

Wenn das Problem anhält, kann der Urin in einer Träufeltasche (s. Kap. 15) aufgefangen werden.

7.6   Inkontinenz nach Prostatektomie

Beim Mann gibt es zwei funktionelle Harnröhrensphinkter:

- Der proximal gelegene, innere umfaßt den Blasenhals und den prostatischen Anteil der Harnröhre, der sich bis zum Samenhügel erstreckt.
- Der distale, äußere erstreckt sich vom Samenhügel bis zum Harnröhrenbulbus und besteht aus drei Arten von Muskelfasern: glatte Muskulatur und extrinsische bzw. intrinsische gestreifte Muskulatur.

Es ist der proximale Harnröhrensphinkter, der bei einer Prostatektomie entfernt wird. Bei einer TURP muß der distale Sphinkter intakt bleiben, um die Kontinenz zu erhalten. Die radikale Prostatektomie geht mit dem steigenden Risiko einer Schädigung des internen Sphinkters einher.

Die Häufigkeit einer Inkontinenz als Folge einer TURP beträgt abhängig von der verwendeten Definition für Inkontinenz etwa 1–5 % (Worth, 1984; Chilton et al., 1978). Das Vorliegen eines instabilen Detrusors in Verbindung mit einer Sphinkterschwäche erhöht die Wahrscheinlichkeit einer postoperativen Inkontinenz. Sowohl der Chirurg als auch der Patient sollten sich darüber schon vor der Operation im klaren sein, um realistische Erwartungen an das Ergebnis zu stellen.

Postoperatives Auftreten der Inkontinenz

Bei vielen Männern kommt es unmittelbar nach einer Prostatektomie zu erhöhtem Harndrang und leichter Inkontinenz. Dann sollte ihnen erklärt werden, daß der Körper eine gewisse Zeit benötigt, um sich an den verringerten Abflußwiderstand anzupassen und daß sich das Problem in ein paar Wochen erledigt haben sollte. Beckenbodenübungen sind in dieser Zeit von großem Nutzen. Der Patient wird angewiesen, bei jeder Blasenentleerung den Mittelstrahlurin zu stoppen, wobei er zunächst vielleicht nur in der Lage ist, ihn zu verlangsamen. Gleichzeitig werden ihm regelmäßige Beckenbodenübungen beigebracht, indem er angewiesen wird, den ganzen Tag über jede Stunde 5mal den Beckenboden zu kontrahieren. Auf einer chirurgischen Station mit mehreren Prostatektomie-Patienten wird dies rasch zu einem Teil der Routine. Die Übungen können den Beckenboden ganz erheblich stärken. Dieser wiederum unterstützt den äußeren Harnröhrensphinkter, auf den der Patient ab jetzt angewiesen ist, wenn er kontinent bleiben möchte.

Bei Männern, die erhebliche Probleme mit dem Harnträufeln haben, lassen sich über die Physiotherapie eine Interferenz-Behandlung oder faradischer Strom einsetzen, um eine bessere Wahrnehmung und stärkere Aktivität des Beckenbodens zu bewirken. Viele Männer haben sich zur Wahrung der Kontinenz stets auf den Blasenhals verlassen und mußten den distalen Sphinkter nie einsetzen.

Es kann nicht genug hervorgehoben werden, daß der Patient ständiger Schulung und Unterweisung bedarf, um zu verstehen, welche Maßnahmen getroffen wurden und was von ihm erwartet wird, um wieder völlig kontinent zu werden. Es gibt gute Patienten-Broschüren, und es sollte zum Verantwortungsbereich jeder Pflegeperson gehören, dafür zu sorgen, daß sie dem Patienten auch zur Verfügung stehen, um sie mitzunehmen. Bei der Entlassung aus der Klinik nach einer Prostatektomie sollte der Patient wissen, daß die Beckenbodenübungen noch einige Zeit lang erforderlich sind, bis er die Miktion wieder gut unter Kontrolle hat. Er sollte außerdem wissen, wo er auch weiterhin Hilfe bekommen kann, wenn das Harnträufeln anhält, statt einfach damit weiterzuleben.

Patienten, die vor der Prostatektomie eine instabile Blase hatten, benötigen aller Voraussicht nach länger, um postoperativ ihre Kontinenz wiederzuerlangen. Eine Instabilität als Folge einer lange Zeit bestehenden Obstruktion verschwindet nicht sofort, und es kann 6–12 Monate dauern, bis sich der Detrusor an den neuen, verringerten Abflußwiderstand gewöhnt hat. Bei wenigen Männern bleibt die Instabilität bestehen und verursacht auch weiterhin Störungen wie Pollakisurie, Harndrang und Dranginkontinenz. In den meisten Fällen spricht dieser Zustand auf die Standardtherapie bei instabiler Blase an – d. h. im allgemeinen Medikamente und ein Blasentraining (s. Kap. 4). Erläuterungen, beruhigendes Unterstützen sowie die Versorgung mit einem geeigneten Inkontinenzhilfsmittel helfen, den Patienten über diese belastende postoperative Phase hinwegzubringen. Nur wenige Dinge deprimieren einen Patienten stärker, als eine Operation, die an seiner Symptomatik nichts ändert oder sie gar noch verschlechtert. Weiß der Patient, daß dies zu erwarten ist, sich jedoch wieder bessert, arbeitet er oft besser mit.

7.6.1 Chirurgische Behandlung

In wenigen Fällen entsteht die Inkontinenz nach Prostatektomie durch versehentliche intraoperative Verletzung des Sphinkters. Dies kommt nach einer TURP häufiger vor als nach retropubischer Prostatektomie. Bei ausgedehnten Sphinkterschäden führen Beckenbodenübungen nicht mehr zur Heilung. Für diese Männer besteht die einzige Hoffnung auf Kontinenz in einem weiteren chirurgischen Eingriff oder, in manchen Fällen, in Teflon- oder Kollageninjektionen. Zur Korrektur dieser oder jeder anderen Art von Inkontinenz, die durch eine Schädigung des Sphinkters ausgelöst wird, kann auch ein Implantat gewählt werden.

Peri- und transurethrale Injektionen

Peri- und transurethrale Injektionen werden zur Zeit als Alternative zur Implantation mechanisch wirksamer Implantate untersucht. Das Verfahren hat diesen gegenüber den Vorteil einer kürzeren Hospitalisierungsdauer, und Nebenwirkungen sind seltener und weniger stark ausgeprägt. Das injizierbare Material erhöht durch Vorstülpen des Gewebes den Verschlußdruck der Urethra und sollte die Kontinenz verbessern. Die Injektionen können bei Bedarf erhöht werden. Zu den möglichen Komplikationen nach Kollageninjektion gehören Urethritis und Harnverhaltung. Bis vor kurzem wurde Teflon zur Injektion genutzt, nach dem Bekanntwerden negativer Berichte über die Wanderungsneigung dieses Materials geschieht dies jedoch immer seltener.

Künstlicher Harnröhrensphinkter

Der AMS-Sphinkter 800 (AMS – American Medical Systems) besteht aus drei Teilen, d. h. aus einer Manschette, einer Pumpe und einem Reservoir, die durch Schläuche aus Silikon-Gummi miteinander verbunden sind (Abb. 7-4). Die Manschette umgibt die Harnröhre und wird mit Flüssigkeit gefüllt, um einen leichten Druck zu erzeugen und so die Urethra zu verschließen. Um die Miktion zu ermöglichen, wird die im

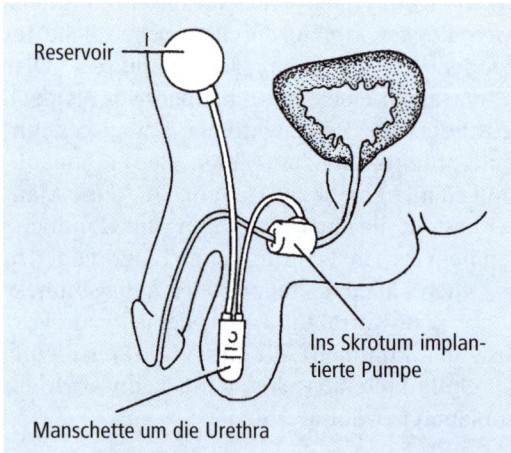

Reservoir

Ins Skrotum implantierte Pumpe

Manschette um die Urethra

Abb. 7-4: Künstlicher Harnröhrensphinkter von AMS

Skrotum gelegene Pumpe mehrmals betätigt. Der künstliche Sphinkter kann auch bei Frauen eingesetzt werden, wobei die Pumpe dann in die Labien implantiert wird. Der Druck auf die Pumpe befördert die Flüssigkeit aus der Manschette in das im Abdomen gelegene Reservoir. Bei leerer Manschette fühlt sich die Pumpe flach an. Nun kann Urin durch den offenen Sphinkter aus der Blase abfließen. Die Manschette bläst sich nach 1–3 Minuten automatisch wieder auf. Seitens des Patienten ist kein weiteres Handeln erforderlich, um diesen Vorgang abzuschließen und wieder kontinent zu werden. Das Reservoir hat die einmalige Fähigkeit, auf jeden intraabdominellen Druckanstieg mit einem Flüssigkeitstransfer in die Manschette zu reagieren. Dadurch steigt auch der Harnröhrenwiderstand, und eine Streßinkontinenz beim Husten, Pressen oder ähnlichen Aktivitäten wird vermieden.

Die langfristigen Resultate mit diesem Gerät waren bislang ermutigend, es besteht jedoch die Gefahr mechanischen Versagens, einer Abstoßungsreaktion und einer Erosion durch die Urethra. Alle drei lassen sich nur schwer korrigieren, vor allem die beiden letztgenannten. Nur eine begrenzte Anzahl von Chirurgen hat Erfahrung in der Implantation des Gerätes, es besteht jedoch kein Zweifel, daß viele Patienten davon profitieren und kaum Probleme damit haben. Eine weite Verbreitung wird ferner durch den hohen Preis eingeschränkt. Wenn die Alternative allerdings darin besteht, ein Leben lang auf aufsaugende oder ableitende Hilfsmittel oder auf eine Harnableitung angewiesen zu sein, sollte eine solche Prothese erwogen werden. Langfristig ist es vielleicht nicht einmal eine kostspielige Option.

Indikationen zur Implantation

Die chirurgische Implantation eines künstlichen Sphinkters wird im allgemeinen erst erwogen, wenn seit der Prostatektomie mindestens 12–18 Monate vergangen und alle Bemühungen um Kontinenz fehlgeschlagen sind. Zu den Behandlungszielen dieser Art von Eingriff gehört die Rückkehr zu einem normalen Miktionsmuster bei gleichzeitigem Trockenbleiben zwischen den Blasenentleerungen. Darüber hinaus müssen ein Überdehnen der Blase und ein Reflux in die Ureteren verhindert werden. Zu den Kriterien für die Implantation einer Prothese (Furlow, 1981) gehören:

- ein nachgewiesenermaßen unbehinderter Harnfluß,
- steriler Urin,
- eine ausreichende Blasenkapazität, die es dem Patienten erlaubt, nur alle 2–4 Stunden zu urinieren,
- das Fehlen einer Blasenhyperreflexie,
- fehlender Reflux und
- fehlender Restharn.

Die meisten dieser Ziele lassen sich vor der Implantation durch chirurgische oder medikamentöse Maßnahmen erreichen (Faller und Vinson, 1985).

Das präoperative Pflege-Assessment sollte sicherstellen, daß der Patient in der Lage sein wird, die Funktionsweise der Prothese zu verstehen und sicher und effizient damit umzugehen. Die Bedienung der Pumpe erfordert Fingerfertigkeit, die durch den Patienten oder die betreuende Person vor der Operation demonstriert werden sollte. Es hilft, ein Exemplar für Probesitzungen bereitzuhalten, das der Hersteller gerne zu Unterrichtszwecken zur Verfügung stellen wird. Ferner ist es wichtig, daß die engere Familie oder die Partnerin des Patienten in die Planung einbezogen wird und in der Zeit, in der die gesamte Energie des Patienten auf das Management der Blase gerichtet sein wird, unterstützend tätig ist. Die Pflegeperson kann den Patienten und dessen Familie dabei unterstützen, realistische Erwartungen hinsichtlich der postoperativen Abläufe und des anvisierten chirurgischen Ziels zu entwickeln. Es muß betont werden, daß die prä- und postoperative

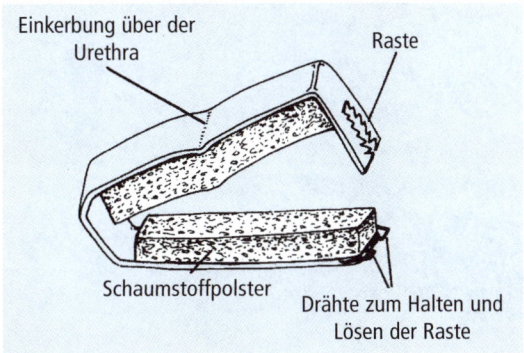

Abb. 7-5: Penisklemme

Schulung für ein erfolgreiches Ergebnis von ganz entscheidender Bedeutung sind.

7.7 Inkontinenz beherrschen – Die Penisklemme

Gelegentlich finden sich noch immer Penisklemmen (Abb. 7-5) in Gebrauch, mit dem Ziel, die Inkontinenz durch äußeren mechanischen Verschluß des penilen Anteils der Harnröhre unter Kontrolle zu halten. Am häufigsten wird die Cunningham-Klemme eingesetzt. Sie besteht aus zwei mit Schaumstoff verkleideten Armen, die sich dem Penis seitlich anpassen und über eine Raste bzw. Sperrklinke geschlossen werden, bis Inkontinenz eintritt.

Die Penisklemme wird nur deshalb erwähnt, um ihren Gebrauch unter äußerster Vorsicht zu empfehlen, denn sie kann zu erheblichen Schäden bis hin zur Drucknekrose führen. Eine Penisklemme sollte niemals als Mittel der ersten Wahl bei männlicher Inkontinenz ausgegeben werden. Wenn sie jedoch richtig angepaßt und von entsprechenden Anweisungen für ihren Gebrauch begleitet wird, kann sie durchaus erfolgreich zur Wiederherstellung der Kontinenz dienen.

8 Neurogene Blasenfunktionsstörungen

MARIA O'HAGAN

Bei vielen Menschen mit Inkontinenz und anderen Blasenstörungen liegt die Ursache in einer Schädigung der neuralen Kontrollmechanismen, die die Blasenfunktion steuern. Wie in Kapitel 2 besprochen, ist Kontinenz von sehr langen Nervenbahnen abhängig, die für Erkrankungen bzw. Verletzungen, die das Nervensystem betreffen, anfällig sind.

Die Probleme von Personen mit neurogener Blasenfunktionsstörung werden oft dadurch verstärkt, daß die Kontrolle über die Blase nicht ihre einzige Beeinträchtigung ist, bei vielen bestehen darüber hinaus unterschiedliche Grade einer körperlichen oder geistigen Behinderung. Treffen Behinderung und eine schlechte Blasenfunktion zusammen, häufen sich auch die Probleme im Umgang mit der Miktion und Inkontinenz. Die speziellen Probleme im Zusammenhang mit Körperbehinderungen werden in Kapitel 13 besprochen. Die Wechselwirkungen zwischen einer Blasenstörung und der Fähigkeit, damit zurechtzukommen, sollte man sich beim Lesen dieses Kapitels stets vor Augen halten.

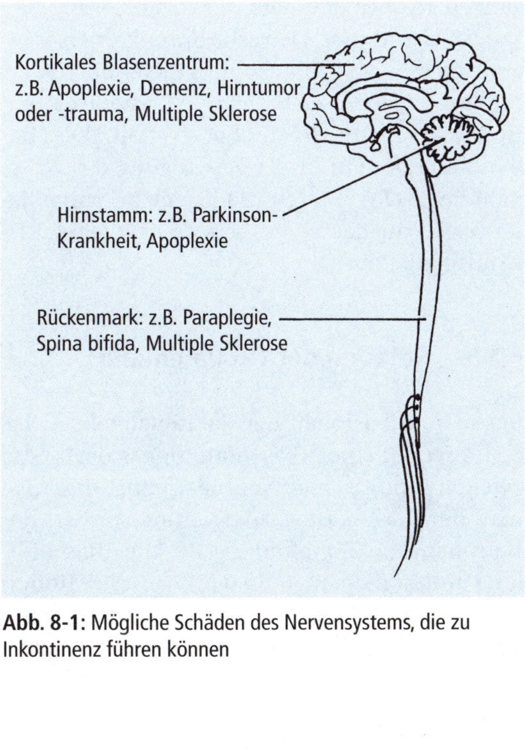

Eine Schädigung der Nervenbahnen irgendwo zwischen dem kortikalen Blasenzentrum und der Blase selbst kann die Kontinenz beeinträchtigen. Trotz der vielen neurologischen Ebenen, auf denen eine Schädigung zur Funktionsstörung führen kann, ist das Spektrum der Symptome begrenzt (Abb. 8-1).

8.1 Lokalisationen neuraler Schädigungen

8.1.1 Suprapontine Einflüsse

Das suprapontine Zentrum oder höhere Zentren, die die Pons beeinflussen, umfassen die medialen Frontallappen und die Basalganglien. Diese höheren Zentren sind für die Hemmung von Detrusorkontraktionen während der Füllungsphase entscheidend. Läsionen in diesen Bereichen, etwa durch einen Tumor im Frontallappen, einen Hydrozephalus mit Hirndrucksteigerung oder eine Apoplexie führen zur Detrusorhyperreflexie, jedoch bei normal koordinierter Blasenentleerung. Das Bestehen einer normalen Entleerung erklärt sich dadurch, daß der in der Pons gelegene Miktionsreflex bei Patienten mit suprapontinen Läsionen intakt bleibt. Die Fähigkeit zur willkürlichen Auslösung oder Hemmung der Blasenentleerung mag verlorengegangen sein, die Koordination zwi-

Kortikales Blasenzentrum:
z.B. Apoplexie, Demenz, Hirntumor oder -trauma, Multiple Sklerose

Hirnstamm: z.B. Parkinson-Krankheit, Apoplexie

Rückenmark: z.B. Paraplegie, Spina bifida, Multiple Sklerose

Abb. 8-1: Mögliche Schäden des Nervensystems, die zu Inkontinenz führen können

schen dem Entspannen des Sphinkters und der Detrusorkontraktion bleibt dagegen unbehindert.

8.1.2 Das pontine Miktionszentrum

Das pontine Miktionszentrum steht unter der Kontrolle suprapontiner Einflüsse. Während der Füllungsphase ist es für die Hemmung der Beckennerven verantwortlich. Ist die Blase voll, wird die Miktion über eine Stimulation der Pons durch höhergelegene Zentren eingeleitet. Die Rolle der Pons bei der Steuerung der Miktion wurde von Barrington (1925) und de Groat (1990) beschrieben. Pontine Läsionen sind jedoch selten. Einige ihrer Folgen bestehen im verzögerten Einsetzen der Miktion und in Harnverhaltung, sie können jedoch auch andere, lebensbedrohliche Zustände hervorrufen.

8.1.3 Suprasakrale Rückenmarkläsionen

Unterbrechungen der Bahnen zwischen dem pontinen Miktionszentrum und dem Sakralmark oberhalb von S_2 bis S_4 stören die Hemmung des Detrusors während der Füllungsphase und bringen die Koordination zwischen Detrusor und Sphinkter während der Blasenentleerung zum Erliegen. Die Symptome lassen sich daher auf eine Detrusorhyperreflexie (Pollakisurie, Harndrang und Dranginkontinenz) und auf eine Detrusor-Sphinkter-Dyssynergie (verzögertes Einsetzen des Harnstrahls, abgeschwächter oder unterbrochener Harnstrahl und Gefühl einer unvollständigen Blasenentleerung) zurückführen. Die Detrusor-Sphinkter-Dyssynergie ist dadurch charakterisiert, daß sich der Sphinkter nicht zur Blasenentleerung, sondern gleichzeitig mit dem Detrusor kontrahiert.

8.1.4 Rückenmarkverletzung

Die Phase des spinalen Schocks nach einer Verletzung des Rückenmarks ist unterschiedlich lang. Sie reicht von einigen Wochen bis zu mehreren Monaten bei Patienten mit vollständiger suprasakraler Durchtrennung. Nach unvollständiger Durchtrennung ist sie oft kürzer. Während dieser Zeit besteht eine Blasenareflexie, und die Folge davon ist eine Harnverhaltung. Mit der Erholung der Blase kehren reflektorische Detrusorkontraktionen zurück, die jedoch nur schwach sind. Sie verursachen in Verbindung mit einer unregelmäßigen Sphinkteraktivität mit oder ohne Öffnen des Blasenhalses Entleerungsstörungen mit begleitendem Restharn. Eine Detrusor-Sphinkter-Dyssynergie bedeutet erhöhte Gefahr einer Dilatation des oberen Harntraktes und eines Nierenschadens aufgrund hoher intravesikaler Drücke. Entleerungsmuster bei Blasenstörungen des ersten motorischen Neurons bestehen gewöhnlich in einer Blasenhyperreflexie mit Detrusor-Sphinkter-Dyssynergie unterschiedlichen Ausmaßes.

Autonome Reflexstörungen können sich bei Patienten mit Läsionen oberhalb von Th_5 manifestieren, und vor allem diese Patienten mit Läsionen des Zervikalmarks sind in der Phase des spinalen Schocks besonders gefährdet. Sie ist charakterisiert durch Kopfschmerzen, Hypertonie mit Flush und Schweißausbrüchen am ganzen Körper oberhalb der Läsion. Eine beispielsweise durch Detrusor-Sphinkter-Dyssynergie oder einen geblockten Katheter überdehnte Blase triggert eine autonome Dysreflexie und ist damit ein medizinischer Notfall. Die Behandlung besteht in der Beseitigung der Überdehnung. Das Blasen-Management sollte jedoch stets auf das Verhindern einer solchen Krise ausgerichtet sein.

8.1.5 Schäden der Cauda equina

Subsakrale Läsionen der Sakralwurzeln S_2 bis S_4 führen zu einer Blasenfunktionsstörung des zweiten motorischen Neurons. Führt das Ausmaß der Läsion zur Denervierung, verliert der Betroffene die Empfindung für die Blasenfüllung und ist nicht mehr in der Lage, die Miktion einzuleiten. Beispiele subsakraler Läsionen sind ein lumbosakraler Bandscheibenvorfall, intradurale Tumoren, Metastasen im Rückenmark, Fehler bei der Epiduralanästhesie und Traumen.

8.1.6 Verletzungen der Nervi perineales

Die Nn. perineales (Dammnerven) zweigen vom N. pudendus ab. Bei Frauen können sie unter der Entbindung verletzt werden, während Symptome einer Streßinkontinenz bei Männern für eine Schädigung des zweiten motorischen Neurons sprechen können. Ausgedehnte operative Eingriffe am Becken, etwa bei radikaler Hysterektomie oder abdominoperinealer Resektion eines Rektumkarzinoms können den sakralen Reflexbogen schädigen. Die Denervierung des Beckenbodens und des Sphinkters verursacht Streßinkontinenz, und bei jeder Aktivität, die zur Erhöhung des intraabdominalen Drucks führt, z. B. beim Husten, Lachen, Pressen oder bei körperlicher Betätigung, kann es zum Abgang von Urin kommen.

8.1.7 Zusammenfassung

Im wesentlichen fallen Blasenfunktionsstörungen bei neurologischen Erkrankungen in zwei Kategorien: Speicherstörungen oder Entleerungsstörungen. Patienten mit neurogener Blase können über Symptome der Reizung, wie Pollakisurie, Harndrang und Dranginkontinenz, und/oder der Retention, wie z. B. verzögertes Einsetzen des Harnstrahls, schwacher oder unterbrochener Harnstrahl, Pressen beim Entleeren und unvollständige Entleerung, klagen. Diese beiden Arten der Störung sollten separat behandelt werden, selbst wenn sie bei ein und demselben Patienten nebeneinander bestehen.

8.2 Neurologische Erkrankungen, die die Blasenfunktion beeinträchtigen

8.2.1 Apoplexie

Die Lokalisation der Schädigung bestimmt die Art der Blasenfunktionsstörung. Detrusorhyper-reflexie ist ein häufiger Befund, da es zu einer Unterbrechung der willkürlichen Kontrolle des Miktionszentrums im Hirnstamm durch die Hirnrinde kommt. Auch eine Schädigung in den Frontallappen oder in der Capsula interna führt zu Detrusorhyperreflexie und außerdem zu einer ungehemmten Relaxation des Sphinkters (Khan et al., 1988).

8.2.2 Diabetes

Erkrankungen des peripheren Nervensystems können die lokale Innervation der Blase schädigen. Dies geschieht besonders häufig bei der diabetischen peripheren Neuropathie, die sowohl sensible als auch motorische Bahnen befallen kann. Da die Empfindung beeinträchtigt ist, kann es zur Überdehnung der Blase kommen. Die Schädigung motorischer Nerven führt zu unvollständiger Blasenentleerung, und es kann sich eine Überlaufinkontinenz entwickeln. Gelegentlich findet sich eine Detrusorinstabilität.

8.2.3 Multiple Sklerose

Die Multiple Sklerose ist durch fokale Demyelinisierung, besonders im Stammhirn und im Rückenmark, gekennzeichnet. Harnwegssymptome sind bei dieser Erkrankung das hervorstechende Merkmal (Miller et al., 1965). Es sind vor allem die Läsionen im Rückenmark, die die Beeinträchtigung der Blasenkontrolle ganz wesentlich mitbestimmen (Betts et al., 1993). Die Unterbrechung zwischen dem sakralen Blasenzentrum und dem pontinen Miktionszentrum bewirkt Symptome einer Detrusorhyperreflexie. Eine Detrusor-Sphinkter-Dyssynergie ist oft der Beweis für eine Rückenmarkerkrankung, und der Patient mit Multipler Sklerose kann Symptome einer Entleerungsproblematik in Verbindung mit einem abnorm erhöhten postmiktotischen Restharnvolumen beschreiben.

Die Prädisposition zu Folgeerscheinungen im oberen Harntrakt bei Multipler Sklerose wird noch immer diskutiert, scheint jedoch kein häufiges Problem zu sein. Es scheint, als bestünde die Gefahr vor allem bei Männern mit Detrusor-Sphinkter-Dyssynergie, bei Personen beiderlei Geschlechts mit einem Dauerkatheter sowie bei Patienten mit hohen intravesikalen Drücken (Blaivas und Barbalias, 1984).

8.2.4 Spina bifida und Tethered-Cord-Syndrom

Der Grad der Mißbildung des unteren Rückenmarkabschnitts und das entsprechende Ausmaß neurologischer Ausfälle ist bei der Spina bifida variabel. Bei manchen kann der Schaden nur schwer zu entdecken sein (Spina bifida occulta), während bei anderen das Rückenmark und das umgebende Nervengewebe bloßliegen (Myelomeningozele). Die Art der Blasenfunktionsstörung hängt vom Umfang der Schädigung der Nervenbahnen von S2 bis S4 ab. Die Unterbrechung der Detrusorinnervation kann zu einem normalen, einem schlaffen oder einem hyperreflektorischen Detrusor führen. In gleicher Weise kann der Sphinkter schlaff oder spastisch werden bzw. unbeeinträchtigt bleiben. Jede Kombination dieser Funktionsstörungen ist möglich, z. B. ein hyperreflektorischer Detrusor mit einem normalen Sphinktermechanismus oder eine hypokontraktile Blase und ein spastischer Sphinkter.

Ein Tethered-Cord-Syndrom ist ein weiteres Beispiel für eine subsakrale Läsion. Die damit einhergehende Blasenfunktionsstörung umfaßt eine Detrusorhyperreflexie, obwohl manche Patienten auch eine hypokontraktile Blase mit hohem Fassungsvermögen haben können.

8.2.5 Parkinson-Krankheit

Bei der Parkinson-Krankheit kommt es zur Degeneration der Substantia nigra und zu einem Dopaminmangel. Zusätzlich zu den Symptomen Tremor, Rigidität und Bradykinesie, d. h. abnorme Langsamkeit der Bewegungen, können Patienten mit dieser Erkrankung über Harnwegssymptome klagen. Die genaue Art und die Prävalenz der Blasenfunktionsstörung in dieser Patientengruppe stehen noch nicht fest. Es wurde

über eine Detrusorhyperreflexie und eine Funktionsstörung des gestreiften Sphinkters berichtet. Letztere wurde erklärt als Bradykinesie des Sphinkters, d. h. als eine unzureichende Entspannung während der Blasenentleerung, oder als Pseudodyssynergie mit willkürlicher Kontraktion der Beckenbodenmuskulatur bei unwillkürlichen Detrusorkontraktionen. Mit fortschreitender Erkrankung und Verschlechterung motorischer Funktionen können die Schwierigkeiten bei der Blasenentleerung zunehmen.

8.2.6 Multiple Systematrophie

Die Multiple Systematrophie ist durch eine Atrophie der Neuronen des Zentralnervensystems gekennzeichnet. Sie kann Merkmale des Shy-Drager-Syndroms, der zerebellären Ataxie oder eines atypischen Parkinsonismus zeigen. Da die Erkrankung die Kontrolle der Miktion auf mehreren Ebenen schädigen kann, variiert mit ihrem Fortschreiten unter Umständen auch die Art der Blasenfunktionsstörung. Im Frühstadium kann es sich um eine Detrusorhyperreflexie handeln, später sind viele Patienten wegen eines hypokontraktilen Detrusors nicht mehr in der Lage, eine Miktion auszulösen, was zu hohen Restharnvolumina führt (Kirby et al., 1986). Früher wurde diese Erkrankung oft als Parkinson-Krankheit fehldiagnostiziert.

8.2.7 HTLV-I-Myelopathie (Tropische Spastische Paraparese)

Die HTLV-I-Myelopathie (Tropische Spastische Paraparese) ist eine entzündliche Erkrankung des unteren Rückenmarks. Sie ist in der Karibik, in Mittel- und Südamerika und in Afrika weit verbreitet. Die Symptome bestehen in progressiver Paraparese und Blasenfunktionsstörung als Folge der Rückenmarkbeteiligung. Abhängig vom Ort der Schädigung treten die Harnwegssymptome entweder als Schädigung des ersten oder des zweiten motorischen Neurons auf. Es wurde über Detrusorhyperreflexie und Blasenakontraktilität berichtet (Eardley et al., 1991).

8.2.8 Psychogene Harnretention

Eine Harnverhaltung kann durch Erkrankungen entstehen, die die Wurzeln von S_2 bis S_4 betreffen. Fehlten jedoch offensichtliche neuropathologische Symptome, wurde eine Harnverhaltung bei Frauen einer Hysterie zugeordnet. Dies hat in der Literatur zu Beschreibungen wie „psychogene Harnretention" geführt. In der Vergangenheit hat die Elektromyographie des Harnröhrensphinkters bei diesen Frauen jedoch Anomalien gezeigt, die dieses Phänomen möglicherweise erklären (Fowler et al., 1987). Die Muskelaktivität im Elektromyogramm zeigte „myotonieartige" Qualität, d. h. unwillkürliche, wiederholte Entladungen, die das Entspannen des Sphinkters behindern und Symptome eines Entleerungshindernisses sowie – bei Detrusorinsuffizienz – eine Harnverhaltung auslösen.

8.3 Untersuchungen

Obwohl der Schwerpunkt dieses Kapitels auf der durch neurologische Erkrankungen gestörten Blasenfunktion liegt, sollte daran gedacht werden, daß bei einer neurologisch erkrankten Person mehr als ein pathologischer Befund vorliegen kann. Dann ist es sehr wichtig, gleichzeitig bestehende urologische Erkrankungen, die mit der neurologischen Diagnose in keinem Zusammenhang stehen, auszuschließen. So kann beispielsweise ein Patient mit Multipler Sklerose oder Parkinson-Krankheit auch Symptome eines Harnwegsinfektes, einer benignen Prostatahyperplasie, einer Streßinkontinenz oder eines Blasenkarzinoms haben. Untersuchungen tragen zusammen mit einer umfassenden Anamnese und der gründlichen klinischen Untersuchung zur genauen Diagnose bei.

Urodynamische Untersuchungen beinhalten gewöhnlich die einfache Bestimmung der Harnflußrate sowie eine Zystomanometrie in der Füllungsphase und bei der Entleerung. Sind Röntgen-Einrichtungen vorhanden, kann zur Darstellung des Blasenhalses und der Harnröhre eine Zysturethrographie durchgeführt werden (s. Kap. 3). Anhand neurophysiologischer Untersuchungen wie der Elektromyographie lassen sich der Grad der Denervierung und Reinnervation sowie das kinesiologische Verhalten des Harnröhrensphinkters, d. h. die zeitliche Abstimmung seiner Aktivität bei der Blasenentleerung, beurteilen. Darüber hinaus kann dieses Verfahren zum Nachweis einer Detrusor-Sphinkter-Dyssynergie angewandt werden. Ein Ausscheidungsurogramm erlaubt die Darstellung der Nieren und Ureteren, um Tumoren, Strikturen oder Steine zu erkennen. Diese Untersuchung wird inzwischen weitgehend durch die Ultraschalluntersuchung der Nieren und der Blase ersetzt, die vergleichbare Informationen liefert, ohne jedoch den Patienten Strahlungsrisiken auszusetzen. Eine Abdomenleeraufnahme zeigt Steine und Tumore im Harntrakt. Biochemische Untersuchungen erlauben die weitere Beurteilung der Nierenfunktion. Die Bestimmung des postmiktotischen Restharnvolumens kann durch eine urodynamische Untersuchung, eine Ultraschalluntersuchung der Blase oder eine einfache Einmalkatheterisierung geschehen. Für das Anlegen einer Kultur und die Sensibilitätsprüfung sollten Urinproben genommen werden.

In Ergänzung der oben erwähnten Untersuchungsverfahren muß sich das Assessment des Patienten auch auf dessen körperlichen und geistigen Zustand erstrecken (s. Kap. 3 und 13). Dies ist für die Planung individueller und realistischer Ergebnisse des Blasen-Managements von entscheidender Bedeutung.

8.4 Management

Das Management verfolgt ein doppeltes Ziel. Es ist
1. auf die Erhaltung der Funktion des oberen Harntraktes und
2. auf Erleichterung bei Harnwegssymptomen, die das körperliche, seelische, soziale und sexuelle Wohlbefinden des Individuums beeinträchtigen können, ausgerichtet.

Verständliches Erläutern der Symptome im Zusammenhang mit der neurologischen Diagnose tragen dazu bei, daß der Patient Sinn und Zweck der empfohlenen Behandlungsoptionen versteht.

8.4.1 Management der instabilen neurogenen Blase

Patienten mit Detrusorhyperreflexie verspüren bei Tage gewöhnlich eine Zunahme der Häufigkeit des Wasserlassens, des Harndrangs und der Dranginkontinenz. Weitere Merkmale können in einer Nykturie und nächtlichem Einnässen bestehen. Der Schweregrad solcher Symptome kann beträchtlich variieren, und das Führen von Miktionsprotokollen mit Volumenangabe hilft, das Ausmaß des Problems zu bestimmen. Darüber hinaus helfen sie bei der Beurteilung des Therapieerfolges.

Das Management einer Detrusorhyperreflexie beruht auf der medikamentösen Therapie, vor allem mit Anticholinergika. Sie wirkt über eine „Dämpfung" oder Unterdrückung instabiler Kontraktionen des Detrusors. Zu den Nebenwirkungen der Anticholinergika gehören Mundtrockenheit, unscharfes Sehen und Verstopfung. Darüber hinaus kann sich eine Harnverhaltung manifestieren. Diese Gefahr besteht vor allem bei Patienten, bei denen gleichzeitig eine Detrusorhyperreflexie und Symptome einer unvollständigen Blasenentleerung bestehen. Daher sollte vor Beginn einer Therapie mit Anticholinergika das postmiktotische Restharnvolumen bestimmt werden. Selbst wenn es vernachlässigbar ist, muß es unter Umständen später noch einmal überprüft werden, vor allem, wenn der Patient über eine sich verschlechternde Harnwegssymptomatik und eine wenn auch nur leichte Entleerungsstörung klagt. Deutliche Symptome einer Blasenentleerungsstörung mit signifikantem Restharnvolumen (> 100 ml) sollten als eigenständiges Problem angegangen werden.

8.4.2 Management neurogener Blasenentleerungsstörungen

Das unvollständige Entleeren der Blase kann zu einer Reihe von Problemen führen. Eine Harn-

wegsinfektion kommt bei Restharn häufig vor und ist, da die Blase niemals vollständig entleert wird, selbst mit Antibiotika nur äußerst schwer zu beseitigen. Oft kommt es zur Reinfektion und zu einem Wechsel des Erregerspektrums.

Restharn führt oft zu Überlaufinkontinenz und verringert außerdem die funktionelle Blasenkapazität. Faßt die Blase 500 ml bei einem Restharnvolumen von 400 ml, so beträgt die funktionelle Blasenkapazität, d. h. das nutzbare Volumen, nur 100 ml. Verständlicherweise muß die Blase dadurch häufiger entleert werden. Bei Personen mit dem doppelten Problem des Restharns und der Hyperreflexie, d. h. bei manchen Patienten mit Multipler Sklerose oder Rückenmarkverletzung, ist die Differenz zwischen dem Restharnvolumen und dem Volumen, bei dem es noch zu ungehemmten Kontraktionen kommt, nur sehr gering. Dies kann dazu führen, daß es ganz kurze Zeit nach der Blasenentleerung zur Inkontinenz kommt. Bei manchen führt dies gar zu beinahe kontinuierlichen Inkontinenzepisoden, da sich die Blase kontrahiert und den Überstand ausstößt, sobald das Harnvolumen in der Blase das Restharnvolumen übersteigt.

Es gibt verschiedene Verfahren und Techniken, um mit neurogenen Blasenentleerungsstörungen zurechtzukommen. Das Ziel dieser Behandlungen ist es, eine vollständige Blasenentleerung zu erreichen und auf diese Weise die mit chronischen Entleerungsstörungen einhergehenden Risiken zu minimieren. In diesem Bereich hat sich gezeigt, daß die intermittierende Katheterisierung einen bedeutenden Beitrag leisten kann. Während konservative und aggressive Formen des Blasen-Managements im folgenden nur kursorisch behandelt werden, wird die Rolle des intermittierenden Katheterisierens eingehender betrachtet.

Entleerungstechniken

Manchen Menschen mit Schwierigkeiten bei der Blasenentleerung gelingt es, eine Technik zu finden, die das vollständige Entleeren stimuliert.

Wenn die Elemente des Sakralreflexes intakt und lediglich unkoordiniert sind, z. B. durch Abtrennen vom Hirnstamm, gelingt es oft, durch

Stimulieren von Trigger-Zonen eine willkürliche Detrusorkontraktion auszulösen. Alternativ kann ein direkter Anstieg des abdominellen Drucks vor allem bei Frauen den intravesikalen Druck so weit erhöhen, daß der Harnröhrenwiderstand überwunden wird und eine willkürliche Entleerung einsetzt (Valsalva-Versuch oder Credé-Handgriff, s. u.). Kann eine der beiden Übungen vor dem Auftreten einer Überlaufinkontinenz durchgeführt werden, läßt sich Kontinenz erreichen.

Trigger-Zonen. Patienten ohne Schäden im Sakralbereich können einen „Trigger" finden, der eine Blasenkontraktion auslöst. Eine häufig angewandte Methode ist das suprapubische Beklopfen der Bauchwand. Gewöhnlich mit den ausgestreckten Fingern einer Hand wird das Abdomen kräftig und wiederholt beklopft, bis die Entleerung einsetzt. Oft bleibt die ausgelöste Kontraktion nicht erhalten, so daß Beklopfen und Entleeren mehrfach wiederholt werden müssen, bis die Blase leer ist. Eine empfindliche Bauchdecke oder schwache Finger können dabei ein Problem sein. Ist der Reflex nur schwach, ist unter Umständen langes Beklopfen erforderlich, bevor die Miktion einsetzt, und es muß mehrmals wiederholt werden, bevor die Blase vollständig entleert ist. Der Vorgang kann dadurch sehr zeitraubend und demoralisierend werden. Da jedoch eine Blasenkontraktion gewöhnlich zu einer gewissen Öffnung des Harnröhre führt, ist die Gefahr einer Schädigung nur gering, und das Verfahren ist für diejenigen, denen es gelingt, einem Pressen oder Drücken vorzuziehen.

Weitere Trigger, die bei manchen Menschen wirken, sind leichtes Ziehen am Schamhaar, Bestreichen des Abdomens oder der Innenseite der Oberschenkel sowie anale Stimulation oder Dilatation (Johnson, 1980). Patienten, die ihre Schwierigkeiten beim Entleeren der Blase auf diese Weise bewältigen, sollten experimentieren und herausfinden, welcher Bereich bei ihnen am besten wirkt und welches Verfahren ihnen am leichtesten fällt.

Valsalva-Versuch und Credé-Handgriff. Beide Techniken eignen sich nur für diejenigen, deren

Sphinkter nicht vollkommen spastisch ist, d. h. für Patienten mit einer Schädigung auf der Ebene des sakralen Blasenzentrums, wenn der Sphinkterwiderstand oft nur gering ist und sich leicht überwinden läßt.

Der Valsalva-Versuch – tief einatmen und dann kräftig gegen die geschlossene Glottis ausatmen – führt zu starker Erhöhung des intraabdominellen Drucks und kann ein Entleeren der Blase durch Pressen ermöglichen. Bei anderen wiederum kann dieses Vorgehen eine Blasenkontraktion anregen. Von einer langfristigen und regelmäßigen Anwendung des Valsalva-Versuchs ist jedoch abzuraten, denn er erhöht auch den intrakraniellen Druck und verringert den Rückstrom des Blutes zum Herzen. Daher sollte er keinesfalls von Personen mit kardiooder zerebrovaskulären Erkrankungen angewandt werden. Pressen kann darüber hinaus zur Schwächung von Beckenbodenmuskeln und Blasenhals und damit zur Sphinkterinsuffizienz mit Streßinkontinenz führen.

Beim Credé-Handgriff bzw. beim manuellen Auspressen der Blase wird gewöhnlich mit dem Handballen oder der Faust suprapubisch unmittelbar auf die Blase erheblicher Druck ausgeübt. Wie beim Valsalva-Versuch kann dies entweder unmittelbar durch Erhöhen des Blasendrucks oder durch Triggern einer Detrusorkontraktion zur Entleerung der Blase führen. Leider bleibt jedoch der Blasenhals geschlossen, wenn es nicht zu einer Kontraktion kommt, und dann ist sehr hoher Druck erforderlich, um den Widerstand zu überwinden. Dies birgt die Gefahr eines Sphinkterschadens. Manchen Menschen ist das Auspressen auch unangenehm.

Bei eingeschränkter Sensibilität sollte sorgfältig darauf geachtet werden, Quetschungen und Hautschäden zu vermeiden. Schwierigkeiten haben auch Übergewichtige und Personen mit schwachen Händen oder Armen. Manchmal kann einer anderen Person beigebracht werden, wie der Druck auszuüben ist. Besteht Verdacht auf einen Reflux aus der Blase in die Ureteren, sollte der Credé-Handgriff nicht angewandt werden. Unbewiesen ist, ob seine wiederholte Anwendung einen Reflux hervorrufen kann.

Dauerkatheter

Ein urethraler oder suprapubischer Dauerkatheter kann bei Patienten mit Entleerungsstörungen oder schwerer Detrusorinstabilität indiziert sein, die auf ärztliche Behandlung nicht ansprechen. Ist eine intermittierende Katheterisierung selbständig oder mit Unterstützung nicht möglich und sind aggressivere Formen des Managements unangebracht, kann eine langfristige Katheterisierung die einzige noch verbleibende Option sein. Diese Form des Blasen-Managements ist jedoch nicht ohne ihre ganz eigenen Probleme (s. Kap. 9). Die Entscheidung für einen Dauerkatheter sollte daher nur nach sorgfältigem Abwägen der Vor- und Nachteile aller verfügbaren Behandlungsformen getroffen werden. Diese Patienten müssen außerdem regelmäßig nachuntersucht werden, um die Risiken der Katheterisierung so gering wie möglich zu halten.

Medikamentöse Behandlung

Nur wenig spricht dafür, daß ein pharmakologischer Ansatz beim Management einer Blasenentleerungsstörung erfolgreich ist. Der Einsatz von Medikamenten konzentriert sich entweder auf die Erhöhung der Detrusorkontraktilität, z. B. durch Betanechol, oder auf die Senkung des Blasenhalswiderstandes, z. B. durch Phenoxybenzamin. Beide sind jedoch nicht ohne Nebenwirkungen und von zweifelhafter Wirksamkeit.

Chirurgische Behandlung

Chirurgische Techniken bleiben gewöhnlich Patienten vorbehalten, bei denen konservative Formen des Managements nicht gegriffen haben und ein Nierenversagen droht. Die Wahl des Eingriffs hängt davon ab, ob die Speicherkapazität der Blase erhöht oder die Blasenentleerung gestärkt werden soll. Die Speicherkapazität der Blase läßt sich durch eine Augmentationszystoplastik oder einen künstlichen Harnröhrensphinkter erhöhen, während ein Ileum-Conduit, ein geschlossenes System der Harnableitung

oder eine Sphinkterotomie eine effektivere Blasenentleerung fördern.

8.5 Intermittierende Katheterisierung

Es kann kaum bezweifelt werden, daß die Einführung der intermittierenden Katheterisierung den bedeutendsten Fortschritt im Management neurogener Blasenentleerungsstörungen darstellt. Bei diesem Verfahren wird in Abständen ein Katheter in die Blase eingeführt, um den Restharn zu entleeren, und anschließend wieder entfernt, so daß der Patient in der Zwischenzeit katheterfrei bleibt.

8.5.1 Hintergrund

Die Geschichte zeigt, daß verschiedene Zivilisationen, darunter die der Ägypter und Römer, seit 3000 v. Chr. Katheter aus Bronze, Kupfer und Gold herstellten und zum intermittierenden Gebrauch einsetzten. In China wurden lackierte oder mit Leinöl bestrichene Zwiebelschößlinge für den gleichen Zweck genutzt. In Europa wurde ein silberner Katheter aus dem 10 Jh. entdeckt. Und in der jüngeren Vergangenheit verwahrten Gentlemen der viktorianischen Epoche silberne Katheter im Zylinder oder Gehstock, nachdem die Selbstkatheterisierung aufgekommen war, um Harnröhrenstrikturen zu umgehen und bei durch Prostatavergrößerung verursachter Harnverhaltung Erleichterung zu finden.

Die intermittierende Katheterisierung wurde früher angewandt als der Dauerkatheter, der erst in den 30er Jahren von Frederick Foley eingeführt wurde. Die im intermittierenden Katheterisieren liegenden Möglichkeiten wurden in vollem Umfang erst in den vergangenen 30 Jahren erkannt, vor allem was das Blasen-Management bei Patienten mit Rückenmarkverletzungen angeht. Die sterile intermittierende Katheterisierung in regelmäßigen Abständen wurde von medizinischem Personal und Pflegepersonen zum ersten Mal während der Phase des

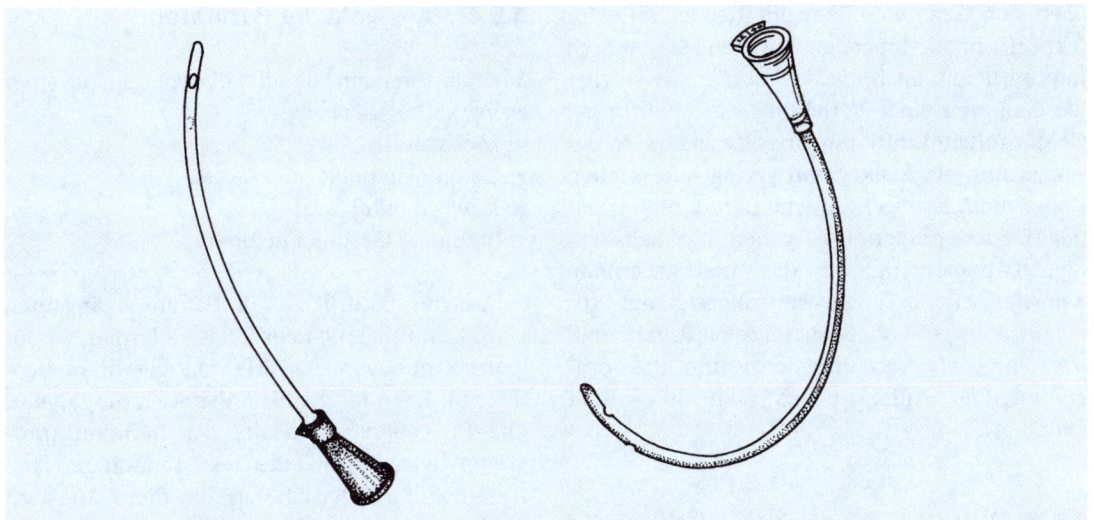

Abb. 8-2: Jaques- bzw. Nelaton-Katheter

spinalen Schocks angewandt (Guttmann und Frankel, 1966).

Bei einer Katheterisierung durch einen Arzt oder eine Pflegeperson besteht in hohem Maße die Gefahr von Kreuzinfektionen, und ist es immer am besten, eine strikt aseptische Technik zu wahren. Als kostengünstigste und beste Lösung für den Einmalgebrauch eignen sich Jaques- oder Nelaton-Katheter, Ch 10 oder 12 (Abb. 8-2).

Für das langfristige Management von Personen mit anhaltend hohem Restharnvolumen ist die Technik der intermittierenden unsterilen, „sauberen" Selbstkatheterisierung in den vergangenen 20 Jahren weitgehend übernommen worden. Der größte Fortschritt wurde bei Kindern mit Spina bifida (Kaye und Van Blerk, 1981) sowie bei Patienten mit Rückenmarkverletzungen erzielt, deren spinaler Schock sich nicht hinreichend zurückbildet, um wieder effiziente Entleerungsreflexe zuzulassen (Pearman, 1976).

In jüngerer Vergangenheit wurde ihr Einsatz auf alle Personen mit unvollständiger Blasenentleerung ausgedehnt. Viele Menschen jeden Alters und Geschlechts und mit einem breiten Spektrum körperlicher Fähigkeiten wurden darin unterwiesen, sich selbst zu katheterisieren.

Wo dies unmöglich war, trat oft jemand aus dem Kreis der Verwandten oder eine regelmäßig betreuende Person an die Stelle des bzw. der Betroffenen.

8.5.2 Eine saubere Technik

In den frühen 70er Jahren wurde von Lapides und Mitarbeitern in den USA eine saubere Technik eingeführt (Lapides et al., 1972). Sehr zur Überraschung vieler im Gesundheitswesen Tätiger, die mit Theorien über die Bedeutung strikter Asepsis beim Katheterisieren großgeworden waren, neigen Patienten, die eine saubere statt einer sterilen Technik anwenden, nicht zu häufigen problematischen Harnwegsinfekten. Viele, die zuvor unter chronisch infiziertem Restharn litten, stellen im Gegenteil fest, daß die Inzidenz von Infektionen mit Einführung der intermittierenden Katheterisierung abnimmt, da ihnen der Boden, d. h. der Restharn, entzogen wird. Wahrscheinlich ist die vollständige Entleerung der Blase ein wichtiger Faktor, um zu verhindern, daß sich eine Infektion dauerhaft im Harntrakt festsetzt.

Viele Pflegepersonen sind bei der ersten Begegnung mit diesem Verfahren verwirrt und machen sich Gedanken über die Risiken einer Infektion, vor allem bei der sauberen statt sterilen intermittierenden Katheterisierung, sowie über die Gefahren einer Verletzung der Urethra bei wiederholtem Einführen eines Katheters. In der Praxis sind die Risiken nur gering und reichen sicher nicht an die Probleme heran, die mit einem Dauerkatheter einhergehen. Nur sehr wenige Patienten müssen die intermittierende Selbstkatheterisierung wegen aufgetretener Probleme aufgeben, vorausgesetzt natürlich, daß das Vorgehen korrekt gelehrt und das Programm in den Anfängen engmaschig überwacht wird.

8.5.3 Kriterien für die intermittierende Katheterisierung

Selbstverständlich sind nicht alle Patienten mit einer Harnwegssymptomatik geeignete Kandidaten für eine selbst oder mit Unterstützung durchgeführte intermittierende Katheterisierung. Physiologisch bestehen zwei wesentliche Voraussetzungen:
1. eine Blase mit guter Kapazität, d. h. bei der die Restharnmengen ständig über 100 ml liegen, und
2. ein ausreichender Sphinktermechanismus (Lancet, 1979).

Der Grund dafür liegt darin, daß zwischen den Katheterisierungen ausreichende Mengen an Urin gehalten werden sollten, damit die Katheterisierung eine effektive Form der Behandlung darstellt.

Die Anamnese kann ausgeprägte Symptome einer Blasenentleerungsstörung enthalten (verzögertes Einsetzen der Miktion, Pressen beim Wasserlassen und ggf. Streßinkontinenz), und die Untersuchung ergibt gewöhnlich eine signifikante Menge an postmiktotischem Restharn. Manche Menschen sind sich vielleicht gar nicht bewußt, daß ihre Blase sich nicht entleert, und dies unterstreicht noch die Bedeutung einer Überprüfung auf Restharn.

8.5.4 Auswahl der Patienten

Vier Faktoren entscheiden über den Erfolg einer Selbstkatheterisierung:
• Motivation,
• eistige Wachheit,
• Beweglichkeit und
• manuelle Geschicklichkeit.

Es ist nur natürlich, daß Patienten ängstlich sind, wenn sie eine neue Technik lernen, vor allem, wenn es um ein Verfahren wie die saubere intermittierende Selbstkatheterisierung geht. Die Pflegeperson, welche das Schulungsprogramm betreut, sollte dies respektieren und jede Anstrengung unternehmen, um diese Angst zu besänftigen. Die meisten Patienten, ja selbst 5jährige Kinder kommen gut damit zurecht, wenn sie eine klare Vorstellung von der Ursache ihrer Blasenfunktionsstörung und der Begründung für die Wahl der intermittierenden Katheterisierung als Strategie für das Management ihrer Symptome haben. Angehörige der Gesundheitsberufe müssen das Konzept der intermittierenden Katheterisierung in enthusiastischer Weise propagieren.

Patienten müssen geistig rege genug sein, um Informationen über diese Technik zu verstehen und umzusetzen. Für diejenigen mit schweren Lernbehinderungen, Störungen kognitiver Funktionen oder Gedächtnisstörungen kann eine assistierte Katheterisierung besser geeignet sein als eine Selbstkatheterisierung.

Für Personen mit neurologisch bedingten Behinderungen ist die eingeschränkte Mobilität oft ein Problem. Vor allem Frauen kann es infolge von Gleichgewichtsstörungen, einer Hüftabduktion etc. sehr schwerfallen, die Mündung der Harnröhre zu identifizieren. Für den Umgang mit den meisten dieser Schwierigkeiten gibt es jedoch Strategien. Dazu gehören die sorgfältige Auswahl des Katheters ebenso wie das Einholen von Rat bei Angehörigen anderer Disziplinen, z. B. der Physiotherapie oder der Beschäftigungstherapie.

Ob ein Patient über die manuelle Geschicklichkeit zur intermittierenden Katheterisierung verfügt, läßt sich recht gut daran ermessen, ob er

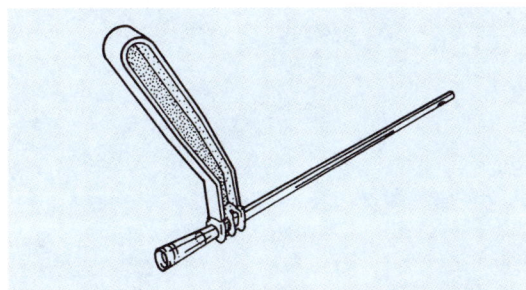

Abb. 8-3: Katheter mit Handgriff zur intermittierenden Katheterisierung bei Frauen (*Intex*)

in der Lage ist, Nahrung zu zerschneiden und selbsttätig zu essen, und wie gut er schreiben kann. Es gibt auch Katheter für Frauen mit eingeschränkter manueller Geschicklichkeit (Abb. 8-3).

8.5.5 Technische Schulung

Als Vorbereitung auf den Unterricht in der Methode selbst sollte die Technik der intermittierenden Katheterisierung umfassend mit dem Patienten besprochen werden. Bei der Vorstellung, einen Katheter bei sich selbst anzuwenden, sorgen sich viele Patienten um mögliche Schäden, die sie sich selbst zufügen könnten, und um mögliche Langzeitwirkungen. Manchen, vor allem Frauen, ist das Berühren der Genitalien unangenehm, und in seltenen Fällen wird die Technik aus diesem Grund vollkommen abgelehnt. Wichtig ist, daß, wer auch immer den Patienten unterweist, dies in sehr bodenständiger Art tut und den Optimismus vermittelt, daß der Patient es sowohl selbst durchführen können als auch davon profitieren wird. Ferner sollten die Alternativen einschließlich der Techniken zur Blasenentleerung, des Dauerkatheters, eines chirurgischen Eingriffs oder einer medikamentösen Behandlung sowie das Fortbestehen der Entleerungsstörung und Überlaufinkontinenz jeweils mit ihren Vor- und Nachteilen umrissen werden. Ohne die volle und intelligente Kooperation des Patienten bleibt die intermittierende Selbstkatheterisierung erfolglos und kann nur in Angriff genommen werden, wenn er dazu bereit ist.

Notwendigkeit der Patientenschulung

Die Geschicklichkeit bei der Selbstkatheterisierung ist individuell sehr unterschiedlich. Die Schulung sollte stets in entspannter, abgeschlossener und ruhiger Umgebung stattfinden. Sind verschiedene MitarbeiterInnen des Teams daran beteiligt, ist es gut, eine schriftlich fixierte, durchgängige Vorgehensweise zu haben, damit jede/r der Beteiligten dem Patienten dieselbe Information vermittelt. Zuerst wird die lokale Anatomie umfassend und detailliert, gewöhnlich unter Zuhilfenahme von Abbildungen (Abb. 8-4) erläutert. Nur wenige Männer oder Frauen haben eine genaue Vorstellung von so wichtigen Fakten wie der Länge der Harnröhre oder den Beziehungen der verschiedenen Geschlechtsorgane untereinander. Viele haben Befürchtungen, z. B. daß der Katheter im Körperinneren verlorengehen könnte oder daß sie die Blase durchstoßen könnten, wenn sie ihn zu weit hineinschieben.

Durchführung

Der Patient wird dann in halbliegender Position katheterisiert und erhält dabei detaillierte Erläuterungen. Gewöhnlich sollte die unterrichtende Person – Arzt oder Pflegeperson – wegen der Gefahr von Kreuzinfektionen eine aseptische Technik anwenden, und es muß dem Patienten erklärt werden, warum eine saubere Technik für den Eigengebrauch außerhalb der Klinik angemessen ist. Die meisten Menschen verstehen dies, wenn man ihnen erklärt, daß jeder über eine gewisse Widerstandsfähigkeit gegen die eigenen Bakterien (Keime) verfügt und daß in die Blase eingebrachte Bakterien auch wieder herausgespült werden und sich somit nicht halten können, da die Blase ja regelmäßig und vollständig entleert wird. Die Pflegeperson oder der Arzt muß dagegen Handschuhe tragen und besondere Vorsichtsmaßnahmen treffen, um den Patienten vor den Erregern anderer Patienten, aber auch vor den eigenen zu schützen.

Liegt der Katheter erst einmal in Position, sollte bei einer Frau die Lage der Harnröhrenmündung im Spiegel gezeigt und demonstriert

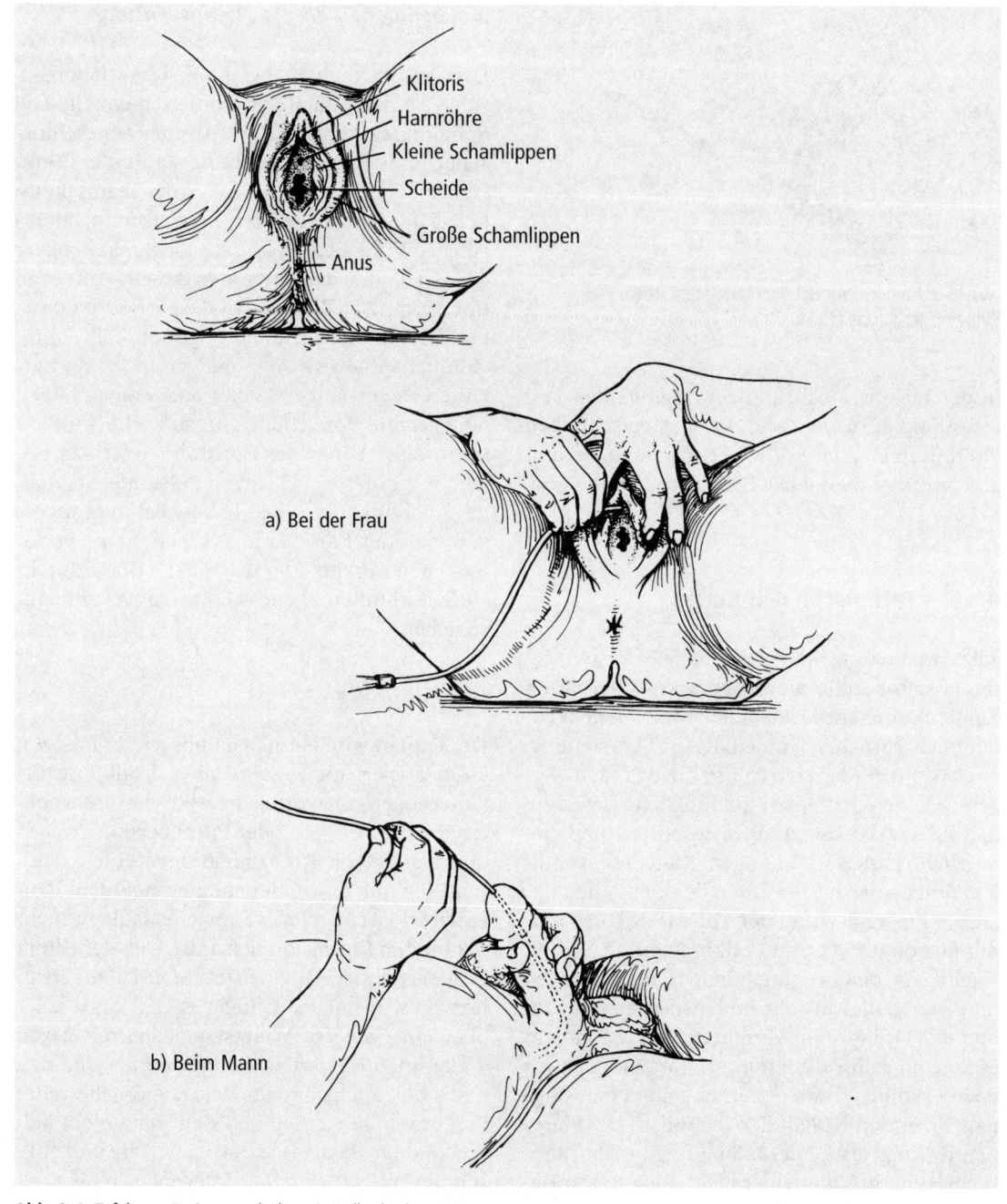

Klitoris
Harnröhre
Kleine Schamlippen
Scheide
Große Schamlippen
Anus

a) Bei der Frau

b) Beim Mann

Abb. 8-4: Tafeln zur Patientenschulung in Selbstkatheterisierung

werden, wie sie mit der Hand die Entfernung zu einem leicht identifizierbaren Orientierungspunkt, z. B. der Klitoris oder den Labien feststellen kann. Die Frau sollte dann den Katheter selbst ziehen und unter Spreizen der Labien mit der nichtdominanten Hand wieder einführen, wobei sie den Meatus im Spiegel lokalisiert. Mit ein wenig Übung gelingt es den meisten, sich durch bloßes Berühren selbst zu katheterisieren, ja, manche schaffen es gar nicht erst, im Spiegel etwas richtig zu erkennen. Das ist von Vorteil, denn dieser kann dann weggelassen werden.

Ist das Einführen des Katheters 2- bis 3mal im Liegen und bei gespreizten Beinen erfolgreich gelungen, wird die Patientin gebeten, sich im Sitzen auf der Toilette und, wenn möglich, unter taktiler Kontrolle zu katheterisieren. Wird ein Spiegel benötigt, kann ein Rasierspiegel an der Stirnseite des Toilettensitzes aufgehängt oder mit einem großen Saugnapf am Sitz oder an der Stirnseite der Schüssel befestigt werden. Manchen Frauen gelingt das nicht, und es gibt in der Tat eine ganze Reihe anderer Stellungen, die individuellen Präferenzen oder Behinderungen besser angepaßt sein können. In der Hocke oder das eine Bein auf einen Stuhl oder den Rand der Toilettenschüssel aufgesetzt, auf dem Rand eines Stuhls oder Rollstuhls sitzend und bei Bedarf mit einem u-förmig ausgeschnittenen Kissen, oder von rückwärts, wenn die Beine nicht gespreizt werden können – all diese Positionen können sich je nach den körperlichen Fähigkeiten und der Beweglichkeit der Patientin als geeignet herausstellen.

Verglichen mit Frauen haben Männer weit weniger Schwierigkeiten beim Lokalisieren der Harnröhrenmündung und können sich nach Belieben im Liegen, Sitzen oder Stehen katheterisieren. Bei den ersten Katheterisierungen verwenden die meisten Männer ein Lokalanästhetikum, z. B. Lidocain-Gel, das vor dem Einführen des Katheters in die Urethra eingebracht wird. Auch manche Frauen ziehen ein wenig anästhesierendes Gel oder Gleitgel an der Urethra oder am Katheter vor. Als Alternative zu den gewöhnlichen Kunststoffkathetern gibt es bereits mit Gleitmittel versehene oder hydrogelbeschichtete Katheter für den Einmalgebrauch. Sie wurden empfohlen, um Rezidive bei Harnröhrenstrikturen zu verhindern, können aber auch von Patienten verwendet werden, die sich häufig oder langfristig selbst katheterisieren. Die Hersteller dieser beschichteten Katheter behaupten, daß sie die Gefahr von Komplikationen auf ein Minimum reduzieren.

Viele Menschen lernen in einer einzigen ambulanten Sitzung oder bei einer Schulung zu Hause, sich selbst richtig zu katheterisieren. Andere liegen ohnedies stationär, und wieder anderen helfen vielleicht ein paar Tage in der Klinik, um diese Technik unter Aufsicht zu perfektionieren. Menschen mit schweren Körperbehinderungen brauchen unter Umständen erheblich länger, um eine zuverlässige Stellung und Vorgehensweise zu finden. Manchen Frauen mit eingeschränkter Beweglichkeit der Hand und des Handgelenks fällt das Manipulieren mit einem starreren Katheter möglicherweise leichter. Ein Beispiel dafür ist der halbstarre Scott-Katheter aus PVC. Alternativ dazu kann ein Nelaton-Katheter mit Griff, wie z. B. der in Abbildung 8-3 gezeigte, von Nutzen sein.

Häufigkeit der Katheterisierung

Die Häufigkeit der Katheterisierung richtet sich nach den individuellen Bedürfnissen. Manche Menschen entleeren die Blase bei der Miktion fast vollständig, und es sammelt sich über mehrere Tage hinweg nur ein wenig Restharn an. Andere haben eine vollständige Harnverhaltung und müssen sich 5- bis 6mal am Tag katheterisieren. Der Vorgang sollte oft genug durchgeführt werden, um eine Inkontinenz nach Möglichkeit zu vermeiden und sicherzugehen, daß das Volumen des abgelassenen Restharns immer unter 400 ml liegt. Beherrscht der Patient bzw. die Patientin die Technik, kann er/sie mit einem ausreichenden Vorrat an Kathetern und einer „Gebrauchsanweisung" mit Abbildungen (Tab. 8-1 bzw. 8-2 und Abb. 8-4) entlassen werden.

Umgang mit dem Katheter zu Hause: Zu Hause wird jeder Katheter nach Gebrauch unter fließendem Wasser gespült und getrocknet, d. h. ausgeschüttelt und außen mit einem Papiertuch abgerieben. Anschließend wird er an einem trockenen Ort bis zum nächsten Einführen aufbewahrt, vor dem er abermals unter fließendem Wasser angefeuchtet werden sollte. Viele benutzen Plastikbeutel mit Schnappverschluß, um den Katheter zwischen den Anwendungen in

Selbstkatheterisierung für die Frau – Patienteninformation

1. Führen Sie die Katheterisierung so oft durch, wie es Ihnen der Arzt oder die Pflegeperson empfohlen hat, d. h. zu Beginn alle … Stunden.

2. Nehmen Sie Ihren Katheter, einen Spiegel und das Gleitgel.

3. Waschen Sie sich gründlich die Hände mit Wasser und Seife, und spülen Sie den Katheter unter fließendem Wasser ab.

4. Nehmen Sie die für Sie bequemste und angenehmste Stellung ein. Soweit Sie nicht auf der Toilette sitzen, benötigen Sie für den Urin ein Auffanggefäß.

5. Spreizen Sie die Schamlippen mit einer Hand, und halten Sie dabei den Katheter etwa 5–8 cm von der Spitze entfernt fest. Führen Sie ihn vorsichtig in die Harnröhre ein, bis der Urin abzufließen beginnt (s. Abb.).

6. Bricht der Harnfluß ab, ziehen Sie den Katheter langsam zurück. Setzt der Harnfluß dann wieder ein, lassen Sie den Katheter in seiner Position, bis die Blase leer ist. Wichtig ist, daß die Blase bei jeder Katheterisierung vollständig entleert wird.

7. Wenn Sie den Katheter herausgezogen haben, spülen Sie ihn unter fließendem Wasser ab, und schütteln Sie ihn, bis er trocken ist. Trocknen Sie ihn außen mit einem sauberen Papier- oder Stofftuch ab, und bewahren Sie ihn an einem sauberen und trockenen Ort, z. B. in einem verschließbaren Plastikbeutel, bis zum nächsten Mal auf. Sofern Sie ein Miktionsprotokoll führen, notieren Sie die Menge des abgelassenen Urins.

8. Soweit nicht anders vereinbart, verwenden Sie jeden Katheter 1 Woche lang, werfen ihn dann weg und nehmen einen neuen. Einen Vorrat an Kathetern erhalten Sie auf Rezept in der Apotheke.

9. In 24 Stunden sollten Sie 1,7–2,2 Liter Flüssigkeit jeder Art trinken.

Was tun, wenn …

… ich Blut im Urin oder am Katheter sehe?
Wenn es nur ein paar Tüpfelchen sind, machen Sie sich keine Sorgen. Sollte die Blutung jedoch anhalten oder zunehmen, suchen Sie Ihren behandelnden Arzt auf, oder wenden Sie sich an eine Klinik.

… der Urin zu riechen beginnt und wolkig wird bzw. wenn Brennen und Fieber auftreten?
Bringen Sie eine Urinprobe zu Ihrem behandelnden Arzt. Vielleicht liegt eine leichte Infektion vor.

… es mir nicht gelingt, den Katheter einzuführen?
Insistieren Sie nicht, Sie werden nur Wundsein auslösen! Brechen Sie den Vorgang ab, und versuchen Sie es später noch einmal. Bleibt die Schwierigkeit bestehen und sind Sie selbst nicht in der Lage, Wasser zu lassen, suchen Sie innerhalb von 12 Stunden um Hilfe nach.

… ich die Harnröhre verfehle und den Katheter in die Scheide einführe?
Sie werden es spüren, denn es fühlt sich anders an, und es kommt auch kein Urin. Ziehen Sie den Katheter wieder heraus, waschen Sie ihn, und beginnen Sie erneut.

Telefonnummer des behandelnden Arztes: ....

Sprechstunden: ....

Telefonnummer der nächstgelegenen Klinik: ....

Wenden Sie sich im Notfall zunächst an Ihren Hausarzt.

Tab. 8-1:

Selbstkatheterisierung für den Mann – Patienteninformation

1. Führen Sie die Katheterisierung so oft durch, wie es Ihnen der Arzt oder die Pflegeperson empfohlen hat, d. h. zu Beginn alle … Stunden.

2. Nehmen Sie Ihren Katheter und das Gleitgel.

3. Waschen Sie sich gründlich die Hände mit Wasser und Seife, und spülen Sie den Katheter unter fließendem Wasser ab.

4. Begeben Sie sich in die für Sie bequemste und angenehmste Stellung. Soweit Sie nicht auf der Toilette sitzen, benötigen Sie für den Urin ein Auffanggefäß.

5. Wenn Sie ein anästhesierendes Gel verwenden müssen, führen Sie es an der Spitze des Penis ein, wobei Sie diesen leicht aufgerichtet halten und anschließend sanft zudrükken, um das darin befindliche Gel zu halten. Warten Sie 4 Minuten, bis das Anästhetikum wirkt.

6. Wenn Sie kein anästhesierendes Gel benötigen, drücken Sie vor dem Einführen ein wenig Gleitgel in Längsrichtung auf dem Katheter aus.

7. Halten Sie den Penis aufgerichtet, und führen Sie den Katheter vorsichtig ein, bis der Harnfluß einsetzt (s. Abb.). Vielleicht fällt es Ihnen leichter, einen Harnröhrenwiderstand zu überwinden, wenn Sie so tun, als wollten Sie Wasser lassen, oder wenn Sie husten.

8. Bricht der Harnfluß ab, ziehen Sie den Katheter langsam zurück. Setzt der Harnfluß dann wieder ein, lassen Sie den Katheter in seiner Position, bis die Blase leer ist. Wichtig ist, daß die Blase bei jeder Katheterisierung vollständig entleert wird.

9. Wenn Sie den Katheter herausgezogen haben, spülen Sie ihn unter fließendem Wasser ab, und schütteln Sie ihn, bis er trocken ist. Trocknen Sie ihn außen mit einem sauberen Papier- oder Stofftuch ab, und bewahren Sie ihn an einem sauberen und trockenen Ort, z. B. in einem verschließbaren Plastikbeutel, bis zum nächsten Mal auf. Sofern Sie ein Miktionsprotokoll führen, notieren Sie die Menge des abgelassenen Urins.

10. Soweit nicht anders vereinbart, verwenden Sie jeden Katheter 1 Woche lang, werfen ihn dann weg und nehmen einen neuen. Einen Vorrat an Kathetern erhalten Sie auf Rezept in der Apotheke.

11. In 24 Stunden sollten Sie 1,7–2,2 Liter Flüssigkeit jeder Art trinken.

Was tun, wenn …

… ich Blut im Urin oder am Katheter sehe?
Wenn es nur ein paar Tüpfelchen sind, machen Sie sich keine Sorgen. Sollte die Blutung jedoch anhalten oder zunehmen, suchen Sie Ihren behandelnden Arzt auf, oder wenden Sie sich an eine Klinik.

… der Urin zu riechen beginnt und wolkig wird bzw. wenn Brennen und Fieber auftreten?
Bringen Sie eine Urinprobe zu Ihrem behandelnden Arzt. Vielleicht liegt eine leichte Infektion vor.

… es mir nicht gelingt, den Katheter einzuführen?
Insistieren Sie nicht, Sie werden nur Wundsein auslösen! Brechen Sie den Vorgang ab, und versuchen Sie es später noch einmal. Bleibt die Schwierigkeit bestehen und sind Sie selbst nicht in der Lage, Wasser zu lassen, suchen Sie innerhalb von 12 Stunden um Hilfe nach.

Telefonnummer des
behandelnden Arztes: ....

Sprechstunden: ....

Telefonnummer der
nächstgelegenen Klinik: ....

Wenden Sie sich im Notfall zunächst an Ihren Hausarzt.

Tab. 8-2:

der Handtasche oder Jackentasche aufzube-wahren. Das Einlegen des Katheters in starke antiseptische Lösungen ist unnötig, und ge-wöhnlich wird davon abgeraten. Es kann zu Reizerscheinungen der empfindlichen Harn-röhrenschleimhaut führen und unter Umstän-den die normale Flora abtöten, so daß der Pati-ent für gefährlichere Mikroorganismen anfällig wird. Auch das Säubern der Harnröhrenmün-dung mit einem Tupfer oder Wattebausch wird nicht angeraten, soweit nicht ein vaginaler Aus-fluß besteht. Jeder Katheter wird etwa 1 Woche lang benutzt und dann entsorgt, ausgenommen in der Klinik, wo jedesmal ein frischer Katheter verwendet werden muß, um die Gefahr von Kreuzinfektionen zu vermeiden.

Die Bedeutung des Händewaschens wird dem Patienten gegenüber besonders hervorge-hoben. Frauen werden einfach angewiesen, sich die Hände mit Wasser und Seife zu waschen, dann die Labien zu spreizen und den Katheter einzuführen, bis Urin abzufließen beginnt. Kommt der Harnfluß zum Stillstand, wird der Katheter vorsichtig zurückgezogen und beim er-neuten Einsetzen des Harnflusses wieder ge-stoppt. Männer tun genau das Gleiche, wobei manche – wie bereits erwähnt – beim Einführen des Katheters zusätzlich Lidocain-Gel verwen-den.

Infektionsgefahr durch die Selbst-katheterisierung

Eine Infektion signifikanten Ausmaßes mit Un-wohlsein, Fieber, Schmerzen, übelriechendem Urin und Hämaturie kommt nur relativ selten vor. Sie tritt bei einem Viertel bis einem Drittel der Patienten irgendwann einmal auf und spricht gewöhnlich auf eine Einzeldosis Trime-thoprim, 400 mg zur Nacht, an, da die meisten Infektionen durch Kontamination aus dem Darm mit E. coli verursacht werden. Kommt es zu wiederholten Infektionen, kann es geraten sein, dem Patienten für den Bedarfsfall einen kleinen Vorrat an Trimethoprim mitzugeben. Spricht die Symptomatik nicht darauf an, sollte eine Kultur aus einer Urinprobe angelegt wer-den.

Rekurrierende Infekte werden bei einer klei-nen Minderheit von Patienten zum Problem, die in diesem Fall auf Fehler bei der Durchführung beobachtet werden sollte. Dazu sollten die ge-wonnenen Harnmengen gemessen werden, um sicherzugehen, daß sie konstant über 400 ml liegen – eine Infektion entsteht eher durch zu seltenes als durch zu häufiges Katheterisie-ren (Champion, 1976). Nur ganz gelegentlich muß empfohlen werden, den Katheter öfters zu wechseln, und nur in sehr seltenen Fällen muß die Selbstkatheterisierung aufgegeben werden.

Eine asymptomatische Bakteriurie kommt bei Patienten, die sich selbst katheterisieren, mögli-cherweise recht häufig vor (Lancet, 1979). Im allgemeinen ist sie ohne Belang und sollte un-behandelt bleiben, soweit kein vesiko-urethra-ler Reflux besteht oder der Patient sehr jung, d. h. unter 5 Jahre alt ist. Eine Probenentnahme ist nur beim Vorliegen von Symptomen indiziert. Die Behandlung einer asymptomatischen Infek-tion prädisponiert zur Entwicklung schwererer oder resistenter Infektionen, und es bringt kei-nen Nutzen, eine asymptomatische Bakteriurie zu beseitigen.

Sollte ein Patient unter der doppelten Proble-matik eines Restharns und hyperreflektorischer Detrusorkontraktionen leiden, sollte das Thera-pieziel darin bestehen, die Blase pharmakolo-gisch zu lähmen, etwa durch Oxybutynin gegen die Kontraktionen, und die Blase dann durch in-termittierende Katheterisierung zu leeren. Dies funktioniert gut bei manchen Patienten mit Spi-na bifida, Multipler Sklerose oder Paraplegie.

Die Ergebnisse nach intermittierender Kathe-terisierung sind ausgezeichnet. Bis zu 80 % der Patienten mit hohem Restharnvolumen neuro-genen Ursprungs können ihre Kontinenz wie-dererlangen. Wyndaele und Maes (1990) fanden in einer Langzeitstudie an 75 Patienten bei 42 % rekurrierende Infekte bei gut erhaltenem oberen Harntrakt, und 92 % waren kontinent. Manche Menschen haben durch die intermittierende Selbstkatheterisierung einen Dauerkatheter mit all seinen impliziten Problemen (s. Kap. 9) oder eine Harnableitung umgangen, und manche können das Katheterisieren nach und nach einstellen, während sich die Blasenentleerung allmählich wieder normalisiert. Andere wiederum müssen es auf unbestimmte Zeit fortführen. Das Verfahren ist noch zu neu, um mit Sicherheit etwas über die langfristigen Aussichten sagen zu können, gegenwärtig scheinen sie jedoch sehr hoffnungsvoll. Inzwischen werden sogar Patienten mit Ileum-Conduit wieder „umgeleitet", um durch intermittierende Katheterisierung ihre eigene Blase wieder nutzen zu können. Außerdem wird die Technik zunehmend auch bei älteren Patienten angewandt, denen das Entleeren der Blase schwerfällt (s. Kap. 11).

8.6 Kurz- und langfristiges Management der Blase nach Rückenmarkverletzung

Für die Rehabilitation eines Para- bzw. Tetraplegikers und seiner Blase ist es entscheidend, daß ein gutes Blasen-Management unmittelbar nach dem Trauma einsetzt. Das urologische Management von Patienten mit Rückenmarkverletzungen gleicht denen mit anderen Formen neurogener Funktionsstörungen der Blase. Es konzentriert sich über die erfolgreiche Linderung der Symptomatik hinaus auf die Vorbeugung von Komplikationen im oberen Harntrakt.

In der akuten Phase, unmittelbar nach der Verletzung, ist oft ein Verweilkatheter erforderlich. Nachdem sich der Zustand des Patienten jedoch stabilisiert hat, wird so bald wie möglich noch während der ersten Stadien der Erholung vom spinalen Schock mit der intermittierenden Katheterisierung begonnen. Während dieser Phase besteht das Problem in zu schwachen und unregelmäßigen Blasenkontraktionen und einem chaotischen Verhalten des äußeren Harnröhrensphinkters, und das Ziel der intermittierenden Katheterisierung besteht darin, eine Überdehnung des Detrusors zu verhindern. Die sorgfältige Überwachung der Restharnmengen ist dabei entscheidend.

Vorausgesetzt, der Patient verfügt über eine hinreichende manuelle Geschicklichkeit, wird er in Selbstkatheterisierung unterwiesen. Wo dies nicht möglich ist, z. B. bei Patienten mit eingeschränkter Beweglichkeit oder mit hoher Rückenmarkverletzung, sollte eine assistierte Katheterisierung erwogen werden. Diese Technik kann nach einer Phase der Unterweisung auch von einem Partner bzw. einer Partnerin, von Verwandten oder einer betreuenden Person erfolgreich durchgeführt werden, soweit dies für beide Seiten annehmbar ist. Eine bestehende Detrusorhyperreflexie läßt sich medikamentös beherrschen.

Bei Patienten mit Rückenmarkverletzungen wird in der Wahl der Behandlungsoptionen eine individuelle Herangehensweise empfohlen (Fam und Yalla, 1988). Zu Zeiten, in denen eine selbständige oder assistierte intermittierende Katheterisierung nicht praktikabel ist, müssen andere Formen des Managements erwogen werden, um die Blasenentleerung zu verbessern. Dazu kann beim Mann ein chirurgischer Eingriff am Blasenhals, d. h. eine Sphinkterotomie zusammen mit Kondomurinalen gehören. Dies ist oft bei hoch tetraplegischen Patienten indiziert, bei denen erhöhte Gefahr einer autonomen Dysreflexie besteht. Weitere Indikationen für einen solchen Eingriff sind ein vesiko-ureterischer Reflux, Hydronephrose und Pyelonephritis. Die Blase kann auch durch ein Ileum-Conduit oder ein geschlossenes Harnableitungssystem ersetzt werden, um das Abfließen des Urins zu gewährleisten. Ein künstlicher Harnröhrensphinkter kann bei Blasen mit Schäden am zweiten motorischen Neuron von Nutzen sein, um die Speicherung zu verbessern. Bei Patienten mit geringer Blasenkapazität kann zur Vergrößerung der Blase eine Augmentationszystoplastik vorgenommen werden.

9 Die Katheterisierung

BRENDA ROE

Der Gebrauch eines Rohrs oder „Katheters" zur Harnableitung hat eine lange Geschichte. Die alten Ägypter verwendeten Katheter aus Gold, und die Griechen hatten Rohre aus Bronze zur Erleichterung bei Harnwegsobstruktion (Cule, 1980). Bei den Chinesen wurden jahrhundertelang Schilfrohre und zusammengerollte Palmblätter verwendet. Die moderne Technik hat heute zu einer großen Bandbreite an Kathetern geführt, die sich für den Einsatz in verschiedenen Situationen eignen. In diesem Kapitel wird umrissen, wie gutes Katheter-Management zur erfolgreichen Kontrolle der Blasenfunktion führen kann. Dabei werden zwei Arten von Kathetern betrachtet: der Dauer- oder Foley-Katheter und der suprapubische Katheter (intermittierendes Katheterisieren s. Kap. 8).

Insgesamt etwa 12 % der stationär behandelten Patienten haben irgendwann einen Verweilkatheter (Crow et al., 1986), und zirka 4 % der von kommunalen Pflegediensten Betreuten haben langfristig einen Dauerkatheter (Roe, 1989a).

9.1 Dauerkatheter bzw. Foley-Katheter

Erst in den 30er Jahren brachte Frederick Foley eine Technik zur Serienreife, mit der sich Katheter mit Ballon an einem Stück herstellen ließen, indem er Metallformen in Latex tauchte und diesen dann gerinnen ließ. Heute gehört der Foley-Katheter zu den meistverwendeten aller Harnwegskatheter. Die gebräuchlichste Form hat ein doppelläufiges Lumen, eines zur Harnableitung und eines zum Füllen und Entleeren des Ballons, eine abgerundete Spitze und zwei Katheteraugen oberhalb des Ballons (Abb. 9-1).

Von dieser Standardausführung gibt es viele Varianten, sowohl hinsichtlich des Materials als auch des Aufbaus. Tabelle 9-1 faßt die meistgebrauchten Varianten zusammen. Die Größe eines Katheters wird in Charrière (Ch) angegeben, einem Maß für den Durchmesser in Millimetern, gewöhnlich in 2-mm-Schritten. Ein Charrière entspricht 0,33 Millimeter bzw. 1 Millimeter = 3 Ch. Ein Katheter von 14 Ch hat demnach einen Durchmesser von 4,62 mm.

9.1.1 Indikationen für einen Dauerkatheter

Es gibt eine ganze Reihe von Situationen, in denen sich ein Dauer- bzw. Blasenverweilkatheter einsetzen läßt. Die am häufigsten vorkommenden werden im folgenden beschrieben:

1. In der klinischen Akutversorgung, als postoperative Harnableitung, vor allem nach urologischen oder gynäkologischen Eingriffen, sowie bei Schwerkranken, bei denen die Ausfuhr genau bestimmt werden muß.
2. Bei akuter oder chronischer Harnverhaltung, entweder kurzzeitig, bis die Retention behandelt wird, oder langfristig, wenn dies nicht gelingt oder nicht möglich ist.
3. Patienten im Finalstadium können durch einen Katheter Erleichterung erfahren, wenn das Blasen-Management durch eine belastende, schwer beherrschbare und Hautprobleme verursachende Inkontinenz zum Problem wird oder wenn die Miktion zu häufig, schmerzhaft oder schwierig ist, als daß der Patient sie noch bewältigen könnte. Unter Umständen entscheidet ein Katheter darüber, ob die Angehörigen zu Hause noch mit dem Patienten zurechtkommen, oder ob die bzw. der Sterbende stationär aufgenommen werden muß.
4. Auch eine unbehandelbare Harninkontinenz beliebiger Ursache läßt sich in jeder Alters-

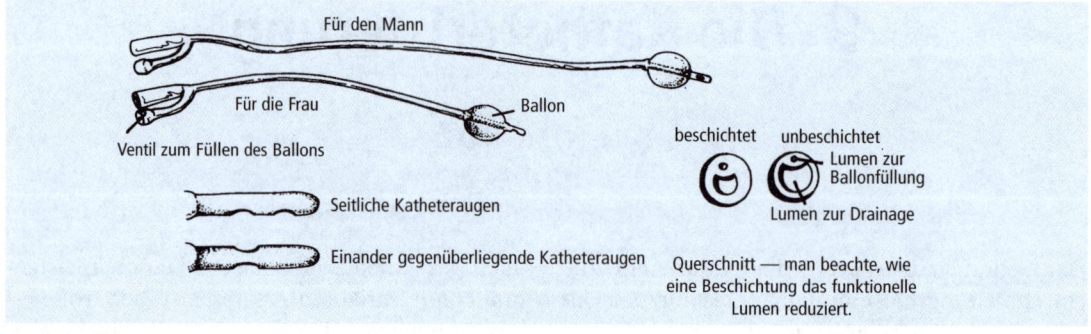

Abb. 9-1: Foley-Katheter

gruppe und bei beiden Geschlechtern durch einen Dauerkatheter kontrollieren. Es muß jedoch betont werden, daß ein Katheter bei Inkontinenz als wirklich letzter Ausweg und nie als Mittel der ersten Wahl angesehen werden sollte. Ist der bzw. die Betroffene aber auch nach umfassenden Untersuchungen und Versuchen mit den verfügbaren Therapieformen noch so inkontinent, daß die Lebensqualität beeinträchtigt und ein normales Leben nicht möglich ist, kann ein Katheter durchaus eine positive Form des Managements darstellen. Auch Patienten, denen es zu schlecht geht oder die zu gebrechlich sind, um sich einer Inkontinenztherapie zu unterziehen, können von einem Verweilkatheter profitieren.

Ein Katheter zur Beherrschung einer Inkontinenz sollte erst dann gelegt werden, wenn die damit verbundenen Implikationen zuvor ausführlich zwischen Arzt, Patient, Pflegeperson und anderen wichtigen Personen, wie z. B. Verwandten, diskutiert wurde. Alle an der Entscheidung Beteiligten müssen zustimmen und den Katheter akzeptieren. Ein Katheter sollte niemals nur gelegt werden, um dem Personal die Arbeit zu erleichtern, sondern die Entscheidung dafür muß stets im Interesse des Patienten getroffen werden. Für manche bedeutet er möglicherweise ein unabhängiges Leben außerhalb des Pflegeheims, oder er ermöglicht die Pflege durch Angehörige, die andernfalls nicht in der Lage oder nicht bereit wären, eine inkontinente Person zu Hause zu versorgen. Bei Frauen ohne

eine Alternative zur saugkräftigen Vorlage oder bei Männern, die keine Hilfsmittel benutzen können, kann ein gut betreuter Katheter die soziale Kontinenz und ein volles Spektrum normaler Aktivitäten wiederherstellen.

9.1.2   Auswahl des Katheters

Ist die Entscheidung zugunsten eines Dauerkatheters erst einmal gefallen, ist dessen Auswahl von essentieller Bedeutung. Im Lager einfach nur den erstbesten Katheter aus dem Regal zu nehmen, ist inakzeptabel. Wer auch immer den Katheter legt, sollte wissen, welche Auswahl es gibt und welche verschiedenen Funktionen der jeweilige Katheter hat. Viele MitarbeiterInnen im klinischen Bereich verfügen nur über unzureichendes Wissen und wenig praktische Erfahrung bei der Auswahl von Kathetern (Henry, 1992). Oft werden Katheter unter schlechten Bedingungen gelagert, und die Bestände werden nur selten kontrolliert. Mulhall (1992) fand auf zwei Dritteln der untersuchten Stationen einige veraltete Katheter.

Größe des Katheters

Nehmen Sie den kleinsten Katheter, der noch einen ausreichenden Abfluß gewährleistet, lautet die goldene Regel bei der Auswahl. Bei einem Erwachsenen sind dies normalerweise Katheter mit 12, 14 oder 16 Ch. Katheter mit 8 Ch sind die kleinsten, die für Kinder zur Verfügung stehen, und bei Säuglingen kann eine Magen-

Foley-Katheter für den Mann
Länge: 40–45 cm
Ballonvolumen: 3 ml (Kinder), 5 ml, 5–10 ml, 30 ml
Größen: 8–30 Ch in 2-mm-Schritten

Materialien:
- Kunststoff, kurzfristig, 14 Tage
- Latex, kurzfristig, 14 Tage
- Silikonisiert, gleitfähig zum Einführen, kurzfristig, 14 Tage
- Teflonbeschichtet, mittelfristig, 21 Tage
- Latex, mit Silikonelastomer beschichtet, langfristig, > 21 Tage
- 100 % Silikon, langfristig, > 21 Tage
- Hydrogelbeschichtet, langfristig, > 21 Tage

Foley-Katheter für die Frau
Länge: 20–25 cm
Ballonvolumen: 5–10 ml, 10 ml, 30 ml
Größen: 12–26 Ch

Materialien:
- Latex, kurzfristig, 14 Tage
- Teflonbeschichtet, mittelfristig, 21 Tage
- Latex, mit Silikonelastomer beschichtet, langfristig, > 21 Tage
- 100 % Silikon, langfristig, > 21 Tage
- Hydrogelbeschichtet, langfristig, > 21 Tage

Roberts-Katheter
Länge: 40 cm
Ballonvolumen: 10 ml
Größen: 12–24 Ch

Materialien:
- Teflonbeschichtet, ein Katheterauge zur Drainage unterhalb des Ballons

Doppelballon-Katheter
Länge: 40 cm
Ballonvolumen: 10 ml, 30 ml
Größen: 16 Ch

Materialien:
- Latex, Doppelballon-Katheter für Frauen mit je einem Ballon an der inneren und äußeren Harnröhrenmündung, um ein Verrutschen zu verhindern.

3-Wege-Katheter
Länge: 40–45 cm
Ballonvolumen: 10 ml, 30–50 ml, 75–100 ml
Größen: 18–26 Ch

Materialien:
- Kunststoff oder Latex, bisweilen verstärkt, um ein Kollabieren beim Absaugen zu verhindern. Zur Dauerspülung.

Tab. 9-1: Foley-Katheter

sonde verwendet werden. Größen über 18 Ch sollte man nur einsetzen, wenn eine schwere Hämaturie erwartet wird (Wilson und Roe, 1986). Nur allzu häufig findet sich bei Patienten mit Schmerzen und Urinabgang am Katheter vorbei ein großer Katheter (Kennedy et al., 1983a; Roe und Brocklehurst, 1987). Der Zweck eines Katheters liegt jedoch nicht darin, die Harnröhre wie ein Korken in der Flasche vollständig zu verschließen. Die Falten der Urethra lagern sich gewöhnlich auch ohne Katheter dicht aneinander, und je kleiner dieser ist, desto leichter können sie sich um ihn schließen.

Ausgenommen an den Sphinkteren sollte um den Katheter genügend Raum zur Verfügung stehen, damit das Sekret der Paraurethralkanälchen bzw. der Skene-Gänge abfließen kann. Es wurde darauf hingewiesen, daß dieses sich bei einem Verschluß der Drüsen anstaut und sich infizieren kann, was dann zu einem Abszeß oder einer Striktur führen könnte (Blandy, 1981; Abb. 9-2).

Ein zu großer Katheter bedeutet beim Mann außerdem Gefahr für ein Druckulkus, entweder an der Stelle, wo er vom äußeren Harnröhrensphinkter umschlossen wird, oder am Übergang in die penile Harnröhre (Blandy, 1981). Die Folgen sind unter Umständen Schorf und Blutkoagel sowie die Bildung einer Striktur (Abb. 9-3).

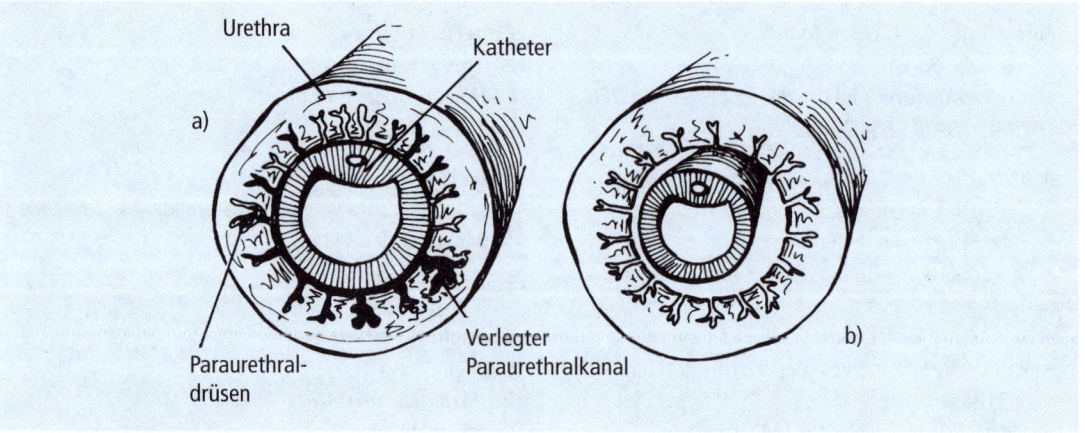

Abb. 9-2: Größe des Katheters

Größere Katheter haben nicht notwendigerweise auch größere Katheteraugen und sind daher oft ebenso leicht verstopft wie kleinere. Im Verhältnis zu ihrer Größe in Charrière haben beschichtete Katheter besonders kleine Katheteraugen und Lumina (Abb. 9-1).

Größe des Ballons

Auf der Verpackung des Katheters geben die Hersteller die maximale Flüssigkeitsmenge an, mit welcher der jeweilige Ballon gefüllt werden sollte. Sehr große Ballons mit einem Fassungsvermögen von 75 ml und darüber dienen speziell der Beherrschung postoperativer Hämaturien und sollten ansonsten nicht eingesetzt werden. Bislang zeigen keine Untersuchungen, daß ein größerer Ballon einem kleineren bei einem Blutverlust überlegen wäre. Ein Ballonvolumen von 10 ml genügt, um einen Katheter an seinem Platz zu halten. Der Ballon ist nicht dazu ausgelegt, die innere Harnröhrenöffnung zu verschließen, um einen Abgang von Urin zu verhindern – dies geschieht durch den Blasenhals und die Sphinkteren, die den Katheter umschließen. Er dient vielmehr dazu, den Katheter in der Blase

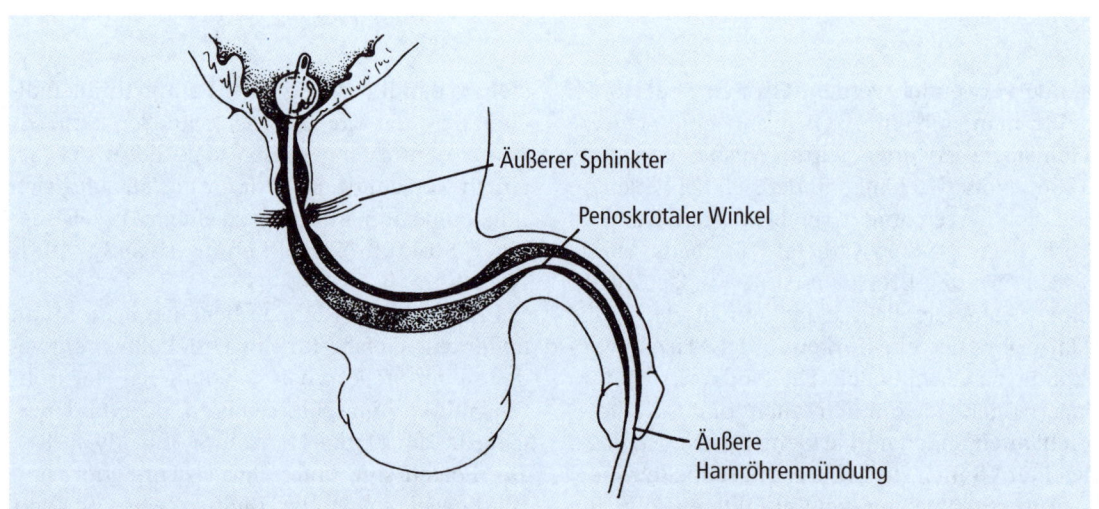

Abb. 9-3: Lokalisationen einer Harnröhrenstriktur

140

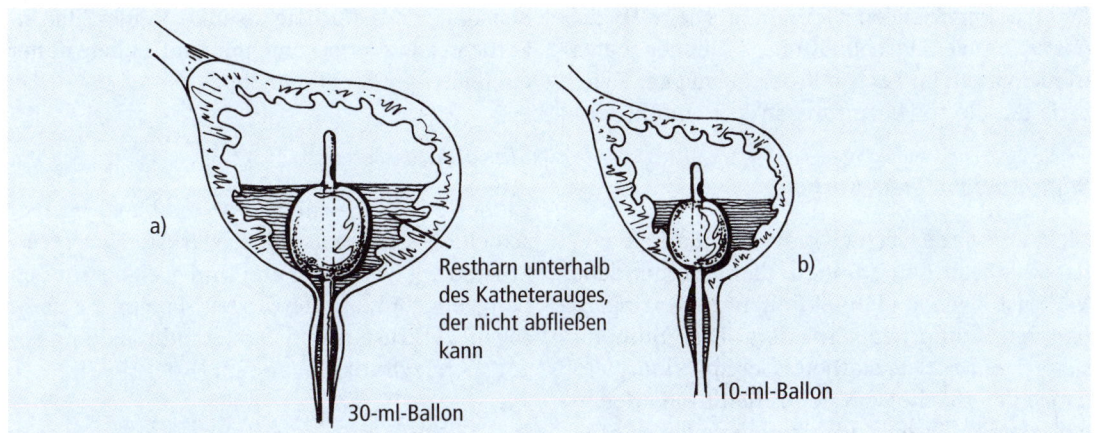

Restharn unterhalb des Katheterauges, der nicht abfließen kann

30-ml-Ballon

10-ml-Ballon

Abb. 9-4: Größe des Ballons

zu halten und zu verhindern, daß er herausgleitet. Nur bei wenigen Kathetern bedarf es dazu mehr als 10 ml.

Ein größeres Problem durch Verwenden eines zu großen Ballons besteht im Abgang von Urin am Katheter vorbei (Kennedy et al., 1983a). Bei allen Kathetern mit Ausnahme des Roberts-Katheters liegen die Augen oberhalb des Ballons. Bei einem 10-ml-Ballon führt dies zu einer geringen Menge an Restharn, die nicht abgehen kann und um den Ballon herum verbleibt. Bei einem mit Wasser gefüllten 30-ml-Ballon ist dieses Restharnvolumen viel größer, und die Gefahr einer Infektion erhöht sich entsprechend (Abb. 9-4). Es wird angenommen, daß ein größerer Ballon zu Reizerscheinungen in der Blase führt, vor allem bei instabiler Blase. Die Kontraktionen pressen den Restharn am Katheter vorbei nach draußen, und je größer dieses Restharnvolumen, desto größer auch die Gefahr eines Urinabgangs.

Dreißig Milliliter Wasser sind schwer, vor allem, wenn sie auf dem empfindlichen Trigonum vesicae ruhen. Dies kann dazu führen, daß sich der Patient unwohl fühlt und ein Ziehen verspürt, und wiederholter Zug oder Ziehen am Katheter können den Blasenhals schädigen. Bisweilen wird behauptet, daß es eines großen Ballons bedarf, um verwirrte Patienten daran zu hindern, sich den Katheter zu ziehen. Das ist falsch, und man sollte stattdessen überprüfen,

ob ein Katheter wirklich die beste Art des Managements bei diesen Patienten darstellt. Das Gewicht und die durch einen 30-ml-Ballon verursachten Beschwerden können tatsächlich der Grund für ein Herausziehen des Katheters sein. Wiederholtes Ziehen an einem kleineren Ballon schädigt den Blasenhals wahrscheinlich weniger. Es ist jedoch besser, vom Legen eines Katheters abzusehen, wenn ein verwirrter oder unkooperativer Patient dazu neigt, daran zu ziehen.

Materialien zur Herstellung von Kathetern

Noch bis vor kurzem waren die meisten Katheter aus Kunststoff (Polyvinylchlorid oder Polyurethan) oder aus Latex. Kunststoff ist bei Körpertemperatur weich, bei niedrigerer Temperatur jedoch starr und wird oft von Frauen als unangenehm empfunden, vor allem im Sitzen. Sowohl Kunststoff als auch Latex neigen bei längerem Gebrauch, d. h. nach etwa 2 Wochen, zu Rissen und Verkrustungen, d. h. Ablagerungen an der Oberfläche. Kunststoff zieht möglicherweise weniger Ablagerungen an, da seine negativ geladene Oberfläche das Anhaften von Partikeln erschwert, obwohl entsprechende Ergebnisse klinischer Untersuchungen bislang unbewiesen sind. Sowohl Kunststoff- als auch Latexkatheter sind relativ preiswert und eignen sich für den kurzfristigen Gebrauch, wie z. B. die postoperative Harnableitung. Mancher Latex ist nicht inert, und es gab Probleme mit der Zytotoxizität, die zu Harnröhrenstrikturen führten.

Silikonbeschichtete Katheter

Vielfach wurde versucht, die Haltbarkeit von Latexkathetern zu erhöhen, damit verbundene Verkrustungen und Infektionen zu verringern und den Komfort zu verbessern. Das „Silikonisieren" eines Latexkatheters ergibt eine gleitfähige Oberfläche, von der es heißt, sie erleichtere das Einführen und böte ein gewisses Maß an „Schmierung". Die Beschichtung löst sich jedoch innerhalb von Stunden nach dem Einführen auf, und da gewöhnlich auch ein Gleitgel verwendet wird, ist das Einführen nur selten problematisch. Die zusätzlichen Kosten einer Silikonisierung dagegen lassen ihren Wert fragwürdig erscheinen.

Latex kann mit Teflon beschichtet werden, von dem es heißt, es mache ihn verstärkt inert und ergäbe eine glattere Oberfläche. Dadurch kommt es möglicherweise seltener zu Urethritis, und die Hersteller empfehlen solche Katheter für den kurz- und mittelfristigen Gebrauch.

Vieles wurde schon über Katheter behauptet, die mit Silikonelastomer beschichtet oder darin eingetaucht sind, d. h. also über „silikonbeschichtete" Katheter, die von den oben beschriebenen „silikonisierten" Kathetern unterschieden werden sollten. Im langfristigen Gebrauch scheint es bei diesen Kathetern weniger Ablagerungen und eine im Vergleich zu Latexkathetern etwas geringere Gewebsreaktion zu geben (Blacklock, 1986). Hersteller behaupten, man könne sie ohne Gefahr 3 Monate in der Harnröhre belassen, ohne daß ein Wechsel notwendig sei. Möglicherweise sind Verkrustungen auch kein bedeutender Faktor für die Haltbarkeit eines Katheters, der oft aus anderen Gründen, wie z. B. einem unerwünschten Abgang von Urin, gewechselt wird, und zwar lange bevor Ablagerungen zum Problem werden. Es muß noch genau festgestellt werden, ob das durch die Beschichtung verringerte Lumen tatsächlich den Abfluß beeinträchtigt, ein Verstopfen fördert und die Le-

bensdauer des Katheters senkt. Reine Silikonkatheter sind unbeschichtet und haben daher ein relativ größeres Lumen.

Silikonkatheter

Katheter aus reinem Silikon und hydrogelbeschichtete Katheter sind am stärksten inert, verkrusten am wenigsten und sind geeignet für den Langzeitgebrauch. Hydrogel scheint resistent gegen Verkrusten und Bakterienbesiedlung sowie nicht zytotoxisch zu sein (Roe, 1993).

Zur Form des Katheters

In den meisten Fällen findet eine Katheterisierung jeweils geschlechtsspezifisch mit einem Katheter von entsprechender Länge statt, der mit einem 10-ml-Ballon geblockt wird. Bei den meisten Frauen besteht kein Grund, einen längeren Katheter zu verwenden, da sich dieser unter der Kleidung schwieriger verbergen läßt und leichter aus Versehen gezogen werden kann. Außerdem bilden sie bei am Oberschenkel getragenen Urinauffangbeuteln leichter eine Schlaufe, was bedeutet, daß der Urin gegen die Schwerkraft in den Beutel fließen muß. Manche an den Rollstuhl gefesselte Frauen bevorzugen jedoch bisweilen einen längeren, für Männer gedachten Katheter. In dieser Hinsicht sollte derjenige Katheter ausgewählt werden, der für die Patientin bzw. den Patienten am bequemsten und angenehmsten ist.

Der Roberts-Katheter mit einem Katheterauge unterhalb des Ballons kann bei unerwünschtem Abgang von Urin, etwa bei instabiler Blase, von Nutzen sein. Urin, der normalerweise nicht abgehen würde, kann durch das tiefergelegene Auge des Katheters statt durch Blasenkontraktionen an diesem vorbei herausgedrückt werden.

Die meisten Katheter haben eine halbstarre, abgerundete Spitze. Zu den Varianten gehört die Spitze des Thiemann-Katheters, die gebogen ist, um das Einführen an einer vergrößerten Prostata vorbei zu erleichtern, und eine pfeifenförmige Spitze mit offenem Ende, um die Ableitung von Debris zu vereinfachen. Die meisten Katheter haben zwei Augen, die seitlich auf der-

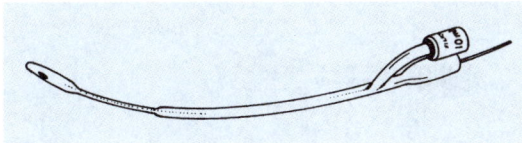

Abb. 9-5: Anatomisch geformter Katheter

selben Seite oder einander gegenüberliegen können, wobei letztere möglicherweise seltener verstopfen (Abb. 9-1).

Die seit der Einführung des Foley-Katheters für den Aufbau von Kathetern bedeutsamste Entwicklung in diesem Jahrhundert ist der anatomisch geformte Katheter mit einem Abschnitt, der sich der Form der Urethra anpaßt (Abb. 9-5).

Er erlaubt das teilweise Füllen und intermittierende Entleeren der Blase. Durch Anpassen an die Form der Harnröhre soll der Katheter bequemer zu tragen sein, weniger stark verkrusten und auch weniger Urin vorbeifließen lassen (Brocklehurst et al., 1988). Man ist der Ansicht, daß die intermittierende anstelle der kontinuierlichen Ableitung, wie sie bei dieser Art von Katheter stattfindet, helfen kann, den Katheter in regelmäßigen Abständen zu spülen. Zur Zeit ist der anatomisch geformte Katheter nur für Frauen erhältlich, wird jedoch für Männer weiterentwickelt.

9.1.3   Legen eines Dauerkatheters

Die Entscheidung zur Harnableitung über einen Verweilkatheter ist im allgemeinen eine medizinische und sollte stets vom verantwortlichen Arzt gemeinsam mit dem Patienten, der betreuenden Person und der Pflegeperson getroffen werden. Das eigentliche Einführen bzw. Legen des Katheters sollte durch eine Pflegeperson oder einen Arzt erfolgen, die darin voll ausgebildet sind, unter Anleitung praktische Erfahrung gesammelt haben und als kompetent gelten. Dabei gibt es keinen erkennbaren Grund für die Tradition, die besagt, daß Ärzte und Pfleger jeweils nur Männer und Ärztinnen und Pflegerinnen jeweils nur Frauen katheterisieren sollten. Solange begleitenden Anleitungen Folge geleistet wird, soll-

te jede kompetente, professionell tätige Person jeden Patienten katheterisieren können.

Das Legen eines Verweilkatheters sollte sowohl zu Hause als auch in der Klinik stets unter Anwendung einer strikt aseptischen Technik erfolgen (Bielski, 1980; Pritchard und David, 1988). Meist stehen fertig abgepackte Katheter-Sets zur Verfügung. Wie wichtig es ist, den richtigen Katheter auszuwählen, wurde bereits betont. Im Idealfall sollte der Patient vorher baden. Sollte dies nicht möglich sein, ist eine gründliche Waschung des Genitalbereichs mit Seife und Wasser sehr wichtig.

Vorgehen bei Frauen

Bei Frauen liegt der entscheidende Punkt für das erfolgreiche Einführen des Katheters im deutlichen Erkennen der Harnröhrenmündung. Eine auf die Vulva gerichtete Untersuchungslampe kann dabei helfen. Die Patientin sollte in halber Rückenlage mit gebeugten und so weit wie möglich abgewinkelten Knien liegen. Ein Baumwolltupfer hilft beim Lokalisieren des Meatus, falls dieser zwischen Hautfalten verborgen sein sollte. Manche Frauen, denen die Katheterisierung Schmerzen bereitet, finden Erleichterung durch Instillieren eines Lokalanästhetikums in die Urethra. Eine versteckte Harnröhrenöffnung kann leichter aufzufinden sein, wenn die Patientin in Linksseitenlage mit an die Brust gezogenen Knien liegt, so daß die vordere Scheidenwand von rückwärts eingesehen werden kann. Bei Frauen mit atrophischer Vaginitis kann der Meatus nach oben in die Scheide „gewandert" sein.

Vorgehen bei Männern

Bei Männern sollte die Vorhaut zurückgezogen und die Glans penis gründlich gesäubert werden. Lokal anästhesierendes Gel, z. B. 1 %iges Lidocain, muß mit einem Applikator in den Penis instilliert werden, der dann unter sanftem Druck mit den Fingern für mindestens eine Minute festgehalten (Einwirkzeit siehe Herstellerangaben) wird. Während der Penis mit sanftem, aber festem seitlichen Griff vertikal gehalten wird, erfolgt das Einführen des Katheters. Trifft man am äußeren Sphinkter auf Widerstand, wird der Patient gebeten, zu entspannen und so zu tun, als wolle er Wasser lassen oder husten. Der Grund für den Widerstand an dieser Stelle liegt üblicherweise darin, daß zu wenig anästhesierendes Gel verabreicht wurde. Niemals sollte der Katheter „mit Gewalt" eingeführt werden, sondern man sollte ihn zurückziehen, noch etwas anästhesierendes Gel instillieren und den Katheter nach einer weiteren Minute (Einwirkzeit s.o.) abermals einführen. Einführhilfen für Katheter sind in unerfahrener Hand gefährlich und sollten nur von erfahrenen Urologen verwendet werden. Geht der Katheter immer noch nicht durch, kann man es mit einem kleineren oder weicheren versuchen. Versagt auch dies, sollte ein Urologe um Unterstützung gebeten werden. Liegt der Katheter, muß die Vorhaut wieder über die Eichel geschoben werden.

Die meisten Gesundheitsbehörden, Institutionen und Kliniken haben ihre eigenen detaillierten klinischen Verfahrensweisen, Richtlinien und Pflegestandards für die Katheterisierung, in die Einsicht genommen und die befolgt werden sollten. Aus Gründen der Produkthaftung ist es sehr wichtig, die schriftlichen Anwendungshinweise des Herstellers zu beachten. In der Pflegedokumentation sollten Typ, Größe, Flüssigkeitsvolumen im Ballon, Chargennummer und das Datum, an dem der Katheter gelegt wurde, stets genau festgehalten werden.

9.1.4   Urinauffangbeutel

Nach dem Legen des Katheters sollte dieser sofort aseptisch mit einem sterilen Urinauffangbeutel verbunden werden. Die Art des Sammelbeutels richtet sich nach den individuellen Bedürfnissen des Patienten.

Die meisten Urinauffangbeutel haben an ihrer Einmündung ein Rückhalteventil, um den einmal hineingelangten Urin am Zurückfließen zu hindern. Beutel ohne ein solches Ventil sollten nicht direkt an einen Verweilkatheter angeschlossen werden.

Ständig bettlägerige Patienten oder Patienten mit kontinuierlicher Blasenspülung benötigen

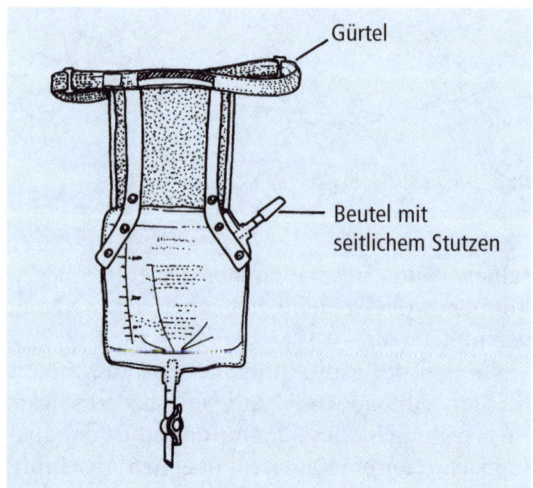

Abb. 9-6: Vor dem Körper getragener Urinauffangbeutel

gewöhnlich einen 2-l-Beutel, der an einer Halterung am Bett oder an einem separaten Ständer hängen kann. Diese Urinauffangbeutel werden auch zur kurzfristigen Katheterisierung sowie zur Harnableitung über Nacht mit einem Katheter für den Langzeitgebrauch eingesetzt.

Beutelbefestigung bei ambulanten Patienten

Ambulante Patienten, vor allem diejenigen, bei denen der Katheter länger als nur ein paar Tage liegen wird, benötigen am Tage einen kleineren, am Körper getragenen Beutel, denn es ist unzumutbar, einen offen sichtbaren 2-l-Beutel mit Urin wie eine Handtasche mit sich herumzutragen. Die am Körper getragenen Urinauffangbeutel sind meist für die Befestigung am Unter- oder Oberschenkel ausgelegt (Ryan Wooley, 1987) und können ein Fassungsvermögen von 350, 500 oder 750 ml bzw. 1 l haben. Sie werden mit Bändern aus Latex, Stoff, Gummi, Schaumstoff oder mit Klettverschlüssen befestigt. Zu eng geschnallte Bänder können Probleme bereiten, denn ein voller Beutel kann recht schwer sein, und manche Patienten entwickeln eine Allergie gegen Latex, die unter Umständen zu Wundsein führt (Roe et al., 1988). Für das Tragen am Oberschenkel dient ein kurzer Schlauch, und eine längere Zuleitung findet beim Tragen über dem

Knie oder an der Wade – stets unter der Hose – Anwendung. Der an der Wade getragene Beutel wird entleert, indem die Hose leicht nach oben geschoben wird. Ein am Oberschenkel getragener Beutel läßt sich leichter entleeren, wenn im Innensaum der Hose eine kleine, abgesteppte Öffnung geschaffen wird.

Alternativ kann der Auffangbeutel auch an einem Gürtel befestigt werden, und zwar in ähnlicher Weise, wie bei der Schottentracht, d. h. an zwei Riemen vor dem Körper herabhängend (Abb. 9-6). Diese Beutel fassen bis zu 1 l Flüssigkeit und haben einen seitlich angebrachten Stutzen, um ein Abknicken der Zuleitung zu verhindern. Da das Gewicht gleichmäßiger verteilt ist, empfinden viele Patienten dies als angenehmer als die am Bein befestigten Bänder. Sehr dicke Patienten haben unter Umständen ein Problem damit, daß der Gürtel ständig abrutscht, und immobile Patienten müssen darauf achten, daß sich der Beutel stets unterhalb des Niveaus der Blase befindet. Besonders Frauen schätzen das Tragen des Auffangbeutels „nach Schottenart", weil nicht wie beim am Bein getragenen Beutel die Gefahr besteht, daß er abrutscht und unter dem Rock sichtbar wird.

Große und kleine Urinauffangbeutel können durch speziell konzipierte Kleidungsstücke, wie z. B. Höschen, Hosen oder Röcke, gehalten werden, in die eine entsprechende Tasche eingear-

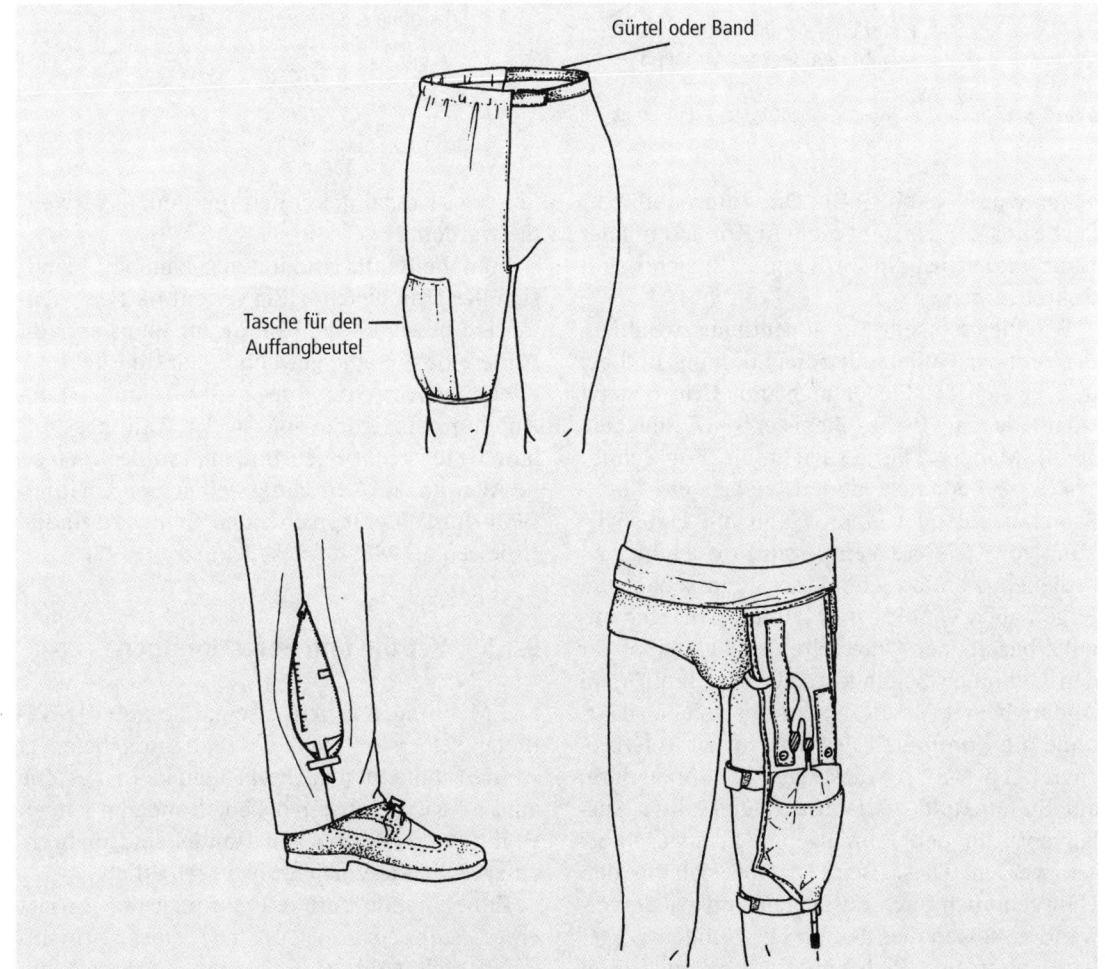

Gürtel oder Band

Tasche für den Auffangbeutel

Abb. 9-7: Spezielle Kleidungsstücke mit integrierten Halterungen für Urinauffangbeutel

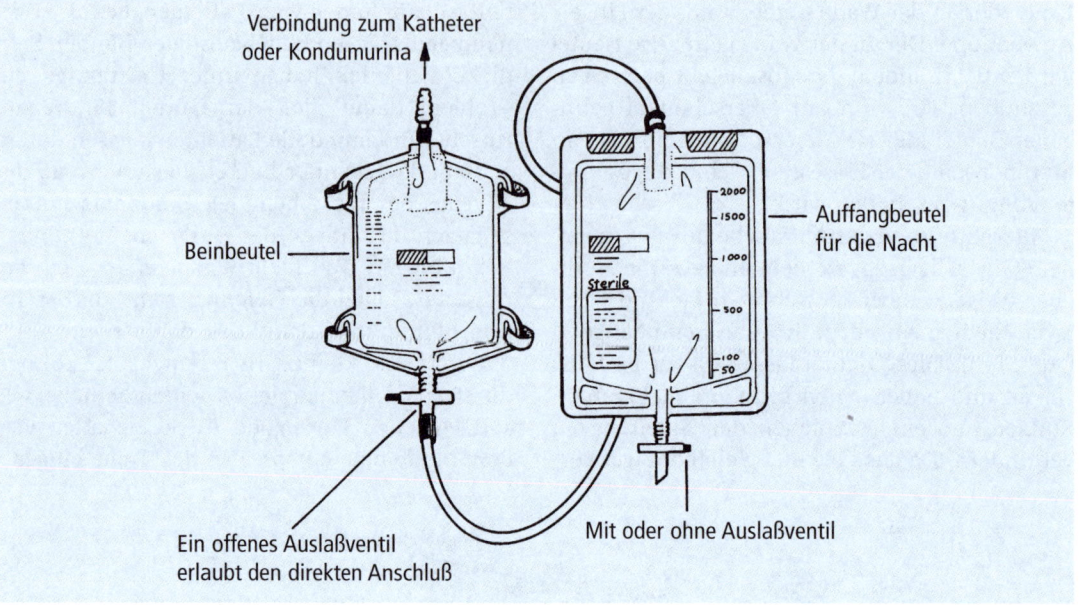

Abb. 9-8: Kombiniertes Tag-und-Nacht-System zur Harnableitung

beitet wurde (Abb. 9-7). Die Kunststoffoberfläche des Beutels steht nicht in Kontakt mit der Haut, und selbst ein 2-l-Beutel läßt sich damit diskret verbergen.

Wichtig ist es, ein Auslaßventil auszuwählen, mit dem der Patient gut zurechtkommt und bei dem er sich die Finger nicht mit Urin benetzt (Kennedy et al., 1983b; Glenister, 1987; Roe et al., 1988). Manchen fällt es leicht, ein Zug-Schub-Ventil zu bedienen, andere ziehen ein Dreh-Schub-Ventil oder einen Hahn mit Hebelwirkung vor. Größere Ventile sind oft leichter zu bedienen, können jedoch das Bein schädigen. Es gibt auch Ventile bzw. Hähne, an die sich unmittelbar an der Unterseite des kleineren, für den Gebrauch bei Tage gedachten Beutels ein Auffangbeutel für die Nacht anschließen läßt, ohne die Kontinuität des Systems zu unterbrechen (Abb. 9-8). An diese Ventile können dann auf Station und zu Hause Beutel ohne Auslaßventil für den Einmalgebrauch angeschlossen werden. Diese Beutel lassen sich für den Hausgebrauch auch ausspülen und wiederverwenden, soweit dies den jeweils gültigen Vorgehensweisen und Richtlinien entspricht. In der Klinik dürfen alle Auffangbeutel wegen der Ge

fahr von Kreuzinfektionen nur einmal verwendet werden.

Manche Beutel sind innen gekammert, damit sich der Urin gleichmäßig verteilt und der Beutel sich besser an die Kontur des Beins anpaßt. Andere haben eine gewebeverstärkte Rückseite oder eine Vorrichtung gegen das Abknicken der Zuleitung. Patienten sind in der Wahl des Auffangbeutels recht eigen, und man sollte ihnen eine Auswahl zur Verfügung stellen, um den ihren Bedürfnissen entsprechenden Beutel zu finden (Roe et al., 1988; Kohler-Ockmore, 1992).

9.1.5   Ventile und Befestigungen

Die Meinungen gehen auseinander, ob der Katheter selbst am Bein des Patienten befestigt werden sollte. In manchen Fällen kann dies Zug am Katheter verringern helfen, in anderen scheint es ihn zu verstärken. Im Handel sind mehrere entsprechende Vorrichtungen erhältlich.

Zunehmende Verbreitung findet der Einsatz eines Katheterventils anstelle eines Urinauffangbeutels (Abb. 9-9). Es heißt, daß sich dadurch die Blasenkapazität erhalten und druck-

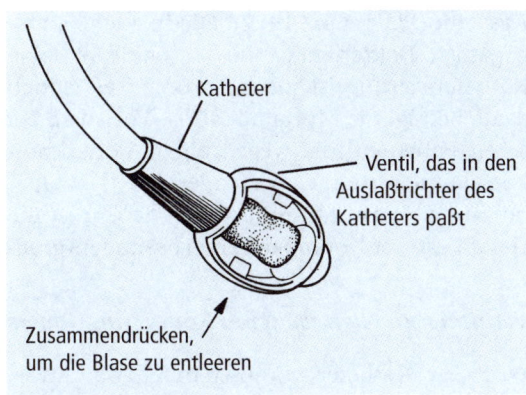

Katheter

Ventil, das in den
Auslaßtrichter des
Katheters paßt

Zusammendrücken,
um die Blase zu entleeren

Abb. 9-9: Katheterventil

bedingte Gewebsschäden der Harnröhre verringern lassen. Auch ein Verstopfen des Katheters soll seltener vorkommen, da er in Abständen gut durchgespült wird. Ein Ventil macht auch das Tragen eines Auffangbeutels überflüssig, da sich die Blase über den Katheter direkt in die Toilette entleeren läßt. Für jemanden mit instabiler Blase von geringem Fassungsvermögen ist diese Art des Managements natürlich nicht geeignet, da es auch zwischen den einzelnen Entleerungen zum Abgang von Urin käme. Für diejenigen, die wegen Blasenentleerungsstörungen einen Katheter benötigen, stellt diese Methode jedoch einen gangbaren Weg dar, der in Zukunft weiterer Begutachtung bedarf. Vielleicht hilft ein Katheterventil auch, einige der Komplikationen einer Langzeitkatheterisierung, wie z. B. eine Schrumpfblase und Erosion der Blasenwand, zu verhindern (s. Kap. 9.2.7). In diesem Punkt sind weitere Studien erforderlich (Roe, 1990).

9.1.6 Infektionen und Dauerkatheter

Der normale Harntrakt verfügt über mehrere Abwehrmechanismen gegen eine Infektion. Das vollständige Entleeren der Blase, die regelmäßige reinigende Wirkung der Miktion und ein kompetenter Sphinktermechanismus helfen, das Eindringen von Bakterien zu verhindern und jegliche Mikroorganismen prompt und gründlich zu beseitigen. Das Einführen eines Verweilkatheters in dieses normalerweise sterile System sorgt

für drei potentielle Eintrittspforten einer Infektion:

- am Katheter selbst, beim Einführen,
- er die Urethra und
- im Katheterlumen aufsteigend.

Bei Anwendung einer strikt aseptischen Technik beim Einführen kann der erste Zugangsweg im wesentlichen vernachlässigt werden. Der zweite Zugangsweg ist eher ein Problem der kurzen weiblichen Harnröhre, die Abwehr kann hier jedoch durch die Wahl eines hinreichend kleinen Katheters, der das Harnröhrensekret abfließen läßt, unterstützt werden.

Aufsteigende Infektionen

Die über das Katheterlumen aufsteigende Infektion war bis in die frühen 60er Jahre die bedeutendste Infektionsquelle katheterisierter Patienten. Vor dieser Zeit wurden Katheter einfach offengelassen und in ein unsteriles Gefäß entleert. Bei diesem Vorgehen waren nahezu alle Blasen 3–4 Tage nach dem Einführen des Katheters infiziert. Obwohl sich diese Situation durch konstantes antiseptisches Spülen etwas verbessern ließ, blieben die Infektionsraten bis zur Einführung der geschlossenen Harnableitung direkt aus dem Katheter in sterile, geschlossene Urinauffangbeutel hoch. Diese Einführung der geschlossenen Harnableitung hat den Zeitpunkt, zu dem beinahe alle (95 %) katheterisierten Blasen infiziert sind, von 24 Stunden (Thornton und Andriole, 1974) auf 12 Tage nach Einführen des Katheters verschoben. Dies war die bedeutendste Einzelleistung in der Katheterpflege. Sie hatte zur Folge, daß sich die Infektionsrate bei Kathetern, die weniger als 5 Tage liegen, in den meisten Fällen niedrig halten läßt, vorausgesetzt, das geschlossene System wird nicht unterbrochen, d. h. der Katheter wird niemals vom Auffangbeutel abgestöpselt und dieser wird nur zum Entleeren geöffnet.

Jeder ist betroffen

Mit zunehmender Dauer der Katheterisierung entwickelt jedoch unabhängig von den ergriffenen Vorsichtsmaßnahmen auch ein steigender Anteil von Patienten mit Katheter eine Harnwegsinfektion, bis nach etwa 2 Wochen nahezu alle infiziert sind. Bislang gibt es noch kein Verfahren, durch das sich diese steigende Infektionsrate signifikant reduzieren ließe, ausgenommen die ganz pragmatische Vorgehensweise, das System über kurze Zeiträume minutiös geschlossen zu halten. Weder eine Spülung noch routinemäßiges Durchspülen, die systemische Antibiotikagabe noch antimikrobielle Substanzen im Auffangbeutel ändern irgendetwas an dieser Situation.

Meist stammen die Keime, die die Infektion auslösen, aus den Kommensalen des Patienten, wie z. B. *E. coli*. Letztlich kann jedoch beinahe jeder Organismus einschließlich ausgefallenerer Bakterien, Pilze und Hefen in die katheterisierte Blase eindringen, daher ist es so wichtig, unter allen Umständen eine Kreuzinfektion zu verhindern. Nicht alle Organismen bewegen sich frei im Raum, sondern können als Teil des Biofilms der Innenwand des Katheters bzw. Auffangbeutels anhaften (Ramsay et al., 1989; Mulhall, 1991). Als Biofilm können Bakterien sogar an einem Rückhalteventil vorbei aus dem Beutel nach oben wandern (Mulhall, 1992). Die Entwicklung eines Biofilms und seine Interaktion mit Kathetermaterialien und Blaseninstillationen sind bedeutende Bereiche der aktuellen Forschung. Die Entscheidung für den Einsatz eines Katheters zum langfristigen Blasen-Management muß daher im Wissen um die Unvermeidbarkeit einer Infektion getroffen werden.

Spielt diese Begleitinfektion eines Katheters eine Rolle? Einer von 10 Patienten, die als Akutfälle stationär aufgenommen werden, erhält zu irgendeinem Zeitpunkt während der Aufnahme einen Verweilkatheter. Von allen nosokomialen, d. h. in der Klinik erworbenen Infektionen sind 40 % Harnwegsinfektionen, von denen wiederum 70 % mit einem Verweilkatheter in Verbindung stehen. Einiges spricht dafür, daß Patienten, die bei der Aufnahme einen Katheter gelegt bekommen, auch länger in der Klinik bleiben, unter mehr Komplikationen leiden und mit höherer Wahrscheinlichkeit dort versterben, als Patienten mit ähnlicher Erkrankung, aber ohne

Katheter (Platt et al., 1982). Die Inzidenz gramnegativer Bakteriämien im Anschluß an eine Katheterisierung ist niedrig, kommt es jedoch dazu, beträgt die Mortalität 40 %. Vor allem bei jenen Patienten, die wegen einer Akuterkrankung katheterisiert wurden oder sich einer Operation am Harntrakt unterzogen haben, ist die Gefahr ernster Komplikationen besonders groß.

Verhinderung von weiteren Kontaminationen

Wird der Katheter voraussichtlich nur kurze Zeit liegen, lohnt sich sicher jede Anstrengung, um eine Infektion zu verhindern oder hinauszuzögern. Ist der Katheter erst einmal zum ständigen Begleiter geworden, muß mit der Infektion gelebt werden. Dennoch bleibt es von überragender Bedeutung, jede weitere Kontamination, vor allem mit resistenten Organismen zu verhindern. Daher müssen auch zwingend Kreuzinfektionen und Kontaminationen verhindert werden. Das meiste Wissen über die Auswirkungen von Infektionen aus Dauerkathetern stammt von Patienten mit Rückenmarkverletzungen. Viele von ihnen leiden auch an Niereninsuffizienz, und tatsächlich ist Nierenversagen abgesehen von den verletzungsbedingten Ursachen auch die häufigste Todesursache. Bei vielen dieser Patienten finden sich bei der Autopsie Nieren mit vernarbtem Gewebe und Eiter (Warren et al., 1981).

9.1.7 Management bei kurzzeitigem Verweilkatheter

Bei nur kurze Zeit, d. h. voraussichtlich bis zu 14 Tagen liegenden Kathetern besteht das primäre Ziel des Managements im Verhindern einer Harnwegsinfektion. Die erste Frage muß stets sein: „Ist dieser Katheter wirklich notwendig?" Und überraschend oft lautet die Antwort: „Nein."

Wird das Legen eines Katheters empfohlen, weil der Patient z. B. nach einer Operation kein Wasser gelassen hat, läßt sich eine spontane Blasenentleerung unter Umständen dadurch fördern, daß man sich versichert, ob er vielleicht

Schmerzen hat, und indem für ausreichend Privatsphäre und Komfort gesorgt wird, um vorzugsweise auf der Toilette oder einem Toilettenstuhl Wasser zu lassen. Ein laufender Wasserhahn, viel Zeit und ein Becher warmer Tee funktionieren bei den meisten Patienten gut. Läßt sich bei gedehnter Blase und unter Beschwerden eine Entleerung nicht erreichen, sollte zunächst eine Einmalkatheterisierung vorgenommen werden. Erst wenn auch nach mehreren intermittierenden Katheterisierungen keine spontane Blasenentleerung einsetzt, sollte ein Dauerkatheter erwogen werden.

Bei Männern, deren Urinausfuhr eng überwacht werden muß, die jedoch inkontinent sind, ist ein Scheidenfutteral für den Penis einem Katheter vorzuziehen, vorausgesetzt, daß die Blase sich vollständig entleert.

Indikationen für eine Harnableitung

Nach einem größeren urologischen oder gynäkologischen Eingriff ist ein suprapubischer einem urethralen Katheter vorzuziehen, weil er abgeklemmt werden kann, während der Patient versucht, die Blase zu entleeren, und sich einfach öffnen läßt, wenn ihm dies nicht gelingt (s. Kap. 9.5). Dadurch erledigt sich das Problem des wiederholten Zurückziehens und Wiedereinführens des Katheters in Situationen, in denen es häufig zu Entleerungsstörungen kommt. In manchen Kliniken werden unter bestimmten Voraussetzungen – etwa bei einem orthopädischen Eingriff – noch routinemäßig Katheter gelegt, ohne Rücksicht auf die damit verbundenen Gefahren und individuelle Bedürfnisse des Patienten.

Ist wirklich für kurze Zeit ein Katheter erforderlich, sollte dessen Liegedauer auf ein absolutes Minimum von vorzugsweise weniger als 4 Tagen begrenzt werden. Soweit irgend möglich, muß das System zwischen Katheter und Beutel stets geschlossen sein. Ist ein Öffnen unumgänglich, etwa zum Spülen eines verstopften Katheters, sollte dies unter Wahrung strikter Asepsis geschehen. Ist die Notwendigkeit einer Spülung absehbar, z. B. nach einer Prostatektomie, wird am besten ein Drei-Wege-Katheter gelegt.

Dabei ist jedoch zu bedenken, daß die Verbindung zwischen dem Behälter mit der Spülflüssigkeit und dem Katheter einen weiteren Bruch des Systems darstellt, mit dem ebenfalls unter aseptischen Bedingungen umgegangen werden muß.

Wechseln und Entleeren des Urinauffangbeutels

Der Urinauffangbeutel sollte entleert werden, wenn er fast voll ist, jedoch so selten wie möglich und unter Anwendung einer berührungsfreien Technik und eines neuen Einwegurinals für jeden Patienten. Auch Händewaschen und die Verwendung sauberer Einweghandschuhe vor und nach dem Arbeiten am Katheter oder Auffangbeutel ist sehr wichtig und hilft, Kreuzinfektionen zu verhindern. Aus dem gleichen Grund sollte der Beutel auch stets in oder an einer Halterung hängen und niemals den Boden berühren. Die räumliche Trennung katheterisierter Patienten auf Station kann ebenfalls helfen, Kreuzinfektionen zu verhindern, indem es die Pflegepersonen daran erinnert, sich die Hände zu waschen.

Urinauffangbeutel an Kathetern, die nur kurze Zeit liegen, sollten nicht routinemäßig gewechselt werden. Sollte sich Debris im Beutel sammeln und ihn verstopfen, kann er unter Anwendung einer berührungsfreien Technik gewechselt werden; ansonsten halten die meisten Beutel etwa 7 Tage (DoH, 1991).

Intimhygiene

Zum Säubern des Meatus bei der täglichen Körperpflege sollte sowohl bei kurz- als auch bei langfristig Katheterisierten das gründliche Waschen des Genitalbereichs mit Wasser und Seife gehören. Auch ein Bad oder eine Dusche können genommen werden, wobei man unparfümierte Seife benutzen und Zusätze wie bei einem Schaumbad meiden sollte. Bei Männern sollte die Vorhaut zurückgezogen, die Glans penis gesäubert und die Vorhaut wieder zurückgeschoben werden. Anschließend sollte der Genitalbereich mit einem trockenen, weichen Handtuch gründlich abgetrocknet werden. Talkumpuder sollte nicht verwendet werden, da es um den Katheter herum verklumpen und Reizerscheinungen auslösen kann. Ferner sollte der Patient nach jedem Stuhlgang angehalten werden, sich gründlich zu waschen, und Frauen müssen im korrekten Säubern der Dammregion unterwiesen werden. Um dies zu erreichen, muß die Patientin von vorn nach rückwärts, d. h. vom Katheter weg wischen. Antiseptika zur Katheterpflege haben sich als nicht sinnvoll erwiesen und können lediglich zur Entwicklung resistenter Organismen führen (Stickler, 1991). Findet sich um den Katheter herum blutiger oder schleimiger Ausfluß, sollte er notfalls mit sterilen Baumwolltupfern und Wasser entfernt werden.

Blasenspülung vermeiden

Blasenspülungen sollten im Management eines kurzfristigen Katheters nicht routinemäßig vorkommen. Sie spielen bei der Infektionsprophylaxe keine Rolle und führen zur Unterbrechung des geschlossenen Ableitungssystems, die die Gefahr eines Eindringens von Bakterien erhöht. Auch systemisch verabreichte Antibiotika haben bei der Vorbeugung gegen Infektionen nichts zu suchen und können vielmehr zum Entstehen resistenter Erregerstämme führen. Zur adäquaten Behandlung einer Infektion bei kurzfristig katheterisierten Patienten sollten sie jedoch eingesetzt werden, wobei man dann den Katheter ziehen sollte.

Urinproben aus Kathetern

Zur Entnahme einer Urinprobe für die mikrobiologische Untersuchung ist es nicht erforderlich, das ableitende System abzustöpseln, da die meisten Auffangbeutel am Schlauchsystem über einen sich selbst verschließenden Anschluß bzw. Stöpsel zur Probenentnahme verfügen. Der Schlauch kann knapp oberhalb des Anschlusses bzw. Stöpsels abgeklemmt werden, und man wartet ein paar Minuten, bis sich oberhalb der Klemme Urin angesammelt hat. Der Anschluß bzw. Stöpsel sollte mit 70%igem Alkohol gesäu-

bert werden. Die Probenentnahme erfolgt mit steriler Spritze und Nadel, die im Winkel in den Anschluß bzw. Stöpsel eingestochen wird, um ein Durchstechen des Schlauches und eine Verletzung in Verbindung mit der Injektion infizierten Urins in den Finger der Pflegeperson zu verhindern. Urin sollte niemals durch die Nadel in das Probengefäß gepreßt werden, weil dabei eventuell Zellen und Harnzylinder zerstört werden. Die Nadel sollte immer zuerst entfernt werden. Eine Urinprobe sollte nur dann entnommen werden, wenn

1. Symptome einer Harnwegsinfektion vorliegen,
2. eine Behandlung beabsichtigt ist und
3. der Katheter bei nachgewiesener Infektion vollständig entfernt und durch einen neuen ersetzt wird.

Urinproben sollten niemals aus dem Auffangbeutel entnommen werden, da dieser kontaminiert ist und nicht den Zustand des in der Blase befindlichen Urins widerspiegelt. Soweit irgend möglich, sollte die Urinprobe innerhalb von einer Stunde nach der Entnahme zur Kultur und Sensibilitätstestung ins Labor gebracht werden.

9.1.8   Management bei langfristigem Verweilkatheter

Wie oben bereits festgestellt, kann der Einsatz eines Dauerkatheters in der Fürsorge für den Patienten eine sehr positive Entscheidung sein, die jedoch stets im Hinblick auf die Infektionsgefahr getroffen werden muß. Die möglichen Vorteile und Kosten sollten dabei für jeden Patienten individuell abgewogen werden. Bei jüngeren Patienten, die längere Zeit mit einem Katheter versorgt werden müssen, können Nierenprobleme in erheblichem Umfang zur Morbidität und Mortalität beitragen (Warren et al., 1981). Bei einem sehr alten Patienten mit begrenzter Lebenserwartung ist dies weniger von Bedeutung. Bei jüngeren Patienten, die möglicherweise über Jahrzehnte hinweg einen Katheter benötigen, sollte jede nur mögliche Alternative ernsthaft in Erwägung gezogen werden. Dazu gehören bei-

Der Katheter ist ein Rohr, das Ihren Urin aus der Blase in einen Beutel ableitet. Sie müssen nicht selbst Wasser lassen. Die folgende einfache Anleitung hilft Ihnen, selbst für Ihren Katheter zu sorgen, und zwar richtig.

1. Waschen Sie den Bereich, in dem der Katheter in Ihren Körper eintritt, gründlich jeden Tag oder entsprechend Ihren Hygienebedürfnissen. Dies sollte mit unparfümierter Seife und warmem Wasser geschehen, und der Bereich sollte anschließend mit einem weichen Handtuch sorgfältig abgetrocknet werden. Wenn möglich, können Sie täglich duschen oder baden. Vermeiden Sie die Anwendung von Talkumpuder in diesem Bereich, den Sie auch nach einem Stuhlgang gründlich säubern sollten.
2. Trinken Sie wenigstens 2 l Flüssigkeit in 24 Stunden, d. h. etwa 0,2 l/Std. in der Zeit, in der Sie wach sind. Es muß nicht Wasser sein, jedes andere Getränk eignet sich ebenso gut.
3. Tragen Sie am Tage den kleineren Auffangbeutel, und schließen Sie zur Nacht den größeren Beutel an. Waschen Sie sich vor und nach jedem Wechsel gründlich die Hände.
4. Jeder Auffangbeutel hält etwa 1 Woche lang. Waschen Sie den großen Beutel nach dem Wechseln gründlich mit warmem Wasser und einer milden Seifenlösung, z. B. aus Geschirrspülmittel. Ein kleiner Trichter hilft beim Füllen des Beutels mit Flüssigkeit. Hängen Sie den Beutel anschließend auf, und lassen Sie ihn vor dem nächsten Gebrauch gründlich trocknen. Vielleicht entschließen Sie sich auch, Ihre Auffangbeutel für die Nacht lieber zu entsorgen, statt sie auszuwaschen – ganz wie Sie möchten. Ein am Bein getragener Auffangbeutel hält etwa 5–7 Tage lang und sollte dann in Zeitungspapier gewickelt und in den Hausmüll geworfen werden.
5. Verschaffen Sie sich möglichst täglich Bewegung.
6. Vermeiden Sie Verstopfung, da sich der Katheter dann unter Umständen nicht richtig entleert. Sollte dies zum Problem werden, fragen Sie Ihren behandelnden Arzt.
7. Vermeiden Sie allzustarkes Biegen oder Knicken des Katheters, und halten Sie den Beutel stets unterhalb des Blasenniveaus, damit der Urin gut abfließen kann.

Einige häufig auftretende Probleme

1. Blasenspasmen oder Bauchkrämpfe kommen bei einem neuen Katheter häufig vor. Sie sind kein Grund zur Sorge und verschwinden gewöhnlich nach ein paar Tage wieder. Sollten sie jedoch anhalten, sprechen Sie Ihren behandelnden Arzt darauf an.
2. Wenn für einige Stunden kein Urin abgeht, prüfen Sie bitte folgendes:
   - Ist der Schlauch gebogen oder abgeknickt?
   - Befindet sich der Auffangbeutel unterhalb des Blasenniveaus, wie es sein sollte?
   - Ist der Beutel nach oben hin richtig angeschlossen?
   - Haben Sie genug getrunken?
   - Leiden Sie unter Verstopfung?
   - Versuchen Sie, sich zu bewegen oder umherzugehen, da dies die Verstopfung vielleicht löst.

   Ist 4 Stunden oder länger kein Urin abgegangen, rufen Sie Ihren behandelnden Arzt oder ggf. den Notarzt an.
3. Wenn Ihr Katheter ein Leck hat, ist dies nicht schlimm. Sie sollten jedoch zu den normalen Sprechzeiten Ihren behandelnden Arzt aufsuchen.
4. Sollte der Katheter herausfallen, wenden Sie sich an Ihren behandelnden Arzt, soweit Sie Wasser lassen können. Sollte dies nicht der Fall sein, und bekommen Sie Schmerzen in der Blase, wenden Sie sich sofort an: ....
5. Sollten Sie Blut im Urin feststellen, seien Sie unbesorgt. Teilen Sie dies jedoch zum nächsten Termin Ihrem behandelnden Arzt mit. Bei einer schweren Blutung sollten Sie sich direkt in dessen Sprechstunde begeben oder ggf. den Notarzt rufen.
6. Sollte Ihr Katheter Probleme beim Geschlechtsverkehr bereiten, zögern Sie nicht, dies mit Ihrem behandelnden Arzt zu besprechen.

Ihr behandelnder Arzt: ....

Anschrift: ....

Telefon (Praxis: ....

Telefon (Notfall): ....

Zögern Sie nicht, anderweitige Probleme oder Fragen ebenfalls mit Ihrem behandelnden Arzt zu besprechen.

Tab. 9-2: Häusliche Katheterpflege

spielsweise eine suprapubische Harnableitung, intermittierendes Katheterisieren, ein künstlicher Sphinkter oder die Harnableitung über ein Ileum-Conduit.

Stationär sollten langfristige Dauerkatheter in genau der gleichen Weise betreut werden, wie kurzfristige Dauerkatheter, jedoch in dem Wissen, daß eine Infektion der Blase unvermeidlich ist. Vor allem in Kliniken finden sich resistente Keime, daher muß man Kreuzinfektionen durch strikte Hygieneüberwachung weitestgehend zu vermeiden suchen.

Der wichtigste Punkt einer erfolgreichen Katheter-Betreuung zu Hause besteht darin, daß der Patient und seine Angehörigen wirklich ganz genau wissen, wie der Katheter und das Ableitungssystem versorgt werden. Ein ängstlicher Patient, der sich davor fürchtet, den Katheter zu berühren, wird weit weniger erfolgreich sein, als ein vertrauensvoller Patient. In diesem Sinne muß soeben katheterisierten Patienten stets reichlich Zeit und Gelegenheit gegeben werden, über ihre Ängste zu sprechen, und sorgfältiges Anleiten ist von entscheidender Bedeutung. Ein Blatt oder eine Broschüre mit Informationen (Tab. 9-2), die immer wieder nachgelesen werden können, ist sehr hilfreich.

Umgang des Patienten mit dem Ableitungssystem

Der Patient muß gezeigt bekommen, wie er selbst für seinen Katheter sorgen kann, und Gelegenheit haben, dies unter Aufsicht zu üben. Dazu gehören Instruktionen zur Körperpflege, über den Wechsel zwischen Tages- und Nachtbeutel und deren Entleeren, über das Waschen (falls gewünscht) sowie über das Entsorgen der Beutel. Vielleicht möchte der Patient tagsüber einen Beinbeutel und zur Nacht einen größeren Auffangbeutel daran anschließen. Nach jedem Wechsel kann der Beutel in warmer Seifenlauge, z. B. in Wasser mit Geschirrspülmittel, gespült und gründlich getrocknet oder aber auch direkt entsorgt werden. Die Wahl kann dem Patienten überlassen werden. Einigen Untersuchern gelang es, Auffangbeutel erfolgreich zu desinfizieren (Hashisaki et al., 1984), jedoch ist zur Zeit

noch nicht klar, ob auch ältere und/oder körperbehinderte Patienten zu ähnlich guten Ergebnissen kämen. Jeder Auffangbeutel kann bis zu 1 Woche benutzt werden (DoH, 1991).

Der Patient wird angehalten, reichlich Flüssigkeit, d. h. mindestens 2 l/Tag, zu trinken, sich in vernünftigem Umfang körperlich zu belasten, um ein Ansammeln von Debris zu verhindern, und eine Obstipation zu vermeiden. Je nach persönlichen Präferenzen und den Umständen kann ein Bad oder eine Dusche genommen werden.

9.2 Katheter-assoziierte Probleme

9.2.1 Tenesmen

Nach dem ersten Einführen eines Katheters bekommen die meisten Patienten Unterleibskrämpfe, die von Frauen oft mit Krämpfen bei der Regelblutung verglichen werden. Ein leichtes Analgetikum sowie die einfache Versicherung, daß dies kein Anlaß zur Sorge sei, lösen das Problem bei den meisten Patienten in 24 Stunden. Halten die Krämpfe dagegen an und werden störend, liegt die Ursache gewöhnlich in einer instabilen Blase, deren Kontraktionen als störend empfunden werden. Auch Propanthelin, 15 mg dreimal täglich, oder Oxybutynin können in diesen Fällen helfen. Bei manchen Menschen sind die Krämpfe so ausgeprägt, daß eine Katheterisierung nicht das geeignete Verfahren darstellt und eine andere Form des Managements gewählt werden muß.

9.2.2 Beschwerden in der Harnröhre

Ein gewisses Maß an urethralen Beschwerden ist bei einem Verweilkatheter üblich und muß unter Umständen hingenommen werden. Silikonkatheter oder silikonbeschichtete Katheter sind dabei möglicherweise angenehmer als solche aus Kunststoff oder Latex. Die Beschwerden können durch einen zu dicken Katheter ausgelöst werden, der die Harnröhre mechanisch dehnt oder die Paraurethraldrüsen verschließt und dadurch zu Infektionen, Urethritis und Reizerscheinungen verursachendem Ausfluß um den Katheter herum führt. Diese Probleme sollten sich mit einem dünneren Katheter lösen lassen.

Bei Frauen in der Postmenopause können die Beschwerden durch eine atrophische Urethritis verursacht sein, die sich unter Östrogensubstitution bessert (s. Kap. 11).

9.2.3 Urinabgang trotz Katheter

Einer der häufigsten Gründe für das Versagen eines Katheters und dessen vorzeitigen Wechsel ist Urin, der am Katheter vorbeifließt. Dieser Zustand findet sich bei 40 % aller Patienten mit Katheter und ist der Grund für ein Drittel aller nichtgeplanten Katheterwechsel (Kennedy und Brocklehurst, 1982; Kennedy et al., 1983a). Besonders ärgerlich ist es, wenn der Katheter eben wegen einer Inkontinenz gelegt wurde und der Patient jetzt nicht nur weiterhin naß ist, sondern darüber hinaus das zusätzliche Problem der Katheterpflege hat.

Ein Urinabgang am Katheter vorbei wird gewöhnlich durch eine instabile Blase oder dadurch verursacht, daß der Katheter zu groß gewählt wurde. Die Blase wird durch den zu großen Katheter gereizt, kontrahiert sich ungehemmt und preßt dabei den Urin am Katheter vorbei nach draußen. Oft nehmen die Reizerscheinungen und dadurch auch der Abgang von Urin bei einem Katheter mit geringerem Durchmesser ab. Außerdem kommt es bei einem kleineren Ballon zu weniger Restharn, der am Katheter vorbeifließen könnte (s. Kap. 9.1.2.2). Ferner können Anticholinergika sowie Propanthelin die Kontraktionen einer instabilen Blase dämpfen helfen, die zum Urinabgang um den Katheter herum beitragen kann.

Ein Abgang von Urin bei liegendem Katheter kann auch durch ein Verlegen des Katheters verursacht werden. Es läßt sich durch Spülen mit sterilem Wasser beseitigen. Die Verlegung kann andererseits auch durch einen abgeknickten Schlauch oder dadurch, daß sich der Auffangbeutel ständig über dem Blasenniveau befindet,

verursacht werden. Manche Patienten meinen, daß sich ein unbeabsichtigter Abgang von Urin durch einen Roberts-Katheter verhindern ließe (s. Kap. 9.1.2.).

9.2.4 Hämaturie

Geringe Mengen Blut im Urin katheterisierter Patienten sind üblich und ohne Bedeutung. Die Ursachen sind gewöhnlich kleine Verletzungen und eine Infektion. Ist die Hämaturie schwer und anhaltend, sollte urologischer Rat eingeholt werden.

9.2.5 Infektion

Bei langzeitkatheterisierten Patienten ist eine Infektion sowohl unvermeidlich als auch in den meisten Fällen asymptomatisch. Es ist nutzlos, diese Infektionen zu behandeln, da sich der Urin, wenn überhaupt, nur für ein paar Tage klärt (Brocklehurst und Brocklehurst, 1978). Darüber hinaus besteht die Gefahr, daß noch mehr pathogene Keime in die Blase eindringen oder daß sich eine Resistenz entwickelt. Prophylaktisch verabreichte Antibiotika oder antimikrobielle Blasenspülungen haben in der Pflege von Langzeitkatheterisierten keinen Platz.

Erkrankt der Patient dagegen, muß die Infektion natürlich behandelt werden. Zu den Symptomen können Fieber, Rigor und Lendenschmerzen, eine signifikante Hämaturie sowie, bei älteren Menschen, eine plötzlich einsetzende, unerklärliche Verwirrtheit gehören. Um den Erfolg der Behandlung zu gewährleisten, muß der Katheter unter Umständen entfernt werden.

Mit bislang zweifelhaftem Erfolg wurden verschiedene Maßnahmen ausprobiert, um den Urin anzusäuern. Preiselbeersaft hilft möglicherweise, da er einer der wenigen nicht oxidierten Fruchtsäfte ist und festgestellt wurde, daß er zu einer Abnahme sowohl der roten als auch der weißen Blutkörperchen im Urin führt (Rogers, 1991).

9.2.6 Erosion der Blasenwand

Wird ein Katheter zur langfristigen Dauerdrainage verwendet, so schrumpft die Blase und kollabiert um den Katheter herum (Kritiansen et al., 1983). Die Spitze des Katheters kann daher in direkten Kontakt mit der Blasenwand kommen, und man nimmt an, daß diese dadurch erodiert wird. Einiges spricht dafür, daß der Einsatz eines Katheters über längere Zeit und die daraus resulticrenden negativen Drücke zu Pseudopolypen und Schleimhautreizung führen können (Milles, 1965). Eine Schrumpfblase läßt sich verhindern, indem durch ein Katheterventil und/oder einen anatomisch geformten Katheter eine teilweise Füllung mit intermittierender Entleerung bewirkt wird (Roe, 1990).

9.2.7 Inkrustation, Steine und Debris

Infektion und Sekretbildung bedeuten, daß die meisten Patienten mit langfristig liegendem Katheter Debris im Urin haben. Dies ist vor allem bei immobilisierten Patienten ein Problem, da sich der Debris ansammelt und dann die Katheteraugen verlegen kann. Die Patienten werden daher angehalten, sich so viel wie möglich zu bewegen. Ist ein Patient dazu nicht in der Lage, wird regelmäßiges passives Umlagern empfohlen.

Inkrustationen sind nicht vermeidbar

Bei allen Dauerkathetern bilden sich bis zu einem gewissen Grad Inkrustationen. Bei Silikonkathetern oder hydrogelbeschichteten Kathetern ist dieser Effekt vielleicht etwas geringer, verhindern läßt er sich nicht. Durch Verlegen der Katheteraugen und des Lumens können diese verstopfen, und es kann schwierig werden, den Ballon zu entblocken. Manche Bakterien, vor allem Proteus, produzieren Urease, ein harnstoffspaltendes Enzym. Bei diesem Prozeß entstehen Ammoniak und freie Wasserstoffionen. Dies fördert die Ausfällung von Salzen aus dem Urin, und zwar in klassischer Weise der drei Phosphate Ammonium-, Kalzium- und Magnesiumphosphat, und verursacht die Inkrustation des Katheters mit nachfolgender Verstopfung. Manche Patienten, deren Katheter Ablagerungen entwickeln, neigen zu Blasen- und Nierensteinen. Bei immobilen Patienten kann der Abbau von Kalzium aus den Knochen vermehrt Kalzium für die Steinbildung zur Verfügung stellen.

Prophylaxen gegen den Katheterverschluß

Einige Patienten scheinen mehr zur Bildung von Steinen, Debris oder Inkrustationen zu neigen, als andere. Einige wenige sind „unverbesserliche Katheterblocker", und bei diesen lohnt sich – soweit möglich – eine Erhöhung der Flüssigkeitsaufnahme. Bei Patienten, deren Katheter immer wieder verstopfen, können prophylaktische Spülungen einen Verschluß verhindern (Brocklehurst und Brocklehurst, 1978). Es gibt dazu eine Vielfalt fertig abgepackter steriler Lösungen, wie etwa Kochsalzlösung oder schwache Zitronensäure, um den Urin anzusäuern (Kennedy, 1984; Roe, 1989b). Bislang gibt es noch keine Untersuchungen über die Häufigkeit, mit der solche intermittierenden Blasenspülungen verabreicht werden sollten. Dementsprechend gilt die Häufigkeit, die der betroffenen Person genehm ist und die Durchgängigkeit des Katheters gewährleistet, als die jeweils empfohlene.

Manche therapeutischen Schulen stellen den Sinn von Blasenspülungen wegen ihrer schädigenden Wirkung auf das Urothel der Blase in Frage. Es wurde gezeigt, daß regelmäßige Spülungen zu einer erhöhten Abschilferung von Urothelzellen führten, ohne jedoch die Kristallbildung oder die Bildung von Ablagerungen nennenswert zu verringern (Kennedy et al., 1992). Es bedarf noch weiterer Untersuchungen, um zu klaren Aussagen über die Vorteile oder Kontraindikationen von Blasenspülungen zu gelangen. Oft kann der Patient oder ein Angehöriger in der Durchführung intermittierender Blasenspülungen unterwiesen werden. Sehr häufig wird dem Patienten auch empfohlen, hohe Dosen an Vitamin C oral in Form von Tabletten oder Saft, z. B. als Preiselbeersaft, zu sich zu nehmen, um den

Urin anzusäuern. Diese Annahme ist bislang weitgehend unbewiesen.

Kommt es bei einem Patienten wiederholt zu Inkrustationen und Verstopfen des Katheters, haben exzessive Blasenspülungen keinen Sinn, und der Katheter sollte häufiger gewechselt werden. Alternativ dazu könnte auch eine andere Form des Managements erwogen werden.

9.2.8 Versagen der Drainage

Fließt Urin über mehrere Stunden hinweg gar nicht oder nur in geringer Menge durch den Katheter, sollte nach der Ursache gesucht werden. Normalerweise gelangt Harn kontinuierlich in die Blase und sollte demnach auch kontinuierlich abgeleitet werden. Bisweilen liegt die Erklärung darin, daß der Drainageschlauch versehentlich abgeknickt wurde. Es kann auch sein, daß der Auffangbeutel übervoll ist und keinen Urin mehr fassen kann. Eine digitale rektale Untersuchung kann ergeben, daß die Katheterdrainage durch eine Koteinklemmung behindert wird.

Der Katheter kann auch verstopft sein. Dann werden die Inkrustationen spürbar, indem man ihn vorsichtig zwischen zwei Fingern hin und her rollt. Durch eine Blasenspülung läßt sich die Verstopfung des Katheters oder seiner Augen unter Umständen lösen. Zu diesem Zweck können 50 ml steriles Wasser instilliert werden, die man anschließend zurückfließen läßt. Falls nichts zurückfließt, können jeweils weitere 50 ml bis zu einem Gesamtvolumen von 200 ml instilliert werden – dies natürlich nur, solange der Patient nicht schon Beschwerden oder bereits eine überdehnte Blase hat. Das Wasser sollte nicht mit einer Spritze abgesaugt werden, da der Katheter kollabieren und das Lumen sich dabei vollständig verschließen kann. Außerdem kann die Blasenschleimhaut in die Katheteraugen hineingesogen werden. Gelingt es durch die Spülung nicht, den Katheter wieder durchgängig zu machen, sollte er entfernt und durch einen neuen ersetzt werden. Der gezogene Katheter sollte auf den Ort und die Art der Inkrustation bzw. Verstopfung inspiziert werden. Fließt auch durch den nächsten

Katheter kein Urin ab, könnte der Patient tatsächlich anurisch sein. Soweit er nicht dehydriert ist, ist dies Zeichen eines Nierenversagens und damit ein medizinischer Notfall, der unmittelbar entsprechende Maßnahmen erfordert.

9.2.9 Sexuelle Aktivität

Sowohl Männer als auch Frauen können bei liegendem Harnröhrenkatheter Geschlechtsverkehr haben. Männern wird gewöhnlich geraten, den Katheter am Penisschaft zu befestigen und ein Kondom zu benutzen, um ihn dort festzuhalten. Frauen können ihn mit Klebeband an der Innenseite des Oberschenkels befestigen, damit er sich möglichst wenig bewegt. Dies ist jedoch keine allgemein empfohlene Vorgehensweise, da der Katheter beiden Partnern Beschwerden machen kann. Eine Traumatisierung der Harnröhre bleibt nicht aus, und wiederholter Geschlechtsverkehr bei liegendem Katheter kann nach und nach zur Harnröhrenstriktur führen. Auch ist der Geschlechtsakt wahrscheinlich oft nicht ganz so angenehm, wie er eigentlich sein sollte. Vielleicht sollten Harnröhrenkatheter bei sexuell aktiven Personen am besten gar nicht erst verwendet und stattdessen Alternativen, wie z. B. ein suprapubischer Katheter erwogen werden. Dabei sollte man nie vergessen, daß dies für jüngere und ältere Leute gleichermaßen gilt.

Ist ein Harnröhrenkatheter dennoch die Therapie der Wahl, kann es in einigen Fällen möglich sein, dem Patienten und seiner Partnerin bzw. der Patientin und ihrem Partner beizubringen, den Katheter vor dem Geschlechtsverkehr zu ziehen und anschließend einen neuen zu legen. Frauen mit Harnröhrenkatheter empfinden die Seitenlage oder die Penetration von rückwärts möglicherweise als angenehmer.

Da es vielen Menschen schwerfällt, über ihr Sexualleben zu sprechen, fällt es gewöhnlich der Pflegeperson zu, dieses Thema anzuschneiden und Problemdiskussionen anzuregen. Roe und Brocklehurst (1987) haben jedoch festgestellt, daß Pflegepersonen katheterisierten Patienten von sich aus keine Informationen oder Rat in Angelegenheiten der Sexualität vermitteln.

9.3   Katheterwechsel

Die Intervalle zwischen den Katheterwechseln sollten durch die individuellen Bedürfnisse der betroffenen Person bestimmt sein. Bei manchen Menschen kommt es wiederholt zu Verlegungen des Katheters, denen am besten durch dessen häufigeren Wechsel begegnet wird. Bei anderen wiederum kann er problemlos bis zu 3 Monaten belassen werden. Daher sollte der Katheterwechsel in regelmäßigen Abständen so geplant werden, daß einerseits katheterimmanente Probleme, wie das Verstopfen und der Urinabgang am Katheter vorbei, vermieden werden und andererseits den Bedürfnissen des einzelnen Klienten entsprochen wird. Dieser Plan sollte dann auch dokumentiert werden. Es ist gut, wenn der Patient zu Hause einen Vorrat an Kathetern und einen Set für den Katheterwechsel im Bedarfsfall bereithält. Soweit möglich, sollte der Patient oder eine betreuende Person im Selbstkatheterisieren unterwiesen werden, um unabhängig und weniger auf pflegerisches oder medizinisches Personal angewiesen zu sein.

9.3.1   Entfernen des Katheters

Um einen Foley-Katheter zu entfernen, wird das Wasser im Ballon über das Ballonventil mit einer Spritze abgezogen. Anschließend kann der Katheter langsam herausgezogen werden. Eventuelle Inkrustationen können recht rauh sein, so daß möglichst behutsam vorgegangen werden sollte.

Die weitverbreitete Praxis des intermittierenden Abklemmens und wieder Öffnens des Katheters – oft als „Blasentraining" bezeichnet und angeblich dazu gedacht, den „Blasentonus" wiederherzustellen – hat sich bei Patienten mit lange Zeit liegendem Dauerkatheter als wertlos erwiesen. Manches spricht jedoch für die Anwendung bei nur kurzzeitig, d. h. weniger als 6 Tage katheterisierten Patienten (Roe, 1990). Nach dem Entfernen des Katheters nimmt die Blase ihr normales Füllungs- und Entleerungsverhalten in den meisten Fällen wieder auf, vorausgesetzt, die Flüssigkeitsaufnahme ist ausreichend

und dem Patienten wird genügend Zeit, Privatsphäre und Komfort zugestanden, um in Ruhe Wasser zu lassen. Man sollte ihn jedoch darauf hinweisen, daß die Miktion zu Anfang Beschwerden machen kann, ihn aber auch dahingehend beruhigen, daß dies nur vorübergehend ist.

Ist es innerhalb von 6 Stunden nach dem Entfernen des Katheters noch nicht gelungen, die Blase zu entleeren, oder dehnt sich die Blase und wird schmerzhaft, sollte der Restharn jeweils durch intermittierendes Katheterisieren entfernt und der Blase ermöglicht werden, zu einer normalen Funktion zurückzukehren. Wurde ein Katheter in häuslicher Umgebung entfernt, muß der behandelnde Arzt später am Tag und dann noch einmal am nächsten Tag überprüfen, ob der Patient Wasser gelassen hat bzw. ob wieder eine normale Blasenentleerung möglich ist.

9.3.2   Probleme mit dem Ballon

Gelegentlich läßt sich die Flüssigkeit aus einem Ballon mit der Spritze nicht mehr ablassen. Es ist daher sehr wichtig, beim Füllen des Ballons nur steriles Wasser zu verwenden und auf jeden Fall dafür zu sorgen, daß es nicht mit kontaminierenden Substanzen, wie z. B. Puder von sterilen Handschuhen, in Berührung kommt. Das zum Blocken gedachte Katheterlumen ist sehr klein und verstopft leicht. Bei Verwendung von isotonischer Kochsalzlösung oder anderen Lösungen können die festen Bestandteile ausfallen und das Lumen verlegen.

Läßt sich der Ballon nicht entleeren, so ist es keine besonders gute Idee, ihn durch Überfüllen mit Wasser zum Platzen bringen zu wollen. Es braucht 100 ml Wasser, um einen 10-ml-Ballon bersten zu lassen, und für einen 30-ml-Ballon sind 200 ml erforderlich. Die damit einhergehende Traumatisierung kann die Blasenschleimhaut schädigen, und darüber hinaus besteht die große Gefahr, daß einige Stückchen des Ballons in der Blase zurückbleiben. Diese Partikel sind beinahe immer Kristallisationskeime für eine Steinbildung. Der Ballon sollte auch nicht mit Äther aufgelöst werden. Chemikalien können eine akute Zystitis auslösen, und auch in diesem Fall können Teile des Ballons in der Blase verbleiben.

Der Fehler kann im Katheterventil oder in der Zuleitung liegen. Fließt das Wasser nicht sofort ab, sollte man es noch bis zu 24 Stunden belassen und in dieser Zeit weiterhin versuchen, es abzulassen. Gelingt dies auch jetzt nicht, muß der Ballonkanal weiter oben verlegt sein, und soweit die Pflegeperson mit dieser Art von Problemen nicht sehr viel Erfahrung hat, ist es nun Zeit, einen Urologen zu Rate zu ziehen. Dieser kann den Ballon mit einem kleinen, über den Ballonkanal eingeführten Mandrin zum Platzen bringen. Alternativ dazu läßt sich der Ballon auch unter Lokalanästhesie transperineal bei Männern, transvaginal bei Frauen oder – unter Röntgen-Kontrolle – über das Abdomen punktieren. Bei all diesen Verfahren müssen Katheter und Ballon anschließend sorgfältig untersucht werden, und beim geringsten Verdacht auf zurückgebliebene Stücke des Ballons müssen diese zystoskopisch entfernt werden. Jeder Fall eines fehlerhaften Katheters sollte dem Hersteller mitgeteilt werden.

9.4 Schlußfolgerungen

Die Entscheidung für das Legen eines Katheters sollte niemals leichtfertig und stets unter Berücksichtigung des Nutzens und der Gefahren getroffen werden. Einer der wichtigsten Faktoren für den erfolgreichen Einsatz eines Katheters liegt in einer guten Kommunikation zwischen allen Beteiligten. Über die Größe und Art des Katheters sowie den Wechsel und eventuelle Probleme sollten stets schriftliche Aufzeichnungen geführt werden. Auch hier nützt wie bei jedem anderen Aspekt der Pflege ein geplantes Management dem Patienten mehr als Ad-hoc-Interventionen.

Je stärker der Patient an der Pflege seines Katheters beteiligt ist, desto besser. Es fördert seine Unabhängigkeit enorm, wenn er damit vertrauensvoll und sicher umgehen kann.

Ein Katheter muß stets begründet sein. Nur allzu oft konzentriert sich die Aufmerksamkeit von Fachkräften auf das Herausfinden von Katheterproblemen, statt auf die Frage: „Warum ist der Katheter nötig?" Wenn er mehr Probleme verursacht, als er löst: Raus damit! Es gibt noch eine Menge über ideales Katheter-Management zu lernen, und es bedarf noch umfassender Untersuchungen, bevor ein optimales Management allen zugänglich ist.

9.5 Suprapubische Katheter

Ein suprapubischer Katheter ist ein Katheter, der durch die vordere Bauchwand hindurch direkt in die Blase eingeführt wird. Dies geschieht zunächst stets durch einen Arzt, und zwar in Vollnarkose oder unter örtlicher Betäubung.

9.5.1 Indikationen

Ein suprapubischer Katheter lohnt sich vor allem nach einer Operation im Beckenbereich oder nach einem urologischen Eingriff, wenn der Patient Schwierigkeiten hat, die Blase wieder normal zu entleeren. Für einen Entleerungsversuch kann der Katheter abgeklemmt und – sollte der Versuch mißlingen – einfach wieder geöffnet werden. So lassen sich wiederholte Katheterisierungen durch die Urethra vermeiden (Hilton und Stanton, 1980). Ein suprapubischer Katheter hilft auch bei akuter Harnverhaltung, da der Patient versuchen kann, die Blase zu ent-

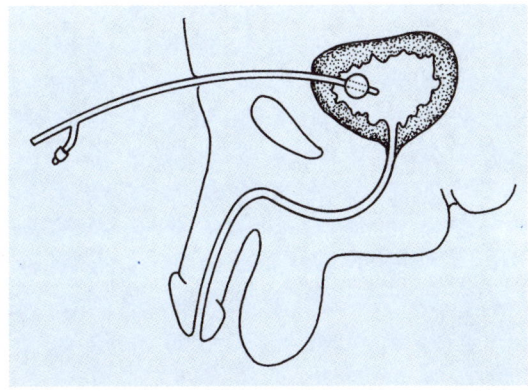

Abb. 9-10: Suprapubischer Katheter (Foley)

leeren, ohne daß dazu der Katheter entfernt werden müßte.

Ein suprapubischer Katheter kann auch zur langfristigen Harnableitung verwendet werden, vor allem bei sexuell aktiven Patienten sowie bei Patienten, denen Harnröhrenkatheter Probleme bereiten. Bei manchen Frauen kann auch der chirurgische Verschluß der Harnröhre erforderlich werden (Feneley, 1983).

9.5.2 Kathetertypen

Es gibt verschiedene Ausführungen des suprapubischen Katheters. Die Größen reichen von 6 bis 16 Ch. Manche werden mit einer kleinen Naht oder Klebeband an der Bauchwand befestigt, andere haben einen Ballon, um den Katheter in der Blase zu halten (Abb. 9-10). Auch Foley-Katheter lassen sich suprapubisch einführen und blockieren, indem der Ballon wie üblich gefüllt wird.

9.5.3 Management

Suprapubische Katheter zeigen im Vergleich zu Harnröhrenkathetern niedrigere Infektionsraten. Die Ursache dafür liegt möglicherweise darin, daß die Abwehrmechanismen der Harnröhre intakt bleiben und sich die Eintrittsstelle relativ leicht sauberhalten läßt. Diese sollte täglich inspiziert und mit milder Seife und Wasser behutsam gesäubert werden. In manchen Kliniken wird die Eintrittsstelle mit einem sterilen Verband abgedeckt, und in manchen wird sie unbedeckt gelassen. In diesem Punkt gibt es noch keine Untersuchungen darüber, welche der beiden Vorgehensweisen vorzuziehen sei. Im übrigen gleicht das Management dem bei Harnröhrenkathetern: Es können die gleichen Auffangbeutel verwendet werden, und die Patienten können dieselben Instruktionen erhalten. Infiziert sich die Haut um die Eintrittsstelle herum, können systemisch verabreichte Antibiotika erforderlich werden.

Ist der Zugang erst einmal gelegt, läßt sich der Katheter im allgemeinen leicht und ohne Anästhetikum durch den Arzt oder eine Pflegeperson über denselben Zugang wechseln. Wird der suprapubische Katheter nicht mehr benötigt, kann er einfach gezogen werden. Die Öffnung in der Blasen- und Bauchwand schließt sich gewöhnlich ohne weitere Komplikationen von selbst.

10 Stuhlinkontinenz

LESLEY IRVINE

Stuhlinkontinenz ist eines der unangenehmsten, sozial am wenigsten akzeptablen und demoralisierendsten Symptome. Ob zu Hause oder in der Klinik ist der Umgang mit Stuhlinkontinenz eine nahezu unerträgliche Belastung – ekelerregend sowohl für den bzw. die Leidende als auch für die betreuende Person – und häufig mit sozialer Stigmatisierung verbunden.

Wie die Harninkontinenz ist auch Stuhlinkontinenz ein Symptom und muß eine Ursache haben. Da die exakte Diagnose des jeweils zugrundeliegenden Problems zu erheblichen Heilungsraten führt, sollte eine dauerhafte Stuhlinkontinenz bei gutem Management nur selten vorkommen. In der Praxis ist dies nicht immer so, und eine chronische Stuhlinkontinenz kann als „Anhängsel" der chronischen Harninkontinenz gelten. Pflegepersonen sind in einer Schlüsselposition, um die Einstellung der Gesellschaft gegenüber diesem deprimierenden Problem zu verändern. Eine chronische Stuhlinkontinenz ist deutlich seltener als eine chronische Harninkontinenz, obwohl beide zusammen auftreten können.

Stuhlinkontinenz ist ein verbreitetes Problem

Etwa 1 von 100 Erwachsenen einer Gemeinde leidet an regelmäßiger Stuhlinkontinenz. In Tabelle 1-3 finden sich die zur Zeit präsisesten Angaben (Thomas et al., 1984). Jüngere Untersuchungen lassen sogar eine erheblich höhere Prävalenz vermuten. Talley et al. (1982) fanden, daß 7 % der über 65jährigen, die zu Hause leben, wöchentlich stuhlinkontinent waren oder Vorlagen trugen. Für Deutschland nimmt man eine Prävalenz von 4–5 auf 1000 Personen in der Allgemeinbevölkerung, bei den über 65jährigen 5–10 auf 1000 und bei geriatrischen und gerontopsychiatrischen Patienten 30 % Stuhlinkontinenz an (Probst, 1994). Es scheint, daß dies ein deutlich unterrepräsentiertes Symptom ist, das viele ältere oder behinderte Menschen sowie Personen mit Erkrankungen im Anorektalbereich oder Darmkrankheiten aus Scham und Verlegenheit hinnehmen und verbergen, ohne medizinische Hilfe zu suchen (Leigh und Turnberg, 1982). Die überwältigende Mehrheit der Menschen mit Stuhlinkontinenz erhält keine professionelle Unterstützung (Tab. 1-4). Darüber hinaus kann nach Ansicht der Öffentlichkeit und der Pflege auch wenig getan werden, um zu helfen.

Bei weitem am häufigsten tritt Stuhlinkontinenz bei Menschen in Einrichtungen der Langzeitpflege auf. Die häufigste Ursache bei älteren Menschen ist Verstopfung mit Koteinklemmung und Pseudodiarrhö – oft das Ergebnis herabgesetzter Mobilität und unzureichender Aufnahme von Flüssigkeit und Ballaststoffen. In vielen Untersuchungen an älteren, stationär versorgten Personen wurde über eine Stuhlinkontinenz von bis zu 50 % berichtet, und mit Sicherheit sind 10–20 % üblich. Von den älteren dementiellen Patienten, die stationär versorgt werden, können über zwei Drittel stuhlinkontinent sein (Rands und Malone-Lee, 1990), auf Stationen der Allgemeinversorgung sind es wahrscheinlich 2–3 % (Egan et al., 1983), wobei es sich hier um akute, kurzfristige oder um chronische Stuhlinkontinenz handeln kann. Das hohe Aufkommen Stuhlinkontinenter trägt ganz erheblich zur Belastung der Pflegenden bzw. Betreuenden von Langzeitpatienten sowie zu den unangenehmen Seiten dieses Berufs bei.

In den meisten Fällen handelt es sich um eine reversible oder vermeidbare Situation. Für die Kostenverantwortlichen im Gesundheitswesen ist es wichtig zu wissen, welcher Anteil ihres Haushalts auf das Management chronischer Inkontinenz entfällt. Würde sie effizienter angegangen, könnten die dadurch freiwerdenden Mittel in anderen wichtigen Bereichen eingesetzt werden.

10.1 Physiologie der normalen Darmfunktion

Die Funktionen des Kolons bestehen im wesentlichen aus der Dehydration und Speicherung von Schlackenstoffen aus dem Ileum, um daraus die Fäzes zu formen. Falten in der Schleimhaut vergrößern die Oberfläche für die Rückresorption von Wasser, Elektrolyten und einigen Stoffwechselprodukten. Die Schleimsekretion fügt den Schlackenstoffen Kalium hinzu, und Personen, die unter chronischer Diarrhö leiden, können einen ausgeprägten Kaliummangel entwickeln. Dies ist vor allem bei älteren Menschen wichtig, die dafür besonders anfällig sind. Je stärker sich das Kolon kontrahiert, desto höher ist die Flüssigkeitsabsorption. Auf diese Weise steht eine verringerte Kontraktilität des Kolons mit einer trägen Darmtätigkeit und erhöhter Kontaktkontraktilität bei Verstopfung in Zusammenhang. Das Kolon erhält täglich etwa 600 ml Flüssigkeit aus dem Dünndarm, die nach und nach auf zirka 150–200 ml Fäzes reduziert werden.

Der Transport der Schlackenstoffe im Kolon wird durch den intrinsischen Nervenplexus der Darmwand gesteuert. Dieser kann durch körperliche oder neurale Aktivität, durch Emotionen oder mentalen Streß oder auch durch Essen angeregt werden – Faktoren, die allesamt die Freisetzung komplexer Darmhormone auslösen. Sowohl Essen als auch der Geruch oder der Anblick appetitlicher Speisen bewirken, daß sich das Zäkum in das Kolon entleert. Diese hormonell vermittelte „gastrokolische Reaktion" regt oft eine Massenbewegung von Fäzes durch das Kolon an und löst Defäkationsreflexe aus. Die Massenbewegung wird über lokale Reflexe koordiniert. Im Schlaf ist die Darmtätigkeit erheblich reduziert.

Häufigkeit des Stuhlgangs

Die normalen Stuhlgewohnheiten unterscheiden sich individuell ganz erheblich und variieren zwischen 2mal täglich und 1mal alle 2–3 Tage (Connell et al., 1965). Man sollte jedoch bedenken, daß dasjenige, was bei der hochgezüchteten westlichen Ernährungsweise heute „normal" ist, mit dem Optimalen oft nur sehr wenig zu tun hat, wie die hohe Anzahl von Darmerkrankungen in den westlichen Ländern zeigt. Normalerweise ist ein vom Volumen her ausreichender, geformter, aber weich und leicht abgesetzter Stuhl pro Tag ohne allzustarken Stuhldrang, Flatus oder Leibschmerzen vielleicht das beste Ziel, das viele anstreben sollten. Abweichungen von dieser Häufigkeit des Stuhlgangs sind selten Anlaß zur Sorge, soweit die oben genannten Kriterien nicht ebenfalls verändert sind.

10.2 Normaler Mechanismus der Stuhlkontinenz

Für das Verständnis der Stuhlinkontinenz ist es erforderlich, auch die Mechanismen zu erfassen, die einen Menschen zur Kontinenz befähigen. Stuhlkontinenz wird durch die fein abgestimmte Koordination und ein sensibles Gleichgewicht der neuralen und muskulären Aktivität von Kolon, Rektum und Anus gewahrt.

Dies hängt von mehreren Faktoren ab (Irving und Catchpole, 1992):
1. ein wirksames Abflußhindernis in Form des inneren und äußeren Analsphinkters;
2. ein aufnahmefähiges, passiv dehnbares und entleerbares Reservoir, d. h. das Rektum;
3. eine intakte Sensibilität des Anus;
4. voluminöse und feste, aber nicht harte Fäzes.

Sobald Fäzes ins Rektum gelangen, kommt es zur Füllungsempfindung und unmittelbar anstehenden Defäkation. Die dafür verantwortlichen Nervenendigungen liegen möglicherweise eher in den perirektalen Muskeln als in der Rektumwand selbst. Sobald das Rektum durch etwa 150 ml Fäzes gedehnt wird, erschlafft der innere Analsphinkter, ein glatter (autonomer) Muskel, vollständig und läßt die Fäzes in den Analkanal gelangen. Der äußere Sphinkter, ein gestreifter Muskel, steht jedoch sowohl unter willkürlicher als auch unter autonomer Kontrolle (Abb. 10-1).

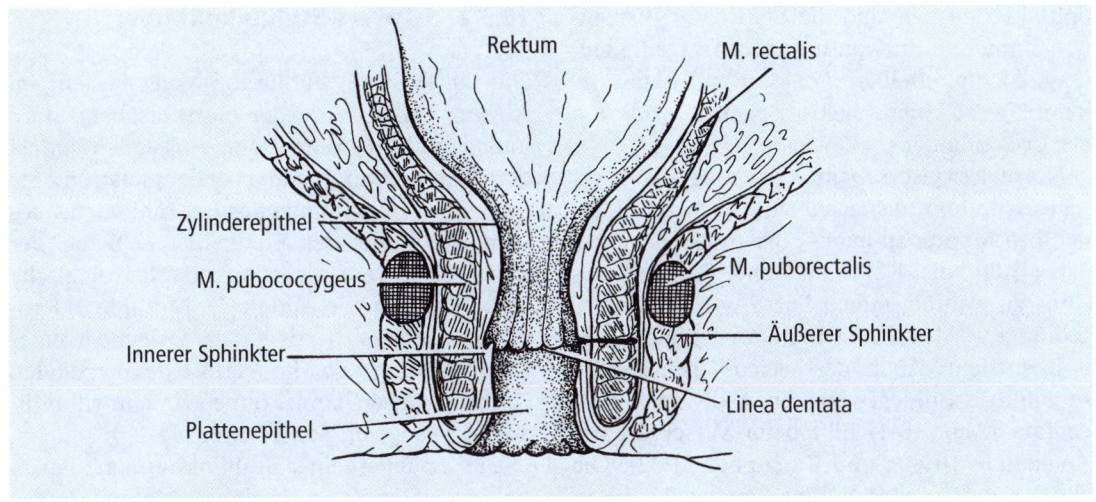

Abb. 10-1: Querschnitt durch den Beckenboden

Hemmung des Defäkationsreflexes

Ist eine Defäkation unpassend, wird der äußere Sphinkter kontrahiert, und dadurch setzt sich der Defäkationsreflex nicht bis zur vollständigen Defäkation durch. Der äußere Sphinkter verharrt selbst in Ruhe in tonischer Dauerkontraktion, die sich durch willkürliches Kontrahieren für kurze Zeit noch erheblich steigern läßt. Bei willkürlicher Hemmung des Defäkationsreflexes wird der Stuhl ins Rektum zurückbefördert, bis sich eine passendere Gelegenheit zur Entleerung ergibt. Der Analkanal ist von einem hochempfindlichen Epithel ausgekleidet, das selbst im Schlaf genau zwischen Gas, Flüssigkeit und Feststoffen, die in den Analkanal gelangen, unterscheiden kann. Das ist wichtig, da auf diese Weise Winde abgehen können, ohne daß es zur Stuhlinkontinenz kommt, und selbst dünnflüssiger Durchfall kann von den meisten Menschen für kurze Zeit zurückgehalten werden.

Wird der Defäkationsreflex nicht gehemmt, d. h. eignet sich die Situation für eine Defäkation, erschlafft der äußere Sphinkter vollständig, und unter minimaler Belastung des Abdomens treiben rektale Kontraktionen, unterstützt durch die Schwerkraft, den Stuhl aus.

Die Muskelplatte des Beckenbodens, vor allem der M. puborectalis, hilft, einen doppelten rechten Winkel zwischen Anus und Rektum aufrechtzuerhalten, der wie eine Taschenklappe wirkt (Abb. 10-2). Es wird angenommen, daß dies dabei hilft, auch unter körperlicher Belastung kontinent zu bleiben. Erhöht sich der intraabdominelle Druck, schließt sich das Ventil nur um so wirksamer. Die Bedeutung des spitzen anorektalen Winkels als Verschlußventil wurde jedoch durch die jüngere Forschung in Frage gestellt (Orrom et al., 1991). Er hilft vielleicht, eine streßbedingte Stuhlinkontinenz zu verhindern, ist jedoch für die Integrität des

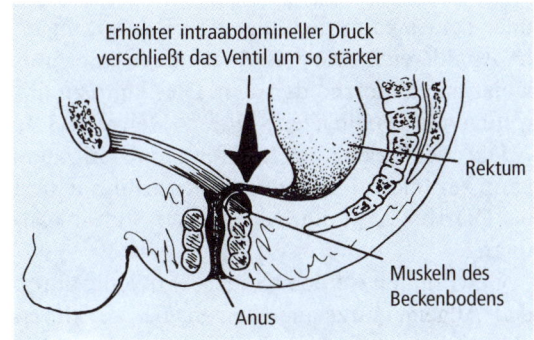

Abb. 10-2: Die anatomischen Verhältnisse am anorektalen Übergang führen zur Bildung eines Klappenventils. Die vordere Wand des unteren Rektums drückt auf den verschlossenen Analkanal, und jede Erhöhung des intraabdominellen Drucks scheint das Ventil nur um so fester zu schließen.

Sphinktermuskels und die Stärke der Beckenbodenmuskeln nur von nachgeordneter Bedeutung. Als unmittelbare Reaktion auf Belastung kommt es zu einer reflektorischen Kontraktion des Beckenbodens.

Normalerweise scheint der Anus ein zyklisches Kontraktionsmuster von 15 Kontraktionen pro Minute zu haben, das möglicherweise dabei hilft, die Kontinenz und Reinheit des Anus zu wahren, indem Fäzes wieder zurückgedrängt werden, bevor der Drang zur Defäkation entsteht. Auch das weiche, gefäßreiche submuköse Bindegewebe oberhalb der Linea dentata (Abb. 10-1) hilft beim Verschluß des Analkanals (Irving und Catchpole, 1992). Die chronische Erweiterung der Venengeflechte in diesem Gewebe, gewöhnlich eine Folge langfristigen wiederholten Pressens beim Stuhlgang, führt zu dem lästigen Problem innerer Hämorrhoiden.

10.3   Stuhlinkontinenz

Stuhlinkontinenz bedeutet den unwillkürlichen Abgang von Stuhl und/oder Winden zum unpassenden Zeitpunkt und am unpassende Ort.

10.3.1 Leichte Stuhlinkontinenz

Gelegentliches Verschmutzen der Unterwäsche, Inkontinenz infolge des Abgangs von Winden oder beides kann die Folge von Erkrankungen im Analbereich, wie z. B. Stielwarzen oder prolabierten Hämorrhoiden sein. Dies kann zu ungenügender Analhygiene führen (Henry, 1988).

Die Insuffizienz des inneren Analsphinkters kann zur Inkontinenz für Darmgase führen, und bei Diarrhö steigt die Gefahr einer Stuhlinkontinenz.

Gewöhnlich werden kleinere Probleme durch den Allgemeinarzt angegangen, der sie durch Hämorrhoidektomie bzw. Exzision der Stielwarzen behandelt und den Patienten beruhigt. Manuelle Dehnung der Linea dentata als Behandlung bei inneren Hämorrhoiden kann zu chronischem leichten Verschmutzen führen.

10.3.2 Schwere Stuhlinkontinenz

Die ausgeprägte Stuhlinkontinenz besteht im Abgang von festem oder diarrhöischem Stuhl und verursacht großes Elend, Angst, den Verlust der Selbstachtung und soziale Isolation. Sie kann durch ein Trauma des Beckenbodens, des Sphinkters oder des Analkanals, z. B. bei der Entbindung, verursacht werden. Neurologische Erkrankungen wie Apoplexie, Multiple Sklerose oder Demenz, bei denen die Ursache in einer Kotverhaltung oder im Verlust der kortikalen Kontrolle liegen kann, können zum unwillkürlichen Abgang von Stuhl führen.

Die Ursachen einer Stuhlinkontinenz lassen sich im wesentlichen in drei Kategorien unterteilen:

- als Zeichen einer zugrundeliegenden intrinsischen Erkrankung von Kolon, Anus und Rektum;
- Erkrankungen des autonomen und des willkürlichen Nervensystems;
- als Folge einer Kotverhaltung.

10.4   Assessment bei Stuhlinkontinenz

Das Pflege-Assessment, welches sehr stark von der Erfahrung und Motivation der Pflegeperson abhängt, sollte eine gründliche Anamnese des Problems unter größtmöglicher Beachtung der Privatsphäre beinhalten, wobei zu berücksichtigen ist, daß der Patient aufgrund seiner Verlegenheit wahrscheinlich nur widerwillig bereit ist, darüber zu sprechen. Ernährungsweise, Mobilität, Flüssigkeitsaufnahme sowie die Umgebung und die Reaktionen darauf sollten allesamt genau betrachtet und in ihrer Bedeutung beurteilt werden. Tabelle 10-1 zeigt eine Check-Liste für das Assessment der Defäkation und einer Stuhlinkontinenz, die für die Pflegeperson von Nutzen sein kann.

Die Pflegeperson muß Kernfragen stellen, um sich zu vergewissern, um welches Syndrom es sich handelt. So kann sie Art und Ursache einer Stuhlinkontinenz feststellen und eine realistische Pflegeplanung vornehmen. Steht der Zu-

Name:	Datum:

Problem aus der Sicht des Patienten bzw. der betreuenden Person:

Ist beim Patienten eine Systemerkrankung bekannt?

  Wenn ja, welche:

Früher übliche Häufigkeit des Stuhlgangs:

  Abweichungen:

Gegenwärtige Häufigkeit des Stuhlgangs:

Übliche Tageszeit:

Damit verbundene Gewohnheiten bzw. Ereignisse:

Klagt der Patient über Verstopfung?

  Wenn ja, was versteht er darunter?

Nimmt der Patient wahr, daß er Stuhl absetzen bzw. urinieren muß?

Kann der Patient diese Empfindung kontrollieren?

Durchschnittliche Dauer eines Stuhlgangs:

Muß der Patient pressen?

Ist der Stuhlgang mit Schmerzen verbunden?

  Wenn ja: Wo sitzt der Schmerz, und wie lange hält er an?

Blutung:

Frisches oder verändertes Blut:

Vermischt oder getrennt:

Schleim:

Problem beim Abgang von Winden:

Besteht Kontinenz für Darmwinde:

Skybala (Kotballen):

Strangförmiger Stuhl:

Übliche Konsistenz des Stuhls:

  Schwimmt der Stuhl?

  Schwallartiger Stuhlgang?

Übliche Stuhlmenge:

Hat der Patient Stuhldrang?

  Übliche Vorwarnzeit:

Ernährung

  Nahrung, die speziell wegen des Darms aufgenommen wird:

  Nahrung, die wegen des Darms gemieden wird:

  Durchschnittliche Trinkmenge am Tag:

    Um welche Flüssigkeit(en) handelt es sich?

Laxanzien   Gegenwärtig:

           In der Vergangenheit:

Weitere Medikamente:

Frühere Probleme im Perianalbereich, v. a. geburtshilflicher Art:

Besteht Stuhlinkontinenz?

  Falls ja: Art des Verschmutzens:

  Empfindung von Inkontinenz:

  Häufigkeit:

Eindeutiger Nachweis eines fäkalen Verschmutzens:

Inkontinent für Darmwinde:

Ergebnis der rektalen Untersuchung:

Kürzliche Veränderungen der Stuhlgewohnheiten:

Besteht Harndrang bzw. Streßinkontinenz?

Sanitäre Einrichtungen

  Probleme beim Benutzen der Toilette:

  Falls eine Bettpfanne bzw. ein Toilettenstuhl benutzt werden: Wie reagiert der Patient darauf?

  Werden Hilfsmittel benötigt?

Ist der Patient in der Lage, sich nach dem Stuhlgang zu säubern?

Ist die Beweglichkeit des Patienten eingeschränkt?

Einstellung

  Haltung des Patienten:

  Haltung der betreuenden Personen:

Sind bei der aktuellen Erkrankung bzw. im gegenwärtigen Zustand Darmprobleme zu erwarten?

Ist der Patient stets in der Lage, einem auftretenden Stuhldrang nachzugeben? Falls nein, warum nicht?

Zusammenfassung des Assessments:

Geplante Maßnahmen:

Datum des nächsten Assessments

Tab. 10-1: Check-Liste für das Assessment der Defäkation bzw. einer Stuhlinkontinenz

Anamnese und klinische Untersuchung	
Digitale rektale Untersuchung	Funktion der Sphinkteren Koteinklemmung im Rektum Anomalien
Proktoskopie	Untersuchung des Rektums
Abdomenleeraufnahme *Endoskopische Untersuchung von Rektum,* *Sigma und Analkanal auf Anomalien* *und entzündliche oder neoplastische* *Veränderungen*	Koteinklemmung im Dickdarm
Endoanaler Ultraschall	Unversehrtheit des Analsphinkters
MRI-Scan	Unversehrtheit des Analsphinkters
Defäkationsproktogramm	Deszensus im Perianalbereich Anorektalwinkel Rektumprolaps Ausreichende Entleerung des Rektums
Anorektale Manometrie	Funktion der Sphinkteren Druckmessung im Analkanal in Ruhe und beim Zusammenpressen sowie Wahrnehmungsschwellen für Dehnungsreize Luft-Distension – der Druck sollte mit steigendem Volumen fallen (rektoanaler Reflex). Zwei Drittel der Patienten mit idiopathischer Stuhlinkontinenz haben einen reduzierten analen Ruhedruck.
Schrittweise Druckmessung mit Ballonsonde	Bestimmung der Muskelaktivität in Ruhe, bei willkürlicher Kontrakti und beim Pressen. Aufzeichnung der Werte getrennt nach Analberei- chen („anal mapping").
Latenzzeit des N. pudendus	Effizienz der neuralen Reaktion
Kochsalzinfusionstest	Kontinenz für Flüssigkeiten
Untersuchungen der Kolonpassagezeit	Aufzeichnung der Zeit, die die Fäzes benötigen, um das Kolon zu passieren. Normalerweise haben 80 % der strahlendichten Substan am 5. Tag das Kolon passiert.

Tab. 10-2: Untersuchungen bei Verstopfung bzw. Stuhlinkontinenz

stand beispielsweise mit einer Colitis ulcerosa und Diarrhö oder mit einer Verstopfung in Zusammenhang, oder trat die Inkontinenz nach einer Geburt auf?

Welche weiteren Untersuchungen auch immer angezeigt sein mögen, die Anamnese spielt eine zentrale Rolle bei der Diagnose und der Festlegung der Therapie. Im Idealfall besteht das Assessment aus einem medizinischen und einem pflegerischen Teil. Um dieses Problem behandeln zu helfen, bedarf es auf beiden Seiten eines hohen Maßes an klinischem Bewußtsein und Motivation.

Sicherung der Diagnose Stuhlinkontinenz

In Tabelle 10-2 sind Untersuchungen aufgeführt, die zur Bestätigung der Diagnose im Hinblick auf die Ursache der Stuhlinkontinenz durchgeführt werden können. Sie reichen von der digitalen Untersuchung, der Proktoskopie und der Sigmoidoskopie mit starrem und flexiblem Endoskop über die endoanale Ultraschalluntersuchung bis zur Elektromyographie. Die beiden letztgenannten Untersuchungen werden immer mehr zu einem nützlichen Instrument zur Untersuchung von Rektum und

Anus. Bei Verdacht auf ein Malignom oder eine Divertikulose helfen Bariumkontrasteinläufe.

Obwohl die anorektale Manometrie auch weiterhin ein wichtiges Instrument ist, stellt die anorektale Ultraschalluntersuchung die wichtigste diagnostische Waffe dar. Bei dieser Technik wird eine kleine Sonde in den unteren Darmabschnitt eingeführt und direkt auf dem Röntgenschirm vor allem die Funktion des Analsphinkters beurteilt (Law ct al., 1991; Kamm, 1995). Zu diesem Zweck kann auch ein MRI-Scan durchgeführt werden.

10.5 Intrinsische Darmerkrankungen als Ursache einer Stuhlinkontinenz

Intrinsische Darmerkrankungen als Ursache einer Stuhlinkontinenz finden sich überwiegend im Dickdarm, ihre Ätiologie kann jedoch im Dünndarm zu suchen sein.

10.5.1 Diarrhö

Eine schwere Diarrhö kann die Wahrscheinlichkeit einer Stuhlinkontinenz erhöhen, vor allem, wenn sie fulminant, d. h. plötzlich und explosiv auftritt. Die Ursache muß durch Untersuchungen festgestellt werden. Stuhlinkontinenz ist eine zwar häufige, aber selten berichtete und hinterfragte Begleiterscheinung vieler dieser Erkrankungen (Leigh und Turnberg, 1982). Zusätzlich und als Teil des Managements bedarf jeder Flüssigkeits- und Elektrolytverlust der Korrektur.

Häufige Ursachen einer Diarrhö

- Colitis ulcerosa – Blut, Schleim und Diarrhö
- Morbus Crohn/Ileitis regionalis – Blut, Schleim und Diarrhö
- Divertikulose – Diarrhö oder Obstipation
- Rektumkarzinom (kann sich auch als Verstopfung und/oder rektale Blutung manifestieren) – dunkles, mit Kot vermischtes Blut
- Akute oder chronische Infektion (kann mit einer in Übersee erworbenen Krankheit in Zusammenhang stehen, etwa bei Dysenterie in Form blutiger Durchfälle)
- Reizdarmsyndrom – sehr variable Darmsymptomatik
- Medikamenteninduziert, z. B. durch Breitspektrum-Antibiotika, Laxanzienabusus oder Eisen, das möglichst abgesetzt werden sollte

Menschen mit beeinträchtigter Mobilität, herabgesetzter Sensibilität oder Wachheit oder mit bereits insuffizientem Sphinktermechanismus leiden bei Diarrhö wahrscheinlich rascher unter Stuhlinkontinenz als ansonsten gesunde Individuen. Ein Karzinom im unteren Darmtrakt ist die häufigste maligne Neubildung im Alter, jedoch sollte eine erst seit kurzem eingetretene Veränderung der Stuhlgewohnheiten unabhängig vom Alter des Patienten untersucht werden. Zur Behandlung der durch diese Auslöser verursachten Inkontinenz gehört natürlich auch die Therapie der Grunderkrankung.

10.5.2 Ringmuskelschwäche und Analinsuffizienz

Die Muskeln des Beckenbodens unterstützen den Analsphinkter. Ein Anstieg des intraabdominellen Drucks drückt den Inhalt des Rektums normalerweise nach unten und aus dem Rektum hinaus. Jede Schwäche führt tendenziell zur fäkalen Streßinkontinenz. Abbildung 10-3 zeigt,

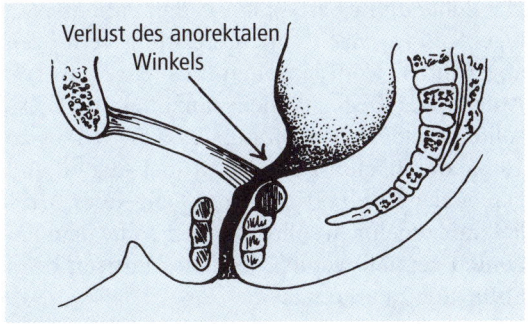

Verlust des anorektalen Winkels

Abb. 10-3: Bei Muskelschwäche geht das durch den anorektalen Winkel gebildete Klappenventil verloren. Ein chirurgischer Eingriff zur Rekonstruktion scheint zu einer besseren Funktion des Analsphinkters und der analen Sensibilität zu führen.

daß das durch den anorektalen Winkel gebildete Klappenventil bei Muskelschwäche verlorengeht. Ein chirurgischer Eingriff zur Rekonstruktion dieses Ventils scheint zu einer besseren Funktion des Analsphinkters und der analen Sensibilität zu führen, obwohl sich seine Relevanz für den anorektalen Winkel selbst bezweifeln läßt.

Ein Sphinkterschaden kann die Folge kongenitaler Anomalien, wie z. B. einer Spina bifida, eines obstetrischen oder epiduralen Traumas oder eines chirurgischen Eingriffs am Anus sein. Sultan et al. (1993a und b) haben festgestellt, daß 10 % der Frauen nach ihrer ersten vaginalen Entbindung neue Stuhlgewohnheiten entwickeln und daß zwei Drittel von ihnen strukturelle Schäden an einem oder beiden Sphinkteren zurückbehalten. Eine Zangengeburt geht mit einer 80 %igen Inzidenz eines strukturellen Sphinkterschadens einher. Lebenslanges Pressen beim Stuhlgang kann ebenfalls an einer Beckenbodenschwäche beteiligt sein, die in milder Ausprägung unter Umständen auf Beckenbodenübungen anspricht. Diese sollten ganz so wie Übungen bei Harnstreßinkontinenz (s. Kap. 6) gelehrt werden, wobei sich die Patientin jedoch eher auf den rückwärtigen als auf den vorderen Teil des Beckenbodens konzentriert.

Der Tonus des Rektums sollte bei der digitalen rektalen Untersuchung mit dem Zeigefinger überprüft werden. Dazu wird der Patient angewiesen, den Anus zusammenzuziehen, wodurch die Perinealmuskulatur zum Einsatz kommt. Die Behandlung besteht darin, den Patienten zu regelmäßigen, nach seinem Leistungsvermögen abgestuften Kontraktionen des rückwärtigen Anteils des Beckenbodens anzuhalten. Diese sollten mindestens 3 Monate lang täglich bis zu 10mal durchgeführt werden, wobei Anzahl und Dauer der Kontraktionen mit steigender Muskelkraft zunehmen sollten. Ferner sollte dem Patienten geraten werden, jegliches Pressen beim Stuhlgang zu unterlassen.

Zur Unterstützung bzw. Verstärkung von Beckenbodenübungen kann seitens der Physiotherapie die Elektrostimulation eingesetzt werden. Im übrigen lassen sich alle Methoden anwenden, die auch bei Harnstreßinkontinenz in Frage kommen (s. Kap. 6). Auch über den Einsatz von Kegeln mit unterschiedlichem Gewicht zur rektalen Anwendung wurde bereits berichtet (Fox et al., 1991).

Als Richtlinie für den Operationsbedarf kann gelten, daß bei den meisten Menschen mit einer Muskelschwäche, die hinreichend ausgeprägt ist, um bei solidem Stuhl zur Inkontinenz zu führen, eine chirurgische Wiederherstellung der Kontinenz erforderlich ist. Tabelle 10-3 zeigt die häufigsten Operationen bei Stuhlinkontinenz.

Es ist bewiesen, daß chronisches Pressen beim Stuhlgang oder eine verlängerte Austreibungsphase nicht nur zu direkten Muskelschäden, sondern durch die anhaltende Dehnung der Nervenfasern auch zu Schäden der Innervation des Beckenbodens führen kann (Parks, 1980; Snooks et al., 1984), obwohl spätere Arbeiten daran zweifeln lassen, ob dieser Mechanismus der Hauptauslöser einer obstetrischen Schädigung ist (Kamm, 1994). Dies kann noch verstärkt werden, wenn die normale Begrenzung des Pressens in der Austreibungsphase durch eine Epiduralanästhesie ausgeschaltet wird. Hat das Pressen gleichzeitig zu einem Rektumprolaps geführt, wie er auch bei Kindern mit zystischer Fibrose vorkommen kann, so sollte dieser zuerst behandelt werden. In einigen, wenn auch nicht allen Fällen eines Rektumprolapses mit Stuhlinkontinenz kann zusätzlich eine posteriore Raffplastik erforderlich werden, bei dem der geschwächte oder geschädigte Analsphinkter gestärkt wird.

10.5.3 Fisteln

Eine Fistel ist eine abnorme Verbindung der Höhlung eines Organs mit der eines anderen oder mit der Hautoberfläche. Eine rekto-vaginale Fistel wird gewöhnlich durch ein Trauma bei der Entbindung verursacht und findet sich meist in Ländern der Dritten Welt. Gelegentlich kann sie als Folge einer Darmerkrankung, etwa bei Morbus Crohn, oder nach einer Radiotherapie bei Malignomen des Beckens, der Blase oder der Fortpflanzungsorgane entstehen. Sie bedarf der Exzision und chirurgischen Rekonstruktion.

Diagnose	Verfahren
Idiopathische Stuhlinkontinenz – bei unzureichender Funktion von Analsphinkter, Analkanal und Beckenboden	• Posteriore Raffplastik • Sphinkteroplastik (anteriore Raffplastik und Levatorplastik) • Totale Beckenbodenplastik • Transposition des M. gracilis und Implantation eines elektrischen Stimulators (noch nicht umfassend untersucht) bei Ausfall eines erheblichen Anteils des äußeren Sphinkters bei Patienten mit motorischer Denervierung (Baeten et al., 1991) • Kontinentes Stoma: Die Appendix wird ins Zäkum reimplantiert, ohne daß ein Reflux möglich ist, und das andere Ende wird in Form eines Kanals an die Hautoberfläche geführt, wo es katheterisiert werden kann. Anterograde Spülungen lösen eine Darmentleerung aus (Malone et al., 1990).
Rektumprolaps	• Abdominale Rektopexie – bei langen Passagezeiten durch das Kolon mit Kolonresektion – oft gefolgt von Problemen mit Verstopfung und unvollständiger Darmentleerung • Perineale Rektopexie bzw. Puborektoplastik • Sphinkterersatzplastik nach Rehn-Delorme mit bisweilen unbefriedigenden Ergebnissen bei Inkontinenz
Obstipation	• Totale oder subtotale Kolektomie mit ileorektaler Anastomose bei Obstipation infolge langer Passagezeiten • Kolektomie mit Beckenboden-Retraining bei Obstipation infolge langer Passagezeiten und Funktionsstörungen des Beckenbodens • Kolostomie bei unbehandelbarer Obstipation bzw. Stuhlinkontinenz

Tab. 10-3: Die häufigsten Operationen bei Stuhlinkontinenz

10.6 Erkrankungen des Nervensystems

Bei der Koordination und Kontrolle des Defäkationsreflexes spielen auch die Medulla und die höheren kortikalen Zentren eine Rolle. Daher wird jede Erkrankung des Nervensystems, die die Fähigkeit zur Erkennung oder Hemmung einer unmittelbar bevorstehenden Defäkation beeinträchtigt, auch zu einer Inkontinenz unterschiedlichen Ausmaßes führen – ähnlich der ungehemmten oder instabilen Blase. Eine infolge eines Traumas, einer akuten oder chronischen Myelitis oder eines (Prostata-)Karzinoms zum Paraplegiker gewordene Person beispielsweise kann jede direkte Sensibilität für die Darmtätigkeit und die willkürliche Kontrolle darüber ver-

lieren. Neurologische Krankheiten wie Multiple Sklerose, diabetische Neuropathie, zerebrovaskuläre Verschlußkrankheit oder Demenz können sowohl die Sensibilität oder die Hemmung als auch beide zusammen beeinträchtigen. Bei dementen Personen kommt es bisweilen zur Inkontinenz, weil sie körperlich nicht in der Lage sind, die Defäkation zu hemmen, unter anderem auch deshalb, weil das Bewußtsein für unangemessenes Verhalten verlorengegangen ist.

10.6.1 Der para- oder tetraplegische Patient

Oft erhält der Patient nur indirekte Hinweise darauf, wann das Rektum voll ist und die Defäkation unmittelbar bevorsteht. Dann finden sich oft verschiedene vegetative Indikatoren, wie Tachykardie, Schwitzen oder Flush, und sowohl das betroffene Individuum als auch eventuell betreuende Personen sollten lernen, auf diese individuellen Hinweise zu achten, wenn es zur Kontinenz kommen soll. Liegt die Läsion oberhalb der Cauda equina, läßt sich der Defäkationsreflex im allgemeinen willkürlich auslösen, sobald die Phase des spinalen Schocks erst einmal vorüber ist. Dies hilft jedoch nur bei vollem Rektum, so daß die bzw. der Betroffene lernen muß, diesen Zustand richtig zu erkennen und entsprechend zu handeln, bevor ein unwillkürlicher Reflex Inkontinenz auslöst. Bei vielen läßt sich dieser Reflex durch Dilatieren des Anus mit dem Finger oder einem entsprechenden Instrument auslösen. Manche Paraplegiker spüren die selben vegetativen Indikatoren auch bei einer vollen Blase.

10.6.2 Schädigungen der Cauda equina

Ist der Defäkationsreflex infolge einer Schädigung der Sakralwurzeln S2 bis S3 gestört, fällt die Kontrolle über die Defäkation oft extrem schwer, und häufig kommt es zu völlig unbeherrschbarer Inkontinenz. Ihrer Innervation beraubt, sind die Sphinkteren üblicherweise schlaff und klaffend und lassen ins Rektum gelangende Fäzes ungehindert nach außen dringen. Wenn es jemandem mit neurogener Stuhlinkontinenz nicht gelang, eine ausreichende willkürliche Kontrolle zu erlangen, wurde bislang angenommen, daß sich das Problem am besten lösen ließe, indem künstlich eine Obstipation induziert und dann festgelegte Darmentleerungen geplant würden. Inzwischen wird empfohlen, daß es vorteilhafter sein könne, den Darm leer zu halten und auf ausreichend Ballaststoffe, Flüssigkeit und Bewegung zu achten sowie eine Behandlung mit Laxanzien durchzuführen, um geregelte Darmentleerungen zu erreichen. Dies sollte zu einem normaleren Lebensstil führen und die toxischen Auswirkungen der „geplanten" Obstipation – chronisches Unwohlsein oder Verwirrtheit – verhindern.

10.7 Obstipation

Schwere Obstipation (Verstopfung) mit Koteinklemmung ist die häufigste und bei älteren Menschen sowie bei Menschen in Pflegeheimen mit Sicherheit die überwiegende Ursache einer Stuhlinkontinenz. Chronische Obstipation führt zu Koteinklemmung, wenn die Flüssigkeit in den Fäzes nach und nach vom Kolon resorbiert wird und harte, runde Kotballen (Skybala) im Darm zurückbleiben. Diese harte Substanz fördert die Schleimproduktion und Bakterienaktivität, was zu übelriechenden Ansammlungen brauner Flüssigkeit führt. Wird das Rektum überdehnt, ganz gleich, wie lange, so werden der innere und äußere Sphinkter vollkommen blockiert und erschlaffen. Dies führt zu einem klaffenden Sphinkter, durch den dieses Material in Form einer Pseudodiarrhö ungehindert austreten kann. Die Symptomatik des Patienten besteht gewöhnlich im Abgang von flüssigem Stuhl, ohne daß ihm dies bewußt ist oder er die Kontrolle darüber hat. Wird die Diagnose der tatsächlichen Ursache verfehlt und der Patient fälschlicherweise mit einem konstipierenden Medikament gegen Diarrhö behandelt, so verschlechtert sich dieser Zustand natürlich. Durch die Schwerkraft oder den Druck neugebildeter Kotmassen können bisweilen auch einige der Kotballen abgehen.

Koteinklemmung erkennen

Bei vielen Patienten mit Koteinklemmung findet sich harter Stuhl im Rektum, der sich bei der für dieses Assessment obligaten digitalen rektalen Untersuchung leicht feststellen läßt. Bei manchen liegt die Koteinklemmung jedoch weiter oben und wird bei der digitalen Untersuchung nicht erfaßt, was die untersuchende Person möglicherweise zu der Ansicht verleitet, daß eine Obstipation nicht das Problem sein könne. Andererseits kann das Rektum auch mit weichem, lehmartigen Kot gefüllt sein (Barrett, 1993). Anhaltende fäkale Verschmutzung bei vollem Rektum spricht jedoch unabhängig von der Konsistenz des Stuhls für eine Koteinklemmung.

10.7.1 Ursachen einer Obstipation

Obstipation, die einer Koteinklemmung mit nachfolgender Stuhlinkontinenz zugrundeliegende Ursache, hat viele mögliche Auslöser (Tab. 10-4).

„Obstipation" hat für den Einzelnen eine jeweils unterschiedliche Bedeutung und ist ein schwer zu definierender Begriff. Viele werden behaupten, unter Verstopfung zu leiden, wenn sie nicht einmal täglich Stuhlgang haben. Ist der Stuhl von weicher Konsistenz und läßt sich ohne Anstrengung bzw. starkes Pressen absetzen, ist dies keine echte Obstipation. Der Begriff gilt vielmehr für harten und schweren Stuhlgang, der gewöhnlich auch selten und unregelmäßig ist. Neben einer Inkontinenz kann eine Koteinklemmung auch zu Darmverlegung, zu Störungen der Geistesfunktionen einschließlich Apathie und Agitiertheit oder Verwirrtheit, zu rekta-

len Blutungen sowie zu einer Harnverhaltung mit möglicher Überlaufinkontinenz führen.

Einfache Obstipation

Die einfache, d. h. ohne ursächliche Darmpathologie auftretende Obstipation ist oft selbstverschuldet. Sie kann durch Bewegungsmangel oder geringe Flüssigkeits- oder Nahrungsaufnahme verursacht werden, wobei die geringe Flüssigkeitsaufnahme oft in der Furcht vor Harninkontinenz begründet liegt. Schlechte, vor allem ballaststoff- oder schlackenarme Ernährung ist eine weitere Ursache, die bei älteren Menschen finanzielle oder soziale Gründe haben kann oder in Zahnproblemen, einer schmerzenden Mundhöhle oder wundem Zahnfleisch liegen kann. Manche älteren Menschen benötigen Ballaststoffe in einer Form, die nicht mehr des Kauens bedarf, wie z. B. geschroteten Weizen. Körperliche

Ursache	Beispiele
Einfache Obstipation	• Ballaststoffarme Ernährung • Dehydration • Faktoren aus dem Umfeld, z. B. zu wenige und ungünstig gelegene oder kalte, schmutzige und übelriechende, einsehbare Toiletten, mangelndes oder fehlendes Toilettenpapier etc. • Einstellungen der den Patienten versorgenden Personen und der Gesellschaft im allgemeinen
Erkrankungen mit Störungen der Darmmotilität	• Reizdarmsyndrom • Idiopathisches Megakolon (M. Hirschsprung) • Spina bifida
Psychiatrische Erkrankungen/Störungen	• Depression • Verwirrtheit • Anorexia nervosa
Lokale pathologische Zustände	• Analfissur, Hämorrhoiden • Divertikulose • Ausgedehnte Darmverlegung
Systemische pathologische Zustände	• Erkrankungen des Endokriniums, z. B. Hypothyreose oder Diabetes mellitus • Kachexie infolge einer Karzinomatose
Iatrogene Ursachen	• Medikamenteninduziert • Immobilität • Ungenügendes Pflege-Management

Tab. 10-4: Häufige Ursachen einer Obstipation

Aktivität ist ein wichtiger Stimulus für die Kolontätigkeit, und bei stark immobilisierten Menschen sind voluminöse Stühle selten. Verminderte geistige Wachheit kann auch dazu führen, daß ein auftretender Stuhldrang ignoriert wird.

Einfluß der Situation und Umgebung

Die Umgebung kann ein wichtiger Auslöser einer Obstipation sein. Manche Toiletten sind zu hoch, als daß die Füße noch bequem auf dem Boden aufsetzen könnten, so daß ein zusätzliches Unterstützen der Defäkation durch die Bauchmuskulatur nicht möglich ist. Dies kann vor allem bei älteren Menschen mit unter Umständen bereits herabgesetztem Muskeltonus eine Rolle spielen. Kalte, unbequeme oder ungünstig gelegene sanitäre Einrichtungen können bewirken, daß Signale aus dem Rektum ignoriert werden und lassen darüber hinaus vermuten, daß für einen richtigen Stuhlgang auch nicht genügend Zeit zur Verfügung stünde. Auch Ungestörtheit und Privatsphäre sind wichtig für eine vollständige Defäkation, die andernfalls vielleicht hinausgezögert wird oder unvollendet bleibt. Dies kann beispielsweise bei einem Kind in der Schule der Fall sein, das von anderen Kindern, die heimlich auf der Toilette rauchen wollen, oder durch fehlende Schlösser an aufgebrochenen Türen am Stuhlgang gehindert wird. Die Ursache kann auch in der Person selbst liegen, die sich gerade auf der Toilette befindet und befürchtet, daß andere warten oder den Geruch wahrnehmen. Es kann auch den Patienten auf Station treffen, der die Pflegeperson vor der Tür herumhantieren hört und in der Hoffnung abwartet, das nächste Mal weniger gestört zu werden und mehr Zeit zu haben. Viele Menschen haben die Fähigkeit, die Defäkation beinahe unbegrenzt hinauszuzögern. Die Folge kann eine Koteinklemmung sein.

Erkrankungen mit Störungen der Darmmotilität

Mit radioaktiven Substanzen wurde die normale Passagezeit von Nahrung durch den Darm gemessen. Sie liegt bei den meisten Menschen von der Mundhöhle bis zum Anus zwischen 3 und 7 Tagen. Krankheiten wie das Reizdarmsyndrom oder eine Divertikulose, die möglicherweise ihrerseits durch die schlacken- und ballaststoffarme, kohlenhydratreiche und konstipierende Ernährungsweise in westlichen Ländern verursacht werden, können zu Obstipation führen, die bisweilen im Wechsel mit Diarrhö auftritt. Bei manchen Menschen ist die Passagezeit infolge eines erweiterten und verlängerten Megakolons idiopathisch verlängert. Auch mit zunehmendem Alter kommt es wahrscheinlich zu einer Verlängerung. Eine lange Passagezeit von nicht selten 8–15 Tagen ermöglicht eine höhere Wasserrückresorption und fördert das Entstehen einer Koteinklemmung. Bei älteren Menschen kann dies zur Koprostase mit Pseudoinkontinenz führen, bei dem ein enorm erweitertes absteigendes Kolon niemals völlig entleert wird.

Psychiatrische Erkrankungen und Störungen

Depression, Verwirrtheit und Demenz können zur Obstipation prädisponieren. Umgekehrt kann diese auch die Ursache von Verwirrtheit sein. Bisweilen ist Obstipation auch das äußere Zeichen einer Anorexia nervosa, abnormer Abführpraktiken und mancher Psychosen.

Obstipation als Folge lokaler oder systemischer Erkrankungen

Ein Dickdarmkarzinom kann in sich Form einer Obstipation oder als rektale Blutung bemerkbar machen. Hämorrhoiden, eine Analstriktur oder eine schmerzhafte Erkrankung im Anorektalbereich löst wahrscheinlich eine Hemmung der Defäkation und damit Obstipation aus. Die Ursache kann in endokrinen Erkrankungen mit neurologischen Komplikationen, vor allem Hypothyreose und Diabetes mellitus, liegen.

Da Hämorrhoiden sehr häufig vorkommen und weil ihr Management ein essentieller Bestandteil im Umgang mit Darmproblemen sein kann, werden die gegenwärtig zur Behandlung dieser vermeidbaren Erkrankung eingesetzten Verfahren in Tabelle 10-5 aufgeführt.

- Suppositorien und ballaststoffreiche Ernährung in den Frühstadien

- Injektion von 5 %iger Phenollösung und Infrarotkoagulation bei geringfügig prolabierten Hämorrhoiden

- Gummibandligatur und Kryochirurgie bei mäßig prolabierten Hämorrhoiden

- Dilatation bei angespanntem, hyperaktivem inneren und äußeren Sphinkter. Bei schwachem Sphinkter können ein Perinealdeszensus oder chronische Diarrhö vorliegen.

- Hämorrhoidektomie durch Ligatur und chirurgisches Entfernen bei großen und stark prolabierten Hämorrhoiden

Tab. 10-5: Behandlung innerer Hämorrhoiden

Iatrogene Schäden

Eine Obstipation kann auch künstlich hervorgerufen werden. Analgetika und besonders Opiate, Anticholinergika sowie Medikamente gegen die Parkinson-Krankheit gehören zu den vielen Mitteln, die diesen Effekt haben. In diesem Zusammenhang erscheint der Hinweis gerechtfertigt, daß die über 65jährigen 20 % der Bevölkerung darstellen und 50 % aller verschriebenen Medikamente erhalten (Macphee und Brodie, 1992). Andererseits kann sich eine Obstipation auch während einer Phase erzwungener Immobilität, etwa nach einer Operation entwickeln. Sie kann auch durch schlechtes Pflege-Management hervorgerufen werden, etwa indem der Patient gezwungen wird, seinen Stuhlgang im Bett auf einer Bettpfanne zu erledigen – ein höchst unnatürlicher Vorgang, sowohl wegen der ungeeigneten Stellung als auch wegen des Mangels an Privatsphäre. Das Pressen und die Anstrengung, ganz zu schweigen vom Streß, die den Versuch eines Stuhlgangs auf der Bettpfanne begleiten, wiegen oft schwerer als die Belastung durch das Aufstehen und den Gebrauch des Toilettenstuhls oder der Gang zur Toilette. Bei kardiologischen Patienten und bei Patienten nach einer Operation geht Pressen beim Stuhlgang oft einem Herzstillstand und plötzlichem Herztod, oft in Verbindung mit einer ausgedehnten Lungenembolie voraus. Vor allem jungen Frauen können unter Anismus leiden, bei dem sich der M. puborectalis und der äußere Sphinkter beim Pressen nicht hinreichend entspannen, was zu chronischer und unbehandelbarer Obstipation führt.

Obstipation bei älteren Menschen

Bei einem älteren Menschen können mehrere der oben erwähnten Probleme gleichzeitig eine Obstipation verursachen. Wilkins (1968) hat bezüglich der Obstipation bei älteren Menschen einen Teufelskreis beschrieben (Abb. 10-4). Dabei können sich Faktoren miteinander kombinieren, um eine Obstipation zu unterhalten.

Viele ältere Menschen sind von ihrem Darm besessen – oft wegen der lebenslangen Angewohnheit der wöchentlichen Darmreinigung und der hartnäckigen Überzeugung, daß ein nicht regelmäßig und vollständig entleerter Darm „giftig" werden kann. Oft führen sie jedes Unwohlsein oder Krankheitsgefühl auf zu seltene Darmentleerungen zurück, und viele betreiben chronischen Laxanzienabusus (Connnell et al., 1965; Sekas, 1987). Schon dieser allein kann Probleme verursachen und nach und nach die Kolonaktivität beeinträchtigen, indem er zu einer Schädigung der Nerven und einem „kathartischen" Kolon führt. Es gibt keinen echten Beweis dafür, daß gesunde, aktive alte Menschen häufiger konstipiert sind als jüngere Leute. Die vorsorgliche Einnahme von Laxanzien sollte am besten vermieden werden, soweit die Obstipation nicht ein bekanntes Problem ist, das sich anderweitig nicht behandeln läßt. Wegen einer gewissen Atrophie der Darmschleimhaut und -muskulatur steigen die Passagezeiten im Alter leicht an. Ältere Menschen sollten dahingehend beruhigt werden, daß eine im Alter seltenere Defäkation normal ist, und man sollte ihnen beibringen, dies nicht mit „Obstipation" gleichzusetzen, solange der Stuhl nicht hart wird und schwer absetzbar ist.

Ältere Menschen in Fürsorgeeinrichtungen leiden oft unter anhaltender Stuhlinkontinenz. Obwohl sie oft als Folge einer Koteinklemmung auftritt, läßt sich das Problem nicht immer durch bloßes Entfernen der Kotmassen aus dem Darm lösen. Rands und Malone-Lee (1990) stellten fest, daß eine 2monatige, intensive Behandlung

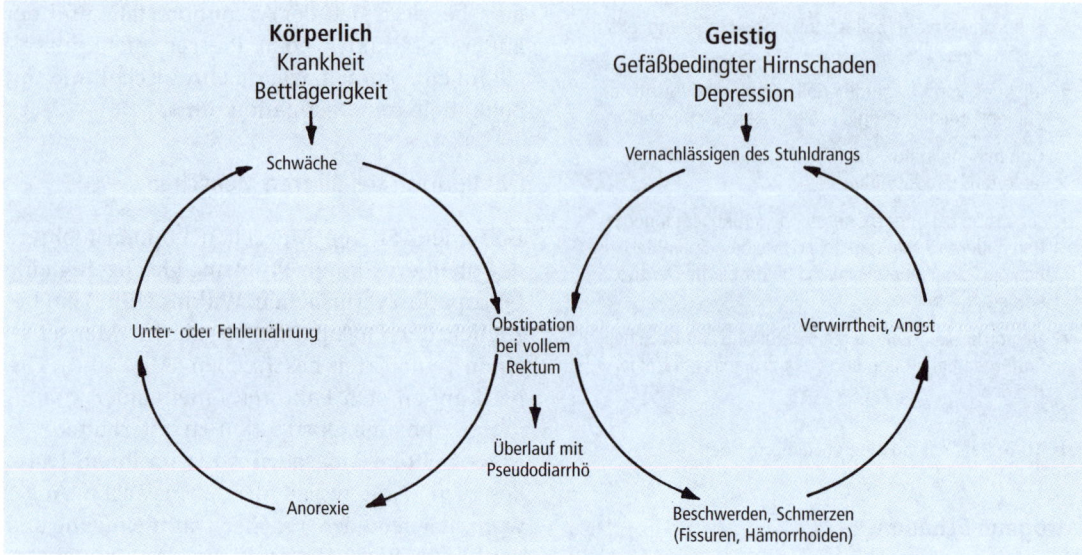

Abb. 10-4: Teufelskreise der Obstipation bei älteren Menschen (Wilkins, 1968)

zwar die Koteinklemmung beseitigte, nicht aber die Inkontinenz. Darüber hinaus war die Compliance des Personals bei den verordneten Behandlungsplänen nur sehr schlecht. Es scheint, daß Ursachen und Behandlung einer Stuhlinkontinenz in Heimen der Langzeitversorgung komplex und multifaktoriell sind, und bislang liegen noch nicht genügend Forschungsergebnisse vor, um definitive Empfehlungen für eine Behandlung auszusprechen.

10.7.2 Untersuchung bei Obstipation und Koteinklemmung

Angesichts der großen Anzahl möglicher Ursachen, wie sie oben beschrieben wurden, sollte eine Obstipation mit Koteinklemmung immer untersucht und die zugrundeliegende Ursache, soweit möglich, behandelt werden. In den meisten Fällen deckt die rektale digitale Untersuchung eine Koteinklemmung auf, obwohl sich gelegentlich auch weicher Stuhl findet und das Rektum manchmal sogar leer sein kann. Bei Verdacht auf eine höhergelegene Koteinklemmung hilft eine Abdomenleeraufnahme. Viele Auslöser lassen sich recht einfach behandeln, etwa durch Wechsel der Medikation, die Therapie einer Hy-

pothyreose oder von Hämorrhoiden oder auch durch ein neues Gebiß, um feste Nahrung mit mehr Ballaststoffen besser kauen zu können.

Die weitere Untersuchung hängt vom klinischen Bild ab. Hier kann es helfen, auf die Tabellen 10-1 und 10-2 zurückzugreifen.

10.7.3 Behandlung einer durch Koteinklemmung verursachten Stuhlinkontinenz

Primär notwendig ist die Beseitigung der Koteinklemmung. Das manuelle Entleeren der Fäzes wird jedoch nur selten notwendig sein und sollte dann nur von einer Pflegeperson vorgenommen werden, die darin auch richtig ausgebildet wurde. Die beste Methode besteht gewöhnlich in einer Reihe täglich verabreichter Einläufe – Phosphat bei weichem, Docusat bei hartem Stuhl –, und zwar 7–10 Tage lang oder bis keine Fäzes mehr entleert werden. Ein einzelner Einlauf genügt nur selten, selbst wenn sich dadurch ein scheinbar gutes Ergebnis erzielen läßt, weil die Koteinklemmung oft sehr ausgedehnt ist und der Einlauf lediglich den unteren Teil des Darms reinigt. Die Furcht vieler Patienten vor Einläufen stammt noch aus den Tagen voluminöser Seifenwassereinläufe, die sowohl extrem unangenehm als auch unappetitlich waren und nicht mehr durchgeführt werden sollten. Die modernen niedervolumigen (100–150 ml) Phosphateinläufe verursachen nur geringes Unwohlsein und stellen im allgemeinen keine besondere Belastung dar, sofern sie nach ausführlicher vorheriger Erläuterung und unter angemessener Berücksichtigung der Privatsphäre und Würde des Patienten angewandt werden. Noch günstiger sind die neuen Mikroklistiere mit 5–10 ml.

Bleibt eine Stuhlinkontinenz auch nach vollständiger Entleerung des Darms bestehen, was sich anhand einer Abdomenleeraufnahme leicht bestätigen läßt, so kann als Auslöser gewöhnlich eher eine neurogene Ursache als eine Koteinklemmung angenommen werden.

Koteinklemmung prophylaktisch vermeiden

Ist die Koteinklemmung erst einmal beseitigt, muß jede Anstrengung unternommen werden, um ein erneutes Auftreten zu verhindern. Dazu kann es genügen, auf die Ernährung, die Flüssigkeitsaufnahme, die Mobilität sowie auf die sanitären Einrichtungen und die Medikation zu achten. Manche Patienten benötigen darüber hinaus Wirkstoffe, um ihren Stuhlgang regelmäßig zu halten. Laxanzien gibt es in großer Vielfalt. Sie lassen sich in 4 Gruppen unterteilen:

- Quellmittel,
- stuhlerweichende Mittel,
- chemisch wirkende Mittel und
- rektal applizierbare Entleerungshilfen, z. B. Mikroklistiere.

Laxanzien (Tab. 10-6)

Quellmittel wirken durch ihre hydrophilen Eigenschaften, d. h. indem sie einen Wassereinstrom in den Stuhl bewirken. Gewöhnlich besteht Stuhl zu 60–70 % aus Wasser, und schon ein Anstieg von 10 % führt zu einer beträchtlichen Erweichung. Natürliche, unbearbeitete Kleie ist vielleicht der wirksamste Quellstoff, es gibt jedoch auch Markenartikel. Weil Kleien mit der Nahrung vermischt und gekaut wird, bildet

Art	Anmerkungen/Kontraindikationen	Beispiele
Quellstoffe	Schrittweise und nur nach Beseitigung der Koteinklemmung einsetzen. Bei Verlust der rektalen Sensibilität oder Koprostase mit Pseudoinkontinenz nicht einsetzen. Für ausreichende Flüssigkeitszufuhr sorgen.	Natürliche Kleie Fybogel Isogel Normacol
Stuhlerweichende Mittel	Allgemeinen Gebrauch von Rizinusöl vermeiden (s. Text).	Rizinusöl Docusat (auch osmotisch wirksam)
Reizstoffe bzw. chemisch wirksame Laxanzien	In minimal wirksamer Dosis einsetzen.	Senna Bisacodyl
Quellende und stimulierende Stoffe	Flatus und Spannungsgefühl können ein Problem sein.	Manevac
Osmotisch wirksame Laxanzien	Flatus kann ein Problem sein.	Magnesiummilch Laktulose, Docusat (auch stuhlerweichend wirksam)
Rektal verabreichte Laxanzien	Manche Patienten benötigen u. U. Hilfe oder finden den Gebrauch unangenehm.	Suppositorien (z. B. Glyzerin, Bisacodyl); Einläufe (z. B. Phosphat oder Mikroklistiere)

Tab. 10-6: Häufig verwendete Laxanzien

sie seltener einen Bolus, vor allem, wenn man sie mit ausreichend Flüssigkeit zu sich nimmt, und die Gefahr einer Darmverlegung ist daher nur gering. Ballaststoffe lassen sich auch in Form entsprechender Zerealien aufnehmen. In Form von Granula aufgenommene Quellstoffe führen leichter einmal zur Verklumpung und Bolusbildung.

Es darf nicht vergessen werden, daß Quellstoffe mehrere Tage benötigen, um das Kolon zu erreichen. Bevor mit einer solchen Behandlung begonnen wird, sollte eine Koteinklemmung beseitigt werden. Geschieht dies nicht, sammelt sich die zusätzliche Fäkalmasse lediglich oberhalb der bereits vorhandenen an und erhöht die Menge der zu beseitigenden Fäzes. Quellstoffe erhöhen den Wassergehalt und das Volumen des Stuhls, verkürzen die Passagezeit durch den Darm und führen dadurch zu häufigerer Defäkation. Bei Patienten mit herabgesetzter Sensibilität im Analbereich, bei denjenigen, die einen Stuhldrang ignorieren sowie bei Personen mit bekannter Koprostase mit Pseudoinkontinenz sollten sie daher mit Vorsicht eingesetzt werden. Zu den Nebenwirkungen gehören die Zunahme des abdominellen Spannungsgefühls und der Winde. Bei ungenügender Flüssigkeitszufuhr verstärkt die erhöhte Aufnahme von Kleie eine Koteinklemmung. Diese Probleme lassen sich durch allmähliches Steigern der Kleiezufuhr auf ein Minimum reduzieren.

Stuhlerweichende Substanzen sind oral verabreichte Laxanzien, die die Konsistenz des Stuhls verändern sollen. Früher wurde dazu meist flüssiges Paraffin verwendet, jedoch sollte diese Substanz wegen ihrer vielfältigen schädlichen Wirkungen längst nicht mehr zum Einsatz kommen. Dazu gehören Verdauungsstörungen, die Bindung fettlöslicher Vitamine, Ablagerung in den Lungen mit Lipidpneumonie durch Einatmen, Paraffinome bei Ablagerung im Gewebe und Stuhlinkontinenz. Auch Rizinusöl sollte nicht allgemein verwendet werden. Es wirkt, indem es den Dünndarm zu höchster Aktivität anregt und dadurch bei den meisten Menschen innerhalb von 2 Stunden zur vollständigen Darmreinigung führt. Der mit Rizinusöl einhergehende Verlust an Wasser, Elektrolyten und Nähr-

stoffen macht es für den wiederholten Gebrauch ungeeignet, vor allem bei älteren Menschen.

Chemisch oder als Reizstoff wirksame Laxanzien regen die Peristaltik des Kolons an. Meist werden Senna oder Bisacodyl verwendet. Da sie selektiv auf das Kolon wirken, stören sie den Darm als Ganzes nicht und haben nur geringe Auswirkungen auf den Flüssigkeits- und Elektrolythaushalt und die Darmflora. Bei Anwendung über einen längeren Zeitraum sollte jeweils immer nur die niedrigste noch wirksame Dosis genommen werden.

Osmotisch wirksame Laxanzien, z.B. der Zucker Laktulose, ziehen Wasser an und erweichen den Stuhl. Bei manchen Patienten rufen sie ein Gefühl des Aufgetriebenseins und starke Darmwinde hervor.

Von den rektal verabreichten Laxanzien sind die niedervolumigen Klistiere für den Einmalgebrauch wahrscheinlich am bequemsten. Ihr Einsatz erfordert jedoch gewöhnlich Hilfestellung. Bei schwächer ausgeprägter Problematik können sich auch Suppositorien mit Glyzerin oder Bisacodyl als wirksam erweisen und von vielen ohne fremde Hilfe verwendet werden.

Stuhlgewohnheiten genau beobachten

Oft findet sich die individuell beste Vorgehensweise nur durch Ausprobieren verschiedener Möglichkeiten. Am wichtigsten ist es jedoch, eine erneute Koteinklemmung zu verhindern, weil dann auch die Stuhlinkontinenz wieder auftritt. Für den Umgang mit Patienten in einem Heim oder einer Klinik bedeutet dies oft ein genaues Beobachten der individuellen Stuhlgewohnheiten. Die herkömmliche Pflegepraxis, die darin besteht, den Patienten lediglich zu fragen, ob er Stuhlgang gehabt habe, und dann ein „Ja" oder „Nein" im Verlaufsbogen oder in der Patientenakte zu vermerken oder anzukreuzen, ist unzureichend und erfüllt nicht die erforderliche Sorgfaltspflicht. Es bedarf großer Wachsamkeit, um den durchaus verhinderbaren Zustand der Inkontinenz infolge einer Koteinklemmung abzuwenden. Dazu muß der Patient eingehender nach seinem Stuhlgang, d.h. nach Menge und Konsistenz, Schwierigkeiten beim Absetzen und Beschwerden, Blähungen oder unvollständiger Entleerung des Darms befragt werden.

Die Pflegeperson muß die Würde des Patienten wahren, für eine mögliche Verlegenheit sensibilisiert sein und eine passende Gelegenheit wählen, um diese Fragen unter vier Augen zu stellen. Fragen in Gegenwart von Besuchern oder anderen Patienten werden wohl kaum vollständig beantwortet und spontane Bemerkungen eher unterdrückt. Ist kein Verlaß auf die Angaben des Patienten, liegt es in der Verantwortung der Pflegeperson, selbst den Stuhl zu begutachten und Notizen zu machen. Das beschwerliche Absetzen eines kleinen, harten Kotbällchens einmal am Tag, das oft als „Stuhlgang" verzeichnet und als Zeichen dafür angesehen wird, das alles in Ordnung sei, bedeutet nur allzu oft genau das Gegenteil, nämlich den Hinweis auf eine unmittelbar drohende Koteinklemmung. Besteht der Verdacht darauf, muß die Pflegeperson unter Umständen eine digitale rektale Untersuchung mit dem Zeigefinger, der zuvor mit einem Fingerling und Gleitgel versehen wurde, durchführen, um sicherzugehen, daß sich keine Koteinklemmung entwickelt. Das damit einhergehende unangenehme Gefühl für den Patienten ist verglichen mit der Belastung und den Beschwerden einer Koteinklemmung mit Inkontinenz nur geringfügig.

Peinlich genaues Beobachten, verbunden mit dem Optimismus und der Überzeugung, daß eine Koteinklemmung vermeidbar ist, kann die Prävalenz der Stuhlinkontinenz in unseren Pflegeeinrichtungen ganz erheblich senken. Paradox ist, daß die Ergebnisse trotz dieser einfachen Botschaft dennoch schlecht sind, vielleicht wegen der bisweilen hilflosen und hoffnungslosen Haltung der Fürsorgenden und ihrer Patienten.

10.8 Operationen bei Stuhlinkontinenz und Obstipation

In der chirurgischen Behandlung bei Stuhlinkontinenz, Rektumprolaps und Obstipation wurden in letzter Zeit eine ganze Reihe von Fortschritten erzielt. Die heute gebräuchlichen

Techniken zeigt Tabelle 10-4. Es handelt sich eindeutig um ein sehr spezielles Gebiet (Madoff et al., 1992; Keighley, 1991) mit immer noch stark variierenden Erfolgsraten.

Die meisten Patienten erfahren eine graduelle Besserung ihrer Kontinenz. Keighley berichtet, daß sich durch vollständige Rekonstruktion des Beckenbodens bei idiopathischer Stuhlinkontinenz die besten Ergebnisse erzielen lassen. Bei manchen Patienten können jedoch über eine gewisse Zeit hinweg noch ein Gefühl der unvollständigen Entleerung, begleitet von einer verbleibenden Bewegung am Darmausgang bis hin zu einem unvollständig geschlossenen Anus, oder kleine, unwillkürliche Stuhlabgänge zurückbleiben. Die Beratung sollte sich auf Ernährung und den Umgang mit Laxanzien erstrecken, um eine regelmäßige und vollständige Entleerung von geformtem Stuhl zu bewirken. Die Behandlung sollte auf individuelle Symptome und Bedürfnisse zugeschnitten werden und und kann beispielsweise den Einsatz von Suppositorien in Verbindung mit einer Optimierung des gastrokolischen Reflexes beinhalten. Zur Beherrschung einer postoperativen Diarrhö hat sich Loperamid in vielen Fällen bewährt.

Ein operativer Eingriff sollte bei Obstipation nur dann durchgeführt werden, wenn diese medizinisch nicht zu heilen ist. Anschließend sollte der Patient, soweit angemessen, nachuntersucht und beraten werden. Ausführliche Darstellungen der chirurgischen Möglichkeiten finden sich bei Henry und Swash (1992) sowie bei Kamm und Lennard-Jones (1994).

10.9 Vorbeugung gegen Stuhlinkontinenz

Viele Fälle von Stuhlinkontinenz lassen sich verhindern. Die Änderung lebenslanger Ernährungsgewohnheiten könnte viele Erkrankungen, wie die Divertikulose und sogar ein Karzinom, die später zur Inkontinenz führen, verhindern. Die regelmäßige Einnahme von Laxanzien oder gar deren Mißbrauch sollten vermieden werden, da sie zu Schäden des Kolons und seiner Nervenversorgung führen können. Der

Beckenboden ließe sich gesund erhalten, indem Pressen beim Stuhlgang sowie eine allzulange Austreibungsphase – bei guter geburtshilflicher Versorgung – vermieden werden.

Funktionsstörungen des inneren Sphinkters sind ein bedeutender Faktor bei der Stuhlinkontinenz älterer Menschen. Öffentlichkeitsarbeit zum Thema Flüssigkeitsaufnahme, zur Bedeutung regelmäßiger Stuhlgewohnheiten, zu einer geeigneten Ernährung sowie zur Vermeidung von Laxanzien und Pressen könnte in Zukunft manches Problem verhindern helfen. Nichtsdestotrotz bleibt der Kampf gegen eingefahrene Verhaltensweisen und Gewohnheiten ein zähes Ringen.

Bauchmassage hat sich Berichten zufolge bei Obstipation als hilfreich erwiesen, sowohl bei Frauen mit chronischer Obstipation (Fox et al., 1991), als auch bei Personen mit Zerebralparese (Emly, 1993). Es scheint, als könne kräftiges Massieren über 15–30 Minuten Massenbewegungen des Kolons fördern und – oft nach 30 Minuten – eine willkürliche Entleerung stimulieren.

Bei denjenigen, die in pflegerische Betreuung kommen, sollte verstärkt über den Bedarf an Privatsphäre, Komfort und ausreichend Zeit zum Stuhlgang nachgedacht werden. Die Bedeutung von Ernährung, Flüssigkeit, körperlicher Betätigung, der richtigen Toilettenhöhe und geeigneter medikamentöser Behandlungsformen muß betont werden. Pflegepersonen, die ein auf die Förderung von Kontinenz ausgerichtetes Umfeld schaffen, deren Einstellung zeigt, daß Stuhlinkontinenz sich verhindern läßt und heilbar ist und die zu erheblichen Bemühungen zur Überwachung der Darmfunktion all ihrer Patienten bereit sind, werden viel dazu beitragen, das Elend einer Stuhlinkontinenz zu verhindern.

10.10 Stuhlinkontinenz bei Kindern

Die meisten Kinder sind im Alter von 4 Jahren stuhlkontinent, 1 % unter ihnen haben jedoch auch mit 7 Jahren noch Probleme damit. Wie bei der Kontrolle über die Blase sind auch hier mehr Jungen als Mädchen inkontinent, was für Faktoren in der Entwicklung spricht, die bei Jungen langsamer verläuft. In dieser Altersgruppe sind Kenntnisse um die Eckpunkte einer normalen Entwicklung von erheblicher Bedeutung.

Stuhlinkontinenz oder Verschmutzen in der Kindheit, bisweilen als „Enkopresis" oder „Einkoten" bezeichnet, wurde lange Zeit als Beweis für eine psychiatrische oder psychologische Störung des Kindes angesehen. Sicherlich sind psychologische Faktoren wichtig, es trifft jedoch nicht zu, daß die meisten stuhlinkontinenten Kinder geistig gestört sind (Morgan, 1981). Die Auswirkungen dieses Zustandes auf das Kind sollten nicht unterschätzt werden. Andere Kinder können zu jemandem, der nicht so ist, wie sie, recht grausam sein, besonders, wenn es um ein Problem geht, das das betroffene Kind in den Augen Gleichaltriger als schmutzig und säuglingshaft erscheinen läßt.

Elternverhalten als Ursache

Meist ist unschwer zu erkennen, wie die Inkontinenz zustande kommt. Das Kind hat oft anspruchsvolle, überängstliche Eltern mit unrealistischen Erwartungen an die Sauberkeitserziehung, die oft nicht darauf eingerichtet sind, daß Pflegepersonen oder Ärzte bzw. Ärztinnen sie von einer Änderung ihrer eigenen Einstellung gegenüber dem Problem zu überzeugen versuchen. Das Kind wird für das Verschmutzen bestraft und neigt entsprechend zum Einhalten der Defäkation, sowohl im Höschen als auch auf dem Töpfchen. Beim Versuch eines Toilettentrainings wird das Kind wiederholt bei leerem Rektum aufs Töpfchen gesetzt und schafft es einfach nicht, Stuhl abzusetzen. Die Situation wird angstbeladen, und in der Wahrnehmung des Kindes verbindet sich Stuhlgang mit etwas Unangenehmem. Die Eltern verstärken diese Entwicklung durch bedrohliche Andeutungen darüber, was geschieht, wenn es nicht klappt. Das Kind hält also den Stuhl zurück und entwickelt eine Obstipation. Dann wird auch die Defäkation schwierig und schmerzhaft.

Die auf dem Töpfchen oder der Toilette aufgestaute Spannung wird dann oft beim Spielen draußen abgebaut. Der aufgeschobene Stuhlgang findet statt, wenn sich das Kind entspannt, und ein geformter Stuhl wird in die Unterhose abgesetzt. Für den Elternteil, der soeben seine Zeit damit verbracht hat, das Kind zum Stuhlgang am richtigen Ort anzuhalten, mag dies absichtlich unartig erscheinen.

Hat sich dieses Verhaltensmuster erst einmal etabliert, kann sich sogar eine Koteinklemmung mit Pseudodiarrhö einstellen. Häusliche Spannungen oder ein Mangel an Privatsphäre sowie Hänseleien in der Schule können zur bewußten Kotverhaltung führen. Obwohl es keine Kontrolle über sie hat, werden dem Kind wegen seiner Inkontinenz Schuldgefühle suggeriert, und es versucht möglicherweise, diesen Zustand zu verbergen, indem es die Fäzes oder verschmutzte Kleidung versteckt. Dies wiederum kann als absichtlich schmutziges Verhalten fehlinterpretiert werden, dabei kommt es nur selten vor, daß ein Kind Kotschmieren oder Einkoten bewußt als Waffe gegen seine Eltern einsetzt.

Anamnese und Diagnostik

Das inkontinente Kind und seine Eltern sollten hinsichtlich ihrer Einstellungen gegenüber dem Problem beurteilt und eingeschätzt werden. Finden sich in der Anamnese seit der Geburt Schwierigkeiten bei der Defäkation, kann dies auf einen Morbus Hirschsprung hinweisen. Die Untersuchung des Abdomens deckt unter Umständen eine Koteinklemmung auf. Und die Inspektion des Perineums kann zu einer Stelle der Haut führen, die für eine Analfissur spricht. In seltenen Fällen liegt auch eine Anomalie des Rektums oder Anus vor. Die rektale Untersuchung kann für das Kind schmerzhaft sein und sollte vielleicht nur bei klarer Indikation und nur durch einen Arzt und in Anwesenheit eines Elternteils oder einer zweiten Person vorgenommen werden. Eine Röntgen-Aufnahme des Abdomens kann einen Verdacht auf Obstipation bestätigen.

Ganzheitlicher Ansatz beruht auf positiver Verstärkung des Verhaltens

Buchanan (1992) empfiehlt bei Verschmutzen einen kindspezifischen, ganzheitlichen Ansatz

mit einem Therapiepaket, das den körperlichen, seelischen und sozialen Bedürfnissen des Kindes entspricht. Der Schwerpunkt liegt darin, das Kind in die Lage zu versetzen, die Verantwortung für seinen Darm selbst zu übernehmen, und es dazu zu erziehen, wie es dies tun kann.

Die meisten Kinder lassen sich durch Beseitigen der Koteinklemmung, klare Erläuterungen und Bestärkungen sowie dadurch, daß ihnen die Eltern für einen korrekten Stuhlgang kleine Belohnungen geben, behandeln. Die Eltern sollten dazu angehalten werden, den Gang zur Toilette für ihr Kind entspannter und weniger bedrohlich zu gestalten, indem sie ihm auf der Toilette Gesellschaft leisten, etwas vorlesen oder ein Lied vorsingen. Eine Bestrafung für Verschmutzen sollte nie stattfinden, da sie die Angst vor der Defäkation nur verstärkt. Auch saubere Höschen sollten nicht belohnt werden, da dies eine Kotverhaltung verstärken kann. Die meisten Fälle lassen sich durch gewöhnliche Laxanzien und sensible Beratung und Unterstützung lösen. Als Erfolgskontrolle und Belohnung für das Kind kann ein bunter Bogen mit „Rekordmarken" hilfreich sein. Auch ein Hausbesuch ist oft von Nutzen (Keating, 1990). Andere Kinder wiederum können an den Aufzeichnungen über ihre Ballaststoffaufnahme oder die Einnahme von Laxanzien und auch an deren Erfolg beteiligt werden.

Manchmal führt die Beratung auch zu praktischen Hinweisen, z. B. auf den Gebrauch einer Fußstütze, damit die Beine beim Stuhlgang nicht in der Luft baumeln, oder auf einen niedrig angebrachten Sperriegel, den das Kind erreichen kann, um seine Privatsphäre zu wahren. Vielleicht hilft es auch, das Kind 10 Minuten früher zu wecken, damit es noch ausreichend Zeit zum Stuhlgang hat, bevor es zur Schule geht. Die ausreichende Aufnahme von Flüssigkeit und Ballaststoffen sowie körperliche Betätigung sind wichtig, wenn auch nicht immer leicht zu erreichen, wenn das Kind nicht zur Mitarbeit motiviert ist. Ist das Kind in der Schule inkontinent, benötigt es einen Notfall-Set, z. B. Tücher, frische Unterhosen und einen Beutel für verschmutzte Wäsche. Die Lehrpersonen müssen sich des Problems bewußt sein und von der Familie und von MitarbeiterInnen der Gesundheitsdienste zu konstruktivem Mitgefühl angehalten werden. Sollte sich das Kind dennoch als geistig gestört erweisen, was in einigen Fällen vorkommt, kann eine Psychotherapie oder heilpädagogische Betreuung angezeigt sein.

Auch ein lernbehindertes Kind kann sich in genau der gleichen Lage befinden, wie andere Kinder, indem es seine Fäzes wegen der ablehnenden Reaktion, die sie bei anderen hervorrufen, zurückhält. Umgekehrt kann eine Inkontinenz viel Aufregung und Aufmerksamkeit auslösen und so zu einer Art Belohnung werden. Programme für Verhaltenstraining mit Belohnungen für das Erreichen angemessener Ziele und deren allmählichem Abbau heilen viele Kinder von ihrer Inkontinenz (s. Kap. 14). Hat die Inkontinenz eine neurogene Grundlage, z. B. bei Kindern mit Spina bifida, so erlaubt das sorgfältige Beobachten der Stuhlgewohnheiten und des entsprechenden Verhaltens die Implementierung festgelegter Defäkationen, durch die etwa die Hälfte der betroffenen Kinder kontinent wird (King et al., 1994).

Die Pflegeperson spielt eine wichtige Rolle bei der Schulung der Eltern, um viele Probleme einer Stuhlkontinenz bei Kindern zu vermeiden. Unmißverständlicher, praktischer Rat hinsichtlich der Sauberkeitserziehung und Unterstützung der Problemfälle verhindert eine Inkontinenz oft schon im Frühstadium.

10.11 Stuhlinkontinenz bei Dementen

Eine fortgeschrittene Demenz oder Verwirrtheitszustände können durch Verlust des sozialen Bewußtseins für adäquates Verhalten eine Stuhlinkontinenz bewirken. Wem die Einsicht fehlt, daß Stuhl nur in klar definierte Behältnisse abgesetzt werden sollte, hat auch keinen Grund, eine Defäkation willkürlich hinauszuzögern. Demnach wird Stuhl gewöhnlich abgesetzt, sobald er in den Analkanal gelangt. Bisweilen ist das Wissen, daß bestimmte Behältnisse für diesen Zweck ausgelegt sind, erhalten geblieben, jedoch ist die Fähigkeit zu deren Identifikation verlorengegangen, und die demente Person benützt für ihren Stuhlgang ein völlig ungeeignetes Gefäß, wie z. B. einen Papierkorb oder ein Waschbecken. Andere erinnern sich daran, die Kleidung zu entfernen und sich hinzusetzen oder in die Hocke zu gehen, tun dies jedoch, wann immer sie die Zeit für gekommen halten. Bei manchen geht jedes Bewußtsein verloren, und sie setzen den Stuhl in die Unterwäsche oder ins Bett ab. Andere Demente wiederum verlieren jedes Bewußtsein für adäquates Reinlichkeitsverhalten, behalten jedoch die Wahrnehmung dafür, daß etwas nicht stimmt, und werden kurz vor dem Einsetzen der Inkontinenz agitiert oder beginnen scheinbar ziellos umherzuirren.

Ohne Untersuchung und den Ausschluß anderer Ursachen darf niemals angenommen werden, daß eine Demenz ein hinreichender Grund für eine Inkontinenz sei. Kontinenz ist tief in uns verankert und geht von den sozialen Fertigkeiten oft als letzte verloren. Vielleicht ist die demente Person infolge einer Diarrhö anderer Genese inkontinent, etwa weil die gleiche neurologische Schädigung, die die Demenz verursacht hat, auch die Fähigkeit zur willkürlichen Kontrolle des Defäkationsreflexes beeinträchtigt hat, oder – in den meisten Fällen – weil eine Koteinklemmung vorliegt. Die Mehrheit der Dementen ist nicht stuhlinkontinent. Sofern die Demenz nicht sehr ausgeprägt ist, findet sich für eine Inkontinenz oft eine andere Ursache.

Defäkationsroutine als Hilfestellung etablieren

Soweit der Patient irgendein Zeichen der bevorstehenden Defäkation von sich gibt, bleibt im allgemeinen genügend Zeit, um durch Abführen eine Inkontinenz zu verhindern. Unruhe ist beispielsweise ein sehr häufiges Zeichen einer vollen Blase oder eines gefüllten Darms. Daß die richtigen Maßnahmen auch getroffen werden können, hängt davon ab, ob alle, die mit der betreffenden Person zu tun haben, auch genau wissen, auf welche Zeichen zu achten ist und was sie bedeuten. Diese charakteristischen Verhaltensweisen bei jeder Person individuell auszumachen, ist essentieller Bestandteil des Pflege-Assessments bei Inkontinenz.

Bisweilen gelingt es, einer dementen Person sozial akzeptablere Verhaltensweisen wieder anzugewöhnen. Oft läßt sich eine Defäkationsroutine etablieren, z.B.eine halbe Stunde nach einer warmen Mahlzeit oder nach einem warmen Getränk. Grundsätze der Realitätsorientierung und Verhaltenstherapie lassen sich auf die Stuhlinkontinenz ebenso wie auf die Harninkontinenz anwenden. Das Belohnen kontinenten Verhaltens kann bei vielen Dementen die Kontinenz wiederherstellen.

Schulungen und Training in Prävention, Behandlung und Management von Stuhlinkontinenz und Obstipation sollten allen Pflegepersonen zugänglich sein und von ihnen absolviert werden, um das Elend zu lindern, das diese Symptome auslösen.

Bei Erkrankungen, die sowohl den unteren Harntrakt als auch den Darm betreffen, sollte hinsichtlich der Diagnose und des optimalen Managements ein gemeinsames Vorgehen spezialisierter BeraterInnen und des multidisziplinären Teams angestrebt werden (Mathers und Swash, 1988).

10.12 Unbehandelbare Stuhlinkontinenz

Bei einigen wenigen Unglücklichen erweist sich eine Stuhlinkontinenz als therapieresistent. Diese Menschen benötigen Unterstützung und Beratung sowie praktische Hinweise.

10.12.1 Schutzvorrichtungen

Schutzvorrichtungen sind notwendig, um die Würde des bzw. der Betroffenen zu wahren und die Umgebung zu schützen. Viele der bei Harninkontinenz verwendeten Inkontinenz-produkte sind auch hier von Nutzen (s. Kap. 15). Vor allem diejenigen mit einer direkt am Perineum getragenen Einwegvorlage sind am besten geeignet. Bei isolierter Stuhlinkontinenz bedarf es in der Regel keiner hohen Saugfähigkeit, und es können relativ dünne Vorlagen verwendet werden. Bei voluminösen geformten Stühlen halten manche eine anatomisch geformte Vorlage für am besten geeignet, um den Stuhl zu halten, bis er entsorgt werden kann. Beutelhosen und waschbare Krankenunterlagen sind bei Stuhlinkontinenz nicht geeignet.

10.12.2 Umgang mit Geruch

Der Geruch von Fäzes ist ein besonders schwieriges Problem. Natürlich sind promptes Reagieren zu deren Beseitigung sowie größte Sorgfalt bei der Körperpflege – möglichst mit regelmäßigem Baden oder Duschen – am besten, aber sogar dies hilft nicht immer, eine Geruchsbildung zu verhindern. Marken-Deodorants aus der Drogerie, die auf Vorlagen, Kleidung oder in den Raum gesprüht werden, können Abhilfe schaffen. Jeder Patient mag für sich herausfinden, daß bestimmte Speisen die Geruchsbildung verstärken und gemieden werden sollten. Geruch ist eines der unlösbaren Probleme bei Stuhlinkontinenz.

10.12.3 Analtampons

Eine vielversprechende Entwicklung zur Beherrschung der Stuhlinkontinenz sind Analtampons. Sie bestehen aus einem Polyurethan-Schwamm, der von einer wasserlöslichen Beschichtung zur Erleichterung des Einführens zusammengepreßt wird. Liegt der Schwamm vor Ort, löst sich die Beschichtung auf, und er dehnt sich zur vollen Größe aus (Mortensen et al., 1991).

11 Kontinenz bei älteren Menschen

JEAN SWAFFIELD

Zwar zeigen Prävalenzstudien, daß Inkontinenz mit zunehmendem Alter immer häufiger auftritt, nicht aber, daß sie auch eine unvermeidliche Alterserscheinung darstellt. Das Märchen, daß bei einer Inkontinenz im Alter nichts mehr getan werden könne, hat unglücklicherweise viel zu den heute in der Gesellschaft zu diesem Thema verbreiteten Ansichten beigetragen. Demzufolge haben ältere MitbürgerInnen in der jüngeren Vergangenheit auch nicht immer eine besonders faire Beurteilung ihrer Probleme erfahren und wurden oft mit Palliativmaßnahmen statt durch eine gründliche Untersuchung behandelt. Inzwischen zeigt sich eine Wendung zum Besseren.

Die Tatsache, daß älteren Menschen in diesem Buch ein besonderes Kapitel gewidmet wird, besagt nicht, daß sich das Assessment bei ihnen nennenswert von dem jüngerer Menschen unterscheiden sollte. Dieses Kapitel beleuchtet jedoch gewisse altersabhängige Probleme, die den Kontinenzstatus eines älteren Menschen beeinflussen können, und lenkt die Aufmerksamkeit der LeserInnen auf aktuelle Veränderungen in der Gesundheitspolitik, die tiefgreifende Auswirkungen auf die Pflege und das Assessment im häuslichen Bereich bzw. in Alten- und Pflegeheimen haben können.

Statistische Grundlagen sind unzureichend

Untersuchungen zur Inkontinenz in Großbritannien haben infolge des Fehlens einer standardisierten Terminologie und unterschiedlicher Methoden der Stichprobenauswahl auch sehr unterschiedliche Angaben zur Prävalenz zu Tage gefördert. Bei etwa 14–20 % der über 65jährigen einer Gemeinde findet sich in gewissem Ausmaß eine Inkontinenz, die bei in Heimen lebenden Menschen jedoch 25–50 % erreicht (Mohide, 1992). Von diesen älteren Menschen entwickeln Frauen rascher eine Inkontinenz als Männer, wobei über 85jährige, gebrechliche Frauen am stärksten betroffen sind.

In Deutschland dürften 10 % der 60jährigen und etwa 40 % der 80jährigen betroffen sein (Bach, 1993). In Einrichtungen der Geriatrie und in Pflegeheimen mit schwerstpflegebedürftigen Patienten sind es teilweise ca. 80 % (Füsgen, 1994; Roth und Hanke, 1993).

Inkontinenz verändert die soziale Integration

Für viele Menschen ist Inkontinenz im Alter unter Umständen kein neues und vielleicht nicht einmal ein seit kürzerem bestehendes Problem. Manche haben es lange Zeit versteckt oder im Geheimen unter Kontrolle gehalten und werden mit der Inkontinenz erst konfrontiert, wenn sie wegen einer Erkrankung pflegerische oder medizinische Betreuung benötigen oder stationär aufgenommen werden. Eine Inkontinenz kann auch zu Tage treten, wenn für die Lebensführung wichtige Menschen nicht länger zur Verfügung stehen. Viele lernen, damit auf eigene Weise zurechtzukommen, für andere ergibt sich daraus ein schwerwiegender Bruch in der sozialen Integration. Unter Umständen fühlen sie sich unwohl und beschämt. Möglicherweise haben es auch betreuende Personen zunehmend als Last empfunden, für inkontinente Verwandte und Freunde zu sorgen, und dies hat zu einem raschen Anstieg der Einweisungen in Institutionen und Pflegeheime geführt. Sanford (1975) hat gezeigt, daß Stuhlinkontinenz, ständige Störungen der Nachtruhe und Inkontinenz bei einem gegengeschlechtlichen Elternteil am wenigsten toleriert wurden und dazu führen konnten, daß um einen Heimplatz oder die Unterstützung durch einen Pflegedienst nachgesucht wurde.

Andererseits versorgen manche Familienangehörige mit großer Hingabe schwer inkontinente Menschen in der Gemeinde und nehmen dabei eine beträchtliche Arbeitsbelastung und Störungen im eigenen Haushalt und im Familienleben auf sich.

Großbritannien erlebt einen bisher nie dagewesenen Zuwachs an Menschen, die ein hohes Alter erreichen. Die Gruppe der über 85jährigen nimmt am schnellsten zu (OPCS, 1987) und dies zu einer Zeit, in der Krankenhausbetten wegrationalisiert werden und sich die Politik der Regierung hinsichtlich der Fürsorge für ältere Menschen und den Einsatz klinischer Einrichtung ganz erheblich ändert. Es besteht die Tendenz, Betten der klinischen Langzeitversorgung abzubauen und für Personen, die Leistungen der Sozialfürsorge erhalten, verstärkt private Wohn- und Pflegeheime in Anspruch zu nehmen.

Zielsetzung

Es ist wichtig, daß ältere Menschen in die Lage versetzt werden, ein qualitativ hochwertiges, unabhängiges Leben in der Gemeinde zu führen. Um dies zu erreichen, bedarf es der Identifizierung und des effizienten Assessments sowie der Behandlung von Menschen mit Funktionsstörungen der Blase und des Darms sowie der Einführung von Strategien zur Verhinderung von Inkontinenz.

Es bedarf ferner der Förderung veränderter Einstellungen gegenüber dem Alter, und ein positives Herangehen an die Förderung von Kontinenz ist unter Gesundheitserziehern eines der unverwechselbaren Kennzeichen einer guten Gesundheitsversorgung. Das Identifizieren und Unterstützen fürsorgender Personen muß zum tragenden Element guter Pflegedienste werden. Kontinenzdienste sollten in großem Umfang verfügbar und deutlich ausgewiesen sein. Aktiv sollte man auf Menschen, die zu verlegen oder verschämt sind, als daß sie selbst um Hilfe nachsuchen würden, zugehen und sie beraten.

11.1 Einstellung älterer Menschen gegenüber Inkontinenz

Während Themen, die noch vor 20 Jahren als Gesprächsgegenstand unpassend gewesen wären, immer offener besprochen werden, halten sich unter den Hochbetagten unter Umständen noch immer Ansichten aus einer vergangenen Epoche. Das Erwähnen von Körperfunktionen kann Verlegenheit hervorrufen und Unwissen über Körperfunktionen aufdecken. Die Verwendung der eigenen Worte, mit denen die betreffende Person die Miktion bzw. Defäkation beschreibt, kann Ausgangspunkt weiterer Gespräche über dieses Thema sein. Für viele Menschen kann Inkontinenz noch die im 19. Jh. gebräuchliche Bedeutung „fehlende Selbstbeherrschung, vor allem in sexuellen Dingen" beinhalten, und sie fürchten, in diesem Sinne eingeordnet zu werden.

Wasserlassen und Stuhlgang gelten als Handlung im Intimbereich. Bei der Aufnahme in die Klinik oder in andere Einrichtungen ist es wichtig, den Wert der Privatsphäre zu achten, selbst wenn die Patienten bei diesen Grundbedürfnissen Unterstützung benötigen. Vorhänge können zwar die Sicht versperren, verbergen jedoch weder die Geräusche, noch den Geruch oder verhindern das Wissen um die Vorgänge auf der anderen Seite des Vorhangs. Dies kann in Fällen, in denen ein Toilettenstuhl benutzt werden muß, das Entspannen erschweren und zu Obstipation oder unvollständiger Blasenentleerung führen und bewirken, daß der Patient sich unbehaglich fühlt.

Wichtige Rolle der Sauberkeit

Es ist wichtig, dem Patienten nach dem Gebrauch eines Toilettenstuhls eine Schüssel mit der Möglichkeit zum Händewaschen zu reichen und seine normale Hygiene zu wahren. Wird diese Normalität mißachtet, benutzen die Patienten den Toilettenstuhl beispielsweise nur ungern vor den Mahlzeiten, weil sie sich nicht säubern können.

Viele Menschen haben sich stets davor gefürchtet, sich auf öffentlichen Toiletten anzustecken und lehnen daher Toilettensitze im Krankenhaus ab. Für Menschen in kommunalen Einrichtungen ist daher die Beachtung von Sauberkeit und Komfort auf allen Toiletten sowie das korrekte Reinigen von Toilettenstühlen und Bettpfannen äußerst wichtig. Pflegepersonen sollten sicherstellen, daß die Toiletten hohen Hygienestandards entsprechen.

Bei Behinderten, die zu Hause leben, müssen vor dem Aufstellen eines Toilettenstuhls im Schlaf- oder Wohnzimmer unter Umständen die sozialen Interaktionen zwischen der Familie und Freunden betrachtet werden. Geschieht dies nicht in ausreichendem Maß, können ein Rückgang der Besuche oder Verlegenheit bzw. Gehemmtheit des Patienten beim Benutzen des Toilettenstuhls und dessen Unterbrechung die Folgen sein.

Wenn Pflegende den Pflegeprozeß einsetzen oder an der primären Gesundheitsfürsorge beteiligt sind, wird die Fähigkeit, Wünsche und Wertvorstellungen des Patienten zu verstehen, leichter erkannt und gewürdigt. Bei Patienten in Pflegeheimen ist es wichtig, daß die Betreuenden mit den Bedürfnissen der Patienten vertraut und sich ihrer individuellen Präferenzen bei der Körperpflege bewußt sind. Das Pflegepersonal wird dies jedoch nur erreichen können, wenn es mit kleinen Gruppen von Patienten arbeitet und vermeidet, Insassen vor den Augen aller Stuhlgang haben zu lassen.

11.2 Physiologische Auswirkungen des Alterns auf die Kontinenz

11.2.1 Die alternde Niere

Mit fortschreitendem Alter sinkt die glomeruläre Filtrationsrate (GFR) ganz beträchtlich. Im Durchschnitt ist eine 60 Jahre alte Niere nur halb so effizient wie eine 30jährige Niere, und zwischen dem 30. und dem 70. Lebensjahr halbiert sich die Anzahl der Glomeruli. Das gesamte Organ schrumpft, und zwar die Rinde stärker als das Mark. Die Durchblutung der Niere, die GFR und die Kreatinin-Clearance sinken, während die glomeruläre und die tubuläre Basalmembran an Dicke zunehmen.

Die Kontrolle über die chemische Zusammensetzung des Blutes nimmt ab, und ältere Menschen sind in geringerem Umfang in der Lage, auf eine Dehydration mit einer Konzentration des Harns zu reagieren, einer Flüssigkeits- oder Säurebelastung zu begegnen oder Natrium (Na^+) und Kalium (K^+) einzusparen. Medikamente neigen zur Akkumulation im Organismus, und die Wahrscheinlichkeit entsprechender toxischer Nebenwirkungen steigt.

Die alternde Niere ist auch weniger in der Lage, Vitamin D in seine aktive Form umzuwandeln. Dies macht eine Osteomalazie wahrscheinlicher und senkt die Wirksamkeit von therapeutisch verabreichtem Vitamin D (Roberts, 1989).

Bei Tage erhält die Niere einen geringeren Anteil des Herzzeitvolumens, wobei dieser Anteil nachts, wenn der Bedarf anderer Organe sinkt, wieder Normalwerte erreichen kann. Dies mag erklären, warum der 24-Stunden-Rhythmus der Urinproduktion bei älteren Menschen im Vergleich zu jüngeren gestört ist. Diese produzieren den meisten Urin am Tage und nur relativ wenig in der Nacht, wenn sie schlafen. Ältere Menschen produzieren oft nachts genauso viel Urin oder sogar mehr als am Tage. Dies ist bei verwirrten und dementen Personen noch stärker ausgeprägt, möglicherweise infolge ihres gestörten zirkadianen Rhythmus' (Armstrong-Esther und Hawkins, 1982). Eine ähnliche Situation findet sich auch bei Patienten mit Herzerkrankungen, bei denen Herz und Nieren in Ruhe, wenn der Bedarf anderer Organe niedriger ist, am besten funktionieren.

11.2.2 Harnwegsinfekte

Nieren- oder Blaseninfektionen sind im Alter häufig. Dies ist möglicherweise eine Folge der Unfähigkeit zur vollständigen Blasenentleerung, von Blasenhalsobstruktionen oder von Problemen der neuralen Kontrolle, welche zu Detrusorkontraktionen führen, die nicht mehr mit dem Erschlaffen des Sphinkters koordiniert sind. Auch das alternde Immunsystem ist im allgemeinen weniger effizient.

Eine signifikante Bakteriurie findet sich bei 20 % der über 65jährigen Frauen und der über 75jährigen Männer, die zu Hause leben (Brocklehurst et al., 1968). In der Klinik erhöht sich diese Zahl auf 30–40 % der stationären Langzeitpatienten. Als diagnostisches Kriterium für eine signifikante Harnwegsinfektion werden im allgemeinen 10^5 koloniebildende Einheiten pro Milliliter angesehen. Die überwältigende Mehrheit der Infektionen sind asymptomatisch und möglicherweise harmlos, und die Meinungen über den Einsatz von Antibiotika gehen auseinander. Werden sie jedoch erst einmal abgesetzt, tritt die Bakteriurie oft wieder auf. In der Allgemeinpraxis ist auch der Umgang mit Ressourcen ein Thema (Brumfitt und Hamilton-Miller, 1987). Therapieversagen oder Reinfektion sind häufig. Wenn daher 1–2 Antibiotikabehandlungen die Infektion nicht beseitigen, sollte sie belassen (Brocklehurst, 1977) oder nach anderen Gründen für die Harnstase bzw. Infektion gesucht werden.

Die meisten Harnwegsinfektionen im Alter betreffen die Blase. Zum klinischen Bild können Verwirrtheit, Inkontinenz, Dysurie und Harndrang gehören. Zusätzliche Flüssigkeitsaufnahme senkt die Vermehrungsrate der Bakterien und spült diese aus der Blase, kann durch den Verdünnungseffekt aber auch die Wirkung von Antibiotika senken. Beim Verdacht auf eine Pyelonephritis, die bei Männern mit prostatisch bedingter Obstruktion häufiger auftritt, kann das klinische Bild in der akuten Phase Fieber, Lendenschmerz, häufiges Wasserlassen und Dysurie umfassen. Chronische Fälle können asymptomatisch bleiben, bis die Zeichen eines Nierenversagens deutlich werden und der Patient Müdigkeit, Anorexie, Verwirrtheit, Übelkeit und Erbrechen zeigt. Dann sind Antibiotika und die Behandlung der Grunderkrankung, z. B. einer prostatisch bedingten Obstruktion, erforderlich.

Chronische Harnwegsinfekte

Die meisten Harnwegsinfekte verlaufen unterschwellig und chronisch und gehen oft mit Schwierigkeiten bei der Blasenentleerung und mit Restharn einher. Die häufigste Form einer Blasenhalsobstruktion ist bei Männern die benigne Prostatahyperplasie, und bei Frauen sind die häufigsten Ursachen für Restharn eine hypoaktive Blase oder eine Obstipation. Eine der häufigsten neurologischen Erkrankungen, die eine Harnstase mit möglicher Infektion verursachen, ist die Multiple Sklerose.

Bislang ist unbewiesen, ob ein Harnwegsinfekt zu Inkontinenz führt und/oder umgekehrt. Eine akute Zystitis kann bei entsprechend prädisponierten Personen Inkontinenz auslösen und sollte daher behandelt werden. Eine chronische Infektion führt wahrscheinlich nicht zu Inkontinenz.

11.2.3 Altersveränderungen der Blase

Die Häufigkeit multipler Blasenfunktionsstörungen nimmt mit dem Alter zu. Es besteht eine verstärkte Neigung zur Balkenblase, d. h. zur Ausbildung bindegewebiger Stränge in der Blase, der Detrusor kann instabil werden, und es kommt zu einem Verlust an stützendem elastischem Gewebe. Möglicherweise als Folge chronischer Infektionen und von Überdehnung kommt es häufig zur Fibrose, die zur Blasenhalsstenose und Schwierigkeiten bei der Blasenentleerung führen kann.

Die Schleimhaut der Urethra kann durch die äußere Harnröhrenmündung prolabieren und einen ulzerierenden Karbunkel bilden. Die Bedeutung dieses Phänomens ist unbekannt, es steht jedoch oft mit einer Inkontinenz in Verbindung. Bei Schmerzen oder Blutungen kann es mit Östrogenen zur vaginalen Anwendung (s. u.) behandelt werden.

Mit der Schwächung des elastischen Gewebes und der Muskulatur tritt Inkontinenz bei Frauen häufiger auf (s. Kap. 6). Mit der Atrophie aller Beckenorgane kann der Meatus entlang der vorderen Scheidenwand außer Sichtweite zurückweichen. Dies verursacht beim Einführen eines Katheters große Schwierigkeiten, und die Patientin muß unter Umständen in Seitenlage und bei gebeugten Knien katheterisiert werden.

Beim Assessment einer älteren inkontinenten Person sollte stets von mehreren gleichzeitig nebeneinander bestehenden pathologischen Befunden ausgegangen werden. Mit viel höherer Wahrscheinlichkeit als bei jüngeren Menschen findet sich mehr als nur eine Blasenanomalie, z. B. ein instabiler Detrusor *und* eine Streßinkontinenz oder eine Blasenentleerungsstörung mit instabilen Kontraktionen. Das bedeutet, daß gleich zu Beginn entschieden werden muß, welches Problem das wichtigere ist, um dieses dann als erstes zu behandeln. Manchmal kann mehr als eine Therapie gleichzeitig angewandt werden, z. B. ein Blasentraining bei instabiler Blase in Verbindung mit Beckenbodenübungen bei Streßinkontinenz. Andere Kombinationen können einzeln nacheinander behandelt werden. So sollte bei einer instabilen Blase und einem Abflußhindernis das erste Problem, wenn es vorherrschend ist, auch als erstes behandelt werden. Wird nämlich zunächst der Auslaßwiderstand gesenkt, verschlechtert sich wahrscheinlich die Inkontinenz.

11.2.4 Hormonelle Veränderungen

Die Urethra und das Trigonum vesicae werden bei der Frau embryologisch aus demselben hormonabhängigen Gewebe angelegt, wie auch die Vagina. Voll östrogenisiert, ist die Oberfläche der Harnröhrenwand sehr weich und gefältet und bildet viele ineinandergreifende Falten, die einen wasserdichten Verschluß bilden (Abb. 11-1).

Nach der Menopause sinkt der Östrogenspiegel ab. Bei vielen Frauen verursacht dies keine Probleme. Die Harnröhrenwand kann jedoch erheblich weniger weich sein, und die Falten sind schwächer ausgeprägt, so daß deren Verschlußwirkung abnimmt (Abb. 11-2). In Kombination mit einer herabgesetzten Schleimproduktion, wodurch die Oberflächenspannung sinkt, führt dies dazu, daß die Wahrscheinlichkeit sowohl einer Streßinkontinenz als auch eines Urinabgangs bei ungehemmten Detrusorkontraktionen zunimmt.

Mit zunehmendem Alter wird ein größerer Anteil der Urethra und des Trigonum vesicae östrogensensibel. Östrogenmangel kann zu Urethritis und Trigonitis führen. Die Patientin leidet dann an Symptomen, die denen einer Zystitis gleichen: Dysurie, Pollakisurie und oftmals Harndrang. Dies geht mit einer Vaginitis („atrophische" oder „senile" Vaginitis) einher, die leicht zu erkennen ist, indem man die gerötete, entzündete und oft trockene Vulva betrachtet. Es kann auch eine Sekundärinfektion vorliegen. Viele der Beschwerden, die bei älteren Frauen im allgemeinen auf die Auswirkungen der Inkontinenz zurückgeführt werden, sind in Wirklichkeit möglicherweise Symptome der atrophischen Vaginitis. Dabei kann es zu erheblichen Exkoriationen und sogar zu Adhäsionen kommen. Eine fragliche Diagnose läßt sich durch einen Abstrich und dessen histologische Untersuchung bestätigen.

Besserung durch Östrogensubstitution?

Die genannten Zustände und Erkrankungen lassen sich durch eine Östrogensubstitution bessern, die im günstigsten Fall nur in sehr geringen

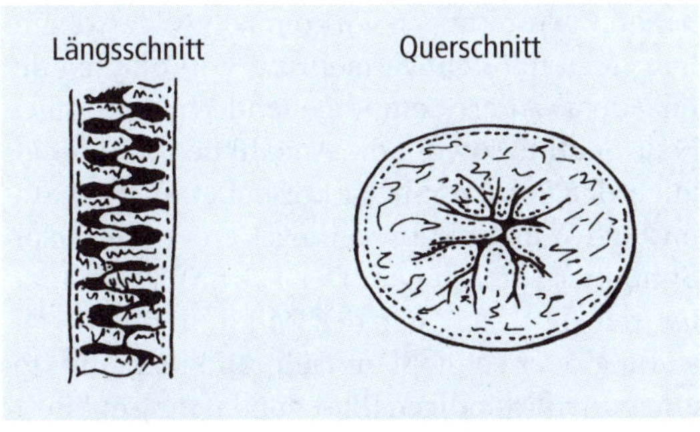

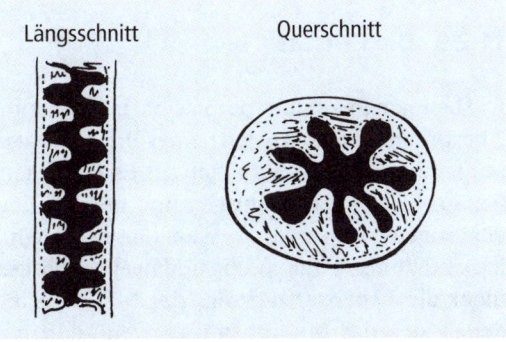

Abb. 11-1: Gut östrogenisierte Urethra. Man beachte die ineinandergreifenden Falten, die einen guten Verschluß bilden.

Abb. 11-2: Urethra bei Östrogenmangel

Dosen erfolgen sollte. Soweit die Patientin noch einen Uterus hat, lassen sich durch eine kombinierte Östrogen-Progesteron-Therapie Probleme der Endometriumstimulation vermeiden. Östrogen ist als Pessar oder Creme zur lokalen Anwendung erhältlich. Manche ältere Frauen finden jedoch die Vaginalapplikatoren schwierig oder unhandlich zu bedienen, und außerdem werden die Applikatoren unter Umständen nicht mit den richtigen Dosen beschickt. In solchen Fällen stehen orale Präparate und Pflaster, die das Östrogen verzögert freisetzen, zur Verfügung. Für die vaginale Anwendung bedarf es erheblicher manueller Geschicklichkeit, und manche Frauen finden es abstoßend bis unmöglich, vor allem diejenigen, die noch nicht geboren haben. Oral verabreichte Östrogene bergen vermehrt die Gefahr von Nebenwirkungen. Bei Frauen mit Thrombembolien sowie mit Tumoren der Fortpflanzungsorgane in der Anamnese sollten Östrogene nicht gegeben werden. Niedrig dosiert kann eine Dauertherapie mit 3 Monaten Östrogen, gefolgt von 3 Monaten Pause angesetzt werden. Entzugsblutungen sind selten. Die Patientinnen sollten darauf hingewiesen werden, daß es bei über Nacht eingelegten Pessaren oder bei nachts eingebrachter Creme morgens nach dem Aufstehen zu weißlichem Ausfluß kommen kann. Dieser ist ohne Bedeutung, da das aktive Hormon bereits absorbiert wurde.

Es gilt als bewiesen, daß Östrogen eine subjektive Besserung der Symptomatik und des Wohlbefindens bei den Patientinnen bewirken kann, objektive Messungen haben jedoch keine Verringerung des Urinabgangs gezeigt (Fantl et al., 1994).

11.2.5 Die Prostata

Die benigne Prostatahyperplasie wird in Kapitel 7 besprochen. Die Inzidenz eines Prostatakarzinoms nimmt im hohen Alter zu. Es findet sich bei 30 % der über 70jährigen und bei den über 90jährigen sogar in 80 %. Viele dieser Malignome sind klinisch unauffällig und beeinträchtigen nicht die Lebenserwartung. Bei Männern, bei denen sich das Miktionsmuster verändert und besonders bei denjenigen, die Schwierigkeiten

beim Wasserlassen entwickeln, sollte jedoch die Möglichkeit eines obstruktiven Tumors berücksichtigt werden.

Wie bei jüngeren Patienten, bei denen eine transurethrale Resektion der Prostata erwogen wird, sollte auch hier eine Beratung hinsichtlich der Auswirkungen – postoperative Impotenz und retrograde Ejakulation – stattfinden. Es sollte nicht angenommen werden, daß ältere Männer an Geschlechtsverkehr und an ihrer Sexualität nicht interessiert seien.

Aufgrund neuer Techniken in der Anästhesie und vereinfachten Verfahrensweisen sind chirurgische Eingriffe bei manchen Erkrankungen inzwischen auch bei älteren Patienten möglich, die früher als nicht dafür geeignet galten.

11.2.6 Der alternde Darm und Obstipation

Dieses Thema wird in Kapitel 10 abgehandelt.

11.2.7 Neurologische Erkrankungen

Der Alternsprozeß und neurologische Erkrankungen machen Blasenfunktionsstörungen im Alter wahrscheinlicher. Überwiegend handelt es sich dabei um einen instabilen Detrusor, wobei bis zu einem gewissen Grad bei allen alten Menschen eine Instabilität vorliegt. Parkinson-Krankheit, Apoplexie und Multiple Sklerose sind drei Erkrankungen, die die Kontinenz älterer Menschen oft beeinträchtigen.

Neurogene Blasenfunktionsstörungen können bei allen komplexen, in Kapitel 8 beschriebenen Erkrankungen vorkommen. Wahrscheinlich steigt mit dem vermehrten Vorkommen der mit dem Altern einhergehenden autonomen Neuropathie sowohl die Anzahl der Männer als auch der Frauen mit funktioneller, nichtanatomischer Obstruktion infolge einer Detrusor-Sphinkter-Dyssynergie. Der Harnröhrensphinkter relaxiert sich bei der Miktion nicht vollständig oder schließt zu früh, und dies führt zu einer unvollständigen Blasenentleerung mit Restharn, die wiederum zu Harnverhaltung mit Überlaufinkontinenz und möglicherweise auch zur erhöhten Gefahr eines Harnwegsinfektes führen können.

Die Sensibilität der Blase kann sich mit dem Alter verändern. Statt das Sich-Füllen der Blase beim Erreichen des halben Fassungsvermögens wahrzunehmen, wie dies bei jungen Leuten der Fall ist, spüren viele ältere Menschen das Verlangen nach einer Blasenentleerung erst beim Erreichen der Blasenkapazität oder ganz kurz davor. Für den aktiven und mobilen alten Menschen kann dies ein beträchtliches Problem bedeuten, da er jede Aktivität sofort unterbrechen und eine Toilette aufsuchen muß. Bei einer immobilen Person, bei jemandem mit instabilem Detrusor oder schmerzhafter Arthritis kann dies Inkontinenz bedeuten, denn es bleibt zwischen der Empfindung und dem Wasserlassen nicht mehr genug Zeit, um auf die Toilette zu gelangen.

11.2.8 Diabetes mellitus

Ab einem Alter von 70 Jahren haben 30 % der Frauen und 20 % der Männer einen Diabetes. Wie schwach auch immer dieser ausgeprägt sein mag, so kann er doch erhebliche Auswirkungen auf die Blase haben, indem er vor allem zu einer Schädigung der peripheren Nerven und zu einer hypoaktiven Blase führt (s. Kap. 8). Viele der hypoaktiven Blasen im Alter gehen unmittelbar auf eine diabetische Neuropathie zurück.

Ein unerkannter Diabetes kann sich in Form von Polyurie und Polydipsie, einer Vulvareizung mit geröteten und geschwollenen Labien und möglicherweise einer Candida-Infektion, aber auch in Form einer Überlaufinkontinenz zeigen. Screening-Untersuchungen auf Diabetes sollten bei älteren Menschen mit Harnwegssymptomen Routine sein. Entdeckt man mit einem Teststreifen Zucker im Urin, so wird gewöhnlich ein Glukosetoleranztest durchgeführt, um die Diagnose zu bestätigen.

11.2.9 Geistige Behinderung

Die geistige Flexibilität und Anpassungsfähigkeit mancher Menschen nimmt im Alter bis zu einem gewissen Grad ab. Viele reagieren mit Verwirrung und sogar mit Aggression auf plötzlich oder unerwartet veränderte Umstände. Manche leiden auch unter beschleunigten altersbedingten Veränderungen, die zur Demenz führen. Die speziellen Probleme und das Management geistig behinderter älterer und inkontinenter Menschen werden später in diesem Kapitel beschrieben.

11.2.10 Behinderungen allgemein

Mehrfacherkrankungen kommen im Alter häufig vor. Viele ältere Menschen mit Blasen- oder Darmproblemen müssen auch noch mit anderen Krankheiten zurechtkommen, von denen viele die Fähigkeit zur Kontinenz beeinträchtigen. Neurologische Erkrankungen beeinträchtigen nicht nur direkt die Blasenfunktion, sondern oft auch die Fähigkeit, mit dieser Beeinträchtigung umzugehen.

Ein Tremor bei Parkinson-Krankheit oder eine Hemiparese können den selbständigen Gang zur Toilette verlangsamen oder gar unmöglich machen. Eine Herz- oder Lungenerkrankung kann den Patienten derart langsam oder kurzatmig machen, daß er nicht mehr rechtzeitig zur Toilette kommt. Eine Arthritis kann die Mobilität und Geschicklichkeit einschränken. Ein Alkoholismus kann als Ursache eines sich allmählich verschlechternden geistigen und körperlichen Zustands mit begleitender Inkontinenz bisweilen gar übersehen werden. Die Behandlung dieser Erkrankungen führt unter Umständen auch zu einer verbesserten Kontinenz.

11.3 Iatrogene Faktoren

Bei zunehmend komplexen Therapieformen können Organisationsweisen im Krankenhaus und medikamentöse Behandlungen mehr Probleme bereiten als sie lösen. Zunehmend wird die Iatrogenese bei der Förderung von Kontinenz als Thema erkannt (Donaldson, 1983; Miller, 1985).

11.3.1 Medikamente

Ältere Menschen nehmen oft mehrere Medikamente gleichzeitig. Viele Substanzen haben Nebenwirkungen auf die Blasenfunktion, die zur Inkontinenz beitragen können (s. Tab. 2-2, Kap. 2.3.2.3) (Keister, 1989). Unnötige Medikationen abzusetzen, die Dosis eines Diuretikums zu senken oder ein weniger rasch wirkendes zu verwenden, eine Sedierung zu verringern oder bei einer speziellen Erkrankung auf eine alternative, spezifische Medikation umzustellen – all dies kann das Problem erleichtern oder lösen. Substanzen mit anticholinergen Eigenschaften müssen bei Patienten mit normaler und hypoaktiver Blase sorgfältig überwacht werden, da sie eine Harnverhaltung auslösen können.

11.3.2 Flüssigkeiten

Das Einschränken der Flüssigkeitsaufnahme ist eine Angewohnheit zur Beherrschung einer Inkontinenz, die bei manchen alten Menschen, die fast nichts mehr trinken, gefährliche Ausmaße annehmen kann. Bei vielen befindet sich der Stoffwechsel ohnehin schon in einem recht labilen Gleichgewicht, und es kann dann zu schweren Störungen des Flüssigkeits- und Elektrolythaushalts kommen. Die Folgen können eine Dehydratation, Krankheitsgefühl, Obstipation und Verwirrtheit sein.

Älteren Menschen fällt es oft schwer, große Mengen an Flüssigkeit zu sich zu nehmen, da sie sich dann aufgedunsen fühlen. Wenn man jemanden zu einem vernünftigen Trinkverhalten – am besten 1 l/24 Std. – anregt, ist es wichtig, herauszufinden, was die betreffende Person mag und wann sie es trinken möchte. Viele, die Wasser oder Saft ungenießbar finden, können beinahe problemlos die gleiche Menge starken Tee oder Bier trinken, vorausgesetzt, das geschätzte Getränk verschlechtert nicht den Zustand der Blase.

11.3.3 Organisatorische Abläufe in Institutionen

Viele Studien haben gezeigt, daß die Art der Organisation von Pflege in einer Institution die Unabhängigkeit des Patienten einschränken kann (Goffman, 1961). Zielorientiertheit und ein Mangel an individualisierter, patientenzentrierter Pflege verhindern Selbstbestimmtheit und Entwicklung (Miller, 1985; Robertson, 1986; Swaffield, 1988). Wenn jedoch Patienten nicht als Individuen gesehen werden, ist es unwahrscheinlich, daß die individuellen Bedürfnisse des Patienten mit Inkontinenz richtig diagnostiziert bzw. in der Folge die Pflege individuell geplant wird. Beim routinemäßigen Abwickeln der Ausscheidung wird der einzelne Patient in ein Regime gepreßt, das seinem eigenen täglichen Defäkations- und Miktionsrhythmus unter Umständen nicht entspricht und in Wirklichkeit zu Inkontinenz führt. Die Einführung des Pflegeprozesses und der primären Gesundheitsfürsorge bieten Lösungen für individuelle Bedürfnisse beim Stuhlgang bzw. beim Wasserlassen. Die regelmäßige Überprüfung von Stationen der Langzeitpflege und Altenheimen bietet Material für die individuelle und funktionelle Auswertung der gebotenen Kontinenzleistungen, die dann zu einer Verbesserung der Kontinenzpflegestandards führen kann.

11.4 Soziologie der Inkontinenz

11.4.1 Einstellungen

In unserer Gesellschaft scheint es über Inkontinenz und ältere Menschen zwei einander widersprechende Vorstellungen zu geben. Einerseits wird von älteren Menschen Kontinenz erwartet, und dennoch hält sich das Märchen, daß Inkontinenz ab einem gewissen Alter oder bei bestimmten Krankheiten unvermeidlich sei. Die Folgen daraus wirken sich auf die Gelegenheit zur Behandlung aus, da Patienten und die sie betreuenden Personen sehr oft versäumen, Hilfe zu suchen. Es ist daher wichtig, die Öffentlichkeit darüber aufzuklären, was sich durch ein genaues Assessment erreichen läßt. Damit wird dafür gesorgt, daß mehr Menschen wissen: Es kann geholfen werden. Dienstleistungen sollten in einer Weise angeboten werden, daß sie die Menschen nicht in Verlegenheit bringen oder Gesicht verlieren lassen, sondern willkommen geheißen und in eine positive Gesundheitsförderung eingebunden werden (Armstrong, 1980).

Eine auf Kontinenz ausgerichtete Gesundheitsförderung unter alten Menschen umfaßt das Schaffen eines Umfelds, in dem sich ein optimaler Grad des Funktionierens einschließlich der Kontrolle über Blase und Darm bzw. deren Management erreichen lassen.

11.4.2 Trigger – Auslöser

Bei der Untersuchung der Gründe für die Konsultation eines Arztes haben Medizinsoziologen gezeigt, daß die meisten Menschen – soweit es sich nicht um eine akute, schmerzhafte Erkrankung handelt – den Arzt aus sozialen Gründen aufsuchen oder weil ein Ereignis die Entscheidung dazu ausgelöst hat (Zola, 1973; Scambler, 1986). Angehörige der Gesundheitsberufe müssen daher opportunistische Patientenkontakte nutzen, um das Thema Inkontinenz aufzubringen.

11.4.3 Gelegenheiten zum Gespräch

Beim Assessment von Personen über 75 Jahren haben die Pflegeperson in der Praxis eine Gelegenheit über Kontinenz zu sprechen. Dabei werden sie bedarfsweise nach Plänen vorgehen, die vor dem Beginn solcher Assessment-Programme festgelegt wurden.

In Diskussionen über die Einführung gemeinsamer Vorgehensweisen von Stellen der Gesundheits- und Sozialfürsorge ist es wichtig, daß die für das Assessment der Bedürfnisse älterer Menschen Verantwortlichen sich der Notwendigkeit eines Assessments der Ursachen einer Inkontinenz in vollem Umfang bewußt sind und gegenüber deren Behandlung eine positive Haltung einnehmen, statt den negativen Ansatz eines lediglich auf Inkontinenzprodukte gerichteten Assessments zu wählen.

11.4.4 Unabhängigkeit

Bei den meisten älteren Menschen ist das Kontinenzpotential um so stärker, je größer die Unabhängigkeit ist, die ihnen die Umgebung ermöglicht. Manche bitten jedoch nur widerwillig um körperliche Unterstützung, obwohl sie vielleicht schon Harndrang haben. Und obwohl in der Not vielleicht nicht immer sofort jemand verfügbar ist, lehnen sie den Verlust an Privatsphäre ab, wenn ihnen Hilfe angeboten wird. Dies wiederum mag verhindern, daß ältere Menschen die Dienste eines Arztes oder einer Pflegeperson in Anspruch nehmen, um sich behandeln zu lassen. Bei der Schulung von Angehörigen muß unbedingt dafür gesorgt werden, daß diese den Patienten zu höchstmöglicher Unabhängigkeit anhalten.

Betten sollten die richtige Höhe haben, damit die Betroffenen zu Hause leicht hinein und wieder heraus gelangen, und Pflegepersonen sollten dafür sorgen, daß höhenverstellbare Betten nach ihrem Gebrauch in der Klinik wieder auf eine patientenfreundliche Höhe zurückgestellt werden. Zu Hause hilft es, wenn die Matratze weder zu weich ist, noch in der Mitte durchhängt, da dies das Aufstehen erschweren kann. Auch Stühle sollten die richtige Höhe haben, nicht zu weich oder zu tief sein und zur Unterstützung beim Aufstehen geeignete Armlehnen haben.

Eine gute Gehhilfe – Stock, Dreifuß oder Gehgestell – kann die Mobilität, die Geschwindigkeit und das Vertrauen, die Toilette von allein aufsuchen zu können, erheblich steigern. Die Kleidung sollte ansprechend und leicht zu ordnen sein, und jedes verwendete Inkontinenzprodukt sich leicht entfernen und wieder anlegen lassen.

11.5 Betrachtungen des Umfeldes

11.5.1 Sanitäre Einrichtungen

In westlichen Gesellschaften gelten Privatsphäre und Geschlechtertrennung bei Angelegenheiten, die die Ausscheidung betreffen, als wichtig. Toiletten sollten eine leicht zu öffnende und abschließbare Tür haben. Der Sitz muß die richtige Höhe haben, um sich bequem hinsetzen und ohne Schwierigkeiten wieder aufstehen zu können. In Kapitel 13 werden Umbauten sowie Urinale und Toilettenstühle für diejenigen beschrieben, die nicht zur Toilette gehen können.

11.5.2 Entfernungen

Ein älterer Mensch, vor allem mit beeinträchtigter Mobilität, benötigt einen raschen Zugang zur Toilette. Da viele eine gefüllte Blase erst wahrnehmen, wenn deren Fassungsvermögen fast oder bereits erreicht ist, besteht oft ein beträchtlicher Harndrang. Dann ist es vielleicht nicht mehr möglich, sich rasch zu bewegen. Schätzungen des Scottish Home and Health Department zufolge sind 9–12 m für einen älteren Menschen die optimale Distanz zwischen dem Ausgangspunkt und der Toilette. Das bedeutet, daß Toiletten in Heimen, Kliniken und Tagesstätten nahe den Aufenthaltsbereichen bei Tage liegen und im häuslichen, privaten Bereich des Patienten gegebenenfalls strukturelle Veränderungen vorgenommen werden müssen. Auch muß der Weg zur Toilette ohne Hindernisse und Treppen sein, wenn die Mobilität des Patienten eingeschränkt ist.

11.5.3 Identifizieren sanitärer Einrichtungen

In unvertrauter Umgebung ist es wichtig, rasch und leicht die richtige Toilette identifizieren zu können. An öffentlichen Orten sowie in Heimen und Kliniken bedarf es klarer Hinweisschilder, und an den Türen sind eindeutige Bezeichnungen erforderlich. Künstlerisch oder humoristisch gestaltete Symbole für „Männer" und „Frauen" lassen sich leicht fehlinterpretieren, und wer einmal in die falsche Toilette gegangen ist, traut sich aus Furcht vor einem abermaligen Irrtum vielleicht nicht mehr, draußen umherzugehen. Klare und große Beschilderung, verschiedenfarbige Türen sowie unzweideutige, gut beleuchtete Zeichen in geeigneter Höhe, bei der

die abnehmende Körperhöhe alter Menschen berücksichtigt wurde, sind Handreichungen zur Unabhängigkeit. Wo das Gedächtnis zum Problem wird, haben sich auf manchen Stationen farbige Linien bewährt, denen man bis zu einer gleichfarbigen Tür folgen kann.

11.6 Emotionale und psychologische Faktoren

Psychologische Faktoren sind bei jüngeren wie auch bei älteren Menschen gleichermaßen von Bedeutung, obwohl eine unmittelbar kausative Rolle bei Inkontinenz nicht bewiesen ist. Der Beginn einer Inkontinenz läßt sich im Anschluß an ein wichtiges belastendes Ereignis, wie z. B. den Verlust einer Bezugsperson oder die Einweisung in eine Klinik beobachten. Von anderen wird Inkontinenz gelegentlich als absichtliches, bewußtes und Aufmerksamkeit heischendes Verhalten angesehen. Dies kann jedoch nicht einfach so unterstellt werden, sondern man muß das Verhalten untersuchen. Wenn jemand das Bedürfnis verspürt, die Aufmerksamkeit anderer Menschen in derart drastischer Weise auf sich zu ziehen, sollte dies Fachleute auf die Notwendigkeit weiterer Untersuchungen der Bedürfnisse dieser Person aufmerksam machen. Sobald es einer manipulativen Person gelingt, mit ihrer Inkontinenz Aufmerksamkeit zu erregen, wird sie dieses Verhalten wiederholen, und dann ist dessen Begutachtung angezeigt, um festzustellen, wie sich das Bedürfnis nach Aufmerksamkeit wieder in die richtige Richtung lenken ließe.

11.7 Behandlungen

11.7.1 Allgemeine Betrachtungen

Das Herausfinden von Patienten, die eines Assessments und der Behandlung ihrer Inkontinenz bedürfen, wird so lange das Problem eines versteckten Bedarfs bleiben, wie Dienstleistungen nicht wirkungsvoll bekanntgemacht werden. Die meisten Gesundheitsbehörden verfügen über Kontinenzdienste und über Einrichtungen für urodynamische Messungen.

Ein gutes Pflege-Assessment (s. Kap. 3) wird eine ganze Reihe von Problemen zu Tage fördern, die sich beheben lassen. Bei denjenigen jedoch, die auf pflegerische Maßnahmen nicht ansprechen, ist ein umfassendes urodynamisches Assessment angezeigt. Wird es in entspannter, die Privatsphäre wahrender Atmosphäre durchgeführt, so empfinden es nur wenige alte Menschen als ungebührlich anstrengend oder unangenehm.

Bei älteren inkontinenten Menschen läßt sich das volle Spektrum der Behandlungsmöglichkeiten anwenden: Die Optionen sollten erläutert, und die Entscheidung über den Fortgang der Behandlung sollte gemeinsam mit dem Patienten und bisweilen mit der betreuenden Person getroffen werden. Manche Menschen haben eine Abneigung gegen invasive Therapien, wie z. B. eine Operation, und ziehen eine zuverlässige konservative Behandlung vor. Medikamente sollten bei älteren Menschen mit Vorsicht eingesetzt werden, da sie für Nebenwirkungen anfälliger sind als jüngere Menschen. Vorausgesetzt, die jeweilige Therapie wird vorsichtig und schrittweise begonnen, läßt sich jedes Standardpräparat einsetzen. Bei Anticholinergika beispielsweise ist große Vorsicht nötig, da sie bei einem Glaukom kontraindiziert sind. Patientenschulung führt zu besserem Verständnis und verstärkter Mitarbeit bei den jeweils verordneten Behandlungsplänen. Mit verbesserten chirurgischen Techniken und verschiedenen Ansätzen in der Anästhesie werden auch Operationen für alle, die sie benötigen, zunehmend realistisch.

11.7.2 Intermittierende Katheterisierung

Eine ausführlichere Beschreibung der entsprechenden Techniken findet sich in Kapitel 8.

Blasenentleerungsstörungen und große postmiktotische Restharnmengen nehmen mit fortschreitendem Alter an Häufigkeit zu. In Fällen, in denen eine chirurgische oder medikamentöse Therapie ungeeignet sind oder erfolglos bleiben, sollte die intermittierende Katheterisierung erwogen werden. Viele ältere Menschen sind manuell noch geschickt genug, um sich selbst zu katheterisieren, obwohl es einer Frau schwerer fallen dürfte, den Meatus zu treffen, wenn dieser entlang der Scheidenwand nach innen gewandert ist. Wenn es der Patient bzw. die Patientin selbst nicht schafft, ist vielleicht die Ehepartnerin bzw. der -partner oder ein Verwandter bzw. eine Verwandte bereit, die Technik zu lernen, obwohl niemals davon ausgegangen werden sollte, daß sich beide Seiten dabei wohlfühlen. Andernfalls muß die Hilfe einer Pflegeperson in Anspruch genommen werden. Wenn jedoch das Ablassen des Restharns den Patienten kontinent erhält, sollte sowohl in der Klinik als auch in der Gemeinde jede Anstrengung unternommen werden, daß dies auch geschieht. Ältere Menschen müssen oft viel seltener als jüngere mit Blasenentleerungsstörungen intermittierend katheterisiert werden, da sich der Restharn oft nur allmählich ansammelt (s. Kap. 8). Einmal täglich oder alle 2 Tage genügt oft, um die Kontinenz zu wahren. Bei einem Teil der Patienten stellt sich nach einigen Wochen wieder eine normale Blasenfunktion ein, so daß die intermittierende Katheterisierung bei sinkenden Restharnmengen eingestellt werden kann.

Intermittierender Katheterismus nach Plan

Das Erstellen eines Plans zur intermittierenden Katheterisierung erfordert sowohl auf Station als auch im kommunalen Umfeld oft eine erhebliche Umstrukturierung von Pflegeroutinen und Einstellungen gegenüber Pflege. Wurde die Vorstellung jedoch erst einmal akzeptiert und die notwendige Ausrüstung, wie z. B. eine ausreichende Anzahl an Kathetern und eine gute Untersuchungslampe, bestellt, wird der Plan rasch zur Routine. Die Pflegepersonen werden mit den anatomischen Eigenheiten des Patienten vertraut, und jede Katheterisierung dauert nur ein paar Minuten, vor allem, wenn sie in den üblichen Tagesablauf des Patienten eingebettet ist, z. B. vor dem Aufstehen, so daß An- und Ausziehen entfallen. Es muß betont werden, daß eine Katheterisierung durch eine Pflegeperson wegen der Gefahr von Kreuzinfektionen stets aseptisch vorgenommen werden muß. Führt der Patient oder eine verwandte Person die Katheterisierung zu Hause durch, ist auch eine saubere Technik vollkommen akzeptabel (s. Kap. 8).

11.8 Ältere Menschen mit Geistesschwäche

Nur einer von 4 Menschen wird in hohem Alter wahrscheinlich geistesschwach. Bei den Betroffenen findet sich ein breites Spektrum an Behinderungen, angefangen von leichtem Gedächtnisschwund und einer Vergröberung der Persönlichkeitszüge bis hin zu schwerer Verwirrtheit und Demenz. Bei schwerer Behinderung muß die betroffene Person unter Umständen in ein Heim eingewiesen werden. Die meisten Geistesschwachen werden jedoch zu Hause von Verwandten versorgt.

Inkontinenz ist nur selten ein unvermeidliches Kennzeichen von Gedächtnisschwund oder Demenz. Viele Demente sind durchaus nicht inkontinent, da Kontinenz so tief in der Sozialisation verankert ist, daß sie oft als eine der letzten sozialen Fertigkeiten verlorengeht. Oft werden andere Ursachen einer Inkontinenz übersehen und bleiben unbehandelt. Der bzw. die Betroffene kann eine Koteinklemmung oder einen Harnwegsinfekt haben oder in der Beweglichkeit eingeschränkt sein (King, 1979, 1980). Auch eine Funktionsstörung im unteren Harntrakt oder eine Begleiterkrankung wie Diabetes können auslösende und unterhaltende Faktoren sein. Depression, die bei älteren Erwachsenen häufigste affektive Psychose, tritt oft unter dem Bild einer Demenz auf.

Vertraute Gewohnheiten und Umgebung belassen

Für ihre Ebene des Funktionierens sind ältere geistesschwache Menschen auf eine vertraute Umgebung angewiesen. Viele von denen, die im eigenen Zuhause zusammen mit vertrauten Menschen und Gegenständen leben, können selbst bei recht fortgeschrittener geistiger Beeinträchtigung noch einen relativ normalen Lebensstil aufrechterhalten. Manchmal resultiert die Inkontinenz aus einer Desorientiertheit, vor allem in veränderter Umgebung. Dementen fällt es schwer, Neues zu lernen, und sie gewöhnen sich auch nach langer Zeit unter Umständen niemals an eine neue Umgebung. In der Klinik oder in einem Heim können eindeutige Hinweisschilder und eine gute Beleuchtung zusammen mit verbalen Gedächtnisstützen die Kontinenz fördern helfen. Patienten sollte es nach Möglichkeit erlaubt sein, die Toilette zu benutzen, mit der sie vertraut sind. Ein Toilettenstuhl sollte nur in dringenden Fällen eingeführt werden, da eine desorientierte Person ihn mit einem Lehnstuhl verwechseln kann und da er sich als kontraproduktiv erweisen kann, wenn seine Funktion nicht verstanden wird.

Viele ältere Menschen mögen es nicht, wenn sie gefragt werden, ob sie zur Toilette möchten und verneinen, wenn sie nicht auf diskrete Weise angesprochen werden. Eine Pflegeperson, die in aller Öffentlichkeit und mit lauter Stimme fragt, wird oft auf Ablehnung, Verleugnung oder gar Feindseligkeit stoßen.

Es ist wichtig, Kontinenz zu erwarten. Allzu oft wird von Dementen einfach erwartet, inkontinent zu sein, und sie erhalten weder Gelegenheit noch Ermutigung, trocken zu sein. In Heimen und Einrichtungen mit routinemäßigem Waschen und Wechseln sind die Arbeitsabläufe unter Umständen darauf abgestellt, daß alle inkontinent sind. Für das Personal kann es – kurzfristig gesehen – tatsächlich einfacher sein, einer monotonen Routine zu folgen, statt durch Rehabilitation und Retraining auf positive Weise Kontinenz zu fördern (Wells, 1975). Sollte der Pflegeprozeß auf jeden Patienten Anwendung finden, so lassen sich auch individuell realistische Ziele für die Kontinenz setzen.

11.8.1 Assessment des Verhaltens

Ein individuelles Assessment des Verhaltens kann dabei helfen, zu bestimmen, warum es zur

Inkontinenz kommt. Manche Einrichtungen können auf einen klinischen Psychologen oder einen klinischen Pflegespezialisten zurückgreifen, der mit KollegInnen in der Gemeinde zusammenarbeiten kann. Diese in der Gesundheitsfürsorge tätigen Fachkräfte können einen wertvollen Beitrag zum Team-Assessment eines älteren, dementen und inkontinenten Menschen leisten.

Wenn jemand seine Bedürfnisse nicht verbal mitteilen kann, sollte er auf typische, einer Defäkation bzw. Miktion vorausgehende Verhaltensweisen beobachtet werden, wie z. B. Aufstehen, Umherwandern, an der Kleidung ziehen oder auch andere verbale und nonverbale Hinweise. Sobald sie entdeckt und auch den anderen betreuenden Personen mitgeteilt werden, kann Bedürfnissen des Patienten angemessen entsprochen werden. Indem man die Vergangenheit des Patienten und sein gegenwärtiges Leben ausleuchtet, indem man herausfindet, was für ein Mensch der Patient war, was für ihn wichtige Interessen und Aktivitäten waren und welche Abneigungen er hatte, läßt sich ggf. ableiten, daß die Inkontinenz ein Zeichen von Apathie, Protest oder Verzweiflung über eine gegenwärtig unzumutbare Lebenssituation ist.

Erwartet man von jemandem, der stets ein scheuer Einzelgänger war, sich an ein gemeinsames Leben, Schlafen, An- und Auskleiden und Essen zusammen mit 25 anderen Personen, die er nicht kennt und nicht unbedingt mag, zu gewöhnen, so ist unschwer zu erkennen, warum eine früher anspruchsvolle und wählerische Persönlichkeit unter der Belastung zusammenbricht. Viele Menschen werden zum ersten Mal nach der Aufnahme in eine Einrichtung der Altenpflege oder kurz danach inkontinent. Dies mag durch den Verlust der Unabhängigkeit, der persönlichen Verantwortung und des Selbstwertgefühls beeinflußt sein. Inkontinenz kann aber auch auftreten, wenn jemand gezwungen ist, sein Haus oder seine Wohnung zu verkaufen oder aufzugeben und zu einem Sohn, einer Tochter oder anderen Angehörigen zu ziehen.

Inkontinenz als Folge einer Regression

Manche Menschen scheinen unter diesen Umständen den Abwehrmechanismus der Regression anzuwenden, das heißt, sie werden passiv, abhängig und oft inkontinent (Swaffield, 1988). Indem sie in einen kindlichen Zustand regredieren, können sie unter Umständen vermeiden, der Wirklichkeit ihrer unerträglichen Situation ins Gesicht zu schauen. Gelegentlich läßt sich Inkontinenz interpretieren als Ausdruck der Wut, als eine der wenigen dem Individuum gegen seine Betreuer zur Verfügung stehenden Waffen. Die Inkontinenz kann in Anwesenheit einer bestimmten betreuenden Person oder während einer ungeliebten Aktivität oder eines bestimmten Ereignisses, z. B. beim Anziehen oder wenn im Radio Pop-Musik läuft, auftreten. Bei Aktivitäten, die der bzw. die Betreffende mag, z. B. Beschäftigungstherapie oder bestimmte Sendungen im Fernsehen, kommt es dagegen nicht zur Inkontinenz. Oft ist zu beobachten, daß Patienten auf Station scheinbar „hoffnungslos" inkontinent sind, auf einer Tagestour mit dem Bus, bei anderen besonderen Gelegenheiten oder bei einem Ausflug dagegen einen ganzen Tag lang trocken bleiben.

Umgekehrt kann Kontinenz auch eine Folge der besonderen Fürsorge einzelner Pflegepersonen sein. Cheater (1987) zeigte in ihrer Studie über die Einstellung von Pflegepersonen gegenüber Inkontinenz, daß bestimmte Patienten nur dann kontinent waren, wenn bestimmte Pflegepersonen Dienst hatten.

Inkontinent sein, weil es sich „lohnt"

Auch die Folgen einer Inkontinenz sind für das Assessment einer Inkontinenz von Bedeutung. Unter gewissen Umständen kann sich Inkontinenz lohnen, da sie Aufmerksamkeit erregt und Dinge in Bewegung bringt. Dies trifft vor allem für Situationen der sozialen Deprivation zu, wie sie sich beispielsweise in Einrichtungen ergeben, die unter Personalmangel leiden. Dann wird der bzw. dem Einzelnen, der trocken ist oder zur Toilette geht, wahrscheinlich nur wenig Aufmerksamkeit gewidmet, während die MitarbeiterInnen mit der Versorgung derjenigen beschäftigt sind, die wirklich Pflege benötigen. Inkontinenz erregt dagegen Aufmerksamkeit, und zwar oft sofort: Eine Pflegeperson kommt, spricht mit der- bzw. demjenigen, berührt ihn oder sie und lächelt gewöhnlich. Vielleicht wird der Patient ins Bad gebracht, um gewaschen und neu gekleidet zu werden. Selbst wenn die Mitarbeiterin bzw. der Mitarbeiter wütend oder feindselig ist, kann dies besser sein, als überhaupt keine Kommunikation. Die kontinente Person hat zwischen Frühstück und Mittagessen unter Umständen niemanden, mit dem sie sprechen kann, die inkontinente Person gewinnt dagegen mit jeder neuen Inkontinenzepisode körperlichen und sozialen Kontakt.

Man sollte sich sehr davor hüten, eine Inkontinenz automatisch einem absichtlich Aufmerksamkeit heischenden Verhalten zuzuordnen. Sie ist nur selten bewußt gewählt, vor allem bei einer verwirrten Person. Sehr genau sollte jedoch auf Praktiken des Personals geachtet werden, die unwissentlich genau das am wenigsten gewünschte Verhalten verstärken. Ein Gleiches kann auf Patienten in der Gemeinde zutreffen. Während vorher nur selten Besuch kam, kann der Patient jetzt von der erheblich gestiegenen Aufmerksamkeit profitieren, indem z. B. die Gemeindeschwester vorbeischaut oder ggf. die MitarbeiterInnen des Pflegedienstes frische Vorlagen bringen oder den Patienten zu baden und eine andere Person sich vielleicht um den Haushalt kümmert. Auch hier sollte die Inkontinenz des Patienten nicht als bewußt gewählt verstanden werden, allerdings besteht nur wenig Anreiz für den Versuch, trocken zu bleiben.

Demenz kann zu enthemmten Inkontinenzverhalten führen

Bei fortgeschrittener Demenz kann jede soziale Erkenntnis darüber, daß Kontinenz wünschenswert ist, verlorengegangen sein. Die betreffende Person wird möglicherweise völlig enthemmt, und da nun jeder Grund für ein Einhalten fehlt, läßt sie Wasser oder setzt Stuhl ab, wann und wo immer sie das Bedürfnis dazu verspürt. Wenn Vorstellungen von richtigen und falschen Orten

bedeutungslos werden, dienen dazu unterschiedslos die Kleidung, das Bett, der Fußboden oder Möbelstücke. Urin oder Fäzes gelten nicht länger als schmutzig oder abstoßend, sondern man kann mit ihnen spielen oder sie verschmieren, wenn man sie entdeckt. Dies ist dann in den Augen des Personals und der Angehörigen ein besonders unzumutbares Verhalten. Bisweilen ist das Wissen um die Bedeutung einer Toilette verlorengegangen, und selbst wenn der Patient dorthin gebracht wird, benutzt er sie nicht in geeigneter Weise. Möglicherweise setzt er sich darauf und tut nichts, ist jedoch bald darauf inkontinent, oder er weigert sich als ruhelose Person überhaupt, sich hinzusetzen. Alternativ dazu kann auch die Fähigkeit zur Unterscheidung zwischen einer Toilette und anderen Behältnissen verlorengegangen sein, so daß Urin und Stuhl in den Papierkorb, einen Eimer oder jedes andere Behältnis in Reichweite gelassen bzw. abgesetzt werden.

Individuelle Ausscheidungsmuster beachten

Die meisten Menschen haben ein Leben konditionierter Reflexe in bezug auf das Wasserlassen im Sitzen, ohne Kleidung und auf einer Toilette, in Abgeschlossenheit und mit der Empfindung einer vollen Blase hinter sich. Diese Vertrautheit muß dazu genutzt werden, um Dementen zu helfen. Es fällt nur allzu leicht, diese konditionierten Reflexe durch das Anbieten verwirrender Reize durcheinanderzubringen (Newman, 1962). Solange niemand herausgefunden hat, welches die Zeiten sind, zu denen eine Toilette wahrscheinlich benötigt wird, kann es geschehen, daß eine Person wiederholt zur Toilette begleitet wird, obwohl ihre Blase gar nicht voll ist. Demente Personen, die betreut und versorgt werden, führen oft ein sehr regelmäßiges Leben, in dem Mahlzeiten und Getränke stets zur selben Tageszeit serviert werden. Blase und Darm einer jeden Person reagieren darauf jeweils individuell verschieden. Keine zwei Personen werden ein identisches Ausscheidungsmuster haben, das Ausscheidungsmuster einer bestimmten Person ist jedoch wahrscheinlich jeden Tag das gleiche. Genaue Aufzeichnungen fördern ein solches Muster zu Tage. Wird eine verwirrte Person wiederholt zur Toilette gebracht, ohne daß Bedarf dazu besteht, zerstört dies die Begriffserkennung für den Zweck einer Toilette. In ähnlicher Weise kann auch ein Mangel an Privatsphäre dem Gebrauch einer Toilette entgegenwirken.

Paradoxe Miktionsmuster

Es ist nicht angebracht, Inkontinente mit bloßem Gesäß auf eine Unterlage zu setzen. Dies bedeutet nicht nur einen Mangel an Würde für den Patienten, sondern vermittelt ihm auch die Botschaft, daß es in Ordnung ist, dort Wasser zu lassen oder Stuhl abzusetzen. Das wiederum kann zu paradoxen Miktionsmustern führen, bei denen die betreffende Person zwar auf der Toilette kein Wasser läßt, aber inkontinent wird, sobald sie wieder entspannt, ruhig und bequem auf einem Stuhl sitzt oder im Bett liegt. Für die Betreuenden, die oft das Gefühl haben, daß dies mit Absicht geschieht, ist dies unter Umständen höchst frustrierend und ärgerlich. Hier muß klar sein, daß die betreffende Person nur selten lästig fallen möchte, sondern lediglich auf die verwirrenden, vermischten Stimuli der Betreuenden reagiert.

Gewöhnlich leugnen Demente ihre Inkontinenz. Manchmal sind sie sich des Problems aber durchaus bewußt, schämen sich jedoch, es anderen gegenüber zuzugeben. Dies kann dazu führen, daß „Beweise" versteckt werden, das heißt, verschmutzte Kleidung oder Unterlagen werden im Schrank verborgen, oder ein neues Hemd wird über ein verschmutztes gezogen. Oft kann die Situation ziemlich unangenehm werden, bevor jemand begreift, was da geschieht. Wird die Person damit konfrontiert, kann sie feindselig oder beleidigend reagieren oder jemand anderen (oder die Katze) dafür verantwortlich machen. Manchmal verleugnet die inkontinente Person ihren Zustand auch vor sich selbst und wird dadurch so belastet, daß sie bewußt wirklich nicht weiß, was da vor sich geht. Bei fortgeschrittener Demenz ist sich die Person ihrer Kontinenz ebensowenig bewußt, wie sie auch ihre Umgebung nicht wahrzunehmen scheint.

11.8.2 Pflegeinterventionen

Realitätsorientierung

Bei verwirrten älteren Menschen ist es sehr wichtig, eine realitätsorientierte Umgebung zu bewahren, damit möglichst viele konditionierte Reaktionen auf normale Anreize funktionstüchtig bleiben. In klinischer Umgebung war oft zu beobachten, daß Patienten erheblich seltener inkontinent waren, wenn sie in ihre eigene Kleidung einschließlich angemessener Unterwäsche gekleidet wurden und ihre persönlichen Gegenstände um sich und dazu noch reichlich Anregung und Aktivitäten hatten. Informationen müssen oft wiederholt werden, damit die Patienten sie behalten. Das Personal sollte den Namen des Patienten in der von ihm bevorzugten Form verwenden, sei es der Vorname, der Zuname oder ein lebenslang gebräuchlicher Spitzname. Der häufige Gebrauch diminutiver Kosenamen wie „Schatz" oder „mein Liebe" helfen wenig, um mit der betreffenden Person in Verbindung zu bleiben. Die Unterhaltung sollte wiederholt Hinweise auf die Wirklichkeit enthalten: Zeit, Ort, Wetter, Familie oder Ereignisse.

Mit Gedächtnisstützen das Langzeitgedächtnis stimulieren

Eindeutige und leicht ablesbare Uhren, Kalender und Hinweisschilder in geeigneter Höhe können dem schwindenden Gedächtnis eine Stütze sein. Die meisten Institutionen versuchen, von den großen, gestaltlosen Tagesaufenthaltszonen wegzukommen, in denen jede/r in einem großen, den Blickkontakt und die Kommunikation erschwerenden Kreis auf Plastikstühlen herumsitzt und wo andauernd überlaut ein Fernseher läuft, auf den niemand achtet. Selbst bei knappem Personal und schwachen Ressourcen lassen sich viele kleine Veränderungen in Richtung auf eine individualisierte Fürsorge vornehmen. Den Schrank in der Klinik mit Fotos und Andenken an die Familie, an Freunde und das frühere Zuhause zu schmücken oder ein großer Spiegel, in dem der Patient bei jedem Hineinblicken in deutlichen Buchstaben seinen eigenen Namen lesen kann, können dem Patienten helfen, sich daran zu erinnern, wer er ist. Während das Kurzzeitgedächtnis schlecht sein kann, ist das Langzeitgedächtnis unter Umständen intakt, und alte Schallplatten, Fotoalben oder Gespräche über den Krieg bringen oft Freude und Wiedererkennen. Scheinbar sehr verwirrte Menschen sind möglicherweise immer noch in der Lage, lebenslang immer wieder ausgeführte Tätigkeiten zu vollführen. So könnte eine Hausfrau beispielsweise beim Bettenmachen helfen, selbst wenn es nur langsam vorangeht und das Ergebnis ein wenig unordentlich ist. Kunst, Schauspiel und Beschäftigungstherapie sollten, soweit verfügbar, in vollem Umfang genutzt werden. Viele Einrichtungen der Langzeitpflege haben heute Schoßtiere, wie z. B. eine Katze, oder Wellensittiche, es gibt Ausflüge, und oft kommen freiwillige Helfer zu Besuch. Durch größtmögliche Stimulation, Beschäftigung und Motivation sowie durch sorgfältig geplante, wiederholte Information für die Schulung kann es gelingen, bei verwirrten Menschen ein Höchstmaß an Funktion aufrechtzuerhalten. Dies ist schon für sich allein genommen wünschenswert. Obendrein bessert sich aber auch eine Inkontinenz oft ganz erheblich.

Verhaltenstherapie

Verhaltenstherapeutische Techniken lassen sich dazu einsetzen, verwirrten älteren Menschen dabei zu helfen, kontinent zu sein. Dies geschieht in ganz ähnlicher Weise, wie bei Menschen mit Lernstörungen (s. Kap. 14). Durch Verstärken des gewünschten Verhaltens – z. B. Kontinenz, Wasserlassen oder Stuhlgang am richtigen Ort – und Löschen des unerwünschten Verhaltens – z. B. Inkontinenz – lassen sich zur Förderung der Kontinenz oft die Theorien des operanten Konditionierens einsetzen (Burgio, 1986).

Das Ziel besteht darin, das oben umrissene Aufmerksamkeitsmuster umzukehren, d. h. Lob und Körperkontakt bei Kontinenz und deren Entzug bei Inkontinenz. Damit es wirkt, muß jede Person, die mit dem Patienten in Kontakt steht, dieses Vorgehen begreifen und einhalten, um dessen konsequente Durchführung zu gewährleisten. Die betreffende Person sollte jedesmal, wenn sie sich als kontinent erweist, mit einem Lächeln, durch Lob oder durch eine kurze Umarmung belohnt werden, wobei für jeden Patienten ein angemessener Verstärker gewählt werden sollte. Bei korrekter Benutzung der Toilette, oder wenn der Patient einen entsprechenden Bedarf rechtzeitig signalisiert, sollte die verstärkende Maßnahme so bald wie möglich folgen. Wenn es zur Inkontinenz kommt, muß diese natürlich bewältigt werden. Das sollte jedoch mit einem Minimum an Aufregung und Aufmerksamkeit geschehen: kein Lächeln, keine Unterhaltung und nur minimaler Körperkontakt. Bestrafung ist nicht gerechtfertigt. Diese Vorgehensweise läßt sich bei Inkontinenz am Tage (Grosicki, 1968) und in der Nacht (Hartie und Black, 1975; Barker, 1979) einsetzen und führt bei kontinuierlicher Anwendung – oft über mehrere Monate – in manchen Fällen wieder zur Kontinenz. Bisweilen können hochmotivierte Angehörige im häuslichen Einsatz eines solchen Programms geschult werden.

Pflegeinterventionen bei fortgeschrittener Demenz

In den fortgeschrittenen Stadien einer Demenz können alle Versuche, Kontinenz zu erreichen, versagen. Dann ist es wichtig, daß den betreuenden Personen – Angehörigen und Pflegepersonen – nicht deswegen Schuldgefühle oder das Gefühl der Unzulänglichkeit vermittelt werden. Selbst bei optimaler Pflege und Behandlung ist Inkontinenz bei manchen Menschen unausweichlich, das müssen wir gegenwärtig akzeptieren. Regelmäßiges Begleiten zur Toilette, falls der bzw. die Betreffende sie benutzt, kann tagsüber manche Inkontinenzepisoden abfangen, vor allem, wenn es sich mit den Zeiten deckt, an denen sie höchstwahrscheinlich auftreten und die anhand des Miktionsprotokolls festgestellt wurden. Wenig sinnvoll scheint es dagegen, den Patienten nachts wiederholt aufzuwecken, da er nur noch verwirrter wird, wenn er müde ist. Gewöhnlich profitiert er mehr von einem guten

Schlaf als von wiederholtem Begleiten zur Toilette, sofern er nicht eindeutig wach und agitiert ist.

Der vielleicht wichtigste Aspekt der Pflege liegt darin, in großer Menge qualitativ hochwertige Inkontinenzprodukte eines möglichst einfach anzuwendenden Typs zur Verfügung zu stellen. Eine gute Vorlage schützt Haut, Kleidung und Umgebung, verringert den Geruch auf ein Minimum und wahrt die Würde des Individuums. Auswahl und Verwendung von Kontinenzprodukten werden in Kapitel 15 ausführlich besprochen. Wo auch immer die demente Person versorgt wird, sollte es möglich sein, viele der unangenehmsten Begleiterscheinungen der Inkontinenz zu lindern und den bzw. die Betreffende in die Lage zu versetzen, die letzten Jahre in relativem Komfort zu verbringen.

11.9 Inkontinenz bei Erkrankungen im Endstadium

Viele Todkranke werden im Endstadium ihrer Krankheit inkontinent, oft in doppelter Weise. Dies kann für die betreuenden Personen eine ungeheuere Belastung darstellen und dem Patienten seelisches Leid verursachen. Eine Harninkontinenz kann aus einem der an anderer Stelle in diesem Buch genannten Gründe auftreten. Zu den wahrscheinlichsten Ursachen gehören neurologische Erkrankungen und mentale Eintrübung, deren Auswirkungen oft noch durch Immobilität und den Verlust der Unabhängigkeit verstärkt werden. Die Inkontinenz kann aber auch die Folge einer Obstipation sein. Stuhlinkontinenz läßt sich oft durch gutes Darm-Management verhindern, indem einer Obstipation vorgebeugt oder ein neurogener Darm reguliert wird (s. Kap. 10).

Das ausführliche Durchuntersuchen eines Todkranken ist selten wünschenswert. Ein gewisses Maß an Inkontinenz läßt sich jedoch durch großzügigen Einsatz von Medikamenten gegen einen instabilen Detrusor, durch Verwendung von Urinalen, die mit der Hand gehalten werden, sowie dadurch rückgängig machen, daß die betreuenden Personen für die Notwendig-

keit individueller, aber regelmäßiger Pläne für den Gang zur Toilette sensibilisiert werden. Hält die Inkontinenz weiter an, läßt sie sich unter Umständen durch eine Vorlage von guter Qualität oder ein Hilfsmittel beherrschen.

Indikation für einen Blasendauerkatheter

Bei starkem Urinabgang oder wenn es schwerfällt und Schmerzen bereitet, zu einem Urinal oder auf einen Toilettenstuhl zu gelangen, sollte ein Blasenverweilkatheter als positive Alternative angesehen werden. Akzeptiert der Patient einen Katheter, so entfallen die damit verbundenen langfristigen Gefahren, und der bzw. die Sterbende kann unter Umständen die letzten Tage zu Hause zu verbringen. Angehörige können sicher sein, daß der Patient nicht in einer Urinlache liegt oder Hilfe benötigt, wenn sie einmal das Haus verlassen oder schlafen. Die Unterweisung der Angehörigen im Umgang mit dem Katheter gehört zu den wichtigsten Schulungsfunktionen einer Pflegeperson, die einen Patienten nach Hause entläßt oder dessen Pflege überwacht.

Eine Blasen- oder Darmfistel als Teil einer Krankheit im Finalstadium kann sich als enorme Belastung erweisen und ist eines der schwierigsten Probleme, die bewältigt werden müssen. Ein Sammelsystem für Fäzes, ein Sammelgefäß für die Wunddrainage oder Material zur Stomapflege können entsprechend adaptiert werden, um ein enzymatisches Andauen der Haut zu verhindern. Versagt auch dies, läßt sich vielleicht eine hochsaugfähige Vorlage in schwerer Qualität oder eine Windel für Erwachsene erfolgreich einsetzen.

Unkontrollierte Inkontinenz fördert Wundliegen, und bei ausgezehrten Personen erhöht sich diese Gefahr noch. Bei Frauen sollte sich dies durch einen Katheter verhindern und auf diese Weise zusätzliche Schmerzen und Belastung vermeiden lassen. Solange die betreuende Person sicher ist, daß sich die Blase vollständig entleert, finden Männer ein Kondomurinal oder eine Träufeltasche unter Umständen angenehmer.

11.10 Zum Abschluß

In diesem Kapitel wird die Notwendigkeit einer guten Wissensgrundlage bezüglich der Ursachen einer Inkontinenz bei älteren Menschen hervorgehoben. Es liegt in der Verantwortung Pflegender und betreuender Personen, die Mär von der unvermeidlichen Inkontinenz im Alter als unzutreffend zu entlarven. Die Notwendigkeit, jeden älteren Patienten als Individuum mit individuellen Miktions- und Stuhlgewohnheiten zu sehen, wurde als entscheidend für die Diagnose der Ursachen einer Inkontinenz dargestellt. Umrissen wurden ferner die Behandlung von Personen mit einer Begleiterkrankung sowie dementer bzw. sterbender Patienten. Anhand einer systematischen Durchsicht von Fällen muß das multidisziplinäre Team die Pflegeergebnisse auswerten. Bei unbehandelbarer Inkontinenz ist ein sorgfältiges Assessment des individuellen Bedarfs an Inkontinenzprodukten erforderlich, wenn andere Behandlungsformen und Management-Optionen erschöpft oder ungeeignet sind.

12 Kontinenz im kommunalen Kontext

MARY DOLMAN

Die meisten Inkontinenten leben zu Hause, andere dagegen in Alten- oder Pflegeheimen oder in Einheiten für betreutes Wohnen, manche sind auch kurz- oder langfristig in Kurzzeitpflege in einer Klinik. Der Schwerpunkt verschiebt sich zunehmend in Richtung auf eine Fürsorge und Pflege auf häuslicher Ebene, während die Langzeitpflege im klinischen Umfeld zurückgeht. In diesem Kapitel werden die Kontinenzpflege und die Dienste besprochen, die Menschen in zur Verfügung stehen. Vieles von dem, was in den noch folgenden Kapiteln dieses Buches beschrieben wird, gilt unabhängig von der jeweiligen Situation auch für die Menschen in einer Gemeinde, daher sollte dieses Kapitel nicht isoliert gelesen werden.

12.1 Kommunale Angelegenheiten

12.1.1 Prävention

Pflegepersonen benötigen ein gesundes Wissen über die Kontrolle von Blase und Darm, bevor sie Menschen in einer Gemeinde schulen und effizient mit ihnen kommunizieren können.

Prävention kann schon in der Schule beginnen, wo Pflegepersonen alle Schüler im Zuge der Unterweisung in gesunder Lebensführung auch über eine gute Blasen- und Darmpflege unterrichten und älteren Mädchen die Funktion der Beckenbodenmuskeln erläutern können. Auch SportlehrerInnen können sich daran beteiligen und Beckenbodenübungen in ein allgemeines Fitneß-Programm aufnehmen. Hebammen sollten Schwangeren gegenüber die Bedeutung dieser Übungen hervorheben, und nach der Entbindung haben der Allgemeinarzt oder die Pflegeperson in der Praxis anläßlich der ersten Kontrolluntersuchungen eine ideale Gelegenheit zu fragen, wie es um die Kontrolle über Blase und Darm steht. Tabelle 12-1 faßt einfache Botschaften einer Gesundheitserziehung auf kommunaler Ebene zusammen.

12.1.2 Häusliche Pflege

Die meisten inkontinenten Menschen leben bei sich zu Hause und kommen mit ihrer Inkontinenz oft bemerkenswert gut zurecht. Es gelingt ihnen, das Problem so im Griff zu behalten, daß es nur eine minimale Unterbrechung ihres Lebensrhythmus' darstellt. Im günstigsten Fall geht es vielleicht nur um ein wenig zusätzliches

- Vermeiden Sie Verstopfung. Ernähren Sie sich ausgewogen.
- Trinken Sie ausreichend, d. h. etwa 1,5 l pro Tag.
- Als Frau sollten Sie Ihr Leben lang Beckenbodenübungen machen.
- Geben Sie Ihrer Blase Gelegenheit, normal zu funktionieren: sich füllen, speichern, und sich vollständig entleeren.
- Erkennen Sie Bedeutung und Funktion von Östrogen.
- Vermeiden Sie Übergewicht.
- Nehmen Sie möglichst wenig Medikamente ein.
- Halten Sie Körper und Geist gesund.
- Ermutigen Sie Menschen, über Probleme mit der Ausscheidung zu sprechen.
- Allgemeine Fitneß und Bewegung unterstützen den Tonus des Beckenbodens.
- Lassen Sie ggf. einen chronischen Husten behandeln, und geben Sie das Rauchen auf.
- Vermeiden Sie bewußtes häufiges Wasserlassen „vorsichtshalber".
- Ignorieren Sie die Signale einer vollen Blase oder eines Stuhldrangs nicht unbegrenzt.

Tab. 12-1: Gesundheitserziehung zur Förderung von Kontinenz

Wäschewaschen oder um ein paar Einwegartikel mehr, die zu entsorgen sind. Bei starker oder nur unzureichend bewältigter Inkontinenz kann diese jedoch zu einer derartigen Belastung werden, daß sie das Leben zu Hause beherrscht und es nach und nach unmöglich wird, unabhängig zu leben oder zu Hause gepflegt zu werden. Die erfolgreiche Bewältigung einer Inkontinenz im häuslichen Bereich hängt oft davon ab, wer verfügbar und zu helfen bereit ist, welche Einrichtungen zum Waschen und zur Entsorgung es gibt und welche Dienste sich zur Unterstützung mobilisieren lassen.

12.1.3 Selbstpflege

Es ist immer weniger ein Tabu, über Probleme mit der Ausscheidung zu sprechen. Heutzutage ist es möglich, sich um seine Blasen- und Darmprobleme selbst zu kümmern, indem man mit gut informierten Pflegepersonen in der Gemeinde spricht und ihrem Rat folgt. Zur Selbstpflege lassen sich eine Menge Maßnahmen ergreifen, die Menschen benötigen jedoch Informationen, die sie in die Lage versetzen, eine kompetente Auswahl zu treffen. Dabei schaffen es manche selbst bei gutem Informationsstand nicht, einem Rat in puncto Gesundheitsfürsorge zu folgen.

Schlechte Ernährung kann vor allem bei Alleinstehenden auf die fehlende Bereitschaft zurückzuführen sein, sich Mahlzeiten zuzubereiten. Sie ist unter Umständen aber auch eine Folge der hohen Kosten für frische Nahrungsmittel. Andere wiederum verfügen nicht über das Wissen, um eine „ausgewogene" Ernährung mit hohem Ballaststoffanteil zusammenzustellen. Die Mühe des Einkaufens oder Kochens kann von richtiger Selbstpflege abhalten. Ernährungsberatung, Einkaufs-Arrangements oder Essen-auf-Rädern können manche dieser Probleme lösen helfen. Auch ein Gespräch mit dem kommunalen Ernährungsberater bzw. der Ernährungsberaterin kann sich als hilfreich erweisen.

Körperpflege kann, oft infolge von Apathie, ein Problem sein. Unter Umständen bedarf der Patient der Ermutigung, um die Körperpflege in vernünftigem Umfang wieder aufzunehmen und

Probleme mit der Haut und mit Geruch zu vermeiden. Dabei ist ggf. Unterstützung notwendig.

12.1.4 Pflegende im häuslichen Bereich

Die Pflege im häuslichen Bereich wird meist von Familienmitgliedern, nahen Verwandten oder teilweise ausgebildeten HauspflegerInnen übernommen, die als solche oft nur unzureichend auf die Förderung von Kontinenz und den Umgang mit Inkontinenz vorbereitet wurden. Bedenkt man die erheblichen Auswirkungen einer Harn- oder Stuhlinkontinenz auf den Alltag, so erscheint es bemerkenswert, daß Menschen nicht früher oder häufiger um Hilfe nachsuchen.

Eine Person, die in Angelegenheiten der Ausscheidung und den damit verbundenen Hygienemaßnahmen nicht autonom ist, benötigt Hilfe. Ob diese zum erforderlichen Zeitpunkt verfügbar ist, entscheidet oft über das Auftreten einer Inkontinenz. Individuelle Ausscheidungsmuster lassen sich auf einem Wochenplan erfassen, anhand dessen eine betreuende Person die Zeiten erkennen kann, zu denen sie die betreffende Person zum Toilettengang bewegen oder ihr dabei helfen muß. Sollte die inkontinente Person jedoch allein oder mit einem gebrechlichen Ehepartner leben, muß ein effizientes Management durch die verantwortliche Pflegekraft geplant werden.

Ist Inkontinenz erst einmal eingetreten, kommt es um so wahrscheinlicher zu Beschwerden, Hautproblemen und Geruchsbelästigung, je mehr Zeit zwischen dem Einnässen und dem Wechseln verstreicht. Das Aufstellen eines Versorgungsplans im Rahmen der personellen Gegebenheiten ist oft sehr schwierig und in einigen Fällen sogar unrealistisch. Dennoch sollte versucht werden, ein Team zu organisieren, vor allem, um den Bedürfnissen alleinstehender behinderter Personen zu entsprechen.

Starke Belastung der Angehörigen im Umgang mit der Inkontinenz

Unter Umständen ist die verfügbare Hilfe sowohl für die fürsorgende als auch für die zu versorgende Person unzumutbar. Vielen bereitet es große Verlegenheit, wenn der Partner bzw. die Partnerin oder ein Kind ihnen beim Stuhlgang oder Wasserlassen hilft, vor allem, wenn es um die intimeren Aufgaben wie Säubern und Waschen geht. Die Betroffenen schämen sich vielleicht wegen durchnäßter oder verschmutzter Kleidung und suchen lieber nicht um Hilfe nach, selbst wenn sie sie eigentlich bräuchten. Ein Partner bzw. eine Partnerin ist möglicherweise zu allen Hilfestellungen und Handreichungen des täglichen Lebens bereit – mit Ausnahme der Ausscheidung. Es sollte nicht angenommen werden, daß Angehörige, nur weil sie bereit sind, jemanden zu betreuen, sich auch bei allen Aufgaben wohlfühlen, die dies mit sich bringt. Eine Tochter, die einen Elternteil ohne weiteres füttert, wäscht und kleidet, lehnt es unter Umständen kategorisch ab, Exkremente zu beseitigen. Eine fürsorgende Person, die ein hohes Maß an Inkontinenz und harter Arbeit toleriert, scheitert unter Umständen an den damit verbundenen Dauerproblemen. Genau in diesem Punkt ist Kurzzeitpflege von entscheidender Bedeutung.

Rolle der Kurzzeitpflege

Gewisse Behandlungsformen bei Inkontinenz lassen sich unmöglich implementieren, wenn niemand da ist, um zu helfen. Vor allem ein Blasentraining kann schwierig werden. Es ist zwecklos, ideale Toilettenpläne für jemanden auszuarbeiten, der einerseits von anderen abhängig, andererseits alleinstehend ist. Keine noch so große Menge an Medikamenten und kein noch so ausgiebiges Training können eine Miktion unbegrenzt hinauszögern. Bei vergeßlichen Personen kann ein Wecker helfen, der aber für das nächste Mal wieder neu gestellt werden muß. Und jemand, der zur Toilette zu gehen vergißt, wird auch dies vergessen. Schwerhörigen nutzt vielleicht ein blinkendes Lämpchen oder ein Vibrator, der jedoch am Körper getragen wird und erst losgeht, wenn der Harnfluß bereits eingesetzt hat. Dieses System ist bei gebrechlichen älteren Menschen nicht erfolgreich einzusetzen, sollte jedoch als Behandlungsoption im Hintergrund gehalten werden.

Hilfe von Ansprechpartnern

Soweit eine Familie eine stark inkontinente Person zu Hause versorgt, sollte sie in ihrer Rolle anerkannt und unterstützt werden. Wer scheinbar gut zurechtkommt, wird nur allzu oft alleingelassen und bräuchte in Wirklichkeit doch mehr Hilfe, sowohl in Form moralischer Unterstützung als auch praktischer Hinsicht. Wo die Unterstützung durch offizielle Stellen grenzwertig belastet ist, gibt es auch Selbsthilfegruppen oder karitative Organisationen, die helfen können. In Deutschland können beispielsweise Organisationen wie die Deutsche Multiple Sklerose Gesellschaft oder das Deutsche Rote Kreuz u. a. sowohl praktische Hilfe als auch Unterstützung und Rat bieten. Die meisten haben einen Telefon-Service, über den man sich beraten lassen oder Informationsbroschüren zum Thema Inkontinenz und deren Management anfordern kann. Inkontinente Menschen und ihre HelferInnen müssen wissen, welche Hilfen zur Verfügung stehen und wie sie zu bekommen sind.

12.1.5 Kurzzeitpflege

Bei der Kurzzeitpflege kann die betroffene Person in eine 24-Stunden-Pflegeeinrichtung aufgenommen werden, um den betreuenden Personen, die zu Hause die Hauptlast der Versorgung tragen, einmal eine „Pause" zu ermöglichen. Diese Art von Einrichtung gibt es in den meisten Gemeinden, entweder in einem kommunalen Krankenhaus oder in einem Alten- bzw. Pflegeheim. Oft fühlen sich die fürsorgenden Personen wegen der geplanten Trennung schuldig, und es bedarf seitens der Pflegeperson guter kommunikativer Fertigkeiten, um die psychologischen Vorteile für alle Beteiligten hervorzuheben.

12.2 Pflegeanamnese zu Hause

Der Schwerpunkt sollte stets darauf liegen, wie sich Menschen kontinent erhalten lassen, und die Pflegeanamnese und Bewertung der Informationen hilft, die Maßnahmen herauszuarbei-

- Doppel- oder Einzelbett: Schläft der Patient allein oder mit seinem Ehepartner/seiner Ehepartnerin?
- Schutz des Bettes: Matratzenschoner, Stecklaken
- Waschmaschine: Wären Mehrwegunterlagen für Bett und Stuhl geeignet?
- Toilette in einem anderen Stockwerk: Entfernung?
- Toilettenstuhl erforderlich: Läßt er sich unauffällig aufstellen? Wer leert/säubert ihn?
- Umbauten der Toilette: erhöhter Sitz, Handgriffe, Toilettenstützgestell bzw. Toilettenrahmen
- Schutz des Teppichs: rutschfeste Kunststoffabdeckung
- Entsorgung von Inkontinenzprodukten
- Kommunaler Wäschedienst
- Geruchsbekämpfung
- Wer lebt mit dem Klienten zusammen oder besucht ihn regelmäßig?
- Belüftung
- Hygienestandards
- Verfügbarkeit von Pflegediensten
- Gemeinnützige und/oder ehrenamtliche Organisationen, kirchliche Organisationen: Fahrdienste, Begleit- und Schiebedienste, Essen auf Rädern
- Zulieferer von Inkontinenzprodukten

Tab. 12-2: Faktoren, die bei der Pflegeanamnese in häuslicher Umgebung berücksichtigt werden sollten.

ten, die die Pflegeperson zur Förderung der Kontinenz des bzw. der Betroffenen ergreifen kann. In Tabelle 12-2 werden einige Punkte empfohlen, die für eine Pflegeanamnese in häuslicher Umgebung spezifisch sind. Die Folgerungen daraus sollten nicht nur im Anfordern von Vorlagen oder Hilfsmitteln bestehen. Die Pflegekräfte können den Kontinenzberater hinsichtlich der Behandlung oder bei Untersuchungen um Rat fragen, statt lediglich Inkontinenzprodukte zu bestellen.

Die meisten Kontinenzberater führen einen Hausbesuch bei Bedarf auch mit der zuständigen Pflegekraft gemeinsam durch. Entscheidungen sollten, wo immer möglich, das Ergebnis gemeinsamer Bemühungen im Team sein, und dazu können Beratung und Beurteilung durch einen Allgemeinarzt und einen Physiotherapeuten oder Beschäftigungstherapeuten gehören.

12.3 Die häusliche Umgebung

Wo große Mengen an Vorlagen benötigt werden, kann auch die Entsorgung zum Problem werden. Kunststoffe, die vollständig biologisch abbaubar wären, gibt es nicht. Obwohl manche Hersteller behaupten, ihre Produkte seien biologisch abbaubar, ist der Kunststoff in Wirklichkeit mit Stärke vermischt, wodurch die Polymere in sehr kleine Stückchen zerfallen, die zwar mit dem Auge nicht mehr zu erkennen sind, aber dennoch im Boden verbleiben.

Meist werden gebrauchte Vorlagen oder Hilfsmittel einfach in Zeitungspapier oder in eine Plastiktüte gewickelt und in die Mülltonne geworfen.

Für Personen, die sich außerhalb des eigenen Zuhauses bewegen, ist die Entsorgung ein noch größeres Problem. Nur wenige Herrentoiletten bieten dazu eine Möglichkeit, und selbst Damentoiletten mit Behältnissen für Monatsbinden haben nur selten Behälter für größere Vorlagen. Der Weg zum Arbeitsplatz, der Besuch bei Freunden und Verwandten: Nahezu jede soziale Situation kann das Problem der Entsorgung gebrauchter Inkontinenzprodukte mit sich bringen, und die meisten müssen sie einfach einpacken und mit nach Hause nehmen.

Vor- und Nachteile von Mehrwegprodukten

Inzwischen werden zunehmend Mehrwegprodukte eingesetzt. Diese Art des Managements ist für viele möglicherweise nicht geeignet, und das Assessment wird zeigen, welche Möglichkeiten es stattdessen gibt. Einige Menschen besitzen weder eine Waschmaschine, noch eine Schleuder oder einen Trockner. Manche haben auch keinen Garten zum Trocknen von Mehrwegvorlagen. Auch einen Waschsalon gibt es vielleicht nicht, und so füllt sich das Zuhause allmählich mit verschmutzten bzw. trocknenden Vorlagen. Wenn es nur ein Spülbecken gibt, ist es unhygienisch, verschmutzte Wäsche im selben Becken wie Nahrungsmittel und Geschirr waschen zu müssen. Mit arthritischen Händen läßt sich Stoff nicht richtig auswringen, und gebrechliche Menschen können unter Umständen nicht gründlich genug waschen, um den Schmutz tatsächlich zu entfernen. Die Kosten und die mit dem Waschen von Mehrwegprodukten einhergehenden Probleme können demnach die Kosten von Einwegartikeln übersteigen.

12.4 Versorgung in Krankenhäusern, Rehabilitationseinrichtungen und Altenheimen

Das Ziel der Kontinenz ist in allen Bereichen identisch, und im folgenden finden sich einige diesbezügliche Pflegestandards.

Befindet sich ein Patient in einer Reha-Einrichtung, so hängen Erfolg oder Mißerfolg des Rehabilitationsprogramms oft davon ab, ob sich eine Inkontinenz heilen oder unter Kontrolle bringen läßt. Am Versuch der Wiederherstellung der Kontinenz einer Person müssen alle Mitglieder des Reha-Teams beteiligt werden:

- die Pflegeperson, indem sie ein Blasentraining plant und ggf. unter Einsatz von Realitätsorientierung oder Verhaltenstherapie (s. Kap. 11) ein positives Umfeld schafft;
- der Physiotherapeut durch Mobilisieren des Patienten;
- der Beschäftigungstherapeut durch Erhöhen der Unabhängigkeit in den Aktivitäten des täglichen Lebens, durch Verbessern der Geschicklichkeit und Herausfinden der am besten geeigneten Hilfsmittel;
- der Sozialarbeiter durch Ansprechen sozialer und finanzieller Probleme;
- der Arzt durch Verschreiben notwendiger Medikamente und Durchführen spezieller Untersuchungen.

Kontinenz liegt in der Verantwortung aller, und daher müssen Pflegestandards interdisziplinär sein. Da Inkontinenz oft ein interdisziplinäres Assessment erfordert, um Ziele festzulegen und eine individuelle Pflege zu planen, muß das Team für alle geltende Standards entwickeln, dieselben Ziele haben und bei der klinischen Überprüfung zu den gleichen Ergebnissen gelangen.

12.4.1 Zielsetzungen zur Kontinenzpflege

Zielvorstellungen

Alle älteren Menschen haben das Recht auf Kontinenz. Sie haben ein Recht auf ein vollständiges, interdisziplinäres Assessment zur Feststellung der Ursache ihrer Harn- und/oder Stuhlinkontinenz. Es wird Untersuchungen und Interventionen geben, um die ältere Person zur Kontinenz zu befähigen. Wo dies nicht möglich ist, wird ihr in bestmöglicher Weise geholfen, Würde und Lebensqualität zu wahren.

Fernziel

Pflegepersonen, Physiotherapeuten, Beschäftigungstherapeuten, Sozialarbeiter und das medizinische Personal sind am Assessment der physischen, psychischen und sozialen Fähigkeit, kontinent zu bleiben, beteiligt.

Nahziele

1. Rehabilitation der älteren Person im Sinne der Selbstpflege, wo immer möglich.
2. Bestimmen des erforderlichen Umfangs an Überwachung bzw. Hilfestellung bei der Ausscheidung.
3. Befähigung der inkontinenten älteren Person, mit der Inkontinenz durch die richtigen Inkontinenzprodukte bzw. Hilfsmittel entsprechend den individuellen Bedürfnissen zurechtzukommen.
4. Alle Mitglieder des interdisziplinären Teams verfügen über das Wissen und die Fertigkeiten zur Förderung von Kontinenz und zur Beherrschung von Inkontinenz.

12.4.2 Individuelles Assessment

Die Bedeutung des individuellen, interdisziplinären Assessments eines Patienten in Langzeit-Rehabilitation kann nicht genug betont werden. In vielen Untersuchungen wurde festgestellt, daß gewöhnlich eine ganze Reihe von Problemen zur Inkontinenz einer Person beiträgt, von denen jedoch ein jedes aus einer ganz eigenen Kombination von Faktoren besteht, die beachtet werden müssen (Lepine et al., 1979; King, 1979, 1980). Dabei kann es sich um unbehandelte Erkrankungen, Nebenwirkungen von Medikamenten, Obstipation, Harnwegsinfektionen, Immobilität, Depression, Desorientiertheit und eine Vielfalt anderer Probleme handeln (s. Kap. 2 und 3). Solange die individuellen Ursachen einer Inkontinenz nicht offenliegen, ist jeder Behandlungsversuch wahrscheinlich zum Scheitern verurteilt. Obwohl ein solches individuelles Assessment zu Beginn zeitraubend ist, liegen seine langfristigen Vorteile in der Würde des Patienten und in der Zufriedenheit der Pflegeperson.

12.4.3 Standards

Jedem Mitglied des interdisziplinären Teams würde es schwerfallen, isoliert an einem gemeinsamen Problem wie der Inkontinenz zu arbeiten, daher müssen alle Mitglieder Standards setzen, um eine Arbeitsgrundlage zu haben. Dies verhindert ein Überschneiden der Arbeitsbereiche, und jedes Team-Mitglied kann an denselben Zielen arbeiten. Ein meßbares Ergebnis läßt sich leicht überprüfen und die Qualität der Pflege bestimmen.

Die drei in Tabelle 12-3 dargestellten Beispiele stammen aus Standards des kommunalen Nationalen Gesundheitsdienstes im Arbeitsbereich der Autorin (Doleman, 1993). Es gibt 10 Standards, die sich auf die Rehabilitation und Stationen der Langzeitversorgung anwenden lassen, sowie einen Abschnitt für die Tagesklinik. Diese Einheit hat die klinische Überprüfung des interdisziplinären Teams zur Fürsorge für ältere Menschen eingeführt.

12.4.4 Einstellungen des Personals

Die MitarbeiterInnen der Gesundheitsversorgung müssen gegenüber der Förderung von Kontinenz positiv eingestellt sein und nicht bloß Inkontinenz als unvermeidlich akzeptieren. Schulungen über Ursachen und Auswirkungen von Inkontinenz müssen allen Dienstaltern und Rangstufen problemlos zugänglich sein. Die meisten KontinenzberaterInnen organisieren regelmäßig Schulungen für MitarbeiterInnen der Kommune und lehren auch an Schulen für Hebammen und Pflegeschulen sowie auf universitärer Ebene. Nichts über Inkontinenz zu wissen, ist heute nicht mehr entschuldbar, und die MitarbeiterInnen gewinnen allmählich eine positivere Einstellung zu diesem Thema.

12.5 Pflege in Altenheimen und Langzeitpflege

Inkontinenz ist in den verschiedenen Formen des Pflege-Settings keineswegs einheitlich (Scott, 1990). Viele der Krankheiten, deretwegen jemand in Pflege kommt, gehen mit Inkontinenz einher (Buchan, 1991). Die Inkontinenz selbst ist ein bedeutender Grund für die Aufnahme in Langzeitpflege.

Die Faktoren, die zur Inkontinenz im Alter beitragen, wurden in Kapitel 11 besprochen, und die in diesem Kapitel behandelten Methoden zur kommunalen Förderung von Kontinenz gelten ebenso für die Pflege in Altenheimen. Dort Pflegende sind oft unqualifiziert und verstehen möglicherweise nicht, warum ein älterer Mensch leichter inkontinent wird. Diese Pflegepersonen müssen unbedingt geschult werden, denn mit zunehmender Abhängigkeit der Bewohner gewinnt die Einstellung der Pflegenden immer mehr an Bedeutung.

In Altenheimen kann es nur allzu leicht geschehen, daß die Identität des Individuums in der Institutionalisierung der Umgebung untergeht und demzufolge die Motivation, die Selbstachtung und das Interesse einer Person ganz oder teilweise verlorengehen, was zu heimbedingter Apathie und indifferentem Personal führt (Irvine, 1991).

Pflege älterer Menschen — Rehabilitation bzw. Stationen der Langzeitversorgung

Standard 1

Patienten mit Harn- oder Stuhlinkontinenz, die zweimal monatlich oder öfter auftritt, beginnen mit einem 1wöchigen Kontinenzprotokoll (Häufigkeit/Volumen).

Struktur

Ein Kontinenzprotokoll dient für 1 Woche als Teil des Assessments.

Prozeß

1. Alle Mitglieder des interdisziplinären Teams, die mit dem Patienten zu tun haben, werden Eintragungen im Kontinenzprotokoll vornehmen.
2. Folgendes wird vermerkt:
   * t.b. = Toilette benutzt
   * t.n.b = Toilette nicht benutzt
   * t. = trocken
   * n. = naß
   * St. = Stuhlgang
   * S.I. = Stuhlinkontinenz

Ergebnis

1. Die Häufigkeit der Inkontinenz wird bestimmt.
2. Weitere Untersuchungen können angezeigt sein, um die Art der Inkontinenz zu diagnostizieren.

Standard 2

Das interdisziplinäre Team untersucht den Patienten auf Faktoren, die zur Inkontinenz beitragen.

Struktur

Für das Assessment der Faktoren, die zur Inkontinenz beitragen, dient der Barthel-Index (Mahoney, 1965).

Prozeß

Die Bewertungen werden von den Team-Mitgliedern wie folgt eingetragen:

Darm	2 = kontinent, verabreicht sich selbst Suppositorien oder Laxanzien
	1 = weniger als 1mal pro Woche inkontinent, Hilfe beim Einlauf durch eine andere Person
	0 = jeder schlechtere Grad von Inkontinenz
Blase	2 = kontinent, vollkommen trocken oder Selbstversorgung eines Katheters
	1 = weniger als 1mal am Tag inkontinent, Unterstützung durch Hilfsmittel
	0 = jeder schlechtere Grad von Inkontinenz
Sich-Kleiden	2 = kleidet sich selbständig
	1 = benötigt geringe Unterstützung
	0 = ist abhängig oder benötigt in größerem Umfang Hilfe
Ortswechsel	3 = unabhängig
	2 = benötigt geringe Unterstützung
	1 = benötigt in größerem Umfang Unterstützung
	0 = ist dazu nicht in der Lage
Gebrauch einer Toilette	2 = unabhängig
	1 = benötigt Hilfe
	0 = abhängig
Gehen	3 = unabhängig
	2 = mit Gehhilfe
	1 = ohne Rollstuhl
	0 = ist dazu nicht in der Lage

Ergebnis

Das Ausmaß der Unabhängigkeit bzw. Abhängigkeit wird beurteilt, um zu erkennen, ob der Patient mit der Ausscheidung über den Darm bzw. die Blase unabhängig, mit Unterstützung oder gar nicht selbständig zurechtkommt.

Standard 3

Nach dem Assessment und den Untersuchungen beginnt die Behandlung der Harninkontinenz.

Struktur

Im Anschluß an das interdisziplinäre Assessment und die Untersuchungen wird die Art der Inkontinenz diagnostiziert und schriftlich festgehalten, um mit der richtigen Behandlung beginnen zu können.

Prozeß

1. Frauen sowie Männer nach einer Prostatektomie, bei denen Erkennen und Verstehen noch erhalten sind, werden in Beckenbodenübungen unterwiesen.
2. Physiotherapeuten erwägen unter Umständen eine Interferenzbehandlung.
3. Bei nachgewiesenem Harnwegsinfekt kann der Arzt Antibiotika verschreiben.
4. Bei Detrusorinstabilität ohne signifikanten Restharn (< 100 ml) kann der Arzt Anticholinergika verschreiben.
5. Soweit es geeignet erscheint, beginnt das Pflegepersonal mit einem Retraining der Blase.
6. Das interdisziplinäre Team sorgt für ein zeitlich festgelegtes Blasenentleerungsmuster.
7. Der Beschäftigungstherapeut sorgt für geeignete Kleidung und Hilfsmittel.
8. Bei einer Person mit akontraktiler Blase kann sich die intermittierende Katheterisierung eignen.
9. Unter Umständen ist die Langzeit-Katheterisierung die Therapie der Wahl.

Ergebnis

Jeder einzelne Patient erfährt die korrekte Behandlung für die Art der Harninkontinenz, die bei ihm diagnostiziert wurde.

Tab. 12-3: Beispiele von Standards für das interdisziplinäre Team

13 Kontinenzhilfen für Körperbehinderte

HELEN WHITE

Viele Menschen mit Körperbehinderungen haben ein neurogenes Blasen- oder Darmproblem, das ihre Kontinenz beeinträchtigt. In Kapitel 8 werden die verschiedenen Arten einer neurogenen Blase und ihr Management besprochen, und Kapitel 10 beschäftigt sich mit der Darmproblematik. Es ist wichtig, sich darüber im klaren zu sein, daß viele Behinderte Harndrang haben, andere haben Schwierigkeiten bei der Blasenentleerung oder bedürfen unterstützender Techniken wie der intermittierenden Katheterisierung oder der manuellen Darmentleerung.

Viele dieser Menschen werden jedoch nicht durch ein Blasen- oder Darmproblem, sondern durch eine unzureichend angepaßte Umgebung inkontinent. Selbst jemand mit völlig normaler Blasenfunktion wird inkontinent, wenn er genügend schwere körperliche Probleme hat. In diesem Kapitcl werden Methoden betrachtet, mit denen Körperbehinderten geholfen werden kann, in unabhängiger Weise kontinent zu sein.

Das Assessment bezüglich der geeigneten Hilfsmittel ist oft ein multidisziplinäres und kann von einem Beschäftigungstherapeuten, einem Physiotherapeuten oder einer Pflegeperson durchgeführt werden, je nachdem, wie es örtliche Gegebenheiten und Fertigkeiten erfordern.

13.1 Kontinenz in der Öffentlichkeit

Viele öffentliche Gebäude und Einrichtungen sind für die Bedürfnisse Behinderter nur schlecht ausgerüstet, vor allem hinsichtlich geeigneter sanitärer Einrichtungen (Cunningham und Norton, 1993). Obwohl behindertengerechte Toiletten vor allem in neuen Gebäuden

immer häufiger werden, gibt es noch eine ganze Reihe von Situationen, in denen es jemandem mit eingeschränkter Beweglichkeit einfach unmöglich ist, eine Toilette zu erreichen. Viele Hindernisse sind ganz offensichtlich, etwa eine Treppenflucht oder eine nach innen öffnende Tür in einem Raum, der zu klein ist, um die Tür auch dann noch schließen zu können, wenn sich ein Rollstuhl darin befindet. Andere Hindernisse sind subtiler, wie z. B. eine schlechte Ausschilderung oder doppeldeutige Hinweisschilder an Türen, die diejenigen benachteiligen, deren Sehvermögen beeinträchtigt ist. Sind die sanitären Einrichtungen nicht speziell dafür ausgelegt, ist der Zugang nur selten möglich, und eine gegengeschlechtliche Begleitperson kann den bzw. die Betroffene nicht begleiten und helfen. Erfreulicherweise werden in den neuen Hochgeschwindigkeitszügen und in den Maschinen einiger Fluggesellschaften leichter zugängliche Toiletten installiert. Es besteht jedoch keine Gewißheit, daß diese während der Fahrt bzw. des Fluges auch zu benutzen sind. In den meisten Zügen und Flugzeugen sind die sanitären Einrichtungen auch weiterhin schwer zu nutzen, selbst für weniger Behinderte.

Benachteiligung von Behinderten

Nur allzu oft sind Behinderte von Aktivitäten ausgeschlossen, weil die sanitären Einrichtungen inadäquat sind. Reisen oder Ferienaufenthalte sind schwierig, sofern die sanitären Möglichkeiten dem Individuum nicht schon bekannt sind. Das Einkaufen muß stets in einem Zentrum mit entsprechend zugänglichen Einrichtungen geschehen. Besuchen im Kino, im Theater oder an anderen Orten der Unterhaltung müssen stets Nachforschungen vorausgehen. Oft ist es unmöglich, spontan in eine Kneipe zu gehen und ein Bier zu trinken. Manche Menschen müssen gar einen Arbeitsplatz aufgeben, den sie perfekt auszufüllen in der Lage sind, nur weil die nächstgelegene Toilette zwei Stockwerke tiefer liegt. Selbst wenn es speziell ausgelegte sanitäre Einrichtungen gibt, ist der Zugang zu ihnen nicht immer garantiert. Manche sind schlecht und ohne Berücksichtigung verfügbarer Richtlinien konzipiert und haben vielleicht nur einen symbolischen Handlauf. Bisweilen wird eine erprobte und bewährte Einrichtung wegen Vandalismus, Personalmangel oder Budget-Kürzungen geschlossen. Immer wieder werden die Aktivitäten Behinderter nicht durch persönliche Vorlieben, sondern durch die Art bestimmt, in der in der Öffentlichkeit für ihre Bedürfnisse gesorgt wird.

Die Situation bessert sich, und das öffentliche Bewußtsein nimmt zu. Die meisten neuen öffentlichen Gebäude haben heute akzeptable sanitäre Einrichtungen. Selbst die nicht unmittelbar der Legislative unterstehenden, wie z. B. private Hotels, verfügen oft über speziell adaptierte Räume.

13.2 Behindertengerechte sanitäre Einrichtungen

13.2.1 Öffentliche Toiletten

In den Bauvorschriften sind Richtlinien für den Entwurf behindertengerechter Toiletten aufgestellt worden. Für Fabriken und Werksgelände mit unzureichenden sanitären Einrichtungen, wo Menschen arbeiten oder arbeiten werden, können zur Anpassung Fördermittel beantragt werden.

Die Abbildungen 13-1 und 13-2 zeigen kleine Räume, die für RollstuhlfahrerInnen und gehfähige Personen ausgelegt sind. Sofern es sich nicht um einen großen Raum handelt, sollte die Tür nach außen öffnen oder zur Seite gleiten, da eine nach innen öffnende Tür zuviel Platz wegnimmt. Griffe, Schlösser und Handläufe sollten

groß genug sein, um sich leicht greifen zu lassen, einfach und unter minimalem Kraftaufwand zu bedienen sowie niedrig genug sein, um von einem Rollstuhl aus leicht erreichbar zu sein. Ferner sollte ein Eimer zur Entsorgung von Inkontinenzprodukten zur Verfügung stehen.

Ein Raum von wenigstens 1,5 (2 m sollte den Transfer von einem Rollstuhl entweder von vorn oder von der Seite gestatten. Manche Personen können aufstehen und sich mit dem Rollstuhl vor der Toilettenschüssel herumdrehen, andere ziehen es vor, eine Armstütze des Rollstuhls abzunehmen und sich von der Seite auf die Toilette zu begeben. Einige wenige benutzen einen Rollstuhl mit teilbarer Rückenlehne, so daß sie sich rückwärts auf die Toilette setzen können. Dies eignet sich besonders gut für doppelt Amputierte.

13.2.2 Private Toiletten

Die Toilette im eigenen Heim kann auf die individuellen Bedürfnisse der Person zugeschnitten werden, wobei es infolge der Bedürfnisse anderer Mitglieder des Haushalts natürlich gewisse Einschränkungen geben mag. Sollten die bestehenden Einrichtungen unzugänglich sein, kann in gewissen Fällen bei den lokalen Behörden ein spezielles Darlehen für Behinderte zum Bau eines völlig neuen Bades beantragt werden. Ein Treppenlift, um die Person ins nächste Stockwerk zu befördern, ist unter Umständen die bessere Alternative zu einem neuen Badezimmer im unteren Geschoß.

13.2.3 Zubehör in der Toilette

Es gibt eine ungeheure Menge an sanitärem Zubehör. Sozialstationen stellen Ausrüstung und Zubehör unter Umständen kostenfrei oder in Dauerleihe zur Verfügung, oder sie empfehlen lediglich das am besten Geeignete. Wichtig ist es, zwischen den Bedürfnissen der die Toilette benutzenden Person beim Erlangen von Unabhängigkeit und den Bedürfnissen einer fürsorgenden Person, die unter Umständen selbst ge-

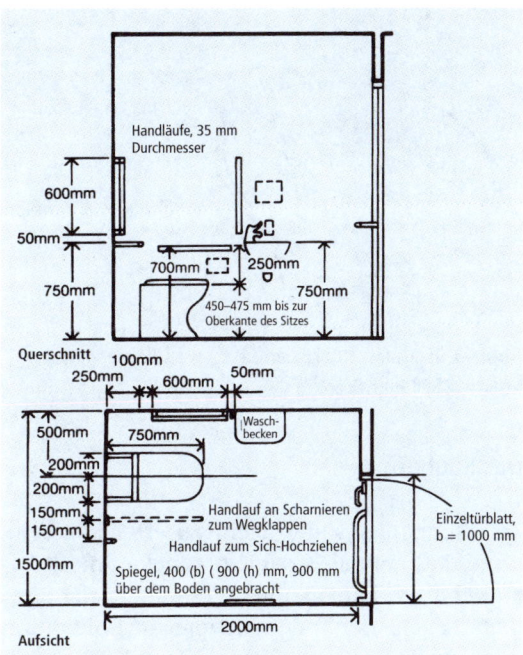

Abb. 13-1: Toilette für einen Rollstuhl (mit freundlicher Genehmigung aus: „Approved Document M – Access and Facilities for Disabled People", HMSO, London)

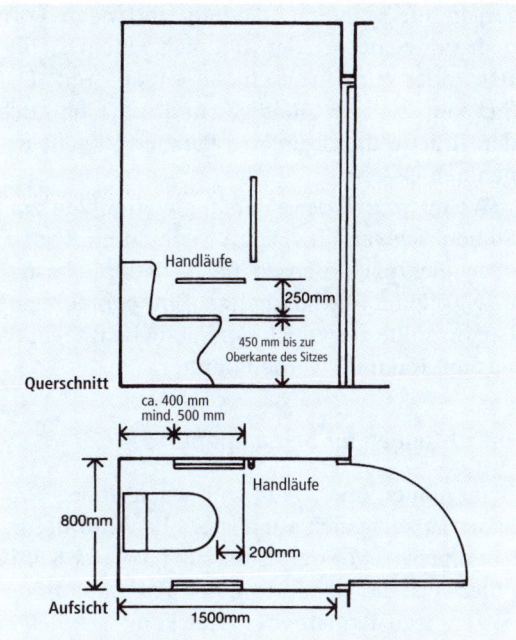

Abb. 13-2: Toilette für eine gehfähige behinderte Person (mit freundlicher Genehmigung aus: „Approved Document M – Access and Facilities for Disabled People", HMSO, London)

brechlich ist oder einer hochgradig abhängigen Person hilft, zu unterscheiden. In manchen Fällen kann es notwendig werden, Ausrüstung und Zubehör individuell anzupassen.

Handläufe, Haltestangen, Sitze und Toilettenstützsysteme

Handläufe, Haltestangen, Sitze und Toilettenstützsysteme stehen in vielfältiger Ausführung zur Verfügung. Sie können ganz erheblich zur Stabilität und zum Vertrauen einer Person, die auf den Beinen unsicher ist, beitragen und beim Aufstehen aus einem Rollstuhl oder von der Toilette als Hebel dienen. Manche sind freistehend. Flansche an der Unterseite eines Toilettenstützsystems vermitteln zusätzliche Stabilität. Für den langfristigen Gebrauch ist es im allgemeinen vorzuziehen, die Haltestangen bzw. Handläufe entweder am Boden oder an der Wand zu befestigen. Je nach den individuellen Bedürfnissen gibt es horizontale, vertikale oder diagonale Ausführungen. Horizontale Stangen helfen beim Sich-nach-oben-Abstoßen, während vertikale Stangen ein Sich-nach-oben-Ziehen unterstützen.

Der Toilettensitz sollte sich in einer Höhe befinden, die es leicht macht, sich daraufzusetzen. Personen mit steifen oder schmerzenden Gelenken fällt es unter Umständen schwer, einen der modernen niedrigen Toilettensitze zu benutzen. Gegebenenfalls ist eine Fußbank erforderlich, um auf dem erhöhten Sitz die korrekte Sitzhaltung einnehmen zu können. Dies ist vor allem zur Förderung einer guten Darmentleerung notwendig. Bei Personen, die sich vom Rollstuhl aus seitlich auf die Toilette setzen, müssen beide Sitze gleich hoch sein. Durch abnehmbare erhöhte Toilettensitze läßt sich die Sitzhöhe um 50–150 mm erhöhen. Wichtig ist dabei, ein Modell mit einem direkt in der Schüssel ansetzenden Wulst zu verwenden, da diese im Vergleich zu den lediglich auf die Brille aufgelegten Sitzen bedeutend stabiler sind. Manche erhöhten Toilettensitze haben vorn einen Ausschnitt, um das Säubern zu erleichtern. Verstellbare Klammern sorgen für Stabilität. Andere sind nach vorn oder zur Seite geneigt, um sich einem steifen Bein oder einer Gehschiene anzupassen. Der Sitz sollte sich zum Reinigen und zum Gebrauch der Toilette durch andere Personen leicht abnehmen lassen.

Wenn speziell der Übergang vom Sitzen zum Stehen schwerfällt, lassen sich durch Federn oder elektrisch betriebene Toilettenhebesitze bzw. Toilettenlifte beschaffen. Eine gebrechliche Person sollte sie jedoch vorsichtig benutzen, da sie zum Katapult werden können.

Einrichtungen für Beinamputierte

Beinamputationen sind ein wachsendes Problem, aus dem sich auch spezielle Anforderungen ergeben. Vor der Entlassung aus der Klinik unterweist das Reha-Team den Patienten in der besten Transfermethode. Dies kann im Stehen oder seitwärts geschehen, je nachdem, wie das andere Bein in der Lage ist, das Körpergewicht aufzunehmen. Eine hohe Amputation kann beim Sitzen auf der Toilette Gleichgewichtsprobleme bereiten, oder der Stumpf rutscht in die Schüssel. Dies läßt sich umgehen, indem ein breiterer Sitz mit kleinerer Öffnung gewählt wird, der jedoch immer noch einen Zugang für die persönliche Hygiene gewährt. Für beidbeinig amputierte Personen, die sich rückwärts auf die Toilette setzen, ist ein Rollstuhl mit teilbarer Rückenlehne hilfreich.

Vorbeugen gegen Druckbelastung

Druckaufnehmende ovale Toilettensitze oder Sitzringe bzw. aufblasbare Gummiringe sorgen für eine bessere Abstützung des Körpers bei Personen, die zum Wasserlassen oder für den Stuhlgang besonders lange brauchen (Abb. 13-3). Dies ist bei einem Sensibilitätsverlust, bei Läsionen im Sakralbereich bzw. bei starkem Gewichtsverlust von Bedeutung. Hölzerne Sitze sind im allgemeinen angenehmer als solche aus Plastik, und ein Rutschbrett erlaubt das Gleiten für einen leichten Transfer.

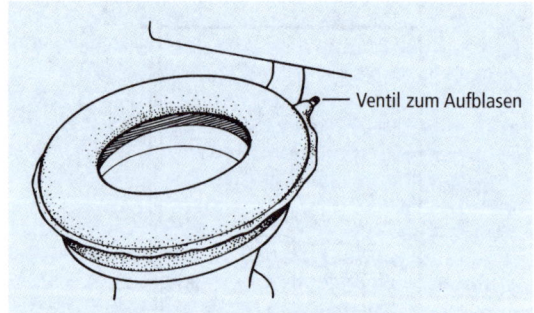

Abb. 13-3: Ovales, aufblasbares Kissen als Polster gegen Druckerscheinungen

Das Säubern

Toilettenpapier sollte leicht zu erreichen sein, ohne daß man sich danach strecken muß. Bei einhändigen Personen muß es auf der richtigen Seite liegen. Bei Toilettenpapier in Rollenform kann das Abreißen mit einer Hand schwerfallen, und die Betroffenen lassen sich unter Umständen zu gefährlichen Manövern, wie etwa dem Einklemmen der Rolle mit der Stirn, verleiten. Einzeln gefaltetes Papier, das aus der Spender-Box herausgezogen werden kann, ist für Einhändige viel leichter zu handhaben.

Toilettenpapierhalter oder ein Hilfsmittel zur Intimhygiene können Personen helfen, deren Reichweite eingeschränkt ist. Sie halten das Toilettenpapier und erhöhen die Reichweite ganz beträchtlich. Alternativ läßt sich ein tragbares Bidet verwenden, das auf die Toilettenschüssel aufgesetzt wird. Dies erfordert gewöhnlich die Anwesenheit einer Hilfsperson, da das Bidet mit warmem Wasser gefüllt, auf die Toilettenschüssel gesetzt und nach Gebrauch durch Ziehen des Stöpsels in die Toilette entleert werden muß. Soweit es die finanziellen Mittel und der verfügbare Platz gestatten, kann auch ein Bidet mit Fußbedienung fest eingebaut werden. Geräte wie das britische „Loo Top" (Westholme), die mit den meisten Toilettenschüsseln kompatibel sind, lassen sich den Bedürfnissen des Patienten entsprechend programmieren, und sie säubern und trocknen von unten.

Eine Person mit eingeschränkter manueller Geschicklichkeit benötigt vielleicht auch einen

Handgriff, der ihr das Betätigen der Toiletten-spülung erleichtert.

13.3 Alternativen zur Toilette

Oft muß für eine unzugängliche Toilette eine so-fortige Alternative gefunden werden. Toiletten-stühle und mit der Hand gehaltene Urinale bie-ten eine unmittelbare Lösung, und chemische Toiletten und Toilettenstühle können eine ra-schere und billigere Alternative zu einer völlig neuen Toilette bzw. zur Anpassung einer bereits existierenden sein. Bevor man diese Alternativen empfiehlt, sollte sichergestellt sein, daß die An-wenderin bzw. der Anwender und die Angehöri-gen dies für zumutbar halten, denn manche Menschen lehnen die Vorstellung eines Toiletten-stuhls im Wohnbereich oder auch im Schlaf-zimmer ab, vor allem, wenn noch andere Perso-nen zugegen sind (Naylor und Mulley, 1993). Ein Toilettenstuhl kann darüber hinaus Verlegenheit gegenüber den fürsorgenden Personen bedeuten, die den Behälter leeren müssen. Daher kann es erforderlich sein, sowohl die versorgte als auch die fürsorgende Person von den potentiellen Vor-teilen zu überzeugen, vor allem, wenn der Patient sich nur langsam und unter Schmerzen bewegen kann oder wenn es oft zur Nykturie kommt.

13.3.1 Toilettenstühle

Es gibt viele verschiedene Toilettenstühle, vom einfachen Stuhl bis hin zu raffinierten Kon-struktionen, die sich in feststehende, chemische und fahrbare unterteilen lassen.

Manche Toilettenstühle sind aus Holz, statt aus Metall, und gleichen einem Lehnstuhl. Im allgemeinen ist ein Toilettenstuhl zwischen 475 mm und 550 mm hoch, obwohl etliche höhen-verstellbar sind. Zu den Extras gehören ab-nehmbare Armstützen für den seitlichen Trans-fer von einem Rollstuhl oder aus dem Bett sowie Räder und Fußstützen. Manche sind zusam-menlegbar, so daß sie sich auf Reisen leicht mit-führen lassen. Andere wiederum lassen sich über eine Toilette rollen und bei abgenommener Pfan-ne als erhöhter Toilettensitz nutzen. Wieder an-dere lassen sich nachts am Bett befestigen, um den nächtlichen Stuhlgang sicherer zu machen. Für sehr korpulente Personen gibt es Toiletten-stühle mit gespreizten Beinen und erweiterter Standfläche, die mehr Stabilität bieten.

Ein Toilettenstuhl muß mit einem passenden Behälter ausgestattet sein, der sich der Öffnung gut anpaßt, um ein Verschmutzen von Stuhl und Fußboden zu verhindern. Gewöhnlich ist es am bequemsten, wenn sich die Pfanne von hinten herausziehen läßt. Toilettenstühle sollten fol-gende Ausstattung haben:
- eine leichte Abdeckung, die an der Rückseite mit Scharnieren befestigt ist,
- gepolsterte, grade Armstützen, die bis an die Vorderkante des Stuhls reichen,
- Sitzfläche und Armlehnen aus nichtsaugen-dem Material,
- ein Behälter, der sich leicht entfernen, entlee-ren und wieder einsetzen läßt.

13.3.2 Chemische Toiletten

Ist die betroffene Person nicht in der Lage, den Behälter eines Toilettenstuhls zu entleeren kann statt eines Toilettenstuhls auch eine chemische Toilette verwendet werden. Die Chemikalien sorgen dafür, daß Urin und Fäzes auch dann noch keinen Geruch verursachen oder eine In-fektionsgefahr bilden, wenn die Toilette mehre-re Tage lang nicht geleert wird. Bei chemischen Toilettenstühlen läßt sich der Sitz normalerwei-se nicht erhöhen, es gibt jedoch speziell zu die-sem Zweck gebaute Rahmen mit justierbaren Arm- und Beinstützen sowie optional mit schwenkbaren Laufrollen.

Allgemeine Kriterien, die bei der Auswahl ei-nes Toilettenstuhls zu beachten sind, finden sich in der folgenden Aufstellung:

Auswahlkriterien für einen Toilettenstuhl

a) Assessment der Anforderungen des Anwenders
- *Höhe und Gewicht:* Besonders wichtig, wenn der Patient unter erheblichem Überge-wicht leidet.

- *Mobilität und Geschicklichkeit:* Damit der Patient möglichst unabhängig sitzen und sich selbst säubern kann.
- *Haltungslage und Grad der neuromuskulären Kontrolle:* Sicherheitsgurte oder ein Korsett können erforderlich sein.
- *Abhängigkeit/Unabhängigkeit:* Es empfiehlt sich, zu überprüfen, wer den Toilettenstuhl entleert, da dies ungeschickten oder gebrechlichen Personen schwerfallen kann.
- *Lagerung:* In der Klinik oder im Altenheim empfiehlt sich unter Umständen ein zusammenlegbarer Toilettenstuhl, während sich ein fester hölzerner oder gepolsterter Toilettenstuhl dem häuslichen Mobiliar besser anpaßt.
- *Kosten:* Die Kosten können ganz erheblich variieren. Manche Menschen sind willens und in der Lage, sich den Toilettenstuhl ihrer Wahl zu leisten. Lokale Behörden bieten vielleicht nur eine beschränkte Auswahl oder haben lange Wartelisten.
- *Präferenz:* Die Entscheidung sollte stets *mit* dem Klienten, nicht *für* ihn getroffen werden.

b) Merkmale des Toilettenstuhls
- *Stabilität:* Das jeweilige Modell muß für das Gewicht des Klienten geeignet sein. Dies ist vor allem bei Übergewichtigen und bei Patienten mit Störungen des Gleichgewichts von Bedeutung.
- *Höhe und Komfort des Sitzes, der Rückenlehne und der Armlehnen:* Für den seitlichen Transfer sind abnehmbare Armlehnen erhältlich. Für den multifunktionalen Gebrauch empfiehlt sich ein höhenverstellbares Modell.
- *Tiefe und Öffnung des Sitzes, passender Behälter:* Diese Parameter vermeiden ein Verschmutzen des Toilettenstuhls und des Fußbodens. Es gibt ovale Sitze und Behälter.
- *Sitz:* Für Personen, die den Darm manuell entleeren oder sich im Sitzen säubern, ist unter Umständen ein ausgeschnittener Sitz erforderlich.
- *Behälter:* Der Behälter sollte sich leicht entfernen, tragen und wieder einsetzen lassen.
- *Fahrbare Toilettenstühle oder Hygienestühle bzw. Hygienerollstühle:* Diese Modelle sollten für optimale Sicherheit Bremsen an den Laufrollen haben. Es sollte überprüft werden, ob sie in der Höhe über den Toilettensitz passen.

Ein Toilettenrollstuhl mit Drehsitz ist ein Toilettenstuhl auf Rädern, der über eine Toilette gleitet und um die eigene Achse drehbar ist. Es gibt ihn auch mit abnehmbaren Armstützen. Er nützt vor allem bei beschränktem Raum.

Wenn ein Toilettenstuhl oder eine chemische Toilette im Wohnzimmer benutzt werden muß, läßt sich eine Ecke des Raumes möglicherweise durch einen Vorhang abteilen, der vom Boden bis zur Decke reicht, um ein wenig Privatsphäre und Abgetrenntheit zu gewinnen. Vor der Bereitstellung bzw. dem Kauf entsprechender Ausrüstungsgegenstände sollten die anwendende ebenso wie fürsorgende Personen über deren Gebrauch, Säuberung und Wartung informiert sein, da es wichtig ist, die Ausrüstung in sicherem und funktionstüchtigem Zustand zu erhalten.

13.3.3 Handurinale

Handurinale helfen Personen mit stark eingeschränkter Beweglichkeit, vor allem beim Aufsuchen von Orten mit unzugänglichen Toiletten, auf Reisen oder im Bett. Sie können auch fürsorgenden Personen von Nutzen sein, wenn das Heben ein Problem ist. Es empfiehlt sich, zunächst zu Hause für sich zu üben, bevor man sich mit einem Handurinal in die Öffentlichkeit traut. Wo das Greifen oder das Augenlicht zum Problem werden, schützt bei Verschütten eine Unterlage auf dem Stuhl oder im Bett. Bisweilen verbirgt eine Reisedecke über den Knien, was gerade geschieht. Ferner sollten folgende Punkte betrachtet werden:
- Material des Urinals: leichtes Plastik oder Pappmaché nützen bei Personen mit schwachen Handgelenken.
- Griffe am Urinal, wenn das Greifen problematisch ist. Gummierte Griffe erhöhen die Griffigkeit. Ein verlängerter Handgriff kann

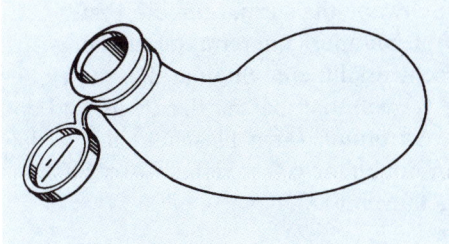

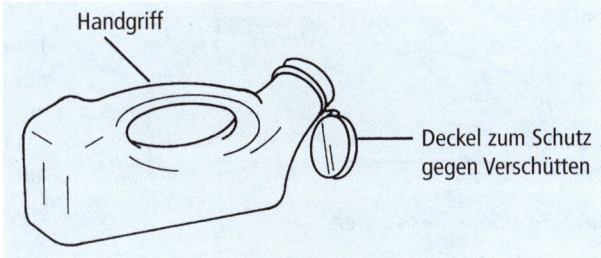

Abb. 13-4a: Handurinal für den Mann

Abb. 13-4b: Flasche mit flachem Boden für mehr Standfestigkeit

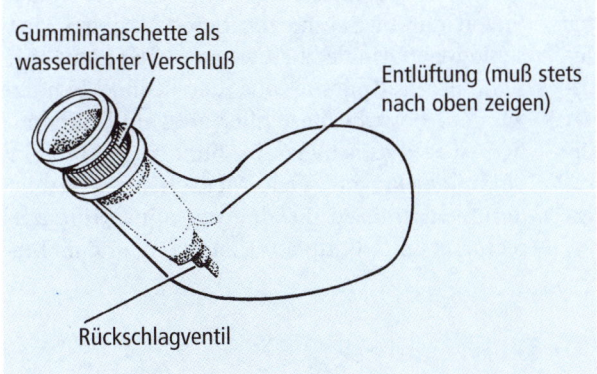

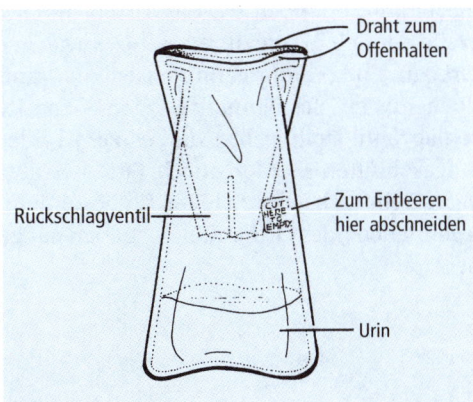

Abb. 13-4c: Auslaufschutz im Hals einer Flasche für den Mann

Abb. 13-4d: Plastikurinal für den Einmalgebrauch

bei eingeschränktem Bewegungsumfang des Handgelenks helfen.

- Schutz gegen Verschütten ist besonders wichtig bei Menschen mit eingeschränktem Sehvermögen oder zitterigen Händen.
- Das Urinal muß leicht anwendbar und zu reinigen sein.

Handurinale für Männer

Das Standardurinal (Urinflasche, Abb. 13-4a) ist den meisten Pflegepersonen vertraut und aus Metall, Kunststoff oder Pappmaché, wobei die beiden letztgenannten leichter und für den Gebrauch durch Personen mit Griffschwäche geeignet sind. Die Flaschen fassen üblicherweise 500 ml oder 1 l. Manche haben einen dichtsitzenden Deckel, um ein Verschütten nach Gebrauch zu verhindern. Eine Halterung am Bett oder Stuhl hilft verhindern, daß die Flasche versehentlich an- oder umgestoßen wird. Eine fla-

che Ausführung kann stabiler im Gebrauch sein, und wenn die Flasche zwischen den Beinen liegt, ist ein Verschütten schwieriger (Abb. 13-4b). Auf die meisten Flaschen paßt ein Auslaufschutz (Abb. 13-4c). Dessen Gummimanschette fügt sich genau in den Hals der Flasche ein, die mit nach oben gerichteter Entlüftung dasteht. Das Ventil erlaubt das Hineinfließen des Urins und verhindert dessen Zurückfließen. Der Auslaufschutz ist besonders hilfreich bei Personen mit schwachem Griff oder zitterigen Händen, die dazu neigen, etwas zu verschütten oder die Flasche fallen zu lassen. Sie nützt auch bei Personen, die nach Gebrauch der Flasche im Bett einschlafen, sich dann umdrehen und dabei die Flasche umstoßen.

Das in Abbildung 13-4d gezeigte Urinal (Reddy Bottle) ist ein vollständig entsorgbares Kunststoffurinal, das sich zusammenfalten läßt und daher sehr leicht mitgeführt werden kann. Es nützt auf Reisen und in Augenblicken, in de-

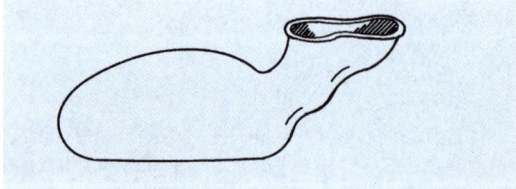

Abb. 13-4e: Schwanenhals-Urinal

Das Schwanenhalsurinal für die Frau (Abb. 13-4e) hilft Männern mit retrahiertem Penis, denen es schwerfällt, eine Standardflasche zu benutzen. Gewöhnlich passen der Penis und das gesamte Skrotum in den Flaschenhals, so daß der Urin unabhängig von seinem Austrittswinkel aufgefangen wird.

Handurinale für Frauen

Für Frauen, die nicht zur Toilette oder zu einem Toilettenstuhl gehen können, oder denen das Sitzen darauf Schmerzen bereitet, stehen verschiedene Urinale zur Verfügung. Es kann eine Standard-Bettpfanne aus der Klinik benutzt werden, obwohl diese eher groß und unhandlich ist und es schwerfällt, ohne Unterstützung daraufzugelangen. Viele Menschen mit Behinderungen sind zu instabil, um ohne Hilfe aufrecht auf einer Bettpfanne zu sitzen, und im Lie-

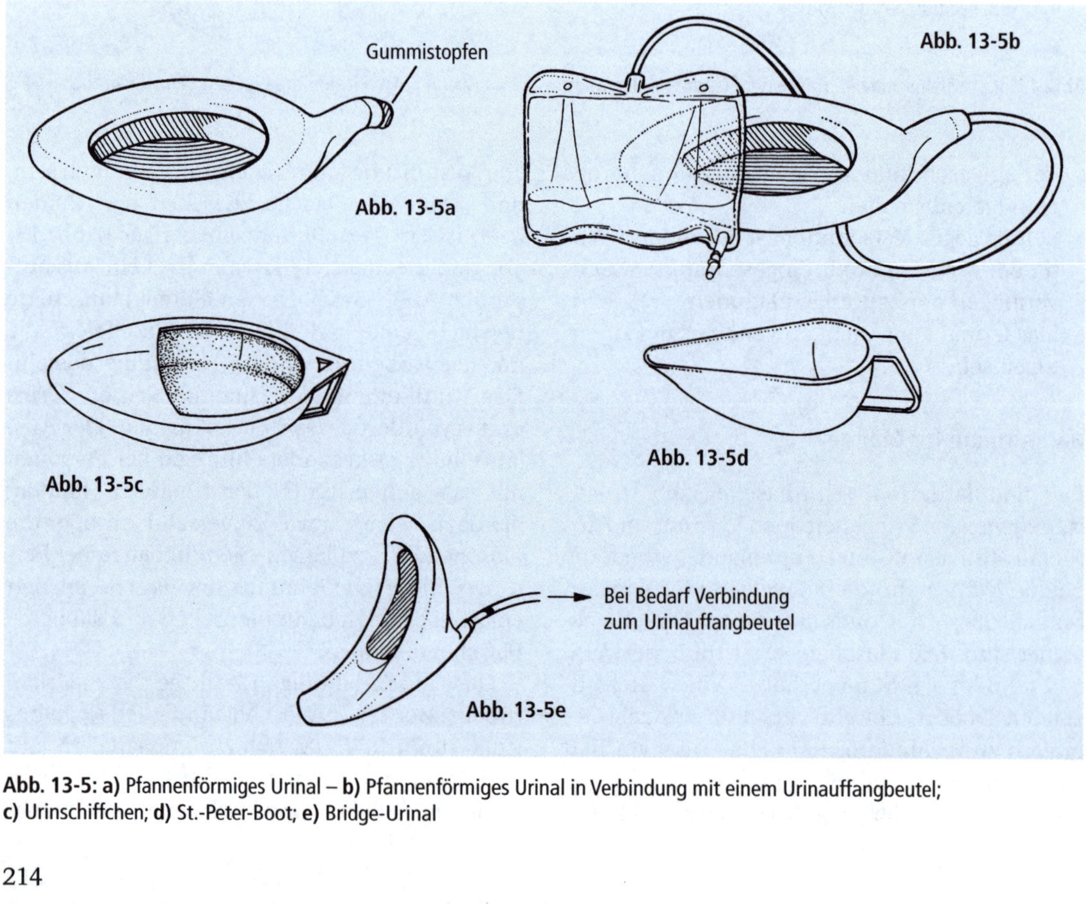

nen „es" den Patienten in aller Öffentlichkeit „plötzlich erwischt". Das Rückschlagventil und die Drähte erlauben es, das Urinal noch eine Weile mit sich herumzutragen, bis ein geeigneter Ort zur Entsorgung gefunden ist. Es kann jedoch nur einmal benutzt werden – das Rückschlagventil stellt sicher, daß es zum Entleeren aufgeschnitten werden muß. Für den alltäglichen Gebrauch ist es zu teuer, für besondere Gelegenheiten oder Örtlichkeiten jedoch gut geeignet.

Gummistopfen

Abb. 13-5b

Abb. 13-5a

Abb. 13-5c

Abb. 13-5d

Bei Bedarf Verbindung zum Urinauffangbeutel

Abb. 13-5e

Abb. 13-5: a) Pfannenförmiges Urinal – **b)** Pfannenförmiges Urinal in Verbindung mit einem Urinauffangbeutel; **c)** Urinschiffchen; **d)** St.-Peter-Boot; **e)** Bridge-Urinal

gen sind diese sehr unbequem im Gebrauch. Kleinere Handurinale lassen sich gewöhnlich leichter unabhängig einsetzen, vorausgesetzt, die Patientin verfügt über ausreichende manuelle Geschicklichkeit.

Manche Frauen konstruieren sich ihre eigenen Urinale aus Trichtern, Schläuchen und Wärmflaschen, die im Haushalt zu finden sind. Eine hohe, schmale Kanne hilft bei Schwierigkeiten beim Abduzieren der Beine. Das pfannenförmige Urinal für die Frau (Abb. 13-5a; William Freeman & Co.) ist eine flache Plastikschüssel, deren Rand zur Verbesserung des Komforts und um ein Verschütten zu verhindern, gewölbt und innen gekehlt ist. Es wird durch Abnehmen der Gummikappe im Handgriff entleert und kann im Bett oder auf einem Stuhl verwendet werden. Da es flach ist, ermöglicht es Frauen, die das Gesäß nicht anheben können, sich von der Seite her daraufzurollen. Bettlägerige Patientinnen können es ohne fremde Hilfe in ein Gefäß am Bett entleeren und wieder benutzen. Andererseits läßt sich auch ein selbstklebendes Kondomurinal am Griff befestigen und mit einem Urinauffangbeutel von großem Fassungsvermögen verbinden, der sich diskret seitlich oder unterhalb am Bett bzw. am Stuhl befestigen läßt (Abb. 13-5b).

Das Urinschiffchen (Abb. 13-5c) gleicht im Gebrauch dem pfannenförmigen Urinal, ist jedoch größer. Das St.-Peter-Boot (Abb. 13-5d) ist eine birnenförmige Wanne mit Griff, die am Bettrand oder auf einem Stuhl, mit gespreizten Beinen oder im Sitzen verwendet werden kann. Häufig findet sich das Bridge-Urinal (Abb. 13-5e; Beambridge Medical). Einer Frau im Rollstuhl fällt es unter Umständen leichter, ein Handurinal mit einem speziell angepaßten Polster mit davorsitzendem abnehmbaren u-förmigen Ausschnitt zu verwenden, der eine Öffnung für das Urinal läßt.

13.4 Kleidung

Die Auswahl der Kleidung ist besonders wichtig bei Personen, denen es schwerfällt, die Toilette oder ein Urinal zu benutzen (Thornton, 1990).

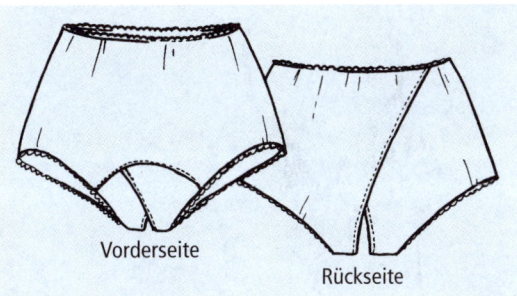

Abb. 13-6: Unterhosen mit offenem Schritt – hier ein Modell für die Frau

Lockere Kleidung in leicht zu handhabendem Stil und entsprechende Verschlüsse lassen sich rascher wieder anlegen und zurechtziehen. Die Auswahl der Kleidung ist jedoch etwas sehr Persönliches. Wenn man jemanden bittet, sich anders als bisher gewohnt zu kleiden, sollte man daran denken, das dies für die betreffende Person unter Umständen auch einen Wechsel des Selbstbildes bedeuten kann.

Männer mit eingeschränkter manueller Geschicklichkeit finden einen bis in den Schritt erweiterten Hosenschlitz mit Klettverschlüssen unter Umständen leichter zu öffnen und wieder zu schließen, als Knöpfe oder einen Reißverschluß (Abb. 13-6). Ein Pyjama mit verlängertem Hosenschlitz erleichtert das Verwenden eines Urinals im Bett. Locker sitzende Boxer-Shorts sind leichter zu handhaben als Bikini-Unterteile oder Tangas, und lange Hemden können in die Toilettenschüssel hängen. Spezielle Hosenträger sind ggf. leichter zu handhaben, da die Hosen heruntergelassen werden können, ohne die Kleidung bzw. die Hosenträger entfernen zu müssen.

Viele vor allem ältere Frauen tragen mehrere Schichten Kleidung übereinander, z. B. Rock, Unterrock, Korsett, Hüfthalter und Unterhose. Es kann eine ganze Weile dauern und ein erhebliches Maß an Beweglichkeit erfordern, sie beiseite zu schaffen, und oft kommt es dann doch zum Einnässen oder Verschmutzen. In der Eile sind enge Hemden schwer hochzuziehen, und Hosen lassen sich ebenfalls nur schwer wieder hochziehen und schließen. Am besten soll-

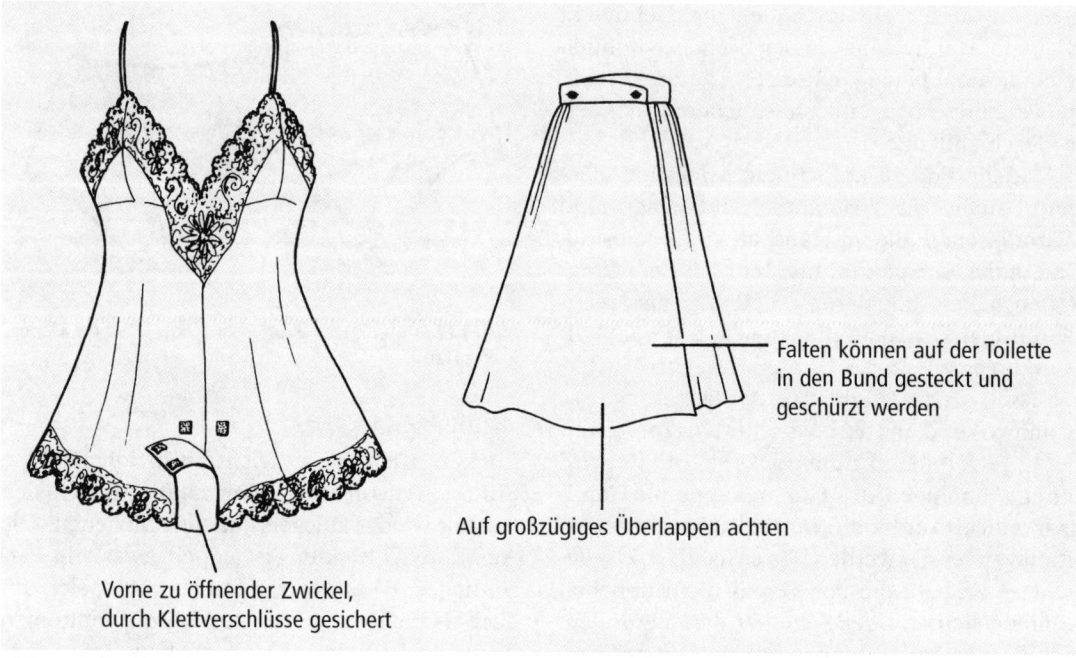

Falten können auf der Toilette
in den Bund gesteckt und
geschürzt werden

Auf großzügiges Überlappen achten

Vorne zu öffnender Zwickel,
durch Klettverschlüsse gesichert

Abb. 13-7: Hemdhöschen   **Abb. 13-9:** Wickelrock

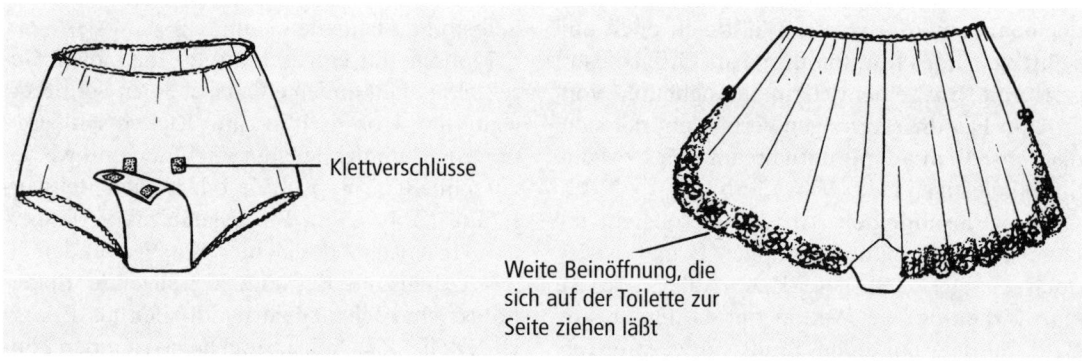

Klettverschlüsse

Weite Beinöffnung, die
sich auf der Toilette zur
Seite ziehen läßt

Abb. 13-8: Höschen mit erweitertem Zwickel   **Abb. 13-10:** Weiter, lockerer Schlüpfer

te die Patientin weniger Schichten an Kleidung sowie kürzere Hüfthalter und gefütterte Röcke und Kleider tragen. Unterröcke sollten gemieden werden.

Eine Hemdhose (Abb. 13-7) oder einfache Höschen mit erweitertem und durch Klettverschlüsse gehaltenem Zwickel (Abb. 13-8) können das Befestigen und Schließen erleichtern. Wickelröcke (Abb. 13-9) und weite Kleider lassen sich leichter anheben und können bei gestörtem Gleichgewicht oder beim Transfer vom Rollstuhl auf die Toilette in den Rockbund ge-

steckt werden. Das Auftrennen der seitlichen Säume ermöglicht vor dem Transfer auf die Toilette ein Anheben der Rückseite der Hosen. Knielange oder mit offener Rückseite gearbeitete Nachthemden mit großzügiger Überlappung sind nachts leichter zu handhaben.

Frauen, die ein Handurinal benützen, stellen unter Umständen fest, daß sich im Schritt offene Höschen oder Strumpfhosen oder lockere, weite Schlüpfer (Abb. 13-10) beim Benutzen des Urinals leicht beiseite ziehen lassen, ohne daß man sie ausziehen muß. Auch Inkontinenzhöschen mit aufklappbarer Vorderfront können helfen (s. Kap. 15).

13.5 Fazit

Vielen Körperbehinderten kann zur Kontinenz verholfen werden, indem entweder die Toiletten ihren Bedürfnissen angepaßt oder zumutbare Alternativen geschaffen werden. Gestiegenes öffentliches Bewußtsein hat dazu geführt, daß die Bedürfnisse Behinderter inzwischen öfter berücksichtigt werden, es bleibt jedoch noch ein langer Weg zu gehen, bis sanitäre Einrichtungen auch wirklich für alle zu nutzen sind. Ein genaues individuelles Assessment führt zur individuell optimalen Lösung. Bei diesem Assessment sollten die Pflegeperson, der Beschäftigungstherapeut und der Physiotherapeut im Idealfall mit der behinderten Person und deren Familie zusammenarbeiten, um zu einer Lösung zu gelangen.

14 Der Erwerb von Kontinenz – Unterstützung für Lernbehinderte

DAVID SINES

Lernbehinderte oder geistig Behinderte haben im wesentlichen Schwierigkeiten mit dem Lernen. Unabhängig vom Grad der Behinderung haben die meisten von ihnen das Potential, ein gewisses Maß an Kontinenz zu erlangen. Inkontinenz spiegelt gewöhnlich das Versagen wider, die zur Kontinenz erforderlichen Fertigkeiten zu erlernen.

Der Begriff „Lernbehinderung" wurde geprägt durch die Vorstellungen der Gesellschaft in Bezug auf diese Klientengruppe. In den vergangenen 20 Jahren verlief der Trend in Richtung auf eine „Normalisierung" (Wolfensberger, 1972). Dieser Ansatz räumt mit Einstellungen auf, denen zufolge Menschen mit Lernbehinderungen zunächst als Behinderte und dann erst als Personen zu behandeln seien. Die Diskussion um die Normalisierung konzentriert sich auf ein Wertesystem, in dem anerkannt wird, daß alle Menschen als gleichberechtigte und gleichermaßen verantwortliche Mitglieder einer Gesellschaft zu gelten haben.

Dieser Ansatz wird noch dadurch unterstrichen, daß Menschen nicht aus der Gesellschaft als Ganzes ausgegrenzt werden dürfen. Es müssen vermehrt Gelegenheiten geschaffen werden, um eine sinnvolle Integration sicherzustellen (Towell, 1991). Diese Philosophie geht auch davon aus, daß Lernbehinderte die Freiheit haben, die gleichen Verantwortlichkeiten, Frustrationen, Versagenssituationen und Zurückweisungen zu erleben, wie andere Menschen auch.

Diese Diskussion dreht sich primär um Menschenrechte und legt nahe, daß spezialisierte Kliniken der Langzeitversorgung nicht länger der Ort sind, an dem Lernbehinderte gepflegt und unterstützt werden sollten. Daher sind Lernbehinderungen inzwischen zur Herausforderung der Fertigkeiten und der Berufspraxis vieler in der Kommune beschäftigten Pflegepersonen geworden, da zunehmend mehr Menschen Unterstützung sowohl bei kommunal angestellten Fachpflegekräften für Geistigbehinderte als auch bei anderen in der primären Gesundheitsfürsorge Tätigen suchen.

14.1 Was verstehen wir unter „Lernbehinderung"?

Es fällt nur allzu leicht, Menschen einheitlich in saubere Kategorien einzuordnen oder unter Etiketten abzulegen. Dies gilt besonders für Lernbehinderte, die sich in ihrer unterschiedlichen Lernbehinderung sowie in ihren Bedürfnissen und Erwartungen in Wirklichkeit oft sehr stark voneinander unterscheiden. Im wesentlichen haben sie alle eines gemeinsam: Ihre Behinderung wurde fast immer durch organische oder genetische, schon früh im Leben eingetretene Veränderungen verursacht. Das Ausmaß, in dem ein normales Funktionieren durch die Symptome der Lernbehinderung beeinträchtigt wird, hängt stark davon ab, in welchem Umfang der bzw. die Betroffene im Leben Gelegenheiten zum Lernen erhält. Lernen ist eine lebenslange Tätigkeit, und sobald Lernbehinderten in Verbindung mit Belohnungen die Gelegenheit zu Anreizen und Erfahrungen geboten wird, können neue Fertigkeiten erworben werden, die ihren Kompetenzbereich und die Möglichkeiten einer Integration in die Gesellschaft erweitern.

Lernbehinderung entzieht sich jeder genaueren Definition. Bisweilen hilft es jedoch, sie als eine nichtklinische Erkrankung zu sehen, deren

Symptome sich durch das Angebot positiver Lernerfahrungen lindern lassen.

Das Ausmaß, in dem das Individuum über gewisse Selbsthilfefertigkeiten, wie z. B. Kontinenz, verfügt bzw. der Grad, in dem diese Fertigkeiten „normalen" Verhaltensmustern entsprechen, entscheidet oft auch über den Grad seiner Akzeptanz in der Gesellschaft. Das Einordnen in Kategorien scheint für viele Angehörige der Gesundheitsberufe noch immer eine Grundvoraussetzung des Assessment-Prozesses zu sein, und dies wiederum versetzt sie in die Lage, Entscheidungen über Klienten und deren Rechte zu fällen. Die meisten Entscheidungen beruhen auf dem Assessment des Erreichten (funktionelles Assessment). Nur allzu oft ist der Empfänger jedoch lediglich passiv an diesem Prozeß beteiligt und hängt nahezu mit Sicherheit von fürsorgenden Personen und anderen ab, um die Gelegenheit zum Erwerb von Fertigkeiten wie der Kontinenz zu erhalten. Die Situation ist weit von einem Idealzustand entfernt, und es sollte das Ziel aller Pflegepersonen sein, ihre Klienten zu aktiven Partnern bei der Festsetzung der eigenen Bedürfnisse zu machen.

14.2 Kontinenz und Lernbehinderung

Bei den meisten Lernbehinderten wird der Erwerb von Kontinenz die Einführung von Lernprogrammen erfordern, die auf den Grundsätzen der Verhaltenstherapie beruhen. Manche Menschen leiden jedoch zusätzlich unter Schwierigkeiten infolge gleichzeitiger Körperbehinderungen, und andere haben vielleicht auch ein Problem mit einer neurogenen Blase. In solchen Fällen ist es wichtig, vor dem Beginn eines Trainingsprogramms die Blasenfunktion zu untersuchen, da dieses wahrscheinlich nicht besonders erfolgreich sein wird, wenn eine schwere Blasenfunktionsstörung zugrunde liegt. Ebenso wird jedes Programm bei gleichzeitig bestehender Körperbehinderung, die den Erwerb von Unabhängigkeit und Selbsthilfe einschränkt, entsprechend angepaßt oder verändert werden müssen. Die speziellen Probleme von Menschen mit neuropathischer Blase und

Körperbehinderungen werden in Kapitel 8 bzw. 13 besprochen.

Inkontinenz kann einer der sozial am stärksten einschränkenden Aspekte einer Lernbehinderung sein und erhebliche Bedeutung gewinnen, wenn es darum geht, der bzw. dem Betroffenen im Erwachsenenleben Zugang zu Hilfsdiensten zu verschaffen. Wenn die betreffende Person zu Hause im Kreise der Familie lebt, wie dies bei den meisten der Fall ist, bildet Inkontinenz oft eine der stärksten Herausforderungen. Eltern sollten dazu angehalten werden, Inkontinenz nicht schon frühzeitig als unvermeidlichen Bestandteil der Behinderung ihres Kindes zu akzeptieren und auch nicht zu warten, bis das Kind erwachsen ist, bevor der Versuch eines Trainings unternommen wird. Die körperliche Belastung des Wäschewaschens, beschädigtes Mobiliar und unbrauchbar gewordene Kleidung können vor allem bei älteren Kindern und Erwachsenen eine immense Belastung bedeuten (Sines, 1985). Häufig sind die zusätzlichen finanziellen Belastungen erheblich: Dazu gehören die zusätzlichen Kosten durch Wäschewaschen, den Ersatz für Kleidung und Bettwäsche, die durch vielfaches Waschen frühzeitig verschleißen, für Strom, den Kauf von Vorlagen und Ausrüstungsgegenständen sowie für neuen Teppichboden und neues Mobiliar.

Inkontinenz kann zum sozialen Stigma führen

Die sozialen Aspekte der Inkontinenz können bei manchen Menschen überwiegen und von sozialer Stigmatisierung begleitet sein. Geruch und Peinlichkeit, die mit langfristiger Inkontinenz einhergehen, gelten auch für diese Klientengruppe und deren Angehörige und können die Familien dazu bringen, sich sozial zu isolieren. Mit zunehmendem Alter des jungen Menschen wird die anhaltende Inkontinenz immer mehr zur Belastung, und dies kann dazu führen, daß um vorübergehende oder dauernde Aufnahme in spezielle Heimpflege fern von Zuhause nachgesucht wird.

Muß die lernbehinderte Person außerhalb der Familie untergebracht werden, kann die Inkontinenz der ausschlaggebende Faktor für den jeweiligen Ort sein. Viele kommunale Einrichtungen sind inzwischen entsprechend ausgerüstet, um auch Personen mit einem gewissen Maß an Inkontinenz zu unterstützen, während andere selektiver vorgehen und nur Personen aufnehmen, die für die meisten ihrer Bedürfnisse selbst sorgen können. Der Erwerb von Kontinenz gilt jedoch noch immer als wichtiges Ziel individuell zugeschnittener Pflegeprogramme für Lernbehinderte. Indem sie kontinent werden, erweitern die Betroffenen ihr Auswahlspektrum, wenn die Entscheidung für eine neue Bleibe ansteht.

Fachkräfte zur Förderung der Selbsthilfe-fertigkeiten

Manche Menschen – 1995 waren es 22 000 in Großbritannien – leben noch immer in Fachkliniken für die Langzeitversorgung Lernbehinderter, und bei über 50 % von ihnen konnten Kontinenzprobleme nachgewiesen werden (Craft et al., 1985). Da die weniger beeinträchtigten unter ihnen jedoch entlassen werden, um in der Gemeinde zu leben, steigt in vielen Fällen der Anteil des Personals im Vergleich zu den noch verbliebenen Patienten an. Zusätzliches Personal und eine aktivere Unterstützung im Erwerb von Selbsthilfefertigkeiten haben dazu geführt, daß viele Menschen ein gewisses Maß an Kontinenz erlangen, bevor sie entlassen werden, um in der Gemeinde zu leben. Fachpflegepersonen für Lernbehinderte bieten ihren Klienten therapeutische Interventionen mit dem Ziel, die jeweiligen individuellen Möglichkeiten zur Erhöhung der Lebensqualität sowohl in der Klinik als auch in der Vorbereitung auf das Leben in der Gemeinde zu optimieren.

Wo auch immer Lernbehinderte leben, gilt Inkontinenz für die meisten inzwischen als ein beherrschbares Problem. Dankenswerterweise können die mit geringen Grundfertigkeiten einhergehenden Probleme beim Erwerb von Kontinenz inzwischen teilweise gelöst und in vielen Fällen durch die Einführung umfassender Toilettentrainingsprogramme kompensiert werden. In den meisten Orten arbeiten inzwischen kommunale Lernbehinderungs-Teams daran, Klien-

ten bei sich zu Hause sowie in Einrichtungen der Gemeinde zu unterstützen.

14.3 Die Bedeutung der Frühintervention

Wie mit den meisten Fertigkeiten wird auch bei Lernbehinderten, die in Kontinenz geschult werden sollen, am besten möglichst früh damit begonnen. Der günstigste Zeitpunkt liegt wahrscheinlich vor dem zweiten Geburtstag oder – falls die Familie und das Kind dazu bereit sind – sogar davor, d. h. im selben Alter, in dem bei den meisten Kindern die Reinlichkeitserziehung bzw. das Toilettentraining stattfindet. Ein gewisses Training kann sogar schon mit 12–15 Monaten beginnen, etwa indem man dem Kind beibringt, auf dem Töpfchen zu sitzen. Dies ist gewöhnlich Teil eines umfassenderen Programms, das darauf abzielt, ein Höchstmaß an Unabhängigkeit in den Fertigkeiten des täglichen Lebens zu erreichen. Zu Hause durchgeführte Trainingsprogramme beginnen oft in dieser.

Selbst wenn das Training nicht schon früh begonnen wurde, heißt dies nicht, daß alles verloren ist, sondern es lassen sich auch bei älteren Kindern, Heranwachsenden und Erwachsenen, die entweder nie trainiert wurden oder bei denen frühere Versuche erfolglos waren, noch hohe Erfolgsquoten erzielen.

Einsatz der Verhaltenstherapie

Ein Toilettentraining mit Lernbehinderten ist weder eine einfache noch eine leichte Aufgabe und sollte niemals leichtfertig und ohne Abwägen aller Implikationen begonnen werden. Alle an der Fürsorge für die betreffende Person Beteiligten müssen einsatzfreudig und kooperationsbereit sein und als Team intensiv zusammenarbeiten. Im Idealfall sollte das Programm von jemandem überwacht werden, der bzw. die mit dieser Klientengruppe Erfahrung hat (Pflegeperson, Psychologe u. a.) und gewöhnlich zusätzlich über Erfahrung in Verhaltenstherapie und in Techniken des operanten Konditionierens verfügt.

Ohne eine solche Unterstützung wird jedes Toilettentrainingsprogramm, ob in der Heimfürsorge oder im kommunalen Umfeld, schwieriger zu implementieren sein und wahrscheinlich weniger Erfolg haben. Für in diesen Methoden Unerfahrene erscheint es daher nicht empfehlenswert, ein solches Programm ohne Unterstützung und Supervision in Angriff zu nehmen, weil die damit verbundene zusätzliche Arbeit und Anstrengung bei dessen Versagen rasch zu Frustration und Desillusionierung führen kann.

14.4 Trainingsmethoden

Das ideale Ziel eines Toilettentrainings besteht im selbständigen Gang zur Toilette und in Kontinenz – und ist vielleicht nicht in jedem Fall realistisch. Ganz sicher enthält es so viele Elemente, daß es gewöhnlich am besten ist, die erforderlichen Fertigkeiten in eine Reihe schrittweise zu erreichender Teilziele oder Verhaltensweisen zu unterteilen, an denen einzeln oder in Kombination gearbeitet werden kann. Tabelle 14-1 zeigt eine von Tierney (1973) angeregte Unterteilung in Einzelschritte. Das Endziel besteht darin, in allen vier Spalten das oberste Verhaltensziel zu erreichen. Der Fortschritt zeigt sich durch den Aufstieg vom Ausgangszielverhalten über Zwischenziele bis zum obersten Verhaltensziel in einer oder mehreren der jeweiligen Spalten. Abhängig von einem realistischen Assessment der körperlichen und geistigen Fähigkeiten des Individuums muß unter Umständen in einer oder mehreren Spalten kurz vor dem jeweiligen Ziel ein Abbruch hingenommen werden.

Die meisten Programme beruhen auf verhaltenstherapeutischen Theorien. Deren Grundprinzip besteht darin, daß Verhaltensweisen, die zu angenehmen Konsequenzen führen, durch diese verstärkt und zum festen Bestandteil des individuellen Verhaltensrepertoires werden. Verhaltensweisen, die zu neutralen oder negativen Konsequenzen führen, werden nicht verstärkt und eher abgebrochen oder ausgelöscht. Anhand genauer Beobachtung und sorgfältiger Planung wird eine Vorgehensweise ausgearbeitet, um durch angemessenes Belohnen allmählich das erwünschte Verhalten so weit zu formen, bis ein genau definiertes Verhaltensziel erreicht wird.

Endgültiges Zielverhalten	Der Patient geht selbständig zur Toilette.	Der Patient entfernt seine Kleidung selbständig.	Der Patient setzt sich selbständig auf die Toilette.	Der Patient scheidet nur in die Toilette aus und ist ansonsten kontinent.
Verhaltenstechnische Zwischenziele	Der Patient bittet darum, zur Toilette gehen zu dürfen.	Der Patient legt selbsttätig die Kleidung ab oder versucht, etwas von seiner Kleidung abzulegen.	Der Patient setzt sich mit Unterstützung auf die Toilette und bleibt dort ohne Hilfe sitzen.	Der Patient scheidet regelmäßig in die Toilette aus und hat nur vereinzelte Inkontinenzepisoden.
	Der Patient macht auf sein Ausscheidungsbedürfnis aufmerksam.	Der Patient hilft aktiv mit, wenn die Pflegeperson die Kleidung entfernt.	Der Patient wird auf die Toilette gesetzt und bleibt dort ohne Unterstützung sitzen.	Der Patient hat es bis zu einer gewissen Regelmäßigkeit geschafft und geht häufiger zur Toilette, als er inkontinent ist.
Ausgangsziel	Der Patient wird von der Pflegeperson zur Toilette geführt.	Der Patient kooperiert passiv beim Entfernen der Kleidung durch die Pflegeperson.	Der Patient wird auf die Toilette gesetzt und sitzt dort mit Unterstützung.	Der Patient nutzt die Toilette, wenn er daraufgesetzt wird, und ist in der übrigen Zeit inkontinent.

Tab. 14-1: Modell für das Heranbilden eines Ausscheidungsverhaltens (Tierney, 1973; mit freundlicher Genehmigung des Herausgebers der Nursing Times)

Erfolgreiche Trainingsmethoden

Zur Verstärkung von Kontinenz wurden bei Lernbehinderten bereits verschiedene Trainingsmethoden eingesetzt, und die meisten sind in vernünftigem Umfang erfolgreich. Für die Ausführenden, ob Angehörige oder Personal, muß das Programm zumutbar und verständlich sein. Die wichtigsten Unterschiede zwischen den einzelnen Vorgehensweisen liegen in der Wahl des Zeitpunktes des Toilettengangs und im Einsatz von Verstärkern sowie darin, ob die Patienten einzeln oder in Gruppen geschult werden. Die erfolgreichste Methode besteht möglicherweise im intensiven, individuellen Training mit regelmäßigen Zeiten für den Gang zur Toilette sowie leichten Ermahnungen bei Inkontinenz (Smith, 1987). Welche Methode auch immer gewählt wird, der entscheidende Faktor für den Erfolg besteht in einem in sich stimmigen Trainingsansatz. Das bedeutet, daß jede/r, die bzw. der mit der betreffenden Person zu tun hat, das Training während der gesamten Trainingsphase in genau der gleichen Weise angeht.

Intensives individuelles Training bedeutet einen hohen Einsatz seitens der Trainierenden und kann in den Anfangsstadien recht zeitraubend sein. Eine von Smith und Bainbridge (1991) beschriebene und erfolgreich erprobte Methode zeigt die nachfolgende Aufzählung. Dabei werden regelmäßige Toilettengänge eingesetzt, die von der Uhrzeit statt von zuvor im Kontinenzprotokoll ermittelten Zeiten vermutlicher Inkontinenz ausgehen. Dieses Training in regelmäßigen Abständen hat sich im allgemeinen gegenüber Toilettengängen, die auf der natürlichen Blasenfunktion des Individuums beruhen, als leichter durchführbar und ebenso effizient wie individuelle Programme erwiesen. Langfristige Nachuntersuchungen an Personen, die durch ein intensives individuelles Programm eine unabhängige Ausscheidung erreichten, haben gezeigt, daß die Kontinenz in dieser Gruppe, verglichen mit Personen, die ein Gruppentraining erhielten, signifikant besser ist. Zehn Jahre nach dem ersten Training waren Patienten, die ein regelmäßiges individuelles Toilettentraining erhalten hatten, im Vergleich zu ihrer

- Setzen Sie die zu trainierende Person für die Dauer des Trainingstages in Sichtweite der Toilette.
- Erhöhen Sie die Flüssigkeitszufuhr (ca. 200 ml jede halbe Stunde).
- Bringen Sie die zu trainierende Person mit jeweils minimalem Aufwand alle halbe Stunde auf die Toilette.
- Bringen Sie die zu trainierende Person dazu, sich hinzusetzen, bis Urin gelassen wurde, mindestens jedoch für 10 Minuten. Wird kein Wasser gelassen, steht die zu trainierende Person einfach auf und wartet auf die nächste Aufforderung.
- Reagieren Sie mit Lob oder anderen angemessenen Belohnungen, wenn er bzw. sie beginnt, auf der Toilette Wasser zu lassen.
- Reduzieren Sie die Aufforderungen zum Toilettengang allmählich, beginnend mit den körperlichen über die verbalen Signale bis zu den auffordernden Gesten, die allmählich bis auf einen Blick reduziert werden. Etwa zu diesem Zeitpunkt sollte der selbstinitiierte Gang zur Toilette einsetzen.
- Ist der selbstinitiierte Gang zur Toilette zuverlässig etabliert, erhöhen Sie die Entfernung zur Toilette allmählich wieder, indem Sie den Patienten zunehmend wieder in den normalen Wohnbereich zurückversetzen.

Das Verfahren der trockenen Hose
- Führen Sie die Hand der zu trainierenden Person zu jeder vollen Viertelstunde an deren Hose, und fragen Sie, ob die Hose trocken sei.
- Loben und belohnen Sie die Person ausgiebig, wenn dies der Fall ist.

Tab. 14-2: Vorgehen beim Blasentraining (aus: Smith und Bainbridge, 1991)

Ausgangskontinenz noch 88 % besser, während Patienten nach einem Gruppentraining nur noch 52 % der Ausgangswerte erreichten. Schätzungen zufolge war das Anfangstraining zwar hinsichtlich der Pflegezeit sehr aufwendig, „amortisierte" sich jedoch in Form von Zeiteinsparungen schon in weniger als einem Jahr. Die in einem Zeitraum von 10 Jahren pro Klient eingesparte Pflegezeit wurde auf 5 200 Stunden geschätzt (Hyams et al., 1992).

Eine Bestrafung beim Training ist umstritten. Gewiß wurde in vielen frühen Studien, vor allem aus den USA, Bestrafung oder „Überkorrektur" eingesetzt, um unerwünschte Verhaltensweisen zu eliminieren. Heute gilt dies als unethisch, vor allem im Hinblick auf körperliche Züchtigung. Bestrafung hat sich darüber hinaus als weitestgehend unnötig erwiesen und kann sogar kontraproduktiv sein, wenn sie ein hohes Maß an Angst hervorruft, weil dies den Lernprozeß behindert. Ein Verweis oder eine festgesetzte Zeit ohne Belohnung oder Zuwendung sind jedoch übliche Reaktionen auf vermeidbare Fehler und helfen möglicherweise, wenn sie stimmig und prompt erfolgen. Manche Trainingsmethoden fordern vom Individuum auch, die Folgen einer Inkontinenz zu beseitigen, indem z. B. das Bett neu bezogen oder die Kleidung gewechselt werden muß. In einigen Fällen ließ sich dadurch der Lernprozeß beschleunigen (Barker, 1979).

14.5   Basisbeobachtung

Jedes Toilettentrainingsprogramm sollte mit einer Phase der Basisbeobachtung beginnen. Dazu gehören regelmäßige Überprüfungen in vorher festgelegten Abständen, ob die betreffende Person trocken ist oder nicht, sowie das sorgfältige Dokumentieren der Ergebnisse. Sowohl die Inkontinenzepisoden als auch das diesen vorangehende und nachfolgende Verhalten der beobachteten, aber auch der betreuenden Person sollten genau beobachtet werden.

Sowohl Angehörige als auch Personal können Formen der Bewältigung und Reaktionen auf Inkontinenz entwickeln, die dieses Verhalten regelrecht hervorrufen. Der häufigste Fehler besteht darin, der Inkontinenz viel Aufmerksamkeit zu widmen und verstärkt aktiv zu werden, während der trockenen oder selbständig zur Toilette gehenden Person kaum Aufmerksamkeit gewidmet wird. Wie es dazu kommen kann, ist leicht zu erkennen: Inkontinenz wird als Belästigung wahrgenommen, denn wenn man sich nicht sofort darum kümmert, kann es zum Verschmutzen der Umgebung und zur Geruchsbildung kommen. Es ist demnach eine natürliche Reaktion, die inkontinente Person eilig ins Bad zu befördern, damit sie sich säubert. Beim Waschen und Wäschewechseln schenken die meisten Menschen der inkontinenten Person zumindest etwas Aufmerksamkeit und Kontakt, sowohl physisch als auch verbal. Selbst

wenn der verbale Austausch in einem Verweis besteht, stellt er Aufmerksamkeit dar, und manche Lernbehinderte neigen dazu, auf jede Form von Aufmerksamkeit wie auf eine Belohnung zu reagieren. Inkontinenz wird also in Wirklichkeit belohnt, während dies umgekehrt beim Trockensein nur selten so konsequent geschieht. Ist bei den fürsorgenden Personen dieses Verhaltensmuster zu beobachten, sollten den Angehörigen bzw. dem Personal keinesfalls Vorwürfe gemacht, sondern taktvoll darauf hingewiesen werden, daß diese Art der Freundlichkeit kontraproduktiv sein kann. Darüber hinaus kann empfohlen werden, wie die Aufmerksamkeit umgekehrt werden könnte, um Kontinenz statt Inkontinenz zu belohnen.

Vorwarnungen erkennen

Das Beobachten des Klienten wird zeigen, ob es vor einer unmittelbar bevorstehenden Miktion zu irgendeiner Form von Warnung kommt. Viele werden nicht über sprachliche Fertigkeiten verfügen, so daß diese Botschaft gewöhnlich nonverbal sein wird, z. B. allgemeine Agitiertheit, Aufstehen oder stereotype Bewegungen. Scheint das Individuum unterscheiden zu können, wann es naß ist? Auch dies könnte sich durch Agitiertheit, Umherwandern, Ziehen an der Kleidung oder Weinen zeigen. Wird die Person jemals zur Toilette geleitet, und wenn ja, benützt sie diese richtig? Über wieviele damit verbundene Fertigkeiten verfügt die Person bereits? Nicht essentiell, aber hilfreich ist es, gehen zu können, sich an- und auskleiden und ohne Unterstützung aufrecht sitzen zu können, sich die Hände waschen und einfache Bedürfnisse verbal und nonverbal mitteilen sowie einfachen Anweisungen folgen zu können. Bisweilen kann speziell adaptierte Kleidung das Selbstpflegepotential verbessern helfen.

Positive Verstärkung durch Belohnungen

Während dieser Phase der Basisbeobachtung ist es außerdem wichtig, festzustellen, was für die jeweilige Person eine Belohnung bedeutet. Lernbehinderte sind noch weniger als andere Menschen in der Lage, sich eine zeitlich verzögerte, wenn auch erstrebenswerte Belohnung vorzustellen, wenn das Ziel erreicht ist. Es muß eine Belohnung gefunden werden, die verhaltensverstärkend wirkt und unmittelbar, einfach, zuverlässig und häufig angeboten werden kann. Sie kann verbal in Form eines „Gut gemacht" oder eines freudigen Ausrufs gegeben werden. Meist werden jedoch nonverbale Belohnungen besser verstanden und mehr geschätzt. Dabei kann es sich um alles Mögliche zwischen Lächeln, einem lustigen Gesicht, Beifallklatschen, Schulterklopfen, einer kurzen Umarmung oder einem Kuß handeln. Die Belohnung kann in einem Getränk, einer Süßigkeit oder anderen Nahrungsmitteln bestehen. Vorsicht ist geboten bei eßbaren Belohnungen, da die darin enthaltenen Kalorien zu Gewichtsproblemen führen und den Zahnverfall fördern können. Auch kann die Flüssigkeitsaufnahme schon sehr hoch sein und damit auch die Inkontinenz verstärken, wenn die fürsorgenden Personen herausgefunden haben, daß Getränke beruhigend wirken. Während des Trainings stört das nicht, da sich um so mehr Gelegenheiten zum Training bieten, je mehr Flüssigkeit aufgenommen wird. Lediglich ein einmal antrainiertes häufiges Wasserlassen ist unerwünscht. Auch sollten bestimmte Getränke, die während des Trainings als Belohnung verwendet werden, nur diesem Zweck vorbehalten bleiben und nicht unterschiedslos auch zu beliebigen anderen Zeiten gegeben werden. Bisweilen kann die Belohnung mit der Toilette selbst verknüpft werden, z. B. durch einen Wecker mit einer Melodie oder den Einbau eines Gerätes, das ein Geräusch macht, wenn Urin darauf gelassen wird.

Es kann niemals einfach nur angenommen werden, daß etwas als Belohnung wirkt, solange nicht bewiesen ist, daß die betreffende Person darauf in irgendeiner Weise reagiert. Wird die gewählte Belohnung in Wirklichkeit abgelehnt oder nicht als solche gesehen, wird sie das gewünschte Verhalten nicht verstärken. So kann beispielsweise ein Geräusch als beängstigend empfunden oder eine ausgewählte Speise abgelehnt werden. Oft ist eine kleine Belohnung, wie z. B. eine Süßigkeit, die die trainierende Person leicht in der Tasche mit sich führen und sofort austeilen

kann, das Beste. Die Wirksamkeit von Belohnungen sollte regelmäßig überprüft werden, da das Verlangen nach einer bestimmten Belohnung eine gewisse Sättigung erreichen und diese dadurch wirkungslos werden kann. In diesem Fall sollten neue Belohnungen eingeführt werden.

Um für ein Toilettentraining in Frage zu kommen, sollte die betreffende Person den Urin bei manchen Gelegenheiten für mindestens 1 Stunde einhalten können und auf einfache Belohnungen reagieren. Außerdem sollte jemand – ein Familienmitglied oder ein/e Angehörige/r eines Gesundheitsberufes – darauf vorbereitet sein, das Programm durchzuführen.

14.6 Trainingsprogramm

Bei den meisten Trainingsprogrammen dauert es mehrere Wochen und in manchen Fällen mehrere Monate, bis sie ihre Wirkung entfalten. Während dieser Zeit ist es von höchster Bedeutung, genaue Aufzeichnungen zu führen, anhand derer sich der Erfolg überwachen läßt und erforderliche Anpassungen vorgenommen werden können (Woods und Guest, 1980). Die Aufzeichnungen bieten außerdem ein Feedback, das die Motivation aller Beteiligten aufrechtzuerhalten hilft. Zusammen mit einer rigiden, beharrlichen und hinreichend langen Durchführung des Programms ist dies möglicherweise der entscheidende Faktor für dessen Erfolg.

Ist das Zielverhalten erst einmal erreicht, sollten die Stimuli nach und nach zurückgenommen werden, und wo der Patient zunächst noch regelrecht zur Toilette begleitet wurde, erhält er jetzt nur noch verbale und dann nur noch gestische Aufforderungen, so daß sein Verhalten zunehmend spontan und autonom wird. Dieser Prozeß wird als „Fading" oder „Ausschleichen" bezeichnet. Auch die Belohnungen sollten von kontinuierlich, d. h. für jedes Erreichen des Ziels, auf zwischenzeitlich mit allmählich abnehmender Häufigkeit zurückgehen („Wechsel im Verstärkungsplan").

Schließlich werden die Behaglichkeit und Unabhängigkeit, die zusammen mit der Kontinenz erlangt werden, bei einigen Personen zu einer an sich schon hinreichenden Belohnung, um bei dem Verhalten zu bleiben. Andere benötigen nach Abschluß des Programms hin und wieder eine Verstärkung und Erinnerungshilfen, um kontinent zu bleiben. Manche schließlich werden niemals vollständig kontinent und benötigen ständig Unterstützung und Erinnerungshilfen.

Genaue Absprache im Team ist notwendig

Die Einführung des Toilettentrainings in einem institutionellen Setting, in dem es noch nie zuvor durchgeführt worden ist, erfordert oft eine erhebliche Umstellung von Haltungen und Einstellungen und vor allem ein Überdenken beruflicher Rollen. Dies kann nicht von oben oder von außen her verordnet werden, da das Personal von sich aus daran partizipieren wollen muß. Zunächst wird es oft als eine Menge zusätzlicher Arbeit angesehen, und bezüglich der Ergebnisse herrscht allgemein Pessimismus. Am besten läßt sich diese Idee gewöhnlich über Personalschulungen, wie z. B. Studientage oder Seminare, einführen. Und das Toilettentraining kann dann in denjenigen Bereichen begonnen werden, in denen die MitarbeiterInnen Interesse daran zeigen oder um Durchführung eines Programms bitten. Ferner ist es zu Beginn sicherlich gut, für das Training Patienten auszuwählen, von denen die MitarbeiterInnen der Ansicht sind, daß sie eine Chance haben, kontinent zu werden. Eine gewisse Begeisterung für das Projekt läßt sich vielleicht dadurch wecken, daß man auf die möglichen langfristigen Vorteile einer Verkürzung der mit Angelegenheiten der Ausscheidung zugebrachten Zeit und einer befriedigenderen Arbeitsverteilung hinweist. Alle MitarbeiterInnen in Altenheimen und Tagesstätten einschließlich der Hilfskräfte und des Hauspersonals müssen das Training verstehen, damit alle Mitglieder des Fürsorge-Teams in sich stimmige Reaktionen zeigen.

Alarmvorrichtung gegen das Einnässen

Viele Lernbehinderte bieten außer der Inkontinenz noch andere verhaltensbedingte Heraus-

forderungen, bei denen unter einem Toilettentraining oft eine Besserung festgestellt werden konnte. Als zusätzlicher Nutzen kommt es oft zu einen allgemeinen Anstieg der Selbsthilfefertigkeiten und der Autonomie. Dies ist möglicherweise das Ergebnis der erhöhten Aufmerksamkeit und Stimulation in der für das Toilettentraining erforderlichen Lernumgebung.

Bisweilen ist eine in der Hose (s. Abb. 5-3) oder in der Toilettenschüssel plazierte Alarmvorrichtung gegen Einnässen eine große Hilfe beim Training. Sie ermöglicht es den fürsorgenden Personen, unabhängig von einer Kontinenz oder Inkontinenz unmittelbar zu erkennen, wann Urin gelassen wurde, und sofort entsprechend zu handeln. Je weniger Zeit zwischen der Handlung und ihren Folgen vergeht, desto größer ist der konditionierende Effekt. Es sollte jedoch unter allen Umständen darauf geachtet werden, daß die betreffende Person auf den Alarm nicht paradox reagiert, etwa weil es ihr Spaß macht, den Alarm zu hören, und sie deshalb absichtlich einnäßt, oder umgekehrt, weil sie sich vor dem Alarm fürchtet und daher den Urin auf der Toilette einhält.

Nächtliches Einnässen läßt sich durch ähnliche, wenn natürlich auch weniger intensive verhaltenstherapeutische Programme korrigieren. Ein trockenes Bett sollte jeweils belohnt und der Patient in regelmäßigen, vorher festgelegten Abständen zum Toilettengang angehalten werden. Die Beteiligung des Patienten beim Neubeziehen nasser Betten hilft beim Lernen. Ein Alarmsystem gegen Einnässen (s. Kap. 5) kann, *wenn es gut überwacht wird*, als Teil eines erweiterten Verhaltenstrainings dienen.

14.7   Stuhlinkontinenz

Einige wenige Lernbehinderte können auch Probleme im Umgang mit der Stuhlkontinenz haben. In manchen Fällen kann dies neurologischen Ausfällen oder psychischen Störungen zuzuordnen sein und sich in Form von Einkoten (Enkopresis) zeigen. Dann verschmutzen sich Kinder und Erwachsene nach dem Erwerb der Kontinenz. Vor allem Fachpflegepersonen für

Lernbehinderte können durch Einführen von Verhaltenstrainingsprogrammen zur Unterstützung bei dieser Problematik von Nutzen sein.

Bei psychischen Störungen arbeitet die Fachpflegeperson für Lernbehinderte unter Umständen eng mit SozialarbeiterInnen, niedergelassenen Psychiatern, klinischen Psychologen als Co-Therapeuten zusammen und kann die betreffende Person und ihre Familie vielleicht dazu bringen, einige der zugrundeliegenden Stressoren, die zu der Störung beitragen, zu hinterfragen und zu verstehen.

Bisweilen muß der Darm durch eine Reihe von Einläufen gereinigt werden, bevor ein Verhaltens- oder Darmtraining erfolgreich implementiert werden kann.

14.8 Pflege zur Kompetenz

Die meisten Lernbehinderten werden kontinent. Bei denjenigen, die das Ziel unabhängiger sozialer Kompetenz nicht zu erreichen vermögen, werden andere Maßnahmen erforderlich. Eine Minderheit von Personen reagiert unter Umständen nicht auf ein Toilettentraining, und bei diesen Menschen muß dann jede Anstrengung unternommen werden, um die Situation mit Respekt und Würde im Griff zu behalten. Der Einsatz individuell ausgewählter Hilfsmittel und Vorlagen ist ein Weg, um die Last langfristiger Inkontinenz etwas zu erleichtern.

Aber auch der verhaltenstherapeutische Ansatz scheint für viele eine Lösung zu bieten. Diese Form der Intervention wurde in diesem Kapitel beschrieben, kann jedoch für sich allein und ohne die positive Haltung des Personals nicht wirken. Das Ziel dieser positiven Einstellungen besteht darin, alle MitarbeiterInnen der jeweiligen Organisation zu befähigen, sich ganz der Steigerung der Lebensqualität und der Fürsorge für ihre Klienten zu widmen.

Der verhaltenstherapeutische Ansatz ist dynamisch und erleichtert es MitarbeiterInnen, sich an der Identifikation und Implementierung eines Programms zur Förderung von Fertigkeiten oder Kompetenz zu beteiligen. Die folgenden Grundsätze untermauern dieses Modell:

- Die Ziele aller Programme werden von den Bedürfnissen derjenigen bestimmt, die die Dienstleistungen in Anspruch nehmen, sowie ferner von den Standards und Kriterien, die von der jeweiligen Organisation festgesetzt werden (gegenseitige Dienstleistungsvereinbarungen, Pflegepläne).
- Die Reaktionen auf Dienstleistungen sind meßbar und beinhalten Kriterien, die durch die Ergebnisse der Fürsorge beeinflußt werden.
- Die Leistung wird regelmäßig an den vereinbarten Kriterien gemessen, und ggf. werden angemessene Korrekturen vorgenommen.

Abschließende Bemerkung

Dieses Kapitel bietet das grobe Rahmenwerk eines Qualitätsservice für lernbehinderte Klienten, die Schwierigkeiten beim Erwerb von Kontinenz haben. Das Ziel besteht darin, Menschen und ihre Familien mit qualitativ hochwertigen Dienstleistungen zu versorgen sowie anregende und kompetente Arbeitsplätze zu schaffen, an denen hochtrainierte und professionelle Arbeitskräfte auf die Bedürfnisse ihrer Klienten eingehen können. John O'Brien (1982) hat eine Reihe von Zielen beschrieben, die bei Dienstleistungen für Menschen, die über längere Zeit Unterstützung durch Gesundheitsorganisationen oder durch die Sozialfürsorge benötigen, erreicht werden müssen. In seinem Beitrag „A Guide to Personal Futures Planning" legt er dar, daß das Erreichen von 5 Zielen notwendig ist, um eine hochqualitative Fürsorge anzubieten und empfangen zu können:

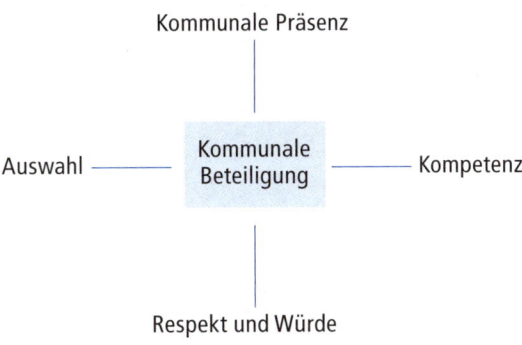

Dieses Modell fand sowohl in den USA als auch in Kanada allgemeine Zustimmung und wurde auch in Großbritannien bei vielen Dienstleistern für Lernbehinderte übernommen. Das Modell spricht dafür, daß menschliche Beziehungen, der Erwerb von Fertigkeiten (Kompetenz), Respekt und Würde sowie die Integration in die Gemeinde und die Teilnahme am kommunalen Leben zentrale Merkmale und Ziele moderner Tagesdienste für diese Klientengruppe sind.

Die Kombination des verhaltenstherapeutischen Ansatzes und der 5 oben beschriebenen Dienstleistungsziele verschafft Lernbehinderten Gelegenheit, in allen Funktionsbereichen ein Höchstmaß an Autonomie zu erreichen. Und dazu gehört natürlich auch der Erwerb von Kontinenzfertigkeiten.

15 Der Einsatz von Kontinenzprodukten

IAN J. POMFRET

Zu Unterstützung inkontinenter Menschen gibt es eine ungeheuere Vielfalt an Hilfsmitteln. Sie sind darauf ausgerichtet, die Würde und Selbstachtung des Individuums zu wahren, indem sie es ermöglichen, Inkontinenz zu verbergen und damit umzugehen. Indem es Urin oder Fäzes hält, sollte das Produkt der betroffenen Person zu „sozialer Kontinenz" verhelfen. Früher wurde die Versorgung mit Hilfsmitteln nur allzu oft als Anfang und Ende des Inkontinenz-Managements gesehen.

Das Pflege-Assessment der inkontinenten Person erfolgte überwiegend im Hinblick auf die Auswahl der am besten geeigneten Vorlage bzw. des günstigsten Hilfsmittels. Diese überkommene Praxis wurde inzwischen durch einen positiveren und stärker auf Problemlösungen ausgerichteten Ansatz abgelöst. Dennoch lassen sich auch bei bester pflegerischer und medizinischer Versorgung nicht alle Inkontinenten vollständig heilen.

Es wird wahrscheinlich immer eine deutliche Minderheit geben, deren Probleme allen Bemühungen zum Trotz bestehen bleiben. Ferner wird es Personen geben, die für eine Behandlung zu krank sind oder andere, die sich nach Aufklärung gegen eine empfohlene Behandlung entscheiden. Bei manchen bessert sich der Zustand unter Umständen beträchtlich, aber dennoch möchten sie ein Kontinenzprodukt verwenden, um sich in der Öffentlichkeit sicher zu fühlen.

Wieder andere benötigen nur eine vorübergehende Versorgung für die Dauer einer Behandlung oder während sie darauf warten.

15.1 Auswahl von Inkontinenzprodukten

An ein Kontinenzprodukt werden viele verschiedene Erwartungen gestellt. Im Idealfall sollte es die folgenden Kriterien erfüllen:

1. Es sollte sicher sein, d. h. die Ausscheidungen komplett aufnehmen und jedes Hindurchsickern in die Kleidung oder die Umgebung stets und unter allen Umständen verhindern.
2. Es sollte bequem zu tragen sein und empfindliche Haut vor Reizerscheinungen, Wundreiben oder Druckschäden schützen.
3. Es sollte für die inkontinente Person leicht zu verwenden und selbständig zu handhaben sein. Wo dies aufgrund körperlicher oder geistiger Behinderung nicht möglich ist, sollte es für fürsorgende Personen leicht einzusetzen sein.
4. Es sollte jede Art von Geruch überdecken oder im Inneren festhalten.
5. Es sollte sich leicht unter der Kleidung verbergen lassen, weder auftragen noch Geräusche verursachen und auf diese Weise unauffällig im Gebrauch sein.
6. Es sollte sich jeweils leicht entsorgen, waschen oder reinigen lassen.
7. Es sollte einen erschwinglichen Preis haben und leicht erhältlich sein.

Manche Menschen haben dann noch ihre eigenen speziellen Anforderungen, etwa daß ein Inkontinenzprodukt einigermaßen attraktiv aussehen sollte, um ihrem Körperbild zu entsprechen, oder daß es sich auf Reisen leicht mit einpacken und transportieren läßt. Manche mögen Einwegartikel, andere ziehen es vor, Produkte zu waschen und wiederzuverwenden. Die Aufstellung ließe sich nahezu unbegrenzt erweitern. Die Prioritäten einer jeden inkontinenten Person sind ganz individuell und nur für sie gültig.

Entwicklung der Inkontinenzprodukte als eigener Markt

Noch immer herrschen beträchtliches Durcheinander und Verwirrung hinsichtlich der Bandbreite an Kontinenzhilfen. Manche Hersteller geben Broschüren und Faltblätter über die Auswahl und Verwendung von Produkten heraus, die sich sowohl an bestimmte Berufsgruppen als auch an die breite Öffentlichkeit richten.

Früher waren viele Gegenstände für den Gebrauch durch inkontinente Personen schlecht konzipiert, und es wurde wenig über die tatsächlichen Bedürfnisse der AnwenderInnen nachgedacht. Vorlagen wurden oft nur als größere Version einer Baby-Windel gesehen, ohne sich klarzumachen, daß ein sich umherbewegender Erwachsener doch wohl ganz andere Bedürfnisse haben würde. Viele Hilfsmittel waren sehr schwer und unhandlich, mit vielen Bändern, Gürteln und Verbindungsstücken, die schwierig zu benutzen waren und viele potentielle Schwachpunkte für ein Versagen des Systems bildeten. Heute werden Produkte wesentlich durchdachter konzipiert, und moderne Wissenschaft und Technologie dienen dem Nutzen der AnwenderInnen. Viele Unternehmen haben erkannt, daß es einen ungeheuren potentiellen Markt für Inkontinenzprodukte gibt, vor allem, wenn diejenigen, die ihr Problem bislang noch verbergen, davon überzeugt werden können, sich vorzuwagen und um Hilfe nachzusuchen (s. Kap. 1).

Gestiegenes öffentliches Bewußtsein in Sachen Inkontinenz sowie eine vermehrte Werbung für Inkontinenzprodukte führt auch zu kritischeren AnwenderInnen. In vielen Apotheken und Drogerien finden sich Inkontinenzprodukte inzwischen offen im Regal.

Erhebliche Steigerung der Leistungsfähigkeit einzelner Produkte

Erhebliche Investitionen der Unternehmen haben in den letzten Jahren zur Entwicklung neuer Produkte geführt. So werden in Inkontinenzvorlagen für den Einmalgebrauch inzwischen allgemein hochgradig saugkräftige Polymere eingearbeitet. Es gibt viele Arten von Mehrweghilfsmitteln, und Hilfsmittel für das Sammeln und Auffangen von Urin lassen sich inzwischen leichter anpassen und verwenden. Dieser Prozeß schreitet weiter fort, und bei weiteren Investitionen und kontinuierlicher Forschung und Entwicklung wird es auch immer leistungsfähigere Produkte geben. Es besteht auch weiterhin Bedarf an meßbaren Qualitätsnormen für alle Inkontinenzprodukte.

Die Tatsache, daß seit kurzem an der Verwendung hochsaugkräftiger Stoffe in Inkontinenzvorlagen gearbeitet wird, sowie Untersuchungen an Mehrweghilfsmitteln, und zwar sowohl an solchen, die am Körper getragen werden, als auch an Schutzvorrichtungen für Betten und Sitzgelegenheiten, helfen Angehörigen der Gesundheitsberufe, Lieferanten, Fürsorgende und Patienten über das optimale Produkt für ihre Bedürfnisse zu beraten. Bezüglich objektiver Leistungskriterien und klinischer Anwendung bleibt jedoch noch eine Menge Arbeit zu leisten.

In gewisser Hinsicht besteht noch immer ein Widerwille gegen das Ausprobieren neuer Hilfsmittel. Sowohl AnwenderInnen als auch Angehörige der Gesundheitsberufe haben noch immer nur geringe Erwartungen an deren Leistungsfähigkeit. Es wird erwartet und akzeptiert, daß Produkte unbequem sind, Geruch verursachen und von Zeit zu Zeit undicht sind. Niemand trägt gerne ein Inkontinenzprodukt. Wenn es aber sein muß, sollte man nicht auch noch eine schlechte Leistung erwarten müssen.

15.2 Versorgung mit Inkontinenzprodukten

Die wenigsten Probleme gibt es auf kommunaler Ebene mit Produkten zur Harnableitung, wie Kathetern, Urinauffangbeuteln und Hilfsmitteln für den Mann, da die meisten durch den Allgemeinarzt verschrieben werden können.

Den meisten Allgemeinärzten fehlt entsprechendes Fachwissen, und die Auswahl unter den vielen Artikeln fällt ihnen noch immer schwer, vor allem, wenn es keinen Anpassungs- und Schulungsdienst gibt. Bisweilen wird einfach ein Rezept für eine Produktgruppe ausgeschrieben, und die Auswahl des speziellen Artikels bleibt dem Apotheker überlassen, der unter Umständen selbst nicht über das entsprechende Training bzw. Wissen verfügt. Manche Apotheken arbeiten nur mit einem Lieferanten, der den gewünschten Artikel möglicherweise nicht am Lager hat und stattdessen einen anderen bringt. Anderen bereitet es unter Umständen Probleme, kleine Mengen zu bestellen, und sie bestellen und bevorraten daher nur bestimmte Größen oder Modelle.

Informationen und Schulungen für die Betroffenen und Pflegekräfte: In manchen Gebieten versuchen KontinenzberaterInnen entweder allein oder über eine multidisziplinäre Kontinenz-Kontaktgruppe, diesen Aspekt der Fürsorge für den Patienten zu verbessern. Mit praktizierenden Ärzten sowie mit Pharmazeuten aus dem Groß- und Einzelhandel werden Studientage, Seminare und Treffen abgehalten, um Kenntnisse über Auswahl und Einsatz von Produkten zu vermitteln und darüber zu diskutieren. Ebenso bedeutend ist, daß die Gesundheitsberufe zu erkennen beginnen, wie wichtig es ist, die AnwenderInnen von Produkten an dieser Diskussion zu beteiligen, da diese über unschätzbares Wissen aus erster Hand über die Wirksamkeit (oder Unwirksamkeit) individueller Hilfsmittel verfügen.

Durch die Teilnahme an Schulungsveranstaltungen, auf denen die Hersteller ihre Produkte ausstellen, werden sich viele ambulante Pflegekräfte zunehmend des enormen Spektrums verfügbarer Hilfsmittel bewußt. Oft sind es eher die finanziellen Beschränkungen als mangelndes Wissen der Pflegeperson, die eine Auswahl der Produkte entweder hinsichtlich der Quantität oder der Qualität und meist in beidem einengen.

Versorgungsprobleme

Auch Versorgungsprobleme in Kliniken hängen von lokalen Gegebenheiten ab. Manche Kliniken bestehen auf dem Einkauf in großen Gebin-

den und bestellen daher nur einen Artikel für alle Bedürfnisse. Andere räumen Stations- und Pflegedienstleitungen mehr Flexibilität ein und gestatten das Bestellen einer Reihe von Artikeln.

Angesichts der Tatsache, daß ein zuverlässiges Inkontinenzprodukt einen bedeutenden Unterschied im Leben und Wohlbefinden einer inkontinenten Person machen kann, erfordern die Bereiche, in denen die Versorgung problematisch ist, eine Untersuchung und entsprechend Abhilfe. Jemand mit Kontinenzproblemen muß mit seinem Inkontinenzprodukt leben und ist davon abhängig – und das oft täglich. Natürlich gibt es im Gesundheitswesen viele miteinander wettstreitende Bereiche, die finanzielle Mittel benötigen. Es sollte jedoch nicht außerhalb der Grenzen des Machbaren liegen, ein System zu konzipieren, in dem jeder Person, die dessen bedarf, eine Auswahl gründlich erprobter und getesteter Hilfsmittel kostenlos zur Verfügung gestellt wird.

Die Strukturen zur Versorgung Inkontinenter mit entsprechenden Produkten variieren zwischen den einzelnen europäischen Ländern ganz beträchtlich (Norton, 1992). In diesem Punkt könnten andere Länder vielleicht von Schweden lernen. Dort haben alle ambulanten Pflegedienste ein Verzeichnis „zugelassener" und getesteter Hilfsmittel, die sie ihren Patienten verschreiben können. Diese Verschreibungen werden zentral bearbeitet und an ein Verteilerzentrum weitergeleitet, das unmittelbar an den Patienten ausliefert. Es ist jedoch unwahrscheinlich, daß der Einzelhandel damit zurechtkäme, da dort sowohl die Lagerkapazität als auch die Möglichkeiten zur Auslieferung fehlen. Damit ließe sich nicht nur die Lebensqualität inkontinenter Menschen erhöhen, sondern langfristig könnte ein solches System auch kosteneffizient sein, indem es Patienten ermöglicht, in der Gemeinde wohnen zu bleiben und ein unabhängiges Leben zu führen, statt unter Umständen institutioneller Fürsorge zu bedürfen.

Die Kostenfrage

In der Praxis kaufen gegenwärtig viele Inkontinente ihre Inkontinenzprodukte selbst. Für diejenigen, die sich das leisten können oder bei denen nur wenig Urin abgeht, ist das kein größeres Problem. Es sind aber auch Menschen gezwungen, ihre Hilfsmittel selbst zu finanzieren, die sich das nur schwer leisten können, weil sie nicht um professionelle Hilfe nachsuchen. Nicht selten trifft man auf eine inkontinente ältere Frau, die sich eine festgelegte Anzahl Vorlagen als „Wochenration" zugewiesen hat, die aber in Wirklichkeit doppelt so viele braucht und die andere Hälfte aus eigener Tasche bezahlen muß.

Gewöhnlich bedeutet dies den Kauf von Damenbinden oder Baby-Windeln in der Drogerie, was vor allem für Rentner oder Einkommensschwache recht teuer sein kann.

Manche Menschen ziehen es vor, ihre Inkontinenzprodukte selbst zu kaufen. Für die meisten ist dies jedoch eine finanzielle Last und obendrein damit verbunden, daß sie oft keinerlei Rat oder Hilfestellung bei der Auswahl und der Prüfung auf die Eignung erhalten. Und wenn die Hilfsmittel bei Versandhäusern bestellt werden, gibt es oft weder ein Anpassen noch eine Leistungsgarantie. Auch neigen diejenigen, die ihre Inkontinenz noch verbergen können, zu schier endlosem Zögern, bis sie schließlich Mut fassen und um professionelle Hilfe nachsuchen.

Angehörige der Gesundheitsberufe und Hersteller von Inkontinenzprodukten haben die Notwendigkeit von Informationen über Dienstleister und Ressourcen für Menschen mit Inkontinenzproblemen hervorgehoben. Dies ließe sich erreichen, indem entweder auf den Packungen der jeweiligen Produkte oder durch Beipackzettel klare, knappe Informationen darüber vermittelt würden, wo Hilfe zu finden ist.

15.3 Assessment

Ein genaues initiales Assessment der individuellen Bedürfnisse des Patienten entscheidet gewöhnlich über Erfolg oder Mißerfolg beim Einsatz eines Produktes. Es gibt kein Hilfsmittel, das auf jede Person paßt. Unter Berücksichtigung des verfügbaren Spektrums an Hilfsmitteln und deren Anwendungsbereichen muß die Pfle-

geperson das Assessment vornehmen, um gemeinsam mit dem Patienten und ggf. mit den fürsorgenden Personen zu entscheiden, welches bzw. welche Hilfsmittel sich für die individuellen Bedürfnisse am besten eignen. Dabei sollte niemals vergessen werden, daß sich die Bedürfnisse des Patienten mit der Zeit ändern können. Daher muß das Assessment ein ständiger Prozeß sein, und die Versorgungssysteme müssen über genügend Flexibilität verfügen, um sich Veränderungen anpassen zu können. Vorgehensweisen wie „Alle Inkontinenten erhalten alle 14 Tage 1 Packung Vorlagen" müssen von Pflegepersonen sofort als nur den Bedürfnissen einiger weniger entsprechend angeprangert werden.

Beim Assessment für die Versorgung mit Hilfsmitteln sind die folgenden Punkte besonders bedeutsam.

Die Inkontinenz selbst. Dazu gehört die Art der Inkontinenz (Harn- oder Stuhlinkontinenz) sowie die Menge, das heißt: Wieviel geht insgesamt ab? Ferner geht es um das Inkontinenzmuster (Einzelmenge, gelegentliche große Mengen, häufige kleine Mengen oder kontinuierliches Träufeln) und die Auslöser, wie z. B. Streß, Harndrang oder passive Inkontinenz. Auch der Zeitpunkt der Inkontinenz spielt eine Rolle (nur nachts, nur unterwegs, nur unter Diuretika oder nur bei Bronchitis). Außerdem sind weitere Harnwegssymptome, wie häufiges Wasserlassen oder Harndrang, zu beachten.

Mobilität. Der bettlägerige, an den Stuhl gefesselte und der gehfähige Patient haben jeweils unterschiedliche Bedürfnisse. Sportliche Personen stellen andere Ansprüche als jemand mit eher sitzender Lebensweise.

Manuelle Geschicklichkeit und Sehvermögen. Bei unzureichender manueller Geschicklichkeit lassen sich manche Produkte nur schwer bzw. mit fremder Hilfe handhaben. So können beispielsweise bestimmte Behinderungen über die Art des zu verwendenden Auslaßventils entscheiden. Ein beeinträchtigtes Sehvermögen kann den Einsatz bestimmter Produkte verhindern oder zusätzliche Schulung erforderlich machen.

Lokale anatomische Verhältnisse. Bestimmte Eigenheiten im Zustand der Haut oder der Anatomie des Genitalbereichs können bestimmte Artikel besonders geeignet machen und andere ausschließen. Dies gilt besonders bei retrahiertem Penis, Hernien oder Schwellungen des Skrotums, Empfindlichkeit oder Läsionen der Haut, Übergewicht und speziellen Fehlbildungen jeder Art.

Geisteszustand. Eine verwirrte oder demente Person wird nur selten ohne fremde Hilfe mit komplizierten Hilfsmitteln zurechtkommen. Manche sind vielleicht nicht einmal in der Lage, eine Vorlage richtig anzulegen. Wenn der Patient jedes Problem mit der Inkontinenz ableugnet, ist es ohnehin nutzlos, ihm ein entsprechendes Produkt zu geben, da er es nicht verwenden wird.

Körperpflege. Das Ausmaß der Körperpflege variiert individuell ganz erheblich. Anspruchsvolle Personen verwenden vielleicht ein anderes Produkt oder fordern ein anderes Hilfsmittel als jemand mit ungenügender Körperpflege. Waschbare und wiederverwendbare Hilfsmittel sind für Personen, die sie wahrscheinlich ohnehin nicht richtig waschen, oft ungeeignet.

Persönliche Präferenzen und Wahrnehmung des Bedarfs. Manche Menschen entwickeln eine Vorliebe für oder Abneigung gegen bestimmte Produkte. Manche Männer beispielsweise mögen Vorlagen nicht. Aussehen und Beschaffenheit eines Produktes können die Auswahl beeinflussen. Manche Menschen lehnen ein Produkt nur wegen seines äußeren Erscheinungsbildes und weil sie die damit verbundene Vorstellung nicht mögen, ab und weigern sich, es auszuprobieren. Persönliche Vorlieben sollten nach Möglichkeit respektiert werden, denn letztlich ist es der Patient, der das Produkt tragen und sich darauf verlassen muß. Inkontinenz kann Körperbild und Selbstvertrauen einer Person ganz erheblich schädigen, und ein Inkontinenzprodukt sollte dazu nicht auch noch betragen.

Verfügbarkeit. Wo es Versorgungsprobleme gibt, ist ein leicht und ständig verfügbares Hilfsmittel unter Umständen einem zwar passenderen, aber nur unregelmäßig und nicht sicher erhältlichen vorzuziehen. Diese Situation sollte jedoch nicht unbegrenzt hingenommen werden, und die Pflegeperson sollte alle Anstrengung unternehmen, um für eine zuverlässige Belieferung mit dem am besten geeigneten Hilfsmittel zu sorgen.

Häusliche Einrichtungen. Wer zu Hause nur über ungenügende Einrichtungen für das Waschen und Trocknen verfügt, dem fällt es unter Umständen schwer, waschbare Inkontinenzprodukte zu verwenden. Auch das Entsorgen kann problematisch sein.

Regelmäßige Hilfe. Bei geistig oder körperlich Behinderten lassen sich manche Hilfsmittel nur einsetzen, wenn regelmäßig eine Hilfsperson zur Verfügung steht.

Finanzielle Überlegungen. Die Organisationen des öffentlichen Gesundheitswesens müssen kostenbewußt denken, und die Kosten müssen ein Faktor sein, wenn mehrere Artikel wirklich gleichermaßen geeignet sind. Auch Zusatzausrüstung, die unter Umständen erforderlich ist, um bestimmte Hilfsmittel nutzen zu können, z. B. eine Waschmaschine, können aus Kostengründen ausgeschlossen sein.

Es kann nicht oft genug betont werden, daß Inkontinenzprodukte nur selten der erste oder einzige Weg des Managements einer Inkontinenz sind. Bei niemandem sollte eine Inkontinenz als unbehandelbar angenommen werden, bevor sie nicht gründlich untersucht wurde. Die meisten Fälle sind heilbar. Im noch verbleibenden Kapitel werden nun verschiedene Arten von Hilfsmitteln beschrieben.

Die AnwenderInnen müssen stärker an der Auswahl der letztlich von ihnen getragenen Produkte beteiligt werden. Auf ein und dasselbe Produkt reagieren Menschen in enorm vielfältiger Weise, und die Auswahl findet sehr individuell statt. Es gibt kein Produkt, das allen Anforderungen genügt. Bei der Versorgung mit einem Produkt ist es von entscheidender Bedeutung, den Patienten und die fürsorgenden Personen auch in der korrekten Anwendung, d. h. im Anlegen, Entfernen, Säubern oder Entsorgen zu unterweisen. Darüber hinaus sollte die Pflegeperson in regelmäßigen Abständen überprüfen, ob das Hilfsmittel auch noch richtig angewandt wird. Bei vergeßlichen Personen können in diesem Zusammenhang schriftliche Instruktionen helfen. Auch ein geeignetes Hilfsmittel ist wirkungslos, wenn es nicht richtig angewandt wird, und es überrascht, wie viele Patienten selbst einfachste Hilfsmittel falsch anwenden, etwa indem sie eine Vorlage verkehrt herum, d. h. mit der Kunststoffbeschichtung, auf die Haut bringen. Durch regelmäßiges Überprüfen des Einsatzes von Hilfsmitteln läßt sich sicherstellen, daß die Bedürfnisse des Patienten sich nicht verändert haben und ein noch besser geeignetes Hilfsmittel noch nicht verfügbar ist.

15.4 Vorlagen, Slips und Höschen

Die häufigste Art des Umgangs mit Inkontinenz besteht im Tragen einer saugfähigen Vorlage im Inneren oder als Bestandteil eines Kleidungsstückes, das die Vorlage fixiert. Für Frauen gibt es kein befriedigendes außen anzubringendes System zur Harnableitung, daher sind Vorlagen die einzige Möglichkeit, abgehenden Urin aufzufangen. Auch viele Männer, vor allem mit retrahiertem Penis oder eingeschränkter manueller Geschicklichkeit, verwenden Vorlagen, obwohl manche sie für „Frauensache" halten und möglichst lieber ein Hilfsmittel einsetzen.

Hinter dem Design eines guten Inkontinenzproduktes steckt eine ganze Menge Technologie, und über die Entwicklung besserer Produkte wurde viel nachgedacht. Es gibt aber auch eine Menge Produkte von geringer Qualität, bei denen billige Materialien verwendet wurden. Leider sind diese Produkte nur äußerst schwer zu erkennen, bevor sie eingesetzt werden, und ihre Leistungsfähigkeit ist dann gewöhnlich nur gering. Vor der Entscheidung zum Kauf größerer Mengen ist es daher sehr wichtig, den Hersteller zu fragen, aus was die Vorlage hergestellt wird, und sie in der Praxis zu erproben bzw. auf relevante Untersuchungsergebnisse zurückzugreifen. Die am leichtesten verfügbare und meistverwendete Vorlage ist die Monatsbinde. Sofern ein Produkt mit einer Außenfolie aus Kunststoff verwendet wird, läßt sich mit einem minimalen Urinabgang erfolgreich zurechtkommen. Die Vorteile einer Monatsbinde liegen darin, daß sie klein ist und unter der Kleidung nicht auffällt. Sie ist einigermaßen bequem, leicht erhältlich und im Hausmüll leicht zu entsorgen. Frauen können sie ganz normal tragen, ohne in den Verdacht der Inkontinenz zu geraten. Die Nachteile bestehen darin, daß bei mehr als nur minimalem Abgang von Urin mehrere auf einmal getragen werden müssen, und wird eine Marke ohne Außenfolie verwendet, kann der Urin sofort bis auf die Kleidung durchsickern. Die Kosten können erheblich sein, und vielen älteren Frauen ist es peinlich, sie zu kaufen. Für Frauen mit leichter oder nur gelegentlicher Inkontinenz, die sich Monatsbinden leisten können, sind sie die beste Lösung. Bei jeder schwereren Form der Inkontinenz ist gewöhnlich eine speziell dafür konzipierte Vorlage besser geeignet.

Einteilung der Inkontinenzprodukte

Die Verwendung von Vorlagen und Slips kann Probleme mit dem Waschen der Slips bereiten. In diesem Fall sind die leichten Netzhöschen gewöhnlich am einfachsten zu waschen, halten jedoch in Klinikwäschereien nicht allzulange stand. Auch das Entsorgen der Vorlagen kann bei schwerer Inkontinenz problematisch werden.

Grob gesprochen lassen sich drei Kategorien von Inkontinenzprodukten unterscheiden:
- Vorlagen mit wasserfester Außenfolie, die im Inneren eines Fixierhöschens getragen werden,
- eine saugfähige Vorlage, die in einem wasserfesten Slip getragen wird, und
- eine Kombination von allem (Windelsystem). Jede dieser Arten ist sowohl als Einwegartikel als auch in waschbarer Form erhältlich.

15.4.1 Vorlagen mit wasserfester Außenfolie

Vorlagen mit wasserfester Außenfolie bestehen gewöhnlich aus 3 Schichten: ein Oberflächenvlies, eine Schicht aufsaugender Zellstoff oder Tissue und eine wasserfeste Außenfolie. Behauptungen, daß dieses Oberflächenvlies eine „Einwegmembran" sei, die die Haut trocken hält, sind nie bewiesen worden und möglicherweise ein Märchen. Die Außenfolie sollte entweder vollkommen abgedeckt oder mikrogaufriert sein, um den Kontakt zwischen Kunststoff und Haut so gering wie möglich zu halten. Es gibt viele verschiedene Größen, Formen und Dicken, und im allgemeinen zeigen diejenigen die beste Leistung, bei denen auch die besten Materialien verwendet wurden.

Früher waren Vorlagen länglich und über die gesamte Länge gleich breit. Inzwischen werden sie für einen besseren Sitz zwischen den Beinen und eine entsprechend den Anforderungen an die Saugfähigkeit ungleichmäßige Verteilung speziell gestaltet. Manche Vorlagen haben Rillen oder Furchen, die die Verteilung des Urins erleichtern und einen Auslaufschutz bilden sollen.

Auf verschiedenen Wegen wurde versucht, das ständige Problem des seitlichen Herausfließens von Urin aus der Vorlage zu lösen, und zwar

- indem man die Außenfolie auf den Innenrand überlappen ließ,

- durch Aufnahme ultrasaugfähiger Materialien, die dafür ausgelegt sind, den Urin aufzusaugen und in der Vorlage zu halten,
- durch Integration von Zellstofflagen unterschiedlichen Kompressionsgrades, um das Eindringen von Flüssigkeit in die Vorlage sowie deren Festhalten darin zu unterstützen, und
- indem die Ränder mit Gummizügen versehen und Spritzschutzvorrichtungen eingebaut wurden.

Trotz all dieser Maßnahmen wurde noch keine Vorlage produziert, die Flüssigkeit unter keinen Umständen hindurchtreten läßt. Stattdessen spricht das vorhandene Material eher dafür, daß bis zu einem Drittel aller Vorlagen Urin hindurchtreten lassen, bevor sie gewechselt werden – eine Versagerquote, die ganz sicher unzumutbar ist.

Bei leichter Inkontinenz (50–100 ml je Episode)

Kleine, diskrete Vorlagen gibt es in vielen Arten und Ausführungen mit und ohne Ultra-Saugschicht (Abb. 15-1).

Bei mäßiger bis schwerer Inkontinenz (> 100 ml je Episode)

Personen, bei denen jeweils größere Mengen Urin abgehen, benötigen auch größere Vorlagen, um die abgehende Flüssigkeitsmenge zu

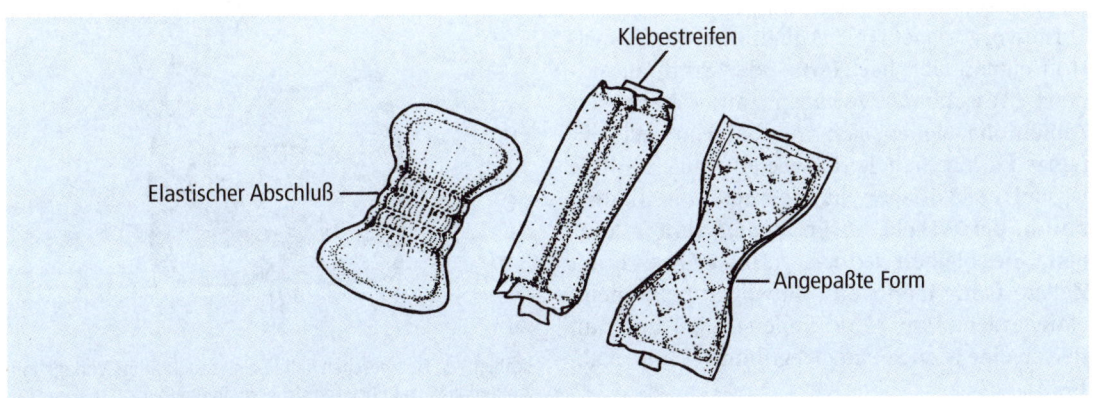

Abb. 15-1: Vorlagen bei leichter Inkontinenz

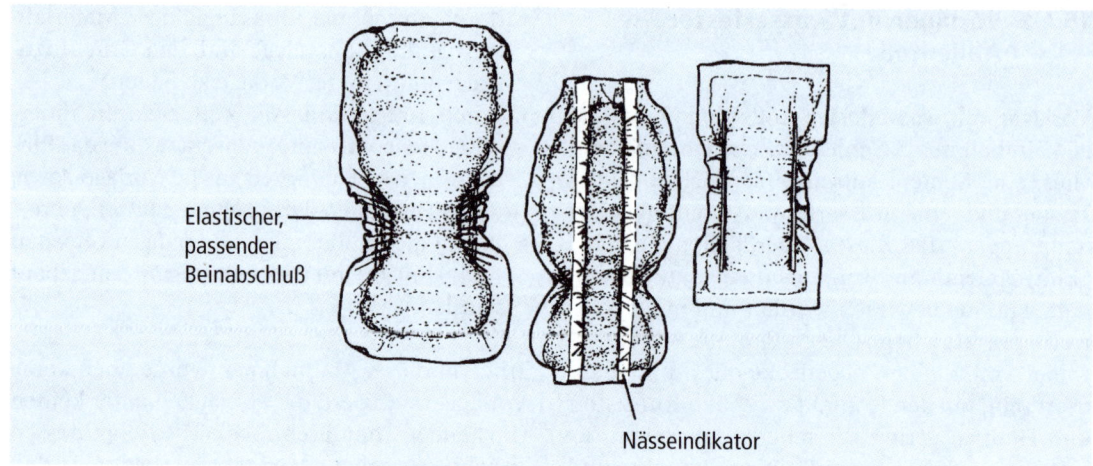

Elastischer, passender Beinabschluß

Nässeindikator

Abb. 15-2: Vorlagen bei schwerer Inkontinenz können rechteckig oder der Körperform angepaßt sein.

halten, bis sie aufgesaugt ist, und um genügend Material, Zellstoff oder ggf. eine Ultra-Saugschicht zu bieten, in dem sich der Urin festhalten läßt, bis die Vorlage gewechselt werden kann. Personen, bei denen jeweils mehr als 150 ml abgehen, sind nahezu immer immobil und abhängig.

Vorlagen für eine mäßige bis schwere Harninkontinenz können rechteckig oder der Körperform angepaßt sein (Abb. 15-2). Rechteckige Vorlagen sind im allgemeinen billiger als solche mit Paßform. Auf dem Gebiet der körpergerechten Vorlagen scheint auch das stärkste Wachstum stattzufinden, da sie von Fürsorgenden und AnwenderInnen als bequemer und sicherer angesehen werden. Es gibt sie in vielen verschiedenen Größen und Saugstärken.

Einwegvorlagen mit Außenfolie aus Kunststoff eignen sich bei Harn- oder Stuhlinkontinenz. Waschbare Vorlagen mit wasserfester Außenfolie eignen sich nur bei Harninkontinenz. Es hat sich herausgestellt, daß größere waschbare Vorlagen häufig nicht dichthalten und in der Wäsche zu Problemen führen können. Sie bleiben jedoch ganz, während der Zellstoff in manchen Einwegartikeln beim Naßwerden zum Verklumpen neigt und auf Reisen eine Menge Platz wegnimmt (Philp et al., 1993).

Slips und Höschen

Vorlagen mit wasserfester Außenschicht werden gewöhnlich in einfachen, kostengünstigen Netzhöschen getragen, die nur dazu dienen, die Vorlage zu fixieren (Abb. 15-3). Manche sind weitmaschig, andere wiederum aus dichterem Gewebe. Gewöhnliche Unterwäsche bietet vor allem bei schwerer Inkontinenz unter Umständen nicht den erforderlichen Halt, um ein Hindurchsickern von Urin zu verhindern, und dies führt oft zu der Annahme, die Vorlage sei nicht ausreichend. Wer seine normale Unterwäsche tragen möchte, sollte dazu angehalten werden, dies über einem Netzhöschen zu tun.

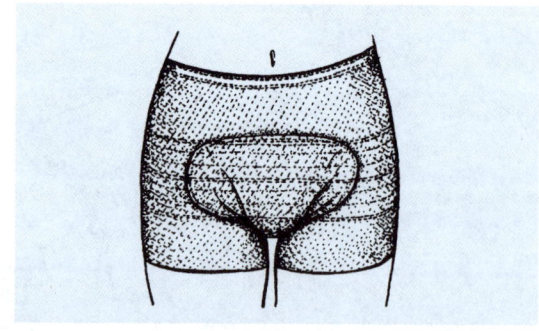

Abb. 15-3: Netzhöschen halten eine saugkräftige Vorlage mit Außenfolie aus Kunststoff sicher an ihrem Platz.

15.4.2 Wasserfeste Höschen mit Vorlage

Beutelhosen

Beutelhosen sind der Versuch, ein wasserfestes Höschen zu konstruieren, bei dem die Haut nicht in Kontakt mit Kunststoff kommt (Abb. 15-4). Sie bestehen aus weichem, wasserabweisenden Gewebe und haben einen elastischen Bund und elastische Beinabschlüsse sowie innen oder außen eine wasserfeste Tasche für die Vorlage bzw. Einlage. Da das Material wasserabweisend ist, nimmt es keine Feuchtigkeit ins Gewebe auf. Beim Abgang von Urin sollte dieser durch das Höschen in die Vorlage bzw. Einlage in der Tasche fließen. Solange die Einlage gewechselt wird, bevor sie völlig durchnäßt ist, sollte das unmittelbar auf der Haut liegende Material trocken bleiben und der Urin von der Haut weggeleitet werden. In der Praxis funktioniert dies nicht ganz, da der Stoff eine gewisse Feuchte bewahrt, die jedoch unter der Körperwärme rasch trocknet. Diese Art von Hosen muß sorgfältig angepaßt werden, da sie vor allem um die

Hüften und die Beine herum, wo die elastischen Säume verstellbar sind, gut anliegen muß, um ein Hindurchsickern von Urin zu verhindern. Sie sind ungeeignet im Bett, bei Stuhlinkontinenz und bei Patientinnen mit Scheidenausfluß, da sie Flecken bekommen. Manche Menschen mögen die Vorstellung nicht, direkt in die Hose zu machen und diese dann anschließend auch noch anzubehalten. Häufig wird eine Geruchsbildung sowie das Gefühl, feucht zu bleiben, befürchtet. Viele ziehen eine auswechselbare Vorlage im Schritt vor.

Es bedarf darüber hinaus erheblicher Geschicklichkeit, um die Einlage in die Tasche einzuführen und wieder zu entfernen. Beutelhosen haben den Vorteil, daß sie sich wie ein normales Höschen verwenden lassen, wenn die Einlage vor dem Anziehen eingebracht wird. Dies fällt oft leichter, als eine Vorlage im Schritt festzuhalten und dann zu versuchen, ein Höschen darüberzuziehen.

Verwirrte Menschen, die nicht daran denken würden, wieder eine Vorlage einzulegen, kann der selbständige Gang zur Toilette in dem

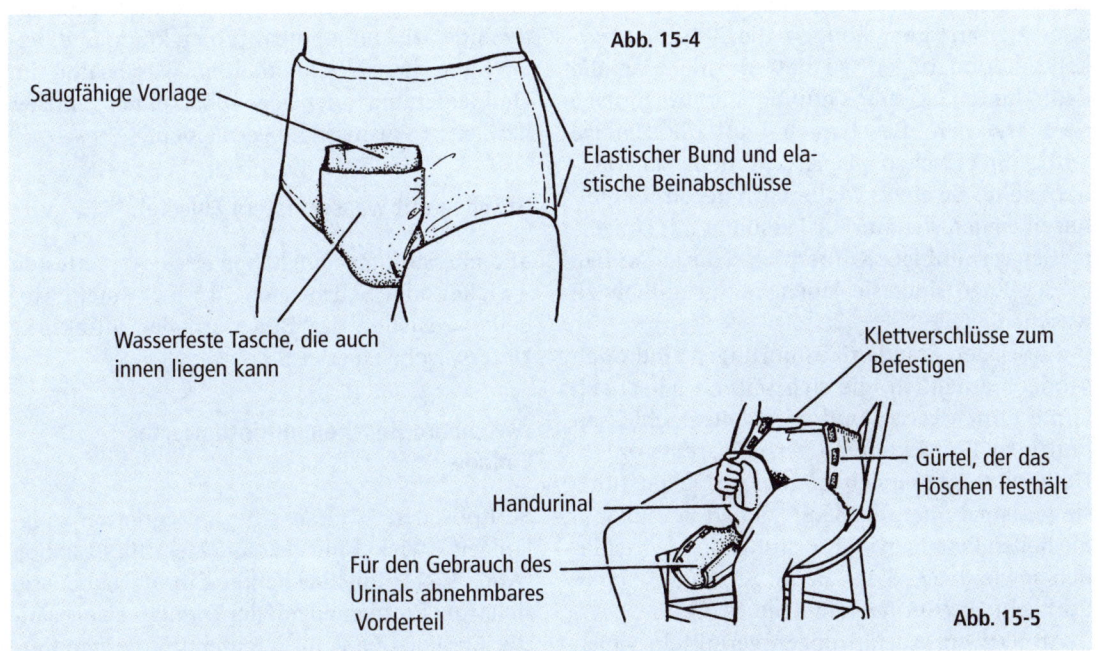

Abb. 15-4

Saugfähige Vorlage

Elastischer Bund und elastische Beinabschlüsse

Wasserfeste Tasche, die auch innen liegen kann

Klettverschlüsse zum Befestigen

Gürtel, der das Höschen festhält

Handurinal

Für den Gebrauch des Urinals abnehmbares Vorderteil

Abb. 15-5

Abb. 15-4: Beutelhosen
Abb. 15-5: Beutelhosen mit abnehmbarer Vorderfront helfen beim Gebrauch eines Handurinals im Sitzen.

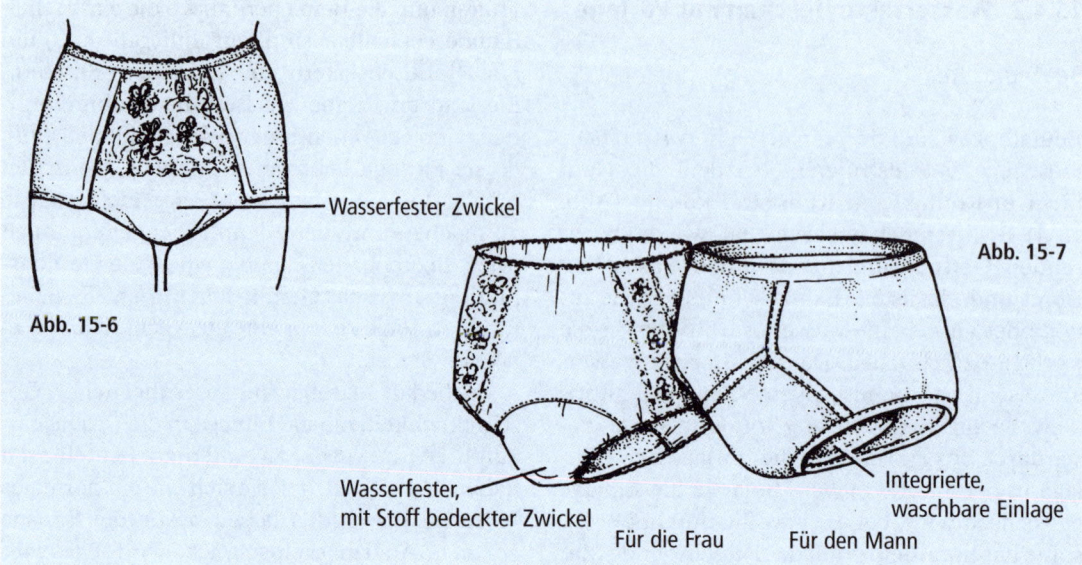

Wasserfester Zwickel

Abb. 15-7

Abb. 15-6

Wasserfester,
mit Stoff bedeckter Zwickel

Für die Frau

Integrierte,
waschbare Einlage

Für den Mann

Abb. 15-6: Höschen mit wasserfestem Zwickel   **Abb. 15-7:** Waschbare Höschen mit saugfähigem Zwickel

Wissen gestattet werden, daß die Einlage beim Hochziehen des Höschens automatisch wieder an ihrem Platz liegt. Personen, die dazu neigen, an der Einlage zu ziehen und sie zu entfernen oder zu zerstören, können die Höschen verkehrt herum tragen, so daß sie nicht an die dann hintenliegende Öffnung für die Einlage herankommen. Bei Frauen muß die Einlage mittig im Höschen plaziert werden, bei Männern sollte sie etwas weiter vorn liegen. Beutelhosen eignen sich nur für Personen mit einigermaßen vernünftiger Körperpflege, die außerdem in der Lage sind, sie jeden Tag gründlich zu waschen.

Außer den Standardausführungen sind noch Modelle erhältlich, die sich seitlich oder nach vorne öffnen lassen und mit Klettverschlüssen und/oder Druckknöpfen verschlossen werden. Dadurch lassen sie sich an- und ausziehen, ohne sie jedesmal über die Beine ziehen zu müssen. Sie helfen Personen im Rollstuhl oder mit Schienen sowie denjenigen, die im Sitzen auf einem Stuhl ein Handurinal benutzen (Abb. 15-5).

Attraktivere Ausführungen vermitteln vielen Patienten das Gefühl, akzeptable normale Unterwäsche zu tragen. Pastellfarben für die Frau

in Slips oder Tangas für Männer sind häufig. Da eine inkontinente Person oft ein niedriges Selbstwertgefühl hat, sind Vorstellungen wie diese wichtig, damit sich jemand wieder attraktiv und sozial annehmbar fühlen kann, und helfen außerdem, Verlegenheit im Waschsalon, im Umkleideraum oder gegenüber einem Partner bzw. einer Partnerin zu vermeiden.

Höschen mit wasserfestem Zwickel

Manche Stoffhöschen haben einen wasserfesten Zwickel oder Schritt (Abb. 15-6). Neuere Modelle versuchen das Bild normaler, attraktiver Unterwäsche zu erwecken.

Waschbare Höschen mit integrierter Einlage

Stoffhöschen können einen integrierten saugfähigen Zwickel mit wasserfestem Rand haben (Abb. 15-7). Im häuslichen Einsatz haben sie sich trotz Problemen mit der Dichtigkeit als günstig für Personen mit leichter Inkontinenz erwiesen (Hanley, 1992). Es kommt gut an, daß sie gewöhnlichen Höschen gleichen, und Personen, denen das Einlegen einer Einwegvorlage schwerfällt, werden durch diese Höschen unter Umständen unabhängiger. Bei manchen sind sie sehr beliebt. Einige AnwenderInnen nutzen sie auch zusätzlich zu einer Einwegvorlage, um sicherer zu sein (Philp et al., 1992, 1993). Sie helfen „für alle Fälle" auch Personen, die nur selten oder intermittierend inkontinent sind.

Kunststoffhöschen

Kunststoffhöschen waren über viele Jahre hinweg die einzigen Inkontinenzhöschen, die es gab. Viele davon sind lediglich größere Versionen der "Gummihöschen" für Babys, aus Polyvinylchlorid (PVC) gefertigt und mit Gummizügen im Bund und an den Beinen. Manche verfügen über Bänder zum Fixieren der Einlage. Es gibt auch Modelle mit abklappbarer Vorderseite oder seitlich zu öffnende Ausführungen, die mit Bändern oder Druckknöpfen befestigt werden.

Manche halten Kunststoffhöschen für sehr sicher und würden keinem anderen Produkt trauen. Sie sind auch ziemlich billig, haben jedoch etliche Nachteile, etwa daß sie unbequem, heiß und stickig sind und ziemlich laut knistern. Nach wiederholtem Waschen löst sich der Weichmacher aus dem PVC, so daß der Kunststoff rasch hart und brüchig wird und sich Risse bilden. Kunststoffhöschen können erhebliche Hautschäden verursachen und zu exzessivem Schwitzen führen.

Darüber hinaus werden sie so eng mit Babys und Windeln in Verbindung gebracht, daß viele Erwachsene das Tragen solcher Höschen als Herabsetzung empfinden. Ihr Einsatz kann nur unter besonderen Umständen empfohlen werden, etwa bei einem jungen Patienten mit sehr gesunder Haut und nur über einen kurzen Zeitraum. Die meisten Patienten, die Kunststoffhöschen verwenden, lassen sich leicht davon abbringen, wenn sie feststellen, daß die Alternativen ebenso sicher, aber viel bequemer sind.

Es gab Versuche, Kunststoffhöschen zu verbessern. Manche werden aus hochbelastbarem Kunststoff hergestellt, um die Lebensdauer zu erhöhen. Dies führt dazu, daß die Höschen sehr steif und sogar noch unbequemer sind und noch mehr Geräusch verursachen. Andere sind ausgekleidet, um direkten Kontakt zwischen der Haut und dem Plastik zu vermeiden, wodurch sich die Beschwerlichkeit des Tragens etwas verringern läßt.

Die Entwicklung und Herstellung von immer mehr Alternativen haben dazu geführt, daß immer weniger Kunststoffhöschen verwendet werden.

Vorlagen, Einlagen

Einlagen für wasserfeste Höschen haben gewöhnlich selbst keine wasserfeste Beschichtung und sind daher relativ preisgünstig. Es gibt viele verschiedene Größen und Dicken, und eine Auswahl sollte auf die Bedürfnisse des Patienten zugeschnitten sein. Saugfähige Rollenware, die sich zu Stücken von beliebiger Länge zuschneiden läßt, hat den Vorteil, daß sie flexibel zu verschiedenen Zwecken eingesetzt werden kann – manchen Patienten fällt es jedoch schwer, Stücke von einer Rolle abzuschneiden. Manche Rollen sind von sehr schlechter Qualität, und das saugfähige Material fällt beim Gebrauch auseinander. Außerdem kann eine übermäßige Polsterung verkehrt eingesetzt werden, und gelegentlich wird das Material unter Umständen als Verbandsstoff mißbraucht. Daher wird diese Art von Inkontinenzprodukt in vielen Bereichen inzwischen seltener eingesetzt.

Beutelhosen haben speziell konzipierte Einlagen, die in die Tasche passen. Je nach der gewünschten Saugkraft können sie einlagig oder doppellagig sein. Es gibt auch waschbare Einlagen dafür.

15.4.3 Windelsysteme

Windelsysteme sind kombinierte Einweghöschen mit Plastikhülle und integrierter Einlage (Abb. 15-8). Sie beruhen so ziemlich auf demselben Konzept wie Einwegwindeln für Babys und werden für das Management der schweren Inkontinenz, vor allem bei älteren Menschen in

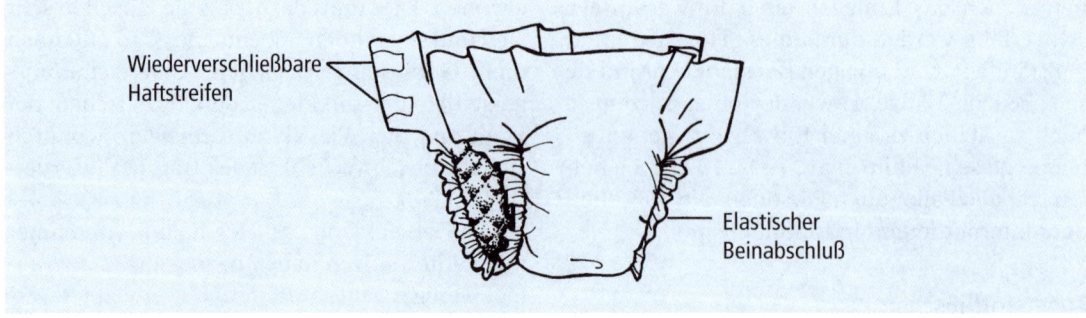

Wiederverschließbare
Haftstreifen

Elastischer
Beinabschluß

Abb. 15-8: Windelsystem

Dauerpflege eingesetzt. Diese relativ teure Methode ist in manchen Situationen akzeptabel, vor allem, wenn Ausführungen mit elastischen Beinabschlüssen und selbstklebenden Haftstreifen verwendet werden, bei denen das Plastik mit einem Vlies ausgekleidet ist. Viele reagieren jedoch wegen der Assoziation mit Babys ablehnend, außerdem neigen Windelsysteme zum Rascheln und Knistern und sind ziemlich warm.

Zu den jüngsten Entwicklungen gehören wiederverschließbare Haftstreifen, die es ermöglichen, die Windel bei Bedarf – etwa beim Gang zur Toilette – zu entfernen und wieder anzulegen, sowie hochgradig saugkräftige Stoffe und Nässeindikatoren, die die fürsorgenden Personen darauf hinweisen, daß die Windel gewechselt werden muß.

In Großbritannien werden sie in der Langzeitpflege immer häufiger eingesetzt. Zwar wurden einige Untersuchungen durchgeführt, es gibt jedoch bislang keine Normen für ihre Herstellung bzw. Leistungsmerkmale. Das Haupteinsatzgebiet von Windeln liegt im Management der schweren oder doppelten Inkontinenz bei immobilen Personen sowie bei Personen, bei denen die Windel längere Zeit nicht gewechselt werden kann, z. B. weil sie zu Hause leben und ein Wechsel nachts nicht möglich ist.

Es gibt auch Mehrwegwindeln, die jedoch vor allem bei schwerer Inkontinenz, für die sie eigentlich konzipiert sind, nicht besonders gut abschneiden. Sie tragen auf und brauchen lange Zeit zum Trocknen. Obwohl sie von manchen geschätzt werden und für dieses oder jenes individuelle Problem eine Lösung darstellen können, gelangte man zu der Schlußfolgerung, daß es keinen Sinn hat, sie routinemäßig zu bevorraten (Philp et al., 1992, 1993).

15.5   Hilfsmittel für den Mann

Im Vergleich zur weiblichen bietet die männliche Anatomie bessere Möglichkeiten für den erfolgreichen Einsatz eines Hilfsmittels. Der Penis läßt sich in eine Sammelvorrichtung stecken, oder man kann ein Hilfsmittel daran befestigen und so verhindern, daß sich der Urin über das gesamte Perineum verteilt. Männer mit Stuhlinkontinenz oder einem retrahierten Penis müssen gewöhnlich eher Vorlagen anstelle eines Hilfsmittels verwenden.

Es gibt drei verschiedene Arten von Hilfsmitteln für den Mann: Träufeltaschen, Kondomurinale und am Körper getragene Urinale.

15.5.1   Träufeltaschen

Wie der Name schon sagt, eignen sich Träufeltaschen für Männer mit nur leichter, tröpfelnder Inkontinenz. Nur wenige Milliliter Urin genügen, um die Kleidung zu durchdringen und einen nassen Fleck zu hinterlassen. Daher tragen auch Personen, bei denen es nur zu gelegentlichem Harnträufeln kommt, sicherheitshalber gern eine Träufeltasche.

Die Taschen können aus einer wasserfesten Außenfolie mit innenliegendem saugfähigen

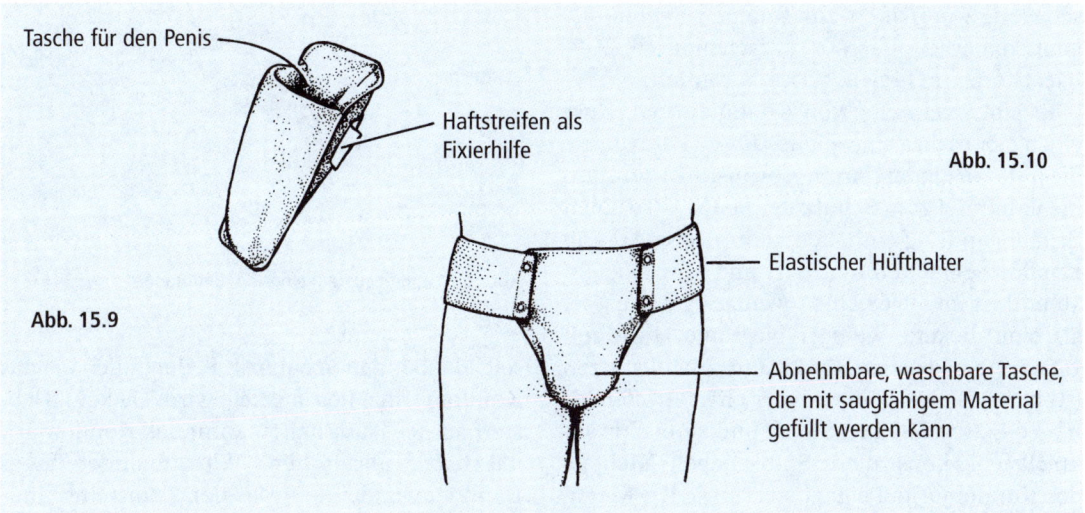

Tasche für den Penis

Haftstreifen als
Fixierhilfe

Abb. 15.10

Elastischer Hüfthalter

Abb. 15.9

Abnehmbare, waschbare Tasche,
die mit saugfähigem Material
gefüllt werden kann

Abb. 15-9: Träufeltasche für den Mann

Abb. 15-10: Wiederverwendbare Träufeltasche für den Mann

Zellstoff bestehen. Sie neigen zum Auftragen und sind unter der Kleidung nur schwer zu verbergen. Erfolgreicher sind Taschen mit wasserfester Außenseite, die mit einem hochsaugfähigen Material und Zellstoff ausgekleidet sind (Abb. 15-9). Sie können in einem Netzhöschen oder in enganliegenden Unterhosen des Patienten getragen werden.

Waschbare Träufeltaschen können an einem elastischen Hüfthalter, ähnlich einem Suspensorium getragen werden. Die Tasche kann mit saugfähigem Material gefüllt und bei Bedarf gewechselt werden (Abb. 15-10).

15.5.2 Kondomurinale

Ein Kondomurinal ist eine weiche, biegsame Latexmanschette, die über den Penis paßt und an einen Urinauffangbeutel angeschlossen werden kann. Es dient dazu, den inkontinent abgehenden Urin aus dem Penis zu sammeln und ihn im Auffangbeutel zu speichern, bis er bequem entleert werden kann. Ein Kondomurinal eignet sich für Männer mit mäßiger bis schwerer Harninkontinenz, kann jedoch auch bei Männern mit Harndrang oder häufigem Wasserlassen unter Bedingungen eingesetzt werden, in denen es

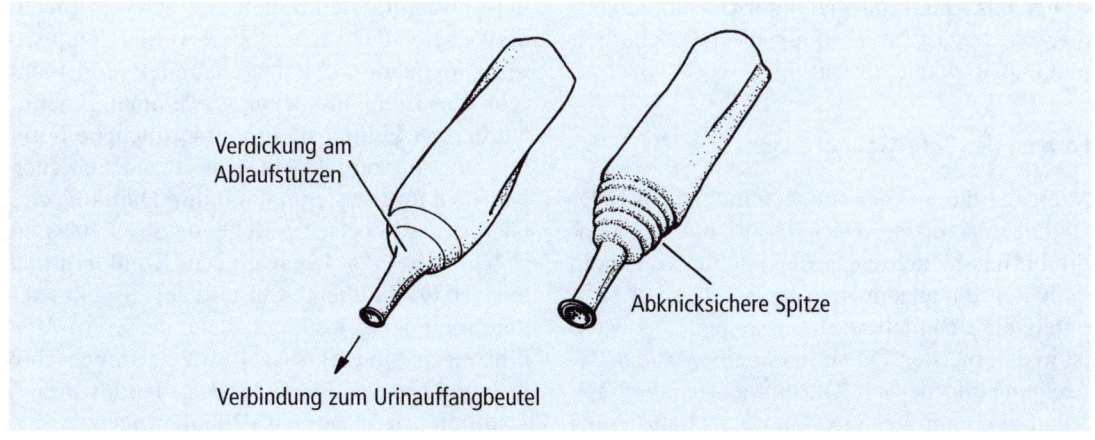

Verdickung am
Ablaufstutzen

Abknicksichere Spitze

Verbindung zum Urinauffangbeutel

Abb. 15-11: Kondomurinale

241

schwierig wäre, öfters zur Toilette zu gehen. Es kann dauernd oder nur zwischendurch, z. B. nachts oder im Freien, getragen werden.

Es gibt zwei Arten von Kondomurinal. Zum einen gibt es die sehr weiche, dünne Latexhülse, die distal in einem starren Ablaufstutzen zusammenläuft und zum Schutz der Penisspitze einen Schaumstoffring enthalten kann. Diese Art von Kondomurinal verdreht sich und knickt leicht ab und ist im allgemeinen weniger gut geeignet als eine dickere, weniger biegsame Hülle mit verstärktem distalen Ende und Ablaufstutzen (Abb. 15-11). Es ist in pädiatrischen Größen bis hin zu Extragrößen erhältlich und kann eine abknicksicher konstruierte Spitze haben. Nicht jedes Kondomurinal eignet sich für jeden Mann, und es lohnt sich, verschiedene Systeme auszuprobieren, um das individuell passende zu finden. Die Auswahl des Auffangbeutels ist dabei so wichtig, wie die Wahl des Kondomurinals selbst.

Kondomurinale sind ungeeignet für Männer mit sehr kleinem oder retrahiertem Penis, da sie sich nicht befestigen lassen. Manche Männer sind allergisch gegen Latex und können daher keine Kondomurinale verwenden. Für solche Fälle wurden inzwischen latexfreie Kondomurinale entwickelt. Sollte der Patient sein Kondomurinal selbst anbringen und damit zurechtkommen müssen, bedarf es ausreichender manueller Geschicklichkeit und eines guten Sehvermögens, und er muß intellektuell dazu in der Lage sein. Demente oder verwirrte Patienten ziehen das Kondomurinal unter Umständen immer wieder ab, und kommen mit Sicherheit nicht allein damit zurecht.

Formen der Befestigung

Manche Männer verwenden keine Art der Befestigung und verlassen sich darauf, daß das Kondomurinal die richtige Größe hat, um von allein zu halten. Im allgemeinen gelingt dies nur Patienten, die sich nicht umherbewegen, ansonsten ist in den meisten Fällen irgendeine Art der Befestigung erforderlich. Die einfachste, aber vielleicht auch am wenigsten haltbare Befestigung geschieht durch ein Stück Klebeband oder

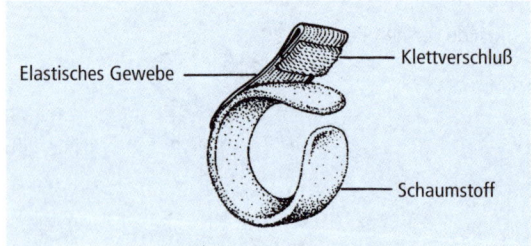

Abb. 15-12: Befestigung eines Kondomurinals

selbstklebenden Schaumstoff, der außen um das Kondomurinal herumgelegt wird. Da kein Klebstoff an der Haut haftet, kann das Kondomurinal leicht abrutschen. Wird nichtdehnbares Band verwendet, kann es den Penis einschnüren, wenn der Mann eine Erektion bekommt. Eine etwas bessere Wirkung hat ein wiederverwendbares Band aus Schaumstoff mit einem Zug aus elastischem Gewebe, das mit einem Klettverschluß befestigt wird (Abb. 15-12). Aber auch hier besteht kein direkter Kontakt zur Hautoberfläche.

Die sicherste Art, ein Kondomurinal zu befestigen, besteht darin, es direkt auf die Haut des Penis zu kleben. Dies sollte niemals mit einfachem Heftpflaster geschehen, da dies für die empfindliche Haut des Penis nicht ausgelegt ist. Seine wiederholte Anwendung kann Hautprobleme verursachen, Empfindlichkeitsreaktionen sind häufig, und das Pflaster ist nur selten elastisch genug, um auf Erektionen reagieren zu können.

Kondomurinale können auf vier verschiedene Weisen auf der Haut fixiert werden. Doppelseitig klebende Schaumstoffstreifen sind nicht sehr elastisch, und wenn sie einmal gedehnt wurden, gewinnen sie ihre ursprüngliche Form nur langsam zurück. Manche saugen sich auch voll Urin und verlieren dann ihre Haftfähigkeit. Gelartige, doppelseitig klebende Streifen lassen sich um den Penis legen, und das Kondomurinal kann dann darübergerollt und angedrückt werden, damit es festklebt. Die besseren Ausführungen sind elastisch und gewinnen ihre frühere Form wieder, wenn sie gedehnt wurden. Dadurch passen sie sich Veränderungen des Penisumfangs an.

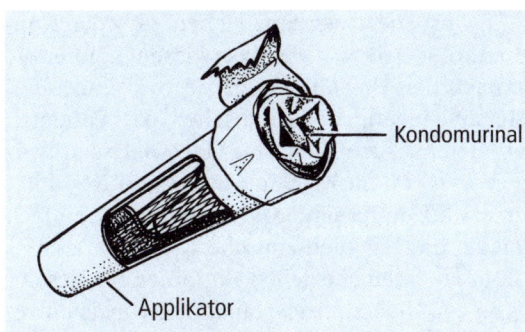

Abb. 15-13: Selbstklebendes Kondomurinal im Applikator – vor dem Anlegen

Medizinische Klebstoffe – als Spray aus der Dose oder als Kleber aus der Tube – sind unter Umständen die sicherste Art der Befestigung. Der Kleber wird um den Penis herum aufgetragen, man läßt ihn ein paar Sekunden antrocknen, rollt das Kondomurinal darüber und drückt es fest. Als Spray läßt sich der Kleber schlecht ausrichten. Ein mit dem Pinsel aufzutragender Kleber ist dagegen exakter aufzutragen. Manche Männer empfinden den Klebstoff als zu stark haftend, und wiederholte Anwendungen können zu Wundsein führen.

Dies gilt auch für die inzwischen erhältlichen selbstklebenden Kondomurinale mit und ohne Applikator (Abb. 15-13). Bei Patienten mit Latex- oder Klebstoffallergie können hautschonende, doppelseitig klebende Folien helfen, wie

sie bei Stomapatienten verwendet werden. Schwächer allergene Materialien könnten die Auswahl in Zukunft erweitern.

Ferner wurden Kondomurinale entwickelt, die mit einer aufblasbaren Manschette fixiert werden. Für Männer mit retrahiertem Penis, die kein Kondomurinal tragen können, wurde eine spezielle Tasche, ähnlich einem Stomabeutel, entwickelt und produziert (Pomfret, 1990).

Auswahl und Anwendung eines Kondomurinals

Die Auswahl des Kondomurinals und des Klebstoffs hängen von den Präferenzen des Patienten und eventuell bekannten Allergien ab. Das Urinal sollte stets groß genug sein, um gut über den Penis zu passen und Veränderungen in dessen Umfang und Länge zu ermöglichen. Ein zu enges Kondomurinal kann sehr gefährlich sein und sogar eine Penisnekrose verursachen. Manche Hersteller liefern eine Meßvorrichtung mit, um die optimale Größe zu bestimmen. Vor dem Anbringen sollte der Genitalbereich gewaschen und gründlich abgetrocknet werden.

Soll ein Klebstoff verwandt werden, sollte man am besten weder mit Cremes noch mit Puder arbeiten. Langes Schamhaar an der Peniswurzel sollte gekürzt werden. Der Klebstoff sollte etwa über die Hälfte des Penisschaftes aufgetragen werden (Abb. 15-14). Dann sollte das

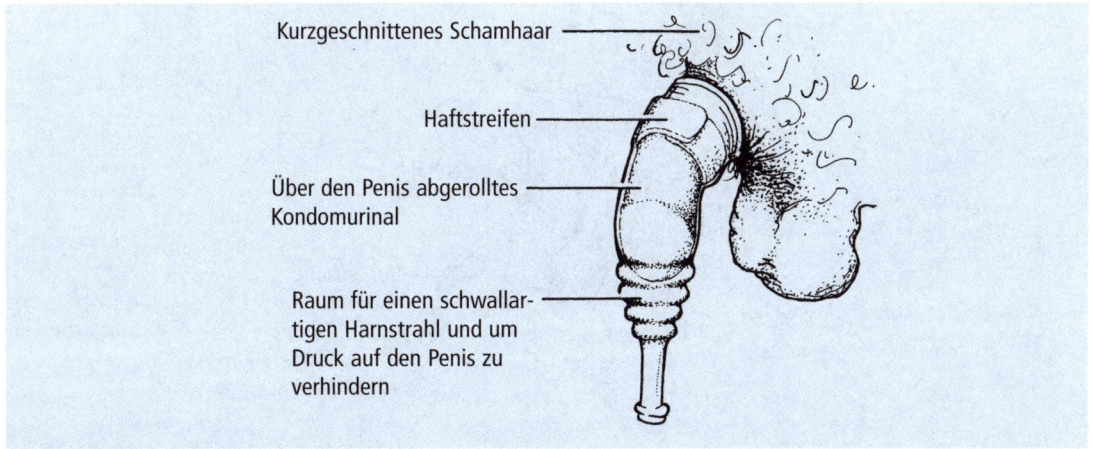

Kurzgeschnittenes Schamhaar

Haftstreifen

Über den Penis abgerolltes Kondomurinal

Raum für einen schwallartigen Harnstrahl und um Druck auf den Penis zu verhindern

Abb. 15-14: Anbringen eines Haftstreifens am Penis

Kondomurinal zunächst etwa 3 cm und, nachdem man sich vergewissert hat, daß die Vorhaut nicht zurückgezogen ist, vollständig über dem Penis abgerollt werden. Wichtig ist, zwischen der Spitze des Penis und dem Ansatz des Ablaufstutzens ein wenig Raum zu lassen, damit ein kleines Reservoir für einen schwallartigen Harnstrahl bleibt und um Druck auf den Penis zu verhindern. Ist dieser Raum jedoch zu groß, kann sich das Kondomurinal verdrehen, und es kann kein Urin mehr abfließen. Dies ist vor allem bei dünnen Kondomurinalen ein Problem.

Verfügt das Kondomurinal über einen verstärkten Ring an der Peniswurzel, kann dieser durchschnitten werden, um Druckerscheinungen zu verhindern. Anschließend wird der Ablaufstutzen mit einem geeigneten Urinauffangbeutel verbunden. Alle bei Dauerkathetern verwendeten Beutel eignen sich auch für Kondomurinale, und ihre Auswahl hängt vom Assessment der Bedürfnisse des Patienten ab (s. Kap. 9). Weitlumige Schläuche können den Abfluß erleichtern.

Wird ein Kondomurinal zum ersten Mal angewandt, sollte es beobachtet und regelmäßig auf Zeichen einer Einschnürung sowie von Empfindlichkeitsreaktionen und Druckerscheinungen der Haut überprüft werden. Zunächst sollte es täglich gewechselt und die Haut sorgfältig inspiziert werden. Haben sich die Kondomurinale als zuverlässig erwiesen, können sie je nach den Umständen, den Anweisungen des Herstellers und den Wünschen des Patienten problemlos für jeweils 1–3 Tage belassen werden. Um ein mit Klebstoff befestigtes Kondomurinal zu entfernen, rollt man beides einfach wieder ab. Für medizinische Klebstoffe gibt es oft noch einen speziellen Entferner zur Beseitigung von Klebstoffrückständen. Die meisten anderen lassen sich mit Wasser und Seife abwaschen. Wurde Klebstoff verwendet, muß das Urinal entsorgt und ein neues verwendet werden. Wurde es nicht angeklebt, kann es gewaschen, getrocknet und wiederverwendet werden. Entleert der Patient die Blase hin und wieder auf normalem Wege, ist es am besten, das Kondomurinal vom Urinauffangbeutel zu trennen, statt es jedesmal vollständig zu entfernen.

15.5.3 Am Körper getragene Urinale

Es gibt eine ganze Menge verschiedener Modelle von am Körper zu tragenden Urinalen. Sie sind allesamt teuer, und es bedarf unbedingt der individuellen Anpassung durch erfahrene Fachkräfte. Viele der älteren Modelle waren sehr unhandlich, hatten eine Menge Bänder und Verbindungsstellen und waren aus schwerem Gum-

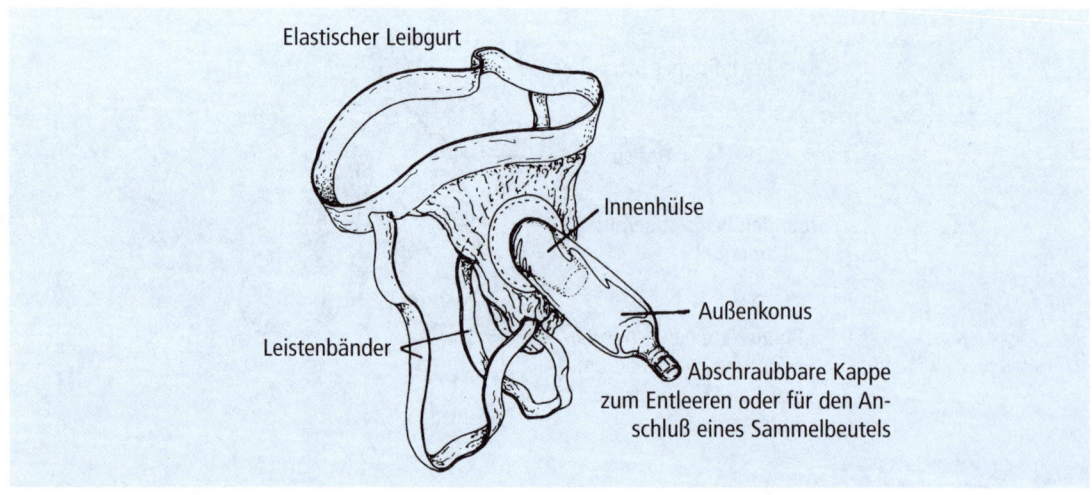

Abb. 15-15: Tropfurinal

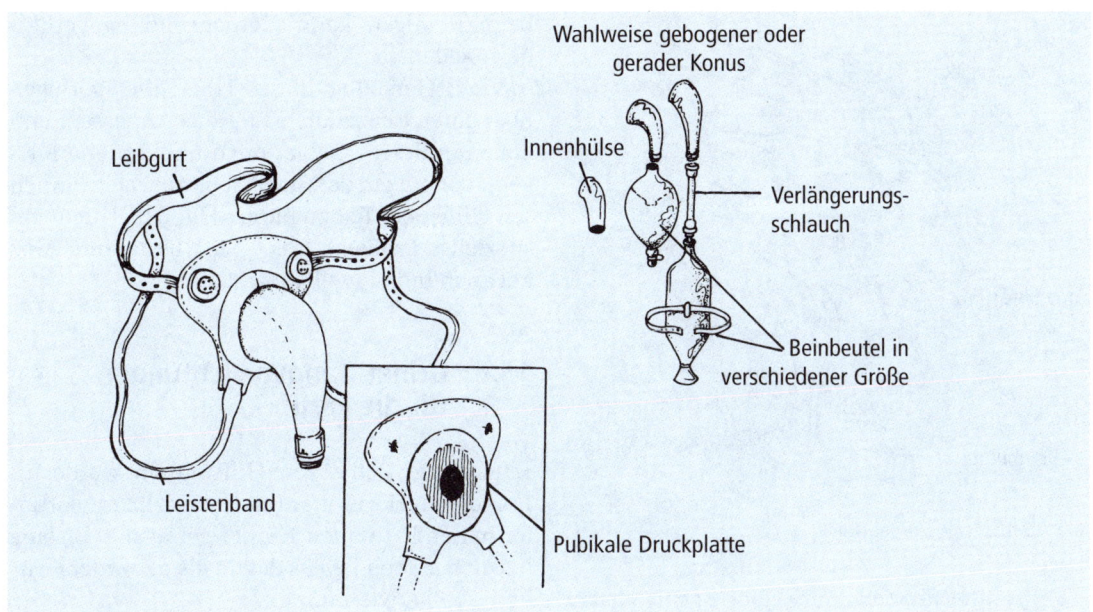

Abb. 15-16: Pubikales Druck-Urinal

mi. Die modernen Ausführungen sind zwar leichter und einfacher gebaut, es gibt jedoch vor allem im Komfort und Gebrauch noch Möglichkeiten zur Verbesserung.

Tropfurinale eignen sich für Männer mit leichter bis mäßiger Inkontinenz. Sie bestehen aus einer Innenhülse und einem Außenkonus zum Auffangen des Urins sowie aus einem Leibgurt und Leistenbändern (Abb. 15-15). Um das Fassungsvermögen zu erhöhen, kann zusätzlich ein Urinauffangbeutel angeschlossen werden.

Pubikale Druck-Urinale (pubic pressure urinals [GB]) haben eine halbstarre, auf dem Schambein aufsitzende Druckplatte mit zentraler Öffnung, die durch einen Leibgurt und Leistenbänder straff fixiert wird. Durch diesen Druck wird eine Retraktion ausgeglichen, und der Penis kann in das Urinal hineinragen (Abb. 15-16).

Diaphragma-Urinale haben ein flexibles, durch Bänder gehaltenes Diaphragma, durch das hindurch der Penis in das Urinal hineinragt (Abb. 15-17).

Penis-Skrotal-Urinale umfassen das gesamt Genitale und können bei stark retrahiertem Penis eingesetzt werden (Abb. 15-18).

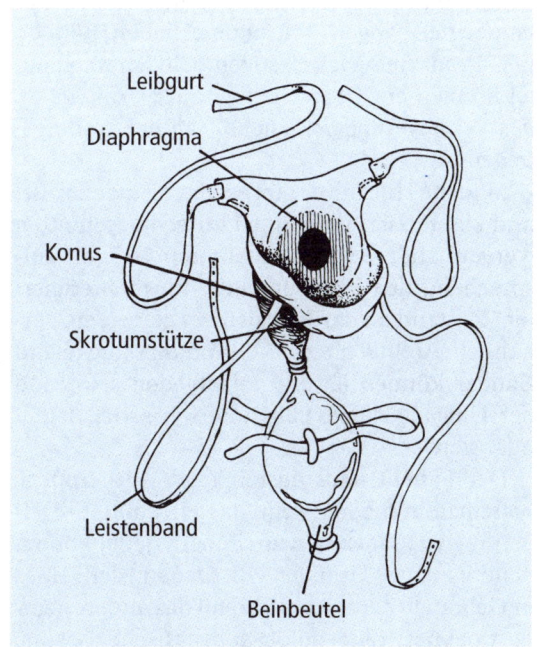

Abb. 15-17: Diaphragma-Urinal

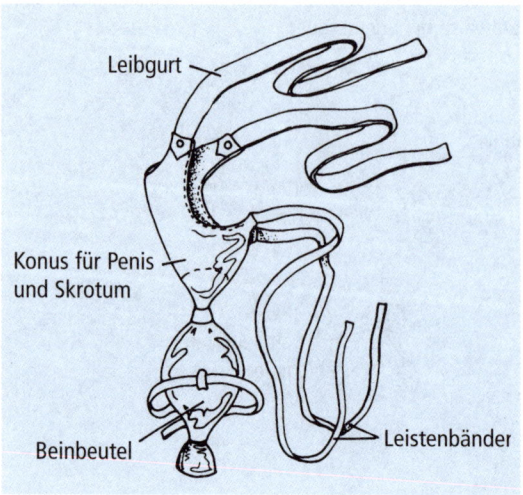

Leibgurt

Konus für Penis und Skrotum

Beinbeutel

Leistenbänder

Abb. 15-18: Penis-Skrotal-Urinal

Hilfsmittel für den Mann gibt es mit vielen verschiedenen Eigenschaften und Merkmalen. Einige haben eine integrierte Rücklaufsperre, andere eine Stütze für das Skrotum. Manche sind ganz aus Gummi, andere haben Bänder aus Stoff oder elastische Bänder und Auffangbeutel aus Plastik.

Das Fassungsvermögen der Auffangbeutel liegt zwischen 100 ml und 750 ml. Manche Auffangbeutel hängen frei, andere haben Bänder, um sie am Bein zu befestigen. Die Sammelbeutel können am Oberschenkel oder – mittels eines Verlängerungsschlauchs – an der Wade getragen werden.

Manche Hilfsmittel gibt es nur in einer Größe, und sie müssen individuell zurechtgeschnitten werden, andere sind in mehreren Größen entsprechend dem Penisumfang – in nichtierigertem Zustand an der Peniswurzel gemessen – erhältlich. Abflußstutzen, Verbindungsstücke und Bänder können jeweils verschieden sein, und der Umgang damit fällt unterschiedlich leicht oder schwer.

Der Patient muß ausreichend Körperpflege betreiben und bereit sein, das Hilfsmittel regelmäßig zu waschen und zu säubern. Jeder Patient benötigt zwei Urinale, von denen sich eines in Gebrauch befindet, während das andere gerade trocknet. Eine milde antiseptische Lösung

beim Reinigen kann Geruchsbildung verhindern helfen.

Viele Hersteller dieser Hilfsmittel verfügen über einen Spezialdienst für das Anpassen, und eine auf diesem Gebiet noch unerfahrene Pflegeperson tut gut daran, dessen MitarbeiterInnen um Hilfe oder Rat zu bitten. Hat der Patient ein spezielles Problem, lassen sich bestimmte Artikel auch individuell anpassen.

15.6 Urinauffangvorrichtungen für die Frau

Eine ganze Reihe von Hilfsmitteln wurde für Frauen mit Harninkontinenz konzipiert, darunter haftende und am Körper getragene. Bislang hat sich jedoch keines davon als besonders wirkungsvoll erwiesen.

15.7 Bettschutz

Wenn eine schwer inkontinente Person im Bett liegt, müssen Bett und Haut geschützt werden, soweit nicht ein Hilfsmittel verwendet wird. Am Körper getragene Vorlagen von guter Qualität sollten ein Einnässen bzw. Verschmutzen des Bettes im allgemeinen verhindern. Nachts getragen machen sie einen Schutz für das Bett unter Umständen überflüssig.

15.7.1 Bettücher

Es gibt unterschiedlich wasserfeste Bettücher für Einzel- oder Doppelbetten. Für den langfristigen Gebrauch eignen sich die schwereren Plastiktücher am besten. Elastische Ecken erleichtern das Auflegen und halten das Bettuch besser fest. Viele Bettücher führen zu einem Wärmestau, sind unbequem und verursachen Geräusche. Um Geruchsbildung zu verhindern, sollte das Plastikbettuch beim Wechseln der Bettwäsche abgewischt werden. Neuere, „atemaktive" Gewebe sind zwar teurer, aber erheblich angenehmer.

15.7.2 Stecklaken

Ist der Urinabgang nicht allzu stark, ist ein Stecklaken einem großen Bettuch unter Umständen vorzuziehen, wird jedoch von unruhigen Patienten leichter herausgezogen. Ein Stecklaken kann ein einfaches Plastiklaken sein, das unter ein Stecklaken aus Stoff eingeschoben wird, oder ein komplett entsorgbares Laken mit saugfähiger Oberfläche und wasserfester Rückseite. Diese Einweglaken können im Hausgebrauch von großem Nutzen sein, wenn es Probleme mit dem Waschen gibt.

15.7.3 Einwegunterlagen

Einwegunterlagen sind möglicherweise die am wenigsten effizienten und am meisten mißbrauchten aller Artikel, die von Pflegenden verwendet werden. Sie werden zwar in großen Mengen eingesetzt, es gibt jedoch bislang nur wenig Untersuchungen über ihre Wirksamkeit (Thornburn, 1992). Die am meisten verwendeten Unterlagen bestehen aus 5 Tissue-Lagen von schlechter Qualität oder Watte mit einer Unterseite aus Plastik. Dieses Modell entspricht nicht den offiziellen Normen für das Saugvermögen (DHSS, 1972) und genügt bestenfalls für einen minimalen Urinabgang. Jeder nennenswerte Abgang von Urin führt dazu, daß der Patient im Nassen liegt, und oft wird auch das darunterliegende Bettzeug noch naß. Die Unterlage schützt weder Bett noch Patient. Behauptungen, denen zufolge in eine Richtung saugfähige Beschichtungen die Haut schützen, sind unbewiesen.

Es gibt dickere Unterlagen von besserer Qualität. Obwohl teurer, schützen sie das Bett schon eher – und vielleicht auch den Patienten.

Wo Unterlagen verwendet werden, sollten sie so über das Bett gelegt werden, daß die versiegelten Ränder nach oben und unten weisen, so daß austretender Urin vom Patienten weg, statt in Richtung auf seine Füße oder seinen Kopf fließt. Die häufig zu beobachtende Pflegepraxis, mehrere Unterlagen übereinander zu legen, ist sowohl teuer als auch sinnlos. Das nächtliche „Einpacken" des Patienten, d. h. das Einwickeln

in 5 oder 6 Unterlagen, ist kostenträchtig und nützt weder dem Patienten noch dem Bett besonders viel. Es ist viel besser und langfristig auch billiger, eine Unterlage von guter Qualität anstelle von mehreren billigen zu verwenden. Unterlagen sollten im Grunde nur bei Stuhl- und leichter Harninkontinenz sowie dann verwendet werden, wenn das Risiko besteht, daß eine im Bett am Körper getragene Vorlage Urin durchläßt. Ihr Einsatz als alleiniger Schutz bei Personen mit mäßiger bis schwerer Inkontinenz hat sich als unzumutbar herausgestellt (Thornburn, 1992).

Die Auswahl von Einwegunterlagen sollte sehr sorgfältig erfolgen. Ryan-Wooley (1987) empfahl die Verwendung von sterilisierten Produkten aus Zellstoffflocken in Bereichen wie Operationssälen oder Entbindungsstationen sowie überall da, wo es auch um Wunden geht.

Unterlagen aus neuen Zellstoffflocken sollten in Bereichen mit höherem Infektionsrisiko eingesetzt werden. Unterlagen aus Recycling-Papier sind dagegen nur zum Schutz des Bettes inkontinenter Patienten ausgelegt und sollten niemals bei offenen Wunden oder Dekubitus verwendet werden.

15.7.4 Mehrwegunterlagen

Mehrwegunterlagen gibt es in vielen Größen, mit oder ohne Laschen zum Einstecken unter die Matratze und für vielfältige Zwecke.

Die oberste, d. h. der Haut am nächsten gelegene Lage gibt es in verschiedenen Gewebearten. Gekämmte Polyesterfasern absorbieren den Urin selbst nicht, lassen ihn jedoch in die Kernschicht der Unterlage hindurchdringen, wo er verteilt und aufgesaugt wird, so daß die Haut relativ trocken bleibt. Obwohl Baumwolle selbst den Urin aufsaugt und naß wird, heißt es, sie sei – solange sie trocken ist – kühler im Gebrauch und senke das Risiko von Dekubitalgeschwüren.

Die zentrale Saugschicht aus Viskose, Polyester oder Rayon wirkt wie ein Gazetampon und nimmt den Urin auf.

Bei Produkten mit einer dritten, wasserfesten Schicht besteht diese aus einer Reihe wasserabweisender oder -undurchlässiger Materialien, von denen manche rutschfest sind und so besser vor Ort liegenbleiben. Eine Rückseite bewirkt gewöhnlich, daß das Produkt länger trocknet.

Waschbare Laken sind vor allem in Altenpflegeheimen und im kommunalen Sektor verbreitet, soweit es die Einrichtungen zum Waschen erlauben. Wo keine Hilfsperson zur Hand ist, um die inkontinente Person neu zu kleiden, und wenn diese nicht selbst zurechtkommt, ermöglichen sie nachts einen ungestörten und angenehmen Schlaf. Ihre Verwendung ist jedoch nicht kostengünstig, solange dem Personal und fürsorgenden Personen nicht vermittelt wird, daß ein routinemäßiger Wechsel nicht mehr erforderlich ist. Manche Menschen finden es unzumutbar, nachts unterhalb der Gürtellinie keine Kleidung mehr zu tragen. Ganz besonders wichtig sind gute Einrichtungen zum Waschen und Trocknen.

15.8   Die Zukunft von Inkontinenzprodukten

Kontinuierliche Forschung und Entwicklung sowie eine lebhafte Kommerzialisierung haben dazu geführt, daß viele Artikel heute obsolet sind. In der Gesundheitsfürsorge Tätige nehmen Entwicklungen heutzutage besser wahr und kommen mit Herstellern zusammen, um bessere Produkte für ihre Klienten zu entwickeln. Erfreulich ist der Trend zur direkten Einbeziehung der Klienten in diese Entwicklung. Diese Initiativen und die Dynamik der Veränderung müssen sich fortsetzen und von allen an der Kontinenzpflege Beteiligten ermutigt und unterstützt werden.

16 Kontinenzdienste

JILL BEADLE

16.1 Kontinenz geht alle an

Die utopische Sichtweise, derzufolge es den meisten Inkontinenten möglich ist, bei richtiger Diagnosestellung und Behandlung wieder kontinent zu werden, ist durchaus nicht so unrealistisch. Schätzungen zufolge sprechen 70 % der 3 Mio. inkontinenten Menschen in Großbritannien gut auf eine Behandlung an, wobei die erforderliche Therapie oft recht einfach ist (DoH, 1991). Die verbleibenden 30 % erlangen zwar vielleicht nicht die volle Kontrolle über ihre Harn- bzw. Stuhlinkontinenz, es gelingt ihnen jedoch, angemessen damit umzugehen. Warum gibt es also sind noch immer so viele Menschen, denen nicht geholfen wird?

Einstellungen und Haltungen verändern

Die Märchen und Trugschlüsse sowie das Tabu, über die Miktion und Defäkation zu sprechen, sind erhebliche Probleme, die aus einem allgemeinen Mangel an Wissen über die Blasen- und Darmfunktion resultieren. Das Ändern von Einstellungen gegenüber der Ausscheidung gehört demnach zu den wichtigsten Verantwortungsbereichen aller Angehörigen der Gesundheitsberufe, um dafür zu sorgen, daß Inkontinenz weder als irreversibler noch als unvermeidlicher Zustand akzeptiert wird. Schulung kann – ausgehend vom Toilettentraining – ein Instrument zur Veränderung von Einstellungen und Haltungen sein. Der Schwerpunkt sollte auf einer gesunden Blasen- und Darmfunktion im Einklang mit den übrigen Körperfunktionen liegen. Dabei genügt es nicht, sich nur auf Blase und Darm zu konzentrieren, da noch so viele andere physiologische und psychologische Faktoren sowie das Umfeld zum Erhalt der Kontinenz beitragen.

Kontinenz fördern

Beinahe täglich treffen die meisten im Gesundheitswesen Tätigen – Pflegepersonen, Hebammen, Ärzte, Ergotherapeuten und Physiotherapeuten – mit inkontinenten Menschen zusammen. Inkontinenz ist dabei nicht unbedingt der Grund dafür, jedoch liegt es in der Verantwortung einer jeden in der Gesundheitsfürsorge beschäftigten Person, gesundheitliche Probleme des Patienten in Erfahrung zu bringen und Maßnahmen einzuleiten, die zur Lösung dieser Probleme beitragen.

Wie ließe sich Kontinenz besser fördern, als anläßlich eines Hausbesuchs durch die Gemeindeschwester oder den Hausarzt? Hausbesuche bieten ideale Gelegenheiten, um Frühsymptome einer Störung festzustellen und Menschen in den Grundsätzen einer guten Blasen- und Darmpflege zu unterweisen. Im Gegensatz zu den punktuellen Gelegenheiten im klinischen Umfeld lassen sie sich oft wiederholen. Wer wird wohl eher eine Inkontinenz entdecken, als eine Pflegeperson in der Praxis während einer Vorsorgeuntersuchung beim Zervikalabstrich oder bei einer Familienberatung, ein Physiotherapeut während einer Übungsbehandlung oder ein Beschäftigungstherapeut beim Assessment auf Hilfsmittel zur Mobilität? Es gibt keine bessere Zeit für den Beginn der Blasenrehabilitation als einen Klinikaufenthalt wegen einer akuten Erkrankung oder Verletzung, die zur Inkontinenz geführt hat. Dennoch bleibt es eine Tatsache, daß viele Gelegenheiten zur Verhinderung, Entdeckung, Behandlung oder Kontrolle einer Inkontinenz verpaßt werden, weil vielen Angehörigen der Gesundheitsberufe das Wissen, das Bewußtsein oder die Motivation fehlt, um das Problem zu beurteilen und effizient anzugehen.

Professionelle Schulungen

Die Schulung von Angehörigen der Gesundheitsfürsorge in der Förderung von Kontinenz und im Management von Inkontinenz sollte ein kontinuierlicher Prozeß sein, der mit der Grundausbildung beginnt und sich in Aufbaukursen fortsetzt. Viele Aufbaukurse haben inzwischen Inkontinenz zum Thema, und ständig gibt es Gelegenheit zur Fortbildung an Studientagen, in Seminaren und auf Ausstellungen.

Jeder professionelle Kontakt bietet Gelegenheit, den Patienten, seine Familie und fürsorgende Personen in Kontinenz zu schulen und sie zu fördern. Dies kann sich günstig auf den Gesundheitsgewinn und eine verbesserte Lebensqualität auswirken und unter Umständen Probleme verhindern helfen. Daher ist es wichtig, daß alle MitarbeiterInnen der Gesundheitsfürsorge sich auf diesem Gebiet Bescheid wissen. Dazu gehören Kenntnisse darüber, was die lokalen Dienstleister anzubieten haben, an wen man sich zu wenden hat und durch welchen klar umschriebenen Überweisungsvorgang man an die betreffenden Personen und Dienste herankommt.

Weiterbildung für Stomapflege und Inkontinenz

Pflegepersonal in allen Fachdisziplinen begegnet in der täglichen Arbeit den ständig wachsenden Anforderungen, die im Zusammenhang von Personen mit künstlicher Stuhl- oder Harnableitung, Inkontinenz und chronischen Wunden anstehen.

Dabei stellt sowohl die medizinische Komponente als auch die psychosoziale Betreuung und Beratung einen hohen Anspruch an die Fachlichkeit der Pflegenden.

Gleichzeitig werden aber auch Erwartungen an die Vermittlung von Fachwissen an Angehörige und anderes Pflegepersonal gestellt.

In Zusammenarbeit mit dem DVET-Fachverband Stoma und Inkontinenz e. V. werden zur Zeit an zwei Fortbildungsinstituten (Adressen siehe Anhang) zweijährige Weiterbildungen angeboten. Die Zielgruppe ist examiniertes Pflegepersonal mit zweijähriger Tätigkeit in den entsprechenden Fachdisziplinen. Die Ziele und Inhalte der Kurse werden beispielhaft nachfolgend dargestellt:

Informationsvermittlung
- Beratungsgespräche führen
- Beteuung von Patienten
- Durchführung und Fortbildung im Fachgebiet
- Fachliche Beratung und Unterstützung von Organisationen.

Pflegewissenschaft
- Pflegetheoretische Grundlagen
- Pflegeverständnis
- Pflegeforschung
- Stoma- und Inkontinenzpflege als Spezialisierung
- Ganzheitliche Rehabilitation
- Wund- und Stomapflege bei verschiedenen Patientengruppen
- Prophylaxe und therapeutische Maßnahmen
- Ernährung
- Selbsthilfetraining
- Hilfsmittel
- Zusammenarbeit mit anderen Berufsgruppen.

Medizin
- Grundlagen der Neuerungen bezüglich der Weiterbildung
- Chirurgie
- Urologie
- Innere Medizin
- Onkologie
- Gynäkologie
- Pädiatrie
- Geriatrie
- Klassische und neuere Therapieansätze.

Sozialwissenschaft
- Beratung von Menschen in unterschiedlichen Lebensphasen
- Kriseninterventionen
- Krankheit/Krankheitserleben
- Rhetorik/Gesprächsführung
- Pädagogisches Handeln

- Gesellschaftliche und kulturelle Aspekte im Zusammenhang mit Stomapflege und Inkontinenz.

Recht
- Spezifische Grundlagen und Fragen des Rechts in Zusammenhang mit der Weiterbildung (Haftungsrecht, Strafrecht)
- Gesundheitsstrukturgesetz

Betriebsführung/Betriebswirtschaft
- Versorgungssysteme im Vergleich
- Integration und Stellengestaltung von Stomatherapeuten.

16.2 Gesundheitserziehung

Kampagnen zur Gesundheitserziehung konzentrieren sich oft auf „attraktive" Themen von großem Interesse, wie das Herz, gesunde Ernährung und Zahnpflege. Nur wenig wurde für den Erhalt und die Förderung von Kontinenz getan. Und dabei ist die Erhaltung der Kontinenz eine Angelegenheit mit unmittelbarem Einfluß auf die Lebensqualität vieler Menschen. In Deutschland wurden 1995 etwa 2 Milliarden Mark für die ambulante Versorgung Inkontinenter auf Kosten der gesetzlichen Kranken- und Pflegeversicherung ausgegeben, und noch einmal der gleiche Betrag ist für die Inkontinenzversorgung in Pflegeheimen in Ansatz zu bringen (Melchior, 1998). Bloßes „Aufwischen" hilft jedoch weder, dieses Problem hinreichend zu beherrschen, noch trägt es zu einer Abnahme der Inzidenz von Inkontinenz bei.

Auf die Kontinenz bezogen läßt sich dies durch Gesundheitsschulungen aller Altersgruppen auf zwei Gebieten erreichen. Zunächst einmal geht es darum, die Bevölkerung dazu zu bringen, Blase und Darm wahrzunehmen und sich in sie hineinzuversetzen, um langfristig sicherzugehen, daß diese lebenswichtigen Organe nicht mißbraucht oder aus Unkenntnis geschädigt werden. Der zweite Bereich besteht darin, Inkontinente und die für sie sorgenden Personen dahingehend zu erziehen, daß sie um Hilfe nachsuchen und Inkontinenz nicht als unver-

meidliches und unlösbares Problem hinnehmen. Für eine Gesundheitserziehungskampagne müssen die KontinenzberaterInnen unbedingt mit den örtlichen Gesundheitsämtern zusammenarbeiten und für gut ausgerichtete Kampagnen sorgen, die sich nach und nach an bestimmte Teile der Bevölkerung wenden. Die Verbindung mit den Gesundheitsämtern erlaubt die Koordination von Kontinenzkampagnen mit anderen Gesundheitserziehungsinitiativen und -aktivitäten, um eine optimale Wirkung zu erzielen. Die Möglichkeiten präventiver Arbeit sind bislang bei weitem noch nicht ausgeschöpft.

16.3 Kontinenzförderung

Bei inkontinenten Personen sollte die Förderung von Kontinenz das wichtigste Ziel einer jeden Intervention sein. Oft bildet eine negative Haltung dabei das größte Hindernis, und Interventionen sollten sich demnach auf die Motivation des Patienten konzentrieren, indem sie für angemessene Unterstützung sorgen und sicherstellen, daß der Patient langfristig von Angehörigen der richtigen Fachgruppen betreut wird.

Ganzheitliche Fürsorge für den Patienten erleichtert die volle Integration des Blasen- und Darm-Managements in die übrige Fürsorge. Wenn überhaupt, so liegen nur wenige in diesem Buch empfohlenen Pflegeinterventionen außerhalb der Fähigkeiten einer jeden ausgebildeten Pflegeperson mit entsprechenden Kenntnissen. Sowohl Beckenbodenübungen als auch ein Blasen-Retraining und Verhaltenstechniken bzw. die Adaptation des Umfeldes und der adäquate Einsatz von Inkontinenzprodukten liegen im Kompetenzbereich der Pflegeperson. Auch ein Assessment des Problems fällt nicht besonders schwer, sofern genügend Zeit zur Verfügung steht und klar ist, welche Informationen benötigt werden. Eine klare allgemeine Assessment-Strategie zusammen mit einem gut konzipierten Assessment-Formblatt wird es jeder Pflegeperson ermöglichen, eine individuelle Kontinenzpflege durchzuführen.

Es sollte einen klar definierten Überweisungsprozeß für Inkontinente geben (RCP,

1995), der unter allen im Gesundheitswesen Tätigen verbreitet werden sollte. Der Allgemeinarzt ist für die meisten Inkontinenten der erste Ansprechpartner und verweist die betreffende Person oft an eine Pflegeperson, um ein ausführliches individuelles Kontinenz-Assessment vornehmen zu lassen. Im Anschluß daran kann die Pflegeperson sich dann um Förderung der Kontinenz bemühen oder die Überweisung an einen Arzt, Kontinenzberater oder sonstigen Angehörigen der Gesundheitsberufe zur weiteren Untersuchung und Behandlung erwägen. Welche Methode des Assessments und der Behandlung auch immer gewählt werden: Ziel ist das Management und die Lösung des Kontinenzproblems – das ist wichtig.

16.4 Inkontinenz-Management

Jede Krankenkasse kann den Umfang der Versorgung unter den Gesichtspunkten der gesetzlichen Bestimmungen festlegen. Dabei kommt es unausweichlich auch zu Beschränkungen im Budget.

Um eine korrekte Auswahl und die richtige Anpassung sicherzustellen, sollte die Versorgung mit Produkten für das adäquate Management einer Inkontinenz nur im Anschluß an ein Pflege-Assessment aufgenommen werden. Eine Erprobungsphase mit einigen ausgewählten Produkten hilft sicherzustellen, daß das richtige Produkt gewählt wurde und sich die Inkontinenz des jeweiligen Klienten damit auch tatsächlich beherrschen läßt. Eine planmäßige Wiederholung des Assessments sorgt für die Produktauswahl auf der jeweils aktuellen Grundlage. Weitere Einzelheiten zu diesem Punkt finden sich in Kapitel 15.

16.5 KontinenzberaterInnen

Der bzw. die KontinenzberaterIn hat sich zum/zur klinischen PflegespezialistIn entwickelt. Bei der Schulung, Beratung und Unterstützung wird der/die InkontinenzberaterIn zunächst von den Vorgaben des Arbeitgebers geleitet, die von der anstellenden Behörde abhängen. Das Entwickeln der Rolle und der Koordination von Dienstleistungsaktivitäten erfordert ein sorgfältiges Zeit-Management sowie umfangreiche Fertigkeiten im Management und in der Kommunikation, um vorzeigbare Ergebnisse zu zeitigen.

Eine detaillierte Beschreibung des Arbeitsplatzes muß an die örtlichen Gegebenheiten angepaßt und nicht so starr definiert werden, daß die individuellen Interessen und Aktivitäten des bzw. der Beschäftigten eingeschränkt werden. Dennoch sollte jede Arbeitsplatzbeschreibung folgende Punkte enthalten: Schulung, Management, Ansprech- und InformationspartnerIn, Fallzahl, Budget-Management, Verbindungsperson zu Unternehmen und Versorgungspersonal sowie Forschung.

16.5.1 Schulung

Schulung sollte die primäre Funktion der Kontinenzberatung sein, die sich dabei nicht auf *Inkontinenz* beschränken sollte, da die Erhaltung und Verbesserung von Kontinenz ebenso wichtig, wenn nicht wichtiger ist, um sicherzustellen, daß die Kontinenz ein Leben lang erhalten bleibt. Modelle zur Schulung in gesunder Blasen- und Darmfunktion sind leicht zu entwickeln und sollten die Grundlage einer jeden durch den/die KontinenzberaterIn vorgenommenen Schulung bilden.

Da das Inkontinenz-Management mit ein wenig zusätzlicher Schulung den meisten Pflegepersonen möglich ist, wird die Zeit eines Kontinenzberaters bzw. einer Kontinenzberaterin am besten verwendet, indem andere Pflegepersonen geschult werden. Dies sollte erreicht werden, indem sowohl Auszubildende als auch qualifizierte Pflegepersonen geschult werden und erfahrenes Personal durch regelmäßige institutionelle Schulungen auf dem neuesten Stand gehalten wird. Dazu können Vorträge, Seminare, Workshops, Ausstellungen und informellere Treffen ebenso dienen, wie klinische Visiten und das Arbeiten mit dem/der BeraterIn über einen kurzen Zeitraum. Das gemeinsame Assessment eines Patienten ist in der Tat eine der besten Gelegenheiten zur Schulung. Der/die BeraterIn kann dabei Assessment-Fertigkeiten vermitteln.

Weiterbildung für alle Berufsgruppen

Schulungen sollten nicht auf Pflegepersonen begrenzt sein, denn alle Berufsgruppen können vom Wissen und von der Erfahrung des Kontinenzberaters bzw. der Kontinenzberaterin profitieren: Medizinstudenten, Fachärzte, Physiotherapeuten, Beschäftigungstherapeuten, SozialarbeiterInnen, ApothekerInnen und ungelerntes Personal, wie z. B. PflegehelferInnen und HeimpflegehelferInnen, können ihre Berufspraxis durch vermehrtes Wissen um Kontinenz erweitern.

Auch der Patient und seine Angehörigen bzw. fürsorgende Personen profitieren von der Schulung. Dies geschieht gewöhnlich auf individueller Basis, es können jedoch auch Gruppengespräche stattfinden, etwa im Rahmen einer örtlichen Frauenvereinigung, der Deutschen Multiple Sklerose Gesellschaft oder anderer Interessenvertretungen von Behinderten sowie in Schulungen für VorruheständlerInnen und Selbsthilfegruppen für Angehörige. Eine Reihe verschiedener Gruppen sucht oft um Rat in Diensten und Dienstleistungen, Produkten und Management-Methoden nach, und ist der Inkontinenzberatungsdienst erst einmal bekannt, ergeben sich viele Gelegenheiten zur Schulung. Eine ganze Menge spricht dafür, daß Information und Wissen das Ergebnis bei den Patienten verbessern (Norton, 1983).

Wenn der bzw. die BeraterIn es wünscht, läßt sich die Schulungsfunktion sogar auf das Verfassen von Beiträgen in der Pflegefachpresse oder in der paramedizinischen Presse ausweiten, um ein breiteres Publikum zu schulen. Jede/r BeraterIn wird einen Plan für Schulungsaktivitäten erstellen müssen, um sicherzustellen, daß alles Personal und andere, die von einer Schulung profitieren könnten, regelmäßig Gelegenheit dazu erhalten. Alle Schulungsaktivitäten sollten ausgewertet werden, und zwar sowohl hinsichtlich ihrer Wirkung auf das Wissen als auch im Hinblick auf anschließende Veränderungen in der klinischen Praxis.

16.5.2 Ressourcen und Information

Der/die KontinenzberaterIn sollte auch als örtliche/r AnsprechpartnerIn und Informationsquelle dienen. Er bzw. sie sollte sich in Bezug auf aktuelle Literatur, Forschung und Trends auf dem Laufenden halten und sowohl telefonisch als auch persönlich zur Beratung in allen Aspekten der Kontinenz und Inkontinenz zur Verfügung stehen. Der Aufbau einer kleinen Präsenzbibliothek kann jeder Person nutzen, die ein Projekt zum Thema Inkontinenz in Angriff nimmt.

Eine Dauerausstellung von Inkontinenzprodukten kann sowohl für Fachleute als auch für die breite Öffentlichkeit von unschätzbarem Wert sein. Wichtig ist, daß sie sich auf dem neuesten Stand befindet, und dies läßt sich durch erfolgreiches Verhandeln und gute Verbindungen zu den Herstellern erreichen.

16.5.3 Assessment und Betreuung von Patienten

Gewöhnlich sieht der/die KontinenzberaterIn Patienten jeweils einzeln, um deren Inkontinenz zu beurteilen und zu betreuen. Patienten können von einer ganzen Reihe anderer Fachleute an ihn bzw. sie überwiesen worden sein. Unter gewissen Umständen funktioniert auch ein Telefondienst oder eine Sprechstunde, an den bzw. die sich die Patienten direkt wenden können. Geschieht die Überweisung durch eine Pflegeperson, sollte der/die BeraterIn zwar zur Beratung eingesetzt werden, es sollte jedoch nicht erwartet werden, daß er bzw. sie auch die Betreuung übernimmt.

Ideal wären ein gemeinsames Assessment mit der überweisenden Pflegeperson, die Zusammenarbeit beim Ausarbeiten eines Pflegeplans, Rat und Unterstützung bei dessen Implementierung sowie Hilfe bei der Beurteilung seiner Wirkung. Der bzw. die BeraterIn sollte und kann auch gar nicht die Überweisung eines jeden inkontinenten Patienten erwarten, da es recht viele sind.

Die überweisende Pflegeperson sollte in der Durchführung eines Basis-Assessments unterwiesen und angehalten werden, zunächst einmal die naheliegenden Hilfsmittel einzusetzen und zukünftig nur die problematischen Fälle zur Beratung zu überweisen. Die überweisende Pflegeperson muß die Verantwortung für die Pflege des Patienten behalten und den Berater bzw. die Beraterin lediglich als außenstehende/n BetrachterIn sehen, der bzw. die das Problem unter einem anderen Blickwinkel wahrnimmt, sowie als eine Pflegeperson mit spezieller Zusatzerfahrung, die unter Umständen eine Behandlung oder Management-Methoden kennt, die an dem betreffenden Patienten noch nicht versucht wurden.

Manche Patienten können von anderen Fachleuten überwiesen werden, ohne daß bereits eine Pflegeperson an ihrer Versorgung beteiligt ist. Vorausgesetzt, es besteht kein Pflegebedarf und die betreffende Person benötigt lediglich Rat in Sachen Inkontinenz, kann der/die KontinenzberaterIn je nach örtlicher Vorgehensweise solche Patienten in sein/ihr eigenes Patientengut aufnehmen. Auch aus eigenem Antrieb in die Beratung kommende Klienten können übernommen werden. Wichtig ist es, die Anzahl dieser Patienten gering zu halten, um sich die klinische Kompetenz zu erhalten und praktische Erfahrung in allen Methoden zu haben, die anderen empfohlen werden.

Beratungsfunktion der Kontinenz-
beraterInnen

Ebenso wie Pflegepersonen in der Pflege einzelner Patienten beraten werden, sollte der/die KontinenzberaterIn auch Empfehlungen zu allgemeinen Punkten der Patientenfürsorge, etwa hinsichtlich von Vorgehensweisen und Routinen auf Station aussprechen können. Klinisch Pflegende sollten den/die BeraterIn über aktuelle Konzepte der Patientenbetreuung und der Kontinenzförderung befragen können. In dieser Funktion muß die beratende Person sehr vorsichtig vorgehen. Uneingeladen aufzutreten und die gegenwärtige Pflegepraxis zu kritisieren wird nicht eben dazu führen, daß der Rat gerne angenommen wird. Veränderungen lassen sich am besten schrittweise implementieren, indem neue

Ideen eine nach der anderen eingeführt werden. Weder sollte erwartet werden, daß sich Einstellungen über Nacht verändern lassen, noch sollten unrealistische Erwartungen geweckt werden.

Wo Einrichtungen für urodynamische Untersuchungen vor Ort zur Verfügung stehen, kann der/die KontinenzberaterIn unter Umständen in die klinische Arbeit eingebunden werden und dabei unschätzbare Einblicke gewinnen. Ist dies nicht durchführbar, müssen Strukturen für eine sehr enge Zusammenarbeit geschaffen werden.

16.5.4 Marktbeobachtung für Inkontinenzprodukte

Ständig werden neue Inkontinenzprodukte entwickelt, und es ist für den/die KontinenzberaterIn wichtig, den Überblick über Qualität und Kosten aller Produkte zu behalten. Prüfung und Bewertung eines jeden Produktes sollten stets unter Anwendung solider Forschungsmethoden erfolgen. Der/die KontinenzberaterIn muß verschiedene methodische Ansätze der Produktbewertung kennen und verstehen, um Berichte kritisch lesen und interpretieren sowie entsprechend umsetzen zu können. Nur allzu oft heißt es, es seien "Studien" durchgeführt worden, während in Wirklichkeit nur eine kleine Anzahl von Personen gebeten wurden, ein Produkt zu verwenden, ohne daß irgendein erkennbarer Auswertungsprozeß stattgefunden hätte.

Eine gute Studie sollte Empfehlungen zur Auswahl von Produkten geben. Um glaubhaft zu sein, eine Veränderung zum Wohle inkontinenter Patienten zu bewirken und gleichzeitig kostengünstig zu sein, muß eine Studie ein gutes Design haben und genügend Probanden und Probandinnen umfassen, um statistisch relevant zu sein – und ihre Ergebnisse müssen mit geeigneten und nachvollziehbaren Methoden analysiert werden. Qualitative Forschung hat ihren Nutzen, muß jedoch stets als solche gesehen werden. Es besteht Bedarf nach mehr Bewertungen und Einschätzungen auf der Grundlage multizentrischer Zusammenarbeit, um für die jeweiligen Ergebnisse bedeutsame Zahlen zu erreichen.

Bei der großen Anzahl von Unternehmen auf dem Gebiet der Herstellung bzw. Vermarktung von Inkontinenzhilfen muß der/die KontinenzberaterIn gute Verbindungen zur Industrie halten. Dies kann zu beiderseitigem Nutzen sein. Die Pflegeperson kann dem Hersteller über Fehler in Produkten berichten und Verbesserungen vorschlagen. Die Industrie erhält auf diese Weise sensible Rückmeldungen über die Leistungsfähigkeit von Produkten und Ideen für zukünftige Entwicklungen. Fortschrittliche Unternehmen sind bereit, in Schulungsprogramme, Informationsbroschüren und Unterrichtshilfen zu investieren, indem sie die Einstellung vertreten, daß der potentielle Markt für Produkte von höherer Qualität um so größer ist, je mehr die einzelnen Fachleute und Berufsgruppen über Inkontinenz wissen und sich ihrer als Problem bewußt sind.

16.5.5 Verbindung mit Versorgungsabteilungen

Guter Kontakt zu den für die Versorgung mit Material zuständigen MitarbeiterInnen und Lieferanten ist äußerst wichtig. Bei der Auswahl von Artikeln zur Bevorratung oder für Lieferverträge kann der/die BeraterIn das Bindeglied zwischen AnwenderInnen und Zulieferern bilden und muß unter Umständen eine Produktbewertung organisieren.

Verschwendung läßt sich auf ein Minimum reduzieren, indem kleinere Mengen bestellt, Fehlbestellungen vermieden und die Lagerbestände wirksam überwacht werden. Bei der Einführung neuer Artikel ist der/die KontinenzberaterIn oft an der Schulung des Personals im Gebrauch der Artikel beteiligt. Dies kann für den Erfolg oder Mißerfolg neuer Produkte von entscheidender Bedeutung sein.

Oft entsteht bei Pflegepersonen und Patienten der Eindruck, keinen Zugang zu den Einkäufern von Inkontinenzprodukten zu haben, nicht mit ihnen kommunizieren zu können und keine Kontrolle über die ihnen gelieferten Produkte zu haben. Der/die BeraterIn kann Wege der Kommunikation bahnen und dafür sorgen helfen, daß der Patient bekommt, was er zum Erhalt der Kontinenz oder zur Beherrschung der Inkontinenz benötigt.

16.5.6 Forschung

Kontinenzberatung wird allmählich zu einen anerkannten und respektierten Bereich spezialisierter Pflegepraxis. Aber auch wenn einiges in der Praxis auf Forschung beruht und in den vergangenen 10 Jahren in gewissem Umfang Untersuchungen vorgenommen wurden, besteht noch immer erheblicher Bedarf. Daher ist es für InkontinenzberaterInnen sehr wichtig, über Fertigkeiten in Sachen Forschung zu verfügen.

Kleine, deskriptive Studien können die aktuelle Situation und Vorgehensweise dokumentieren. Bei kleinen wie bei großen Forschungsprojekten ist es wichtig, die Studienstruktur klar darzustellen, Ergebnisse zu veröffentlichen und auf der Grundlage dieser Ergebnisse auf lokaler Ebene Veränderungen in der Praxis zu implementieren. Bei größeren Forschungsprojekten gewinnen eine ausreichende Finanzierung, Ressourcen und Unterstützung große Bedeutung, damit sich die Forschungsaktivitäten des Kontinenzberaters bzw. der KontinenzberaterIn auch erfolgreich mit den übrigen täglichen Aktivitäten koordinieren lassen. Nur allzu oft steht „Forschung" ganz am Schluß einer Arbeitsplatzbeschreibung, fast wie ein „Da-wäre-noch …" und ohne daß für Ressourcen und inhaltliche Begleitung gesorgt wäre.

Pflege sollte auf Forschung beruhen, und es ist nicht länger hinnehmbar, die Praxis auf Techniken aufzubauen, von denen es heißt: „Das haben wir schon immer so gemacht." Das zunehmende Wissen über die Förderung von Kontinenz und über das Management von Inkontinenz erweitert die klinische Praxis von KontinenzberaterInnen und allen in der Gesundheitsfürsorge Tätigen. Es ist Sache der Fachleute in zentraler Position, dafür zu sorgen, daß dieses Wissen zum Wohle inkontinenter Menschen genutzt wird.

16.5.7 Kommunikationssysteme und -wege

Da KontinenzberaterInnen im wesentlichen nur indirekt an der Fürsorge beteiligt und dafür verantwortlich sind, ist es ganz entscheidend, daß sie sich als KommunikationskoordinatorInnen betätigen, um sicherzustellen, daß die Menschen darüber informiert werden, was innerhalb des Kontinenzdienstes geschieht. Dies läßt sich durch ein regelmäßig erscheinendes Informationsblatt, durch die Teilnahme an Treffen und Schulungsveranstaltungen und der technischen Möglichkeiten zur Verbreitung und Gewinnung von Information erreichen. Durch Integration von Informationssystemen verschiedener Fachbereiche können Informationen allen zugänglich gemacht werden.

Entscheidend für eine erfolgreiche Implementierung von Veränderungen ist die Beratung. Ausgezeichnete Fertigkeiten in Kommunikation und die Beteiligung von Fachleuten an Arbeitsgruppen und -treffen hilft Abneigung gegen den/die KontinenzberaterIn vermeiden und gibt anderen eher das Gefühl, es sei die „eigene" und nicht eine aufgezwungene Veränderung. So sollten beispielsweise klinische Pflegestandards eher gemeinsam mit den praktisch Tätigen entwickelt werden, statt sie ihnen aufzuzwingen. Widerstand gegen Veränderungen kann auch mit der Sorge vor einer Zersplitterung von Pflege einhergehen. Wenn jedoch ein wirkungsvoller Umgang mit Veränderung eng mit effizienten Informations- und Kommunikationswegen verbunden ist, so fördert dies die Entwicklung hoher Pflegestandards und die Integration von Dienstleistung. Das Ergebnis ist die „nahtlose Fürsorge", die zu erreichen jede/r so sehr bemüht ist.

Nahtlose Pflege erfordert eine leistungsfähige Schnittstelle zwischen spezialisierten Pflegepersonen, anderen pflegerischen und medizinischen Fachbereichen, Sozialdiensten, ehrenamtlichen Organisationen und HelferInnen, Familienangehörigen und PatientInnen. Dies erleichtert die Sichtweise von Kontinenz als integralem Bestandteil umfassender Fürsorge und nicht als eine isolierte, spezielle Pflegetätigkeit. Der/die KontinenzberaterIn kann beim Umset-

zen dieser Integration helfen, indem er/sie Strategien des Assessments und Re-Assessments koordiniert, die Integration von Informationssystemen erleichtert und fördert, Material zur Verfügung stellt und die Ergebnisse und Befunde auf die klinische Praxis anwendet.

16.6   Unterstützung für die Kontinenzberatung

Entscheidend ist, daß dem/der KontinenzberaterIn sowohl Zeit als auch ein Budget eingeräumt werden, um sowohl ausreichende Unterstützung durch Angehörige seiner bzw. ihrer Berufsgruppe als auch eine kontinuierliche Fortbildung zu erhalten (ACA, 1992). Es ist unmöglich, effizient als Schulungs- und Ansprechpartner zu funktionieren, wenn es nicht regelmäßig zu einer Auffrischung des persönlichen Wissens und des Enthusiasmus' kommt.

Das Erreichen einer optimalen Pflege für inkontinente Personen hängt davon ab, ob sich in der Kontinenzförderung und im Inkontinenz-Management ein multidisziplinärer Ansatz gewinnen läßt, der durch gute Kommunikationswege unterstützt wird sowie auf materiellen und menschlichen Ressourcen aufbaut und an ihnen wächst. Für die inkontinente Person ist es entscheidend, zu einer genauen Diagnose zu gelangen und richtig behandelt zu werden, wenn sie wieder kontinent werden möchte bzw. wenn das geeignete Management einer Inkontinenz implementiert werden soll. Der/die KontinenzberaterIn muß mit allen Pflegepersonen, anderen Fachleuten sowie mit der inkontinenten Person und deren Angehörigen zusammenarbeiten, um das Bewußtsein, das Wissen und die Möglichkeiten, diesen überaus belastenden Zustand anzugehen und zu erleichtern, zu fördern und zu vermehren.

16.7   Krankenkasse oder Pflegekasse – wer zahlt welche Hilfsmittel?

Die von Krankenkassen und Pflegekassen praktizierte Abgrenzung zwischen Hilfsmittel und Pflegehilfsmittel stiftet viel Verwirrung. Dennoch ist die Zuständigkeit für die Kostenübernahme eindeutig geregelt:

Krankenkasse

Alle Hilfsmittel, die wegen Krankheit oder Behinderung benötigt werden, z. B. Inkontinenzprodukte. Der Arzt muß diese Hilfsmittel verordnen. Es sind nur die Produkte verordnungsfähig, die im Hilfsmittelverzeichnis aufgeführt sind.

Pflegekasse

Pflegehilfsmittel, die dazu dienen, die Pflege zu erleichtern, Beschwerden zu lindern oder eine selbständige Lebensführung ermöglichen (z. B. Rollstuhl, Toilettenstuhl, Lifter) sowie zum Verbrauch bestimmte Pflegehilfen (z. B. Einmalhandschuhe, Schutzschürzen). Pflegehilfsmittel müssen bei der zuständigen Pflegekasse beantragt werden.

Anhang

Fachverbände und Selbsthilfegruppen

Gesellschaft für Inkontinenzhilfe e.V. (GIH)
Geschäftsstelle
Friedrich-Ebert-Straße 124
D-34119 Kassel
Tel.: 0561/780604
Fax.: 0561/776770

DVET Fachverband Stoma + Inkontinenz e.V.
Virchowstraße 14
D-38642 Goslar
Tel. und Fax: 05321/51080

Deutsche ILCO e.V.
Landshuter Straße 30
D-85356 Freising
Tel.: 08161/934301
Fax: 08161/934304
http://www.ilco.de
E-Mail: deutsche.ilco@t-online.de

Medizinische Gesellschaft für Inkontinenzhilfe
Österreich
Speckbacherstraße 1
A-6020 Innsbruck
Tel.: (043)512583703
Fax.: (043)512589476

Fachweiterbildung für Stomapflege und Inkontinenz

Die zweijährige Weiterbildung dient der umfassenden Qualifikation Pflegender zur Entwicklung, Planung und Durchführung patientenzentrierter und rehabilitativer Pflege bei Patienten mit künstlichen Stuhl- oder Harnableitungen sowie Inkontinenz-problemen.

Voraussetzungen: Abgeschlossene dreijährige Ausbildung in einem Pflegeberuf und ab Beginn der Ausbildung einen Arbeitsplatz, der regelmäßige Kontakte zu Stoma- oder Inkontinenzpatienten bietet.

Weitergehende Informationen nur unter folgenden Adressen:

Bildungszentrum Ruhr
Hospitalstraße 19, 44649 Herne
Tel.: 02325/9862601

Ev. Fortbildungsstätte
Bodelschwinghweg 30, 89160 Dornstadt (bei Ulm)
Tel.: 07348/98740

Literaturverzeichnis

Bach, D., Mohren, J., Füsgen, I., Madersbacher, H.: Harninkontinenz – eine tabuisierte Erkrankung? Therapiewoche 43, 36:1785–1802, 1993

Bach, D./Brühl, P.: Nosokomiale Harnwegsinfektionen, Jungjohann Verlag, Neckarsulm 1995

Beske, F.: Epidemiologie und soziale Bedeutung der Harninkontinenz. In: Füsgen, I. (Hrsg.): Harninkontinenz – eine sozialpolitische Herausforderung. MMV, München 1994

Boelker, Th.: durch dick und dünn. Das Buch für Stomapflege und Harnableitung; Verlag vorsmanndruck schmücker, Menden 1996

Füsgen, I.: Die Situation der Harninkontinenz in Deutschland. Notabene medici 8, 379–380 (1996a)

Füsgen, I.: Harninkontinenz bei Älteren: hoher Aufklärungsbedarf bei Arzt und Patienten. Geriatrie Praxis 12, 24–25 (1996b)

Füsgen, I./Barth, W.: Inkontinenzmanual. Springer, Berlin 1995

Füsgen, I.: Weißbuch Harninkontinenz. Eine sozialpolitische Herausforderung. MMV Medizin Verlag, München 1994

Gesellschaft für Inkontinenzhilfe (GIH): Harninkontinenz. MMV, München 1994

Kinie/Hoogers: Inkontinenz verstehen; Reinhardts Gerontologische Reihe, 1993

Melchior, H.: Die Harnblase im Alter. Fortbildungsjournal 5/98

Probst, M.: Formen der Stuhlinkontinenz. Gesellschaft für Inkontinenzhilfe (GIH): Harninkontinenz. MMV, München 1994

Roth, R./Hanke, P.: Die Harninkontinenz ist nicht unheilbar. Therapiewoche 43, 1:1–5, 19–20

Sachsenmaier, B.: Inkontinenz. Hilfen, Versorgung und Pflege. Schlütersche Verlagsanstalt, Hannover 1991

Stöhrer/Madersbacher/Palmtag: Neurogene Blasenfunktionsstörungen; Springer Verlag, Berlin 1997

Fachzeitschriften

„Magazin Stoma + Inkontinenz"; Zeitschrift für Pflege, Fortbildung und BerufspolitikHerausgeber: DVET-Fachverband Stoma + Inkontinenz e.V., Adresse siehe oben

ilco Praxis; Informationsorgan für Mitglieder der ilco und für Interessierte, Adresse siehe oben

Literaturverzeichnis (englisch)

Allgemein

Absalom, M., Betts, C. (eds), 1992. *Endoscopic Urology for Nurses.* Royal London Hospital Trust, London.

Doughty, D.B., 1991. *Urinary and Fecal Incontinence: Nursing Management.* Mosby Year Book, St Louis.

Drife, J.O., Hilton, P., Stanton, S., 1990. *Micturition,* Springer-Verlag, Berlin.

Freeman, R.M., Malvern, J. (eds), 1989. *The Unstable Bladder.* Wright, London.

Gosling, J.A., Dixon, J.S., Humpherson, J.R. (eds), 1982. *Functional Anatomy of the Urinary Tract.* Churchill Livingstone, Edinburgh and London.

Jolleys, J.V., 1994. *Incontinence – Diagnosis and Management in General Practice.* Royal College of General Pracitioners, London.

Lofting, D. (3rd edn). *A Guide to Continence Assessment and Bladder Retraining.* Dove Publishing, Warminster, Bath.

Mandelstam, D. (2nd edn), 1986. *Incontinence and its Management.* Croom Helm, London.

Moody, M., 1990. *Incontinence – Patient Problems and Nursing Care.* Heinemann Nursing, Oxford.

Roe, B.H., 1992. *Clinical Nursing Practice: the Promotion and Management of Continence.* Prentice Hall, London.

Smith, N., Clamp, M., 1991. *Continence Promotion in General Practice.* Oxford Medical Publications (Oxford University Press), Oxford.

Smith, P., Smith, L., 1987. *Continence and Incontinence: Psychological Approaches to Development and Treatment.* Croom Helm, London.

Steg, A. (ed), 1992. *Urinary Incontinence.* Société Internationale d'Urologie/Churchill Livingstone, Edinburgh. (Presentations from the 1991 SIU Conference, Seville.)

Frauen

Cardozo, C., Cutner, A., Wise, B., 1993. *Basic Urogynaecology.* Oxford University Press, Oxford.

Polden, M., Mantle, J., 1990. *Physiotherapy, Obstetrics and Gynaecology.* Butterworth-Heinemann, Oxford.

Stanton, S.L. (ed), 1977. *Female Urinary Incontinence.* Lloyd-Luke, London.

Stanton, S.L. (ed), 1978. Clinics in Obstetric and Gynaecology: Gynaecological Urology. W.B. Saunders, London.

Stanton, S.L. (ed), 1984. *Clinical Gynecologic Urology.* C.V. Mosby Company, St Louis.

Stanton, S.L., Tanagho, E.A. (eds), 1980. *Surgery of Female Incontinence.* Springer Verlag, Berlin.

Kinder

Bellman, M., 1966. Studies in encopresis. *Acta Paediatrica Scandinavica* (Suppl.), 170, 7–132.

Blackwell, C., 1989. *A Guide to Encopresis.* Northumberland Health Authority. (Distributed by ERIC – see address below.)

Blackwell, C., 1989. *A Guide to Enuresis.* ERIC (Enuresis Resource and Information Centre), 65 St Michael's Hill, Bristol BS2 8DZ.

Bollard, J., Nettlebeck, T., 1989. *Bedwetting: A Treatment Manual for Professional Staff.* Chapman and Hall, London.

Buchanan, A., 1992. *Children Who Soil.* John Wiley and Sons, Chichester.

Butler, R. J., 1989. *Nocturnal Enuresis.* Butterworth Scientific, Guildford.

Butler, R. J., 1987. *Nocturnal Enuresis: Psychological Perspectives.* Wright/IOP Publishing Ltd, Bristol.

Clayden, G. S., Agnarsson U., 1991. *Constipation in Childhood.* Oxford University Press, Oxford.

Kolvin, I., MacKeith, R. C., Meadow, S. R. (eds), 1973. *Bladder Control and Enuresis.* William Heinemann Medical Books, London.

Lovibond, S. H., 1964. *Conditioning and Enuresis.* Pergamon Press, Oxford.

Morgan, R., 1984. *Behavioural Treatments with Children* (Chapter 4, bedwetting; Chapter 8, feacal soiling). William Heinemann Medical Books, London.

Stuhlinkontinenz

Avery-Jones, F., Godding, E. W. (eds), 1972. *Management of Constipation.* Blackwell Scientific Publications, Oxford and London.

Cavarra, K., Prentice, A., Wellings, C., Gardiner, J., 1991. *Caring for the Person with Faecal Incontinence: a compassionate approach to the management of faecal incontinence for the state enrolled nurse.* Ausmed Publications, Australia.

Henry, M. M., Swash, M. (eds), 1992. *Coloproctology and the Pelvic Floor* (2nd edn). Butterworth Heinemann, London.

Kamm, M. A., Lennard-Jones, J. E. (eds), 1994. *Constipation,* Wrightson Biomedical Publishing, Petersfield, UK.

Alte Menschen

Brocklehurst, J. C. (ed), 1984. *Urology in the Elderly.* (Medicine in Old Age series). Churchill Livingstone, Edinburgh and London.

Fader, M., Norton, C., 1994. *Caring for Continence: a Care Assistant's Guide.* Hawker Publications, London.

O'Donnell, P., 1994. *Geriatric Urology.* Churchill Livingstone, Edinburgh.

Ouslander, J., 1986. *Clinics in Geriatric Medicine: Urinary Incontinence.* W. B. Saunders, Philadelphia.

Palmer, M. H., 1986. *Urinary Incontinence.* Slack Thorofare, New Jersey, USA.

Willington, F. L. (ed), 1976. *Incontinence in the Elderly.* Academic Press, London.

Urodynamische Untersuchungen

Chapple, C. R., Christmas, T. J., 1990. *Urodynamics Made Easy.* Churchill Livingstone, Edinburgh and London.

Griffiths, D. J., 1980. *Urdoynamics: The Mechanisms and Hydrodynamics of the Lower Urinary Tract.* Adam Hilger, Bristol.

Mundy, A. R., Stephenson, T. P., Wein, A. J. (eds), 1994 (2nd edn). *Urodynamics: Principles, Practice and Application.* Churchill Livingstone, Edinburgh and London.

Register